路志正医学丛书

总主编　路志正

路志正医论集

编　　著　路志正

整　　理（以弟子跟师先后为序）

胡兆垣　郭正权　高荣林　路喜素

路喜善　路京华　路京达　路　洁

任竞学　李连成　李方洁　杨凤珍

李　平　李俊德　李锡涛　刘宗莲

王小云　魏　华　张华东　宋　军

刘喜明　周育平　张维骏

学术秘书（以姓氏笔画为序）

王承德　朱建贵　杨凤珍　胡镜清

高荣林　路喜善　路京华　路京达

人民卫生出版社

图书在版编目（CIP）数据

路志正医论集/路志正编著.—北京：人民卫生出版社，2017
（路志正医学丛书）

ISBN 978-7-117-25773-2

Ⅰ.①路⋯　Ⅱ.①路⋯　Ⅲ.①中医学 - 文集　Ⅳ.①R2-53

中国版本图书馆 CIP 数据核字（2017）第 312041 号

| 人卫智网 | www.ipmph.com | 医学教育、学术、考试、健康，购书智慧智能综合服务平台 |
| 人卫官网 | www.pmph.com | 人卫官方资讯发布平台 |

路志正医学丛书

路志正医论集

编　　著：路志正

出版发行：人民卫生出版社（中继线 010-59780011）

地　　址：北京市朝阳区潘家园南里 19 号

邮　　编：100021

E - mail：pmph @ pmph.com

购书热线：010-59787592　010-59787584　010-65264830

印　　刷：北京画中画印刷有限公司

经　　销：新华书店

开　　本：710×1000　1/16　　印张：27　　插页：8

字　　数：470 千字

版　　次：2018 年 1 月第 1 版　2018 年 1 月第 1 版第 1 次印刷

标准书号：ISBN 978-7-117-25773-2/R · 25774

定　　价：88.00 元

打击盗版举报电话：010-59787491　E-mail：WQ @ pmph.com

（凡属印装质量问题请与本社市场营销中心联系退换）

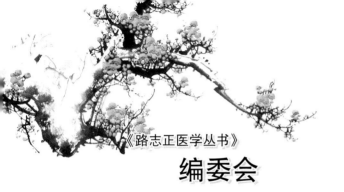

《路志正医学丛书》

编委会

总主编　路志正

副总主编　路喜善　高荣林　姚乃礼

编委（以姓氏笔画为序）

王九一　王小云　王承德　冯　玲　边永君

朱建贵　刘宗莲　苏风哲　李　平　李方洁

李俊德　杨凤珍　张　波　张华东　赵瑞华

胡元会　胡镜清　姜　泉　姚乃礼　高社光

高荣林　海　霞　彭益胜　路　洁　路志正

路京达　路京华　路喜善

学术秘书

杨凤珍　刘宗莲　路　洁

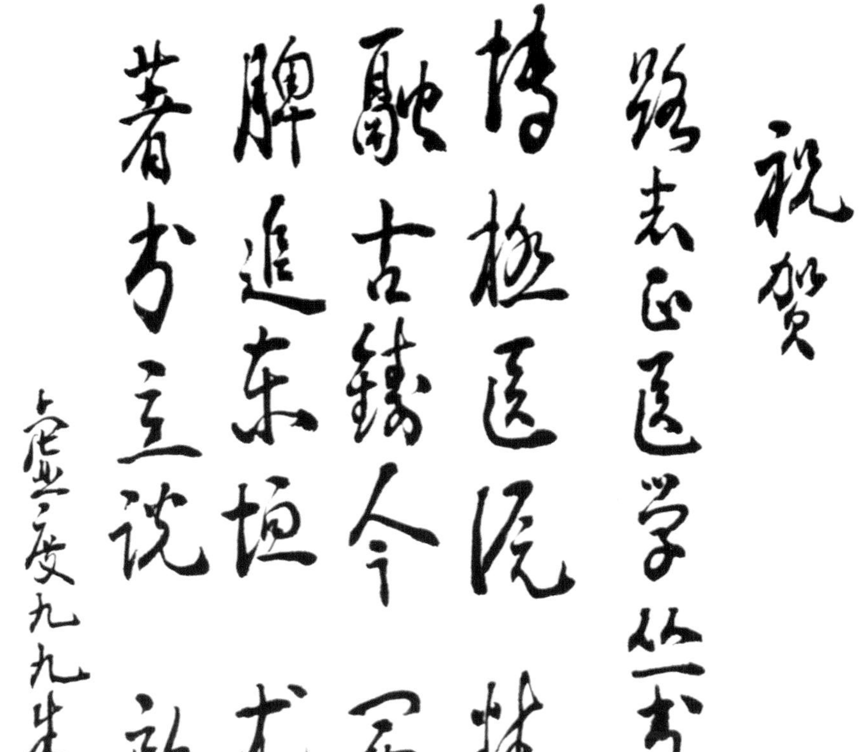

祝贺

踔志正医学丛书梓行

博极医院 精勤不倦

融古铸今 开创新论

脾进东垣 尤擅治湿

著方立说 启迪后人

庚庚九九先良玉芳捂题

乙未朱良春

图 1　朱良春题词

5

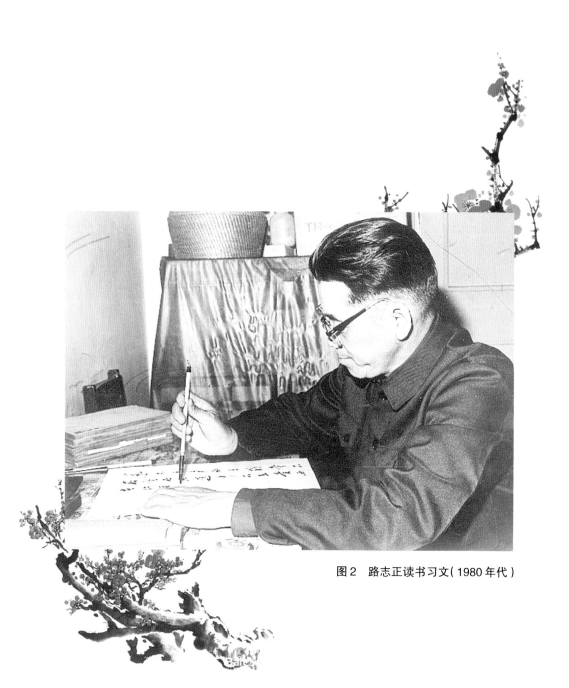

图2 路志正读书习文(1980 年代)

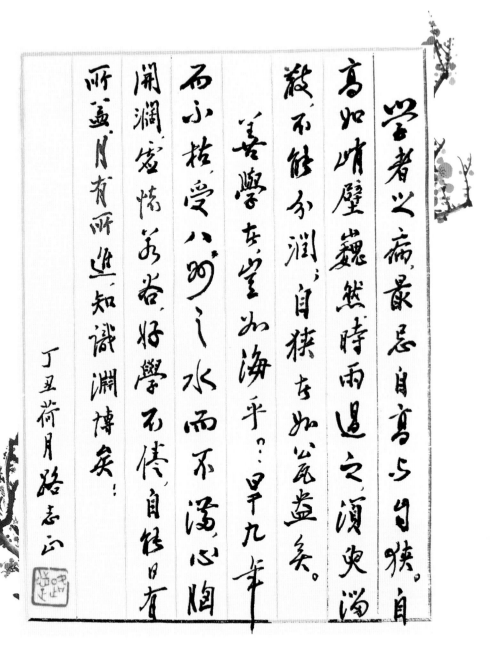

学者之病，最忌自高与自狭。自高如峭壁巍然，时雨过之，须臾即散，不能分润，自狭者如瓮盎益矣。善学者堂如海，平心早九年而小枝受八阿之水，而不满心胸。开澜密情若器好学不倦，自能日有所益，月有所进，知识渊博矣！

丁丑荷月路志正

图3 路志正习医箴言

7

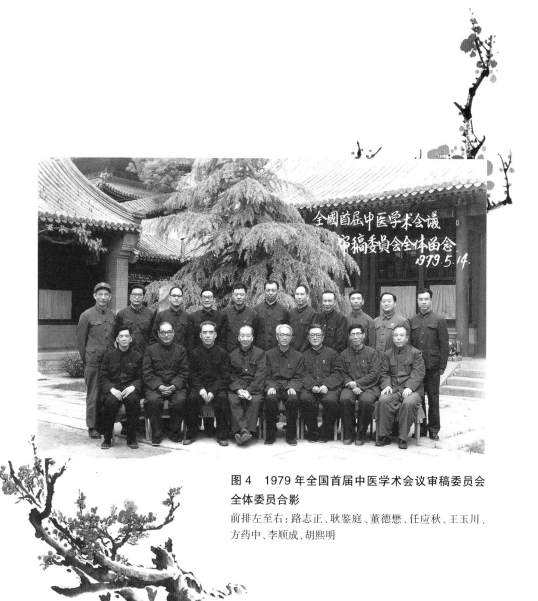

图 4　1979 年全国首届中医学术会议审稿委员会全体委员合影

前排左至右：路志正、耿鉴庭、董德懋、任应秋、王玉川、方药中、李顺成、胡熙明

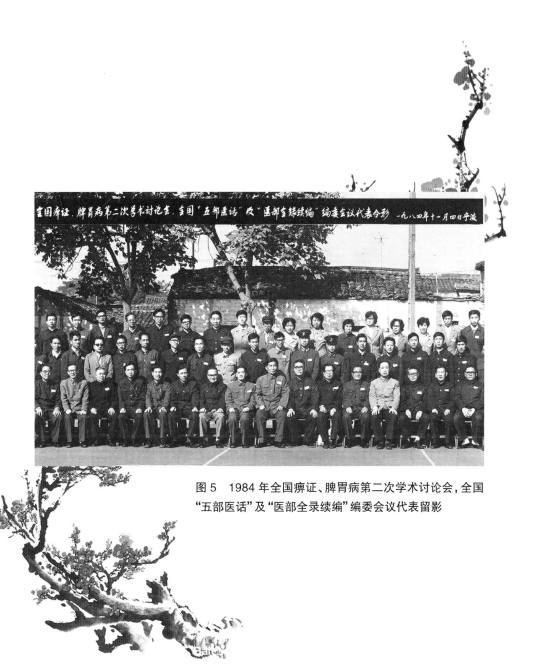

图 5　1984 年全国痹证、脾胃病第二次学术讨论会，全国"五部医话"及"医部全录续编"编委会议代表留影

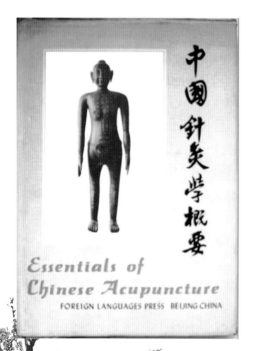

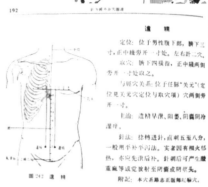

图 6　1962 年路志正组织并参与编写《中国针灸学概要》，为我国第一部培训外籍针灸医师教材，左图为 1980 年英文版影照。右图为《针灸经外奇穴图谱》，1963 年出版，书中收载了路志正发现的"遗精"穴

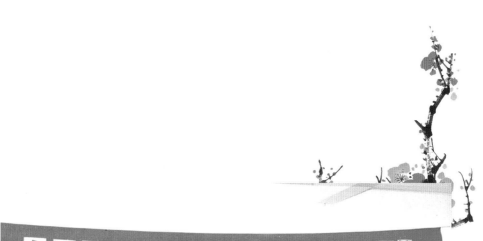

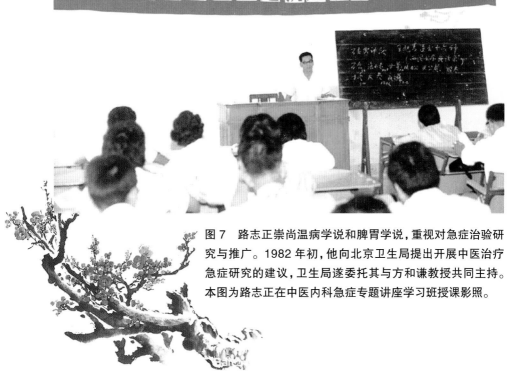

图 7 路志正崇尚温病学说和脾胃学说,重视对急症治验研究与推广。1982 年初,他向北京卫生局提出开展中医治疗急症研究的建议,卫生局遂委托其与方和谦教授共同主持。本图为路志正在中医内科急症专题讲座学习班授课影照。

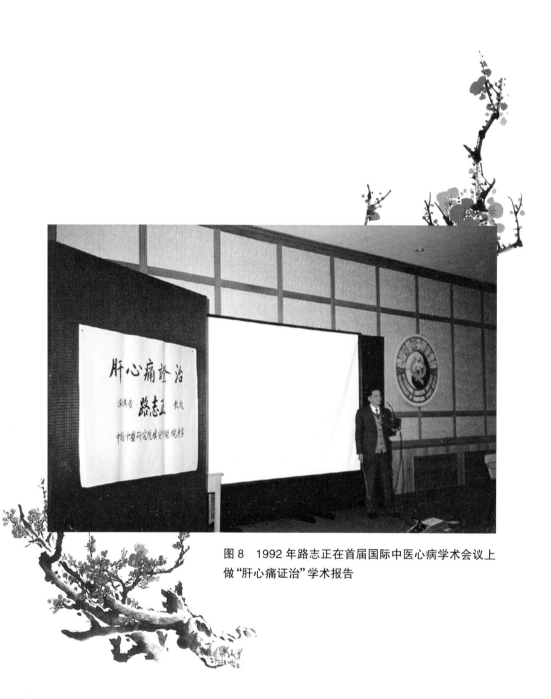

图 8　1992 年路志正在首届国际中医心病学术会议上做"肝心痛证治"学术报告

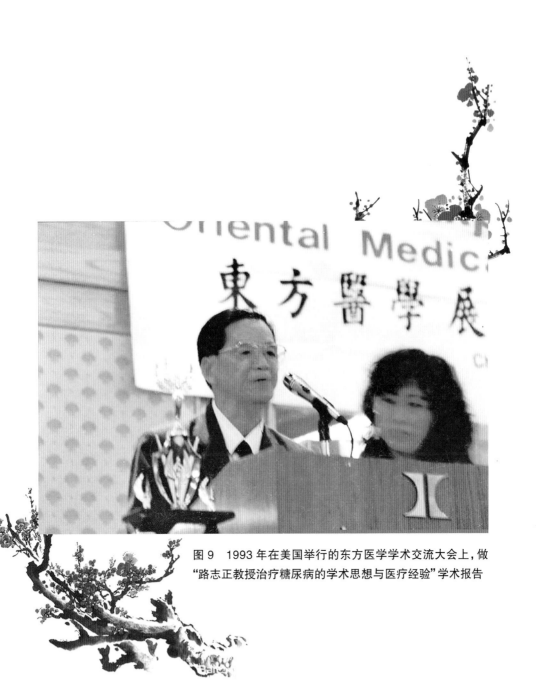

图9　1993年在美国举行的东方医学学术交流大会上，做"路志正教授治疗糖尿病的学术思想与医疗经验"学术报告

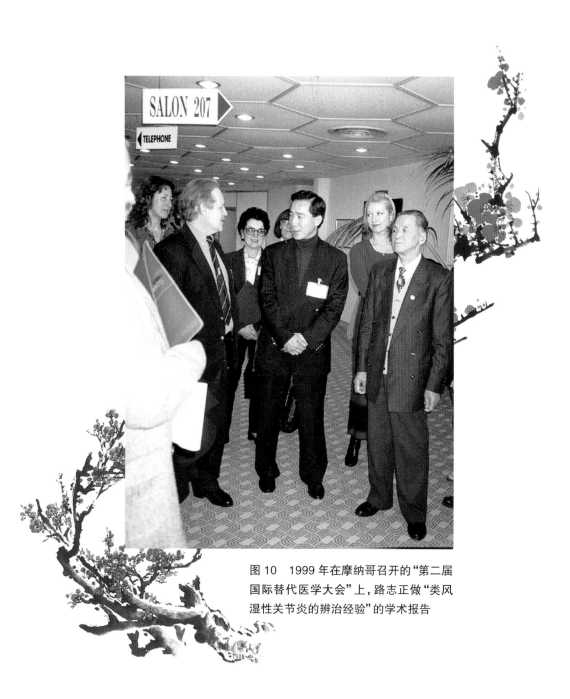

图 10　1999 年在摩纳哥召开的"第二届国际替代医学大会"上，路志正做"类风湿性关节炎的辨治经验"的学术报告

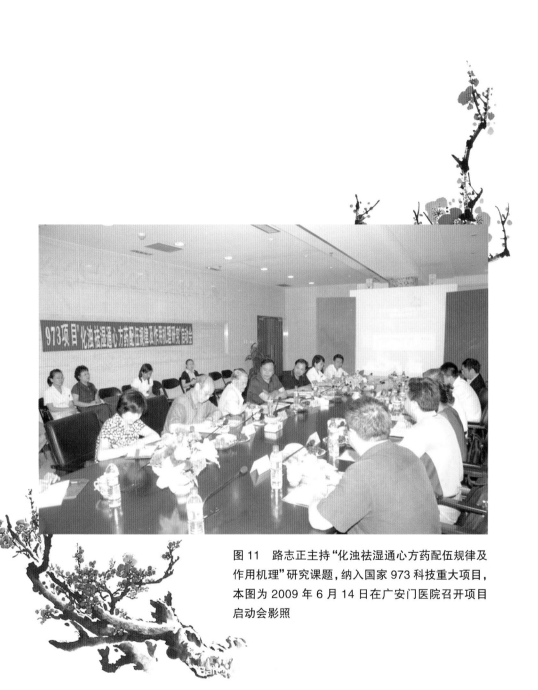

图 11　路志正主持"化浊祛湿通心方药配伍规律及作用机理"研究课题,纳入国家 973 科技重大项目,本图为 2009 年 6 月 14 日在广安门医院召开项目启动会影照

15

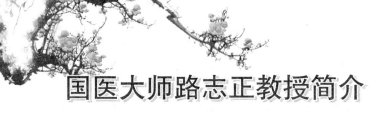

国医大师路志正教授简介

路志正（1920—），字子端，号行健，河北藁城人，首届国医大师，首都国医名师，国家级非物质文化遗产传统医药项目代表性传承人，全国名老中医药学术经验继承工作指导老师、师承博士后导师。曾兼任国家中医药管理局中医药工作专家咨询委员会委员、重大科技成果评审委员会委员、中华人民共和国药典委员会顾问、国家食品药品监督管理局新药评审顾问、国家中药品种保护委员会顾问等职，现兼任中华中医药学会风湿病分会终身名誉主任委员、中国医疗保健国际交流促进会中医分会名誉主任委员、太湖世界文化论坛岐黄国医外国政要体验中心主席。连任全国政协第六、七、八届委员，参政议政，建言献策，从"八老上书"以及后来的"五老上书"，殚精竭虑推动中医药事业的继承与发展，奠定了他成为中医智囊及在全国的影响力及号召力。

幼承家学，1939年毕业于河北中医专科学校，1952年入卫生部工作，在卫生部的二十多年中，他下乡求证，发掘、推广了许多宝贵的中医经验；他没有门户之见，敬重名家，团结同道，对有一技之长的"民间医"，也是虚心学习，关爱有加。他最早认定中医对乙脑治疗的成果；代表中医界参加血吸虫病的防治；下放支边，在包钢救治铁水烧伤的工人。1973年重返临床，进入广安门医院，建学科，兴特色，创学会，做科研，抓急症，育英才；出国讲学，把岐黄妙术广布海内外，注重中医药学术研究与传承，为中医学术的发展和中医理论的提高做出了积极的贡献。

杏林耕耘70余载，精通内外妇儿，擅治杂病，疗效显著，屡起沉疴，熟稔经典，融会百家，崇尚脾胃学说，依据时代疾病谱改变，铸就"持中央，运四旁，怡情志，调升降，顾润燥，纳化常"之调理脾胃学术思想。独树一帜，从脾胃论治胸痹；与时俱进，发展湿病理论，发明燥痹，研发痹病系列中成药，临床沿用至今；杂合以治，强调心身同调、药食并用、针药兼施、内外合治。

虽值耄耋之年，仍躬耕临床、手不释卷、笃思敏求、笔耕不辍，注重临床经验的整理提高和理论著述。先后主编《实用中医风湿病学》《中医内科急症学》《实用中医心病学》《中国针灸学概要》《路志正医林集腋》《中医湿病证治学》等专著 10 余部,发表学术论文百余篇,所主持的中医科研工作多次获奖。曾获 1994 年中国中医科学院中医药科技进步三等奖,1995 年国家中医药管理局中医药基础研究二等奖,1997 年中国中医研究院中医药科技进步二等奖,1998 年度国家中医药管理局中医药基础研究三等奖,2009 年中华中医药学会终身成就奖,2013 年中国中医学科学院唐氏中医药发展奖,2014 年岐黄中医药基金会传承发展奖,2015 年中国中医科学院广安门医院终身成就奖,2017 年岐黄中医药传承发展奖等。

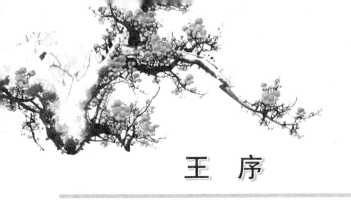

王　序

　　路志正先生是首届国医大师，从医 70 余载，精勤不倦，学验俱丰，善于继承，敢于创新，在长期临床实践中，积累了丰富的临床经验和精湛的医技医术，形成了独特的调理脾胃学说和湿病理论，为丰富发展中医药学术做出了贡献。

　　路老尽管年事已高，仍然辛勤工作在临床一线，视患如亲，对全国各地来的患者总是百问不厌、悉心诊治，对经济困难的患者给予特殊照顾；他甘为人梯、诲人不倦，十分重视年轻人才的培养，是全国老中医药专家学术经验继承工作指导老师，多年来坚持临床带教，言传身教，培养了一批中医药领军人才；他十分关心事业发展，多次与其他老中医药专家一起，为发展中医药事业建言献策，得到了重视和肯定，对中医药工作起到了积极的促进作用，堪为广大中医药工作者学习的楷模。

　　特别是路老在 94 岁高龄之际，率领众弟子编著《路志正医学丛书》，全面回顾、系统总结临证经验，为后学传承了宝贵财富，充分体现了他妙手回春的精湛医术、大医精诚的高尚医德、博极医源的治学态度和热爱中医药事业的赤诚情怀，将在中医药学术史上留下浓墨重彩的一笔。在《路志正医学丛书》即将出版之际，我有幸先睹，深为路老老骥伏枥、志在千里的精神所感动，为全书丰富精彩的学术思想和经验所折服，欣然提笔，乐为之序。

　　　　　　　　　　　　　　　　　　　　　　2015 年 3 月于北京

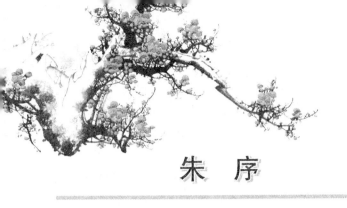

朱 序

　　路志正教授，年届九十有四，步履轻健，思维敏捷，精神矍铄，犹有壮容。如此高龄，坚持临证，诊疾疗病，丝毫不乱；工作之余带领众弟子，将其毕生宝贵的学术思想、创新的思维模式、丰富的临床经验，汇集成《路志正医学丛书》，洒洒洋洋三百万字，叹为观止矣！我之与路老，耕耘岐黄术，神交数十年，路老此举，可谓老骥伏枥，壮心不已，利在当代，功在千秋。

　　先生幼承庭训，19岁即悬壶故里，因精明强干，新中国成立之初被调入卫生部中医司技术指导科，从事中医药科研技术指导管理20余年。先生在知天命之年，到广安门医院，专职从事临床、科研、教学，潜心治学，精研岐黄，由此翻开了新的一页。先生数十年如一日，辛勤耕耘，孜孜不倦，梦寐以求，善于思考，与时俱进，把握机遇，为发现问题明辨之，求解决疑难笃行之，在不断求索、大医精诚的道路上硕果累累、创新不断。

　　先生从医70余载，师古而不泥古，长期的临床实践积累了丰富的临床经验和精湛的医术，形成了自己独具特色的调理脾胃学说和湿病理论，为丰富和发展中医药学术宝库做出了积极贡献。

　　丛书字里行间透视出先生一身正气，怀仁济世、弘耀岐黄的远高志向；秉行"满招损、谦受益"，虚怀若谷，博采众长的宽阔胸襟；鸡声灯影觅新知，学无止境，勇攀高峰，不断创新的治学方略。正因为此，先生学验俱丰，铸就德高望重的一代大医。

　　《中医基础讲稿与临证运用》汇集了先生讲授中医基础理论，涵盖内经、难经、伤寒、金匮、温病、针灸等内容，其中精辟见解体现了先生历来强调的中医治病遵循"一针二灸三食四服药"之重要理念。

　　先生于20世纪50年代初在卫生部工作时，就开展多种流行病调查研究，最早认定中医治疗乙脑成果；参加血吸虫病的中医防治，提出"中医先治腹水，后用西药锑剂杀虫"原则；支边包钢医院，以温病和外科火毒理论为指导论治重症烧伤，中西医合作取得满意疗效。数十年来，先生识病，强调气候、物候、地土方宜，及个人体质、生活方式与发病的关系；主张临证贵知常达变，治病必求其根本，同病异治，异病同治，圆机活法等。如此识病辨证，方可纲举目张，先生治病屡起沉疴。这些充分体现在路志正学术思想、医论、医案、医话等文稿中。

先生认为，内科与专科是博与约的关系，随着时代的进展，既要具备大内科的扎实基础，也需要攻克专科的水平，这样在临床上才可游刃有余。丛书的《路志正风湿病学》阐述了先生论风湿、治风湿、防风湿的独特见解和临证经验；《路志正中医心病学》阐发了先生论治真心痛、肝心痛、脾心痛、胃心痛、肺心痛、胆心痛、肾心痛、心悸、心瘅、心水、心痹、脉痹等心病的理论认识和经验，以及数十年从湿论治冠心病的科研成果贯穿其中。丛书充分论述了路志正脾胃学术思想形成渊源，提出路志正脾胃学说核心思想是：持中央，运四旁，怡情志，调升降，顾润燥，纳化常，通络脉，畅气机。先生根据新脾胃思想制定组方用药的规律与特点，将风类药运用、经方的发展与运用、后世医家脾胃病名方的运用体会、寒温并用的体会、升降相依的运用、润燥结合的方法融合其中。先生将调理脾胃学术思想应用于临床治疗消化病、循环病、神经系统病、老年骨病、肺病、肝病、肾病、肿瘤、风湿免疫病、代谢病（高血压、高血脂、高血糖、高尿酸）等多种疾病，符合临床，切合实用，体现了先生与时俱进、充满创新意识的学术风格。

除了丰富的学术和临证经验外，先生尚有中医发展与管理、教育与传承等方面建言献策。如针对日本小柴胡汤治肝硬化导致死亡事件、马兜铃医疗事故案（国外减肥药——西药加中药，将其毒副作用加于中药马兜铃；国内一高年心肺衰竭患者，因中医处方中有小剂量炙马兜铃，病逝后作为医疗事故），先生都秉执正义，捍卫中医药事业尊严，提出不同意见，直至被法院判为无罪。这些无不体现出他为国家中医药事业而浩然正气、大义凛然的风格。

《路志正医学丛书》充分反映了先生妙手回春的精湛医术、大医精诚的高尚医德、博极医源的治学态度和热爱中医药事业的赤诚情怀。路志正先生是我国中医药界的一面旗帜，为中医药学者树立了一个典范。此丛书面世，实属我国中医药界的一大幸事，有很高的学术价值，不可估量，可歌可贺。读过此书，必将开卷有益，受惠无穷。

书稿既成，即将付梓，先睹为快，爰以为序。

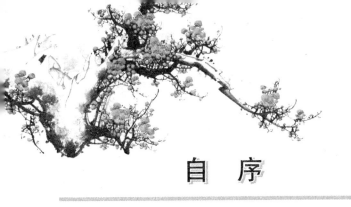

自　序

吾生于 1920 年，遥想当年，年少朦胧，秉父命承家学，入医校诵医经、修文史。年稍长智顿开，志岐黄意弥坚。1937 年，日寇入侵，医校停办，随师临证、抄方又两年。1939 年取得了医师资格，遂正式步入医林。白马过隙，日月如梭，搏击医海越七十六载。简言之，我的行医生涯可分为三个阶段：

第一阶段：1939—1950 年

初入杏林，时感力不从心。这就逼着我不得不白天出诊，晚上挑灯夜读，带着问题寻觅、判断每一诊治过程中的得失，以便及时调整。总的来说，这一时期仍是我夯实基础及学习养成习惯的一个重要阶段。说到经验，一是时间久远，二是当时的"脉案"已全部遗失，故在我的记忆中，能忆起的"教训"远比"经验"多，这一点在"路志正传略"中有所反映。如果没有这十几年在农村的锤炼，没有对《内经》《难经》《伤寒论》《金匮要略》《针灸甲乙经》及温病等典籍的深入学习和应用，在抢救包钢工人大面积烧伤的战斗中，就不可能那么从容地应对，更不会取得那么好的效果；同样，在 2003 年 SARS（重症急性呼吸综合征）瘟疫来袭时，也不可能通过电话对我的广东学生进行指导。因此我要说中医古典医籍和温疫学著作，是我们中医的宝贵财富，是战胜急性热病和重大疫情的重要法宝。我们应对其进行深入的学习、挖掘、整理、研究和提高，以便更好地造福世界人民。

第二阶段：1950—1973 年

新中国成立初期，为了向名医大家学习，1951 年我进入"北京中医进修学校"学习西医知识。1952 年 7 月毕业后，承分到中央卫生部医政司医政处中医科工作。1954 年 7 月中医司正式成立，遂调入中医司技术指导科，负责全国中医、中西医结合人员的进修培训，科研立项及其成果鉴定，临床经验推广工作。其间，作为专家组调查人员，分别于 1954 年，最早确认中医治疗流行性乙型脑炎的"石家庄经验";1956年,参加血吸虫病的防治工作;1961—1962年,奉派到包钢职工医院支边,参加门诊、病房会诊、教学工作2年。另外,兼任卫生部保健医,每周在卫生部医务室出诊2个半天,以及担任《北京中医》(后改《中医杂志》)编辑校审等工作。

这一时期,由我主编或参与编写的医著2部;发表医学论文3篇。这些医著或论文,均与我当时的工作与流行时病密切相关。

《中医经验资料汇编》由卫生部组织,为贯彻党的中医政策,将各地中西医密切合作治疗各种疾病的临床经验,进行总结编纂而成,不仅有利提高中医治疗水平,对中医研究工作亦提供了丰富资料,全书分上、下两册,1956年由人民卫生出版社出版,后改内部发行。

《中国针灸学概要》是1962年应国外友人、华侨学习针灸之需,由卫生部中医司征调北京、上海等地多名针灸专家、外文翻译人员,共同完成的指令性任务,1964年由人民卫生出版社出版。

论文"中医对血吸虫病证候的认识和治疗",是1956年我作为专家组调查成员,经过调研后,提出:"中医先治腹水,后用西药锑剂杀虫"的治疗方案,通过领导和基层防治人员广泛肯定并得以推广。

"中医对于伤风感冒的认识和治疗",缘写于1957年冬至1958年春流感全球范围流行。1957年12月27日《健康报》载:法国10—11月间约有1.4万人因患流行性感冒而死亡。据日本厚生省宣布,到14日为止,已有573名日本儿童因感染流行性感冒而死亡。由于本病的侵袭,全国104万以上儿童不能上学,有3153所学校完全停课。鉴于流感对人体危害的严重性,不能不引起我们的重视而完成本文,旨在提高对本病的认识,加强对策和防范是本文的重点。

"中医对大面积灼伤的辨证论治",是1960年我赴包头钢铁厂职工医院支边期间,运用中医温病与外科理论作指导,参与多例大面积烧伤中西医合作救治后撰写本文,病案救治过程详见《包钢医院日记》。

这一时期医著不多,但它开创了我人生中的几个第一次,为后来的发展储备了知识、凭添了才干,因此意义重大。上述3篇论文,已收入《路志正医论集》,以馈读者。

在卫生部工作的20多年时间里,由于工作性质,使我能近距离接触各地的名医大家和有一技之长的民间中医,并能看到各地报送的技术资料,为我理论水平和实践能力的提高带来难得的机遇;而另一方面,大师们虚怀若谷、谦逊诚恳的为人作风,以及心静若水、不尚虚浮、严谨认真、不断进取的治学精神,对我有着潜移默化的影响。因此,这 20 年的医政生涯,是我人生练达、眼界大开,学以致用、兼收并蓄,学识品识不断积淀和提高的重要时期。

第三阶段:1973 年至今

1973 年 11 月,在我的一再要求下,得以回归本行,调入广安门医院成为一名普通医生,从此走上了专心治学、精研岐黄之路。

在广安门医院工作的 40 多年,恰值我国社会政治、经济和各项事业急剧变化,由乱转治、由治转向高速发展的最好时期。和各行各业一样,中医药事业发展的外部环境日益宽松,而业内学术研究氛围也越来越浓;更由于中国中医科学院及广安门医院各届领导的大力支持,我得以读经典,做临床,重急症,倡湿病,行特色;搞科研,组建中医风湿病与心病学分会;发论文,著医书,弘扬中医学术;重传承,收弟子,带硕士、博士、博士后研究生,培养中医人才;自命为“中医形象大使”,通过在国内外讲学交流、诊治疾病等一切时机,向广大群众、领导干部、外国友人推介中医,宣传中医药文化和“治未病”养生保健的理念。更是利用全国政协委员的身份,认真履行职责,积极参政议政,为中医药事业的生存和发展建言献策,做出了一些成绩。

此外,首开中医内科急症讲座班,出版《中医内科急症》专著。最早提出创办国家瘟疫研究所,以应对突发性传染病的发生,建议开办中医温热病(包括湿热病)医院,以传承其治疗瘟疫等经验和特色。随着党的中西医并重的方针确立,深刻认识到中医在妇科产科方面大有作为,具有求嗣、胎教、临产等特色和优势,于 2014 年两会期间提案建议成立中医产科医院、中医儿科医院,以更好培养新一代聪明伶俐、健康活泼的后继人才。

因此这 40 年,对我来说可谓是天道酬勤,厚积薄发,在学术上有所建树的黄金时期。

习近平主席说:“中医药学凝聚着深邃的哲学智慧和中华民族几千年的健康养生理念及其实践经验,是中国古代科学的瑰宝,也是打开中华文明宝库的钥匙。深入研究和科学总结中医药学对丰富世界医学事业、推进生命科学研究具有积极意义。”前些年,我一直忙于组织和领导交给的诸多工作,无暇顾及自己的学术思想和临床经验的总结,故每当好友、学生提及,亦常引为憾事。作为国家非物质文化遗产传统医药(中医生命与疾病认知方法)项目代表性传承人之一,理应为中医药的传承工作再多做一些贡献。在学生和家人的鼓励与协助下，我和我的团队在百忙中倾注大量时间和精力，将我 60 年来医文手稿、各科医案等进行了整理，撰写《路志正医学丛书》系列。丛书包括医论、建言献策、经典讲稿、医案医话、医籍评介、学术思想研究、经验传承、风湿病、心病、脾胃病、妇儿科病等内容共 10 卷。吾已近期颐之年，然壮心未已，期待本丛书问世，为中医传承再尽绵薄之力。

路志正

乙未仲秋于北京

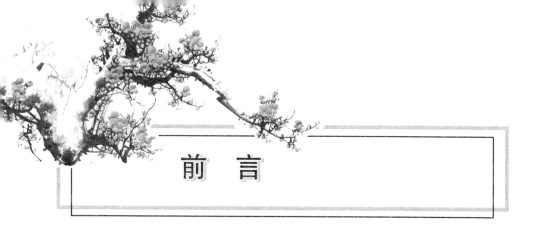

前　言

　　路志正先生（1920—），字子端，号行健，河北省藁城人，当代著名中医药学家、临床家、教育家，首届国医大师。

　　先生幼承家学，攻读国学诗文史哲，1934—1939年就读于河北中医专科学校。1939年通过河北中医师资格考试，悬壶业医。1951年考入北京中医进修学校进修西医；继入卫生部（现国家卫生和计划生育委员会）从事中医技术管理。1973年至今在中国中医科学院广安门医院，从事临床、教学、科研及中医界参政议政等工作。先生志笃岐黄，熟谙经典，博采各家，汲取新知，勤于临证，善于思考，传承创新，勇于探索，针砭时弊，建言献策，对外交流，传播中医文化。先生倾毕生之精力，为中医药事业的传承和发展做出了重要贡献，并继续为之拼搏。

　　先生一生刻苦治学，勤于写作，积累了大量医文手稿。特别是时至晚年，老骥伏枥，志在千里，指导带领弟子团队，组织风湿病及心病学会同仁，依据社会时代、地域环境与疾病谱的变化，深入研究心血管病、风湿病、脾胃病、代谢性疾病、心身疾病等疑难复杂疾病，参与新发传染病如重症急性呼吸综合征（SARS）、流感、艾滋病的研究。主张流感时行病，风寒热毒湿郁虚并举；新发疫病，重视湿热秽毒；倡导胸痹心痛从脾胃与五脏整体论治；擅治风湿，发明燥痹；对于疑难复杂疾病，崇尚脾胃学说，发展湿病理论，提出"持中央，运四旁，怡情志，调升降，顾润燥，纳化常"等系统学术思想，注重心身同调、导引健身、药食并用、针药兼施、内外合治、中西合作等综合疗法。总之，路志正先生熟读经典、融会百家，外感内伤、伤寒温病之学临床运用炉火纯青，从理论到实践、从临床到科研取得可喜的成绩，形成较系统的学术体系。近30年来，先生主编出版《中医内科急症》《路志正医林集腋》《中医湿病证治学》《痹病论治学》《实用中医风湿病学》《实用中医心病学》等著作。但存留和散落于期刊、书籍的文稿尚多。为了系统全面反映路志正先生的学术思想体系、重要学术成就、丰富临证经验，我们广罗搜集先生从医70余年学术文稿，整理编纂了《路志正医论集》。

本书所辑文稿，系路志正先生本人或弟子门人整理而成。其中，部分文稿首次公开发表。文稿出处及参与整理者，均附录于论文之后。

《路志正医论集》内容丰富，涉及面广，时间跨越近60年。为展示路志正学术体系与发展脉络，本书依据中医内容分类为主、结合论文发表或完成的时序进行编排。全书分为：临证研索、养生漫谈、国际交流三部分，共计83篇。

"临证研索"中首篇"路志正临证要诀"，系在完成国家"十五"科技攻关计划项目"路志正学术思想及临证经验研究"课题基础上，由门人整理总结而成，较全面概括地介绍了路志正学术思想特色。

"临证研索"学术文稿主要按"外感、热病、急危重症""疑难复杂病证""湿病""心（脑）、肺系病证""脾（胃）系病证""肝（胆）、肾系病证""津液气血病证""风湿病证""男科病证""中药与中成药""针灸"等分类，共计62篇。"养生漫谈"收录了先生文稿9篇。"国际交流"收录了先生赴海外诊疗体会与学术交流论文12篇。

本书主要收集了1956年以来、路志正先生为第一作者的学术文稿，其跨越时间长，涵盖领域广，动态而较全面地展现了路志正学术发展概貌。然而，因我们学识能力有限，先生渊博的学问与精湛的医术、自成体系的学术思想与经验，仍未能全部释然，有待吾辈传承学人继续挖掘整理，并陆续奉献与读者。

历时逾三年，《路志正医论集》艰巨的编纂工作完成，即将出版之际，感谢中国中医科学院及广安门医院领导的组织协调、以及人力财力的鼎力支持；感谢先生的高徒高荣林主任医师、朱建贵主任医师，为本书顶层设计、精审把关给予的指导和付出的辛劳；感谢路志正国医大师工作室先生的弟子杨凤珍副主任医师、刘宗莲主任医师、王秋风副主任医师，为本书资料收集、编纂、校对所付出大量的精力；同时非常感谢为本书录入整理等繁冗工作而付出的青年医师和学子们。承前启后、继往开来，愿中华民族的优秀瑰宝——中医药学的传承与发展蓬勃昌盛、世代相传。

编　者

2015年10月18日

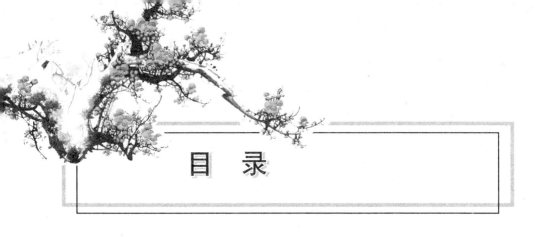

目 录

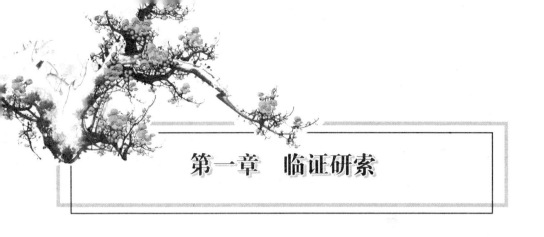

第一章　临证研索

第一节　路志正临证要诀[1]

一、针药并用，综合治疗

医针虽小，然收效神速，具有简、便、廉、验之特点，故古人有"一针二灸三服药"之说。《灵枢》八十一篇，素有"针经"之称。故针灸为中医学重要学科之一，在农村缺医少药的地区，更受到广大人民的欢迎。我早年即拜王步举先生为师，深研《灵枢》《针灸甲乙经》《针灸大成》中重要篇章，熟读其中"百症赋""标幽赋""马东阳十二穴歌"和《医宗金鉴·针灸心法要诀》之"经脉循行歌""穴位分寸歌"。数十年间，常以此而起沉疴，愈急症，收益甚多。

然针灸之学，易学而难精。首先应明理论，所谓"业医不明经络，开口动手便错"。有人以为针乃小技，有何理论可言，这是偏见。若深研《灵枢》《针灸甲乙经》《针灸大成》等，即可知其高深，非下苦功不可。故学针灸，不能只学某穴治某病，甚至着眼特效穴，而应从脏腑经络学说入手，理解脏腑、经络、腧穴之间的密切关系。"腧穴"绝不只是局限的一个点，而是由点到面，由面到经，内而脏腑，方能收到较好效果。

针刺时，不仅要重视刺手的作用（右手），更应注意左手（押手）的作用。《难经》谓："知为针者，信其左；不知为针者，信其右"，即是强调了押手的作用。得气感应，先从穴下反射到押手上的一瞬间，刺手针下的沉、紧、酸、麻、胀感随之而至。对补泻手法，常将"迎随""呼吸""提插"等手法融合在一起，喜用"烧山火""透天凉"两法，分别治疗虚寒症和热性疾病。用担法透穴治面瘫，针药配合治破伤风，均取得立竿见影之效。内科医生如会针灸则如虎添

[1] 注：本文系由国家"十五"科技攻关计划项目课题"路志正学术思想及临证经验研究"基础上总结整理，高荣林整理。

翼，自能提高疗效，且易巩固。1962 年我参加编著《中国针灸学概要》，以便国际友人、海外华侨学习参考之需。并分别译成日、俄、英三种文本，公开发行。1975 年国家在上海、南京、北京分别成立国际针灸培训班，以此书为教材，先后为世界 100 多个国家和地区培训了上千名针灸医生，已成为世界医学的重要组成部分。我于 20 世纪 70 年代初期，即不再从事针灸，专做内科以及妇、儿科疑难病的治疗和科研工作，以内科最深奥，为各科之基础，不如针灸易于推广和普及。

二、博采众长，广交师友

"书到用时方恨少"。在临床过程中，接诊的病种广泛各科均有，我深感学识之不足。1951 年我到北京中医进修学校进修，内容以西医课程为主，中医只有一门。通过一年半的学习，使我认识到中西医各有所长，亦各有所短，只有团结合作、取长补短，才能提高疗效。毕业后，我被分到卫生部（现国家卫生和计划生育委员会，下同）中医技术指导科，从事中医学术交流、推广、整理提高工作。经常到全国各地出差，各地名家辈出，在学术和防治疾病上，都有很高造诣，这就给了我一个很好的学习天地，使眼界大开，更感自己所学不过是"沧海之一粟"。凡有一技高于己者皆虚心向其请教，使我的学术水平和医疗经验大为提高。广交了大批良师益友，他们都是学有专长、不同流派的大家，虚心向他们请教，经其少加指点，则疑问顿释，真所谓："与君一席话，胜读十年书"。因此，通过长期与他们接触，使自己日有所进，月有所益，积沙成塔，根基渐厚，养成兼收并蓄，善汲百家之长，毫无门户之见的良好学风。

三、五方异治，随俗为变

《灵枢·岁露》曰："人与天地相参也，与日月相应也。"说明人与自然界是息息相关的整体。因此，在治疗时，必须重视气候、地理、患者三者之间的相互关系。故《素问·异法方宜论》提出：不同地域，所发生的疾病不同，其治法亦异，而各种治法又各有其适应证。因而强调一个高明医生，必兼有众长，才能达到治疗各得所宜的境界。随着中医药学逐渐走向国际，三因制宜的治疗思想就更显得重要。《灵枢·师传》提出："入国问俗，入家问讳，上堂问礼，临病人问所便。"确是至理名言。1983 年我到泰国进行学术交流和医疗工作，求诊者甚众，遍及各阶层，通过与大量患者接触，询其生活起居，形志苦乐，观其形态色泽，问其所苦，因而了解其发病原因，为辨证论治提供了可靠依据，疗效也为之提高。曼谷地处东南亚，气候炎热，雨量充沛，时虽阳历11月，仍着夏装，早晚降雨，中午晴朗，烈日下逼，地气上蒸，湿度较大，闷热异常。室内温度高达32℃左右，外出汗流浃背，腠理开泄，衣衫尽湿；而汽车、室内有空调设备，居则冷气习习，凉爽宜人，然寒凉骤至，毫毛闭塞。这种忽冷忽热，室内外温度之悬殊变化，使人之机体卫外功能难以骤然适应，久之则卫外不固，表阳虚衰，免疫功能低下，致患者经常感冒，鼻塞鼽嚏，咳嗽咽痛，肢体关节酸楚，纳谷呆滞，精神倦怠等证交至。有的少年儿童，因此而身体不长，成为现代空调所致的侏儒症。在衣着、饮食和生活习惯方面，为解除炎热而贪凉饮冷，汽水加冰，久之阴寒内盛，损伤脾胃之阳，致寒邪凝滞，纳化失常，而脾胃病作矣。加之过食肥甘厚腻，耽于酒色，肾精亏虚，心脏病、消渴病等亦随之而至。男子短衫短裤，妇女赤足短裙，肌体暴露而少防护，卒遭酷热之袭，复受寒气之侵，脾虚湿盛而中阳式微，土壅木郁而失调达，则痹病、带下、月经不调、不孕等病纷至沓来。同时该国雨水较多，地理潮湿，经常涉水淋雨，从事水中作业，而湿疹、皮肤病屡见不鲜。可见，地土方宜对人体发病有着密切关系，医者岂可忽视，而不深入研究哉。

《史记》中详细记载了古代医家扁鹊的医学成就，他不仅精于中医基础理论，而且兼长针灸、妇科、儿科、老年病、五官科等博学才华，并重视预防医学以及随俗为变，以适应患者客观要求的技能。如他在虢国，用针灸治愈了太子的"尸厥"证；过邯郸，闻贵妇人，则为带下医；过洛阳，闻周人爱老人，而为耳目痹医；入咸阳，闻秦人爱小儿，即为小儿医。这种根据不同地区所出现的不同疾病，而随着患者客观要求，随俗为变的事例，突出说明了一个医生必须具有扎实的理论基础，通晓各科的业务知识，才是一个高明的全科医生。

我认为不论在学习中医或临床治疗，关键是学好基础理论之后，要根据当地的气候、时令、季节、所居地理条件、患者的体质禀赋、生活习惯、心理情志、症状表现、社会等诸多因素综合分析，进行辨证论治，而不宜死搬硬套，削足适履，才能使中医药真正为世界人民的防病保健事业做出贡献，发扬光大。

四、勿囿病名，辨证论治

近年来，我国改革开放，经济得到飞速发展，人民生活水平大大提高。特别是一些沿海城市，人们工作意识浓厚，步伐加快，致有些疾病如心脑血管疾病、糖尿病等发病年龄有逐渐提前之势；加上人民寿命普遍延长，我国不少城市已进入老龄化社会。随着医学模式的转变,药源性疾病和难治病有不断增多的趋势,迫切要求医者以清醒的头脑、敏锐的眼光,见微知著,及早进行研索,始能防于机先。在临床过程中,参考现代医学检查数据是必要的。但中西医学形成的历史条件和对疾病认识观察的方法不同,因而产生两种不同的理论体系。西医从微观入手,偏重局部病灶;中医强调人与自然整体观,偏于治人,各有所长,亦可有不足。为此,在辨治时,仍宜根据中医理论、四诊八纲、辨证论治,不宜被西医病名所囿,而束缚自己的思路,影响疗效。我曾于1974年3月28日会诊一位61岁男性老年患者,半月来高烧38.8℃,胃纳呆滞,右胁下可触及小鸡蛋大之包块,经各方检查,确诊为胆囊管结石,结石混合型。外科医生认为胆囊管已被阻塞,胆汁不能外流,已膨胀到小鸡蛋大小,胆囊已无收缩能力,不可能将结石排出,须手术治之。患者以年老体弱,不愿手术,加上用我所处方中药治愈了半月的高烧,故一再要我诊治。鉴于患者年高体弱,不宜攻下排石,采用补消兼施法,即以补中益气汤培补中气,佐以金钱草、鸡内金等化湿消积之品,终于将结石排出,通过检验,结石为树皮状结石,这在所治大量结石患者中,实属少见。其次,以益气养阴、调补心肾法治愈"椭圆形红细胞增多症";宣肺开窍、理脾化湿法治愈"发作性睡病";益气养阴、化痰软坚法治愈"突眼性甲亢";清金化痰、滋阴降火法治愈高血压"左眼底视网膜动脉硬化、玻璃体周期性出血"等,不再枚举。余如中医书籍上没有记载,只要遵照中医理论进行辨证,即可治愈的病例,亦属常见。如养血柔肝法,治10岁女孩"指甲不长";以中医湿病、外科理论为依据,治愈钢水灼伤、瓦斯爆炸的严重灼伤工人;以山岚瘴气中人理论,治愈"严重一氧化碳中毒后遗症";以泻南补北、滋阴降火法,治愈"肾上腺嗜铬细胞瘤"等,都是现代医学确诊,治前治后复查证实痊愈之病例,尽管有的仅是一例,不是大样本,这正说明中医注重个体的重要性,为今后进一步研究,坚持中医诊疗特色,提供了科学依据。

五、重视湿邪,辨治有方

我通过多年临床实践,逐渐认识到,湿病不仅南方独多,北方亦不少见,提出北方亦多湿邪论。湿为土气,寄旺于四时,其他季节亦常见到。湿邪发病具有隐袭性,湿邪为患,正如《刘纯医学全集·玉机微意》所言:"伤人于暝暝之中"。因其发病缓,症状较轻,无风寒之凛冽,无火热之炎暄,初起不易注意,引起重视则病时已久,病变亦深,或波及它脏,就诊时又因它脏病证障人眼目,易被忽视。

　　湿邪症状具有以下特点：其一重浊性：湿为阴邪，其性重浊黏腻，所以湿邪为患，多有四肢沉重、周身倦怠、头重如裹等症。其二湿性秽浊：湿性秽浊，因此常把面色晦滞，带下腥臭，大便黏滞不爽，小便短黄或混浊，苔腻苔垢，作为诊断湿病的重要依据。其三迁延性：湿病病程具有迁延性，湿性黏腻，胶着难祛，无热邪清之即除，风邪散之则去，寒邪温之可消的特点，常喻为"如油入面"。故湿邪为患，一般病程迁延，症状缠绵，变化较缓。其四易阻滞气机：故湿病多见有胸闷、脘痞、腹胀等中焦气机阻滞之症。

　　湿邪影响面广，湿性弥漫无形，无处不到，内而脏腑，外而躯体，四肢百骸、肌肉皮肤，均可侵犯。湿邪兼夹症多，吴鞠通以其切身体会，发出"盖土为杂气，寄旺四时，藏垢纳污，无所不受，其间错综变化不可枚举"之感叹。兼证除影响他脏所出现的症状外，还可兼寒、兼热、兼暑、兼风、兼痰、兼气郁、兼饮邪、兼停食等不同。

　　临证时必须详为审视，认真推敲，方能悉其端倪。湿病的临床表现十分复杂，辨别湿病，要善抓主症。湿性重浊黏腻，易阻气机，故湿病以其症状的重浊性及气机阻滞为主要表现。如头重如裹、肢体酸楚、倦怠嗜卧、脘腹痞胀、妇女带下量多等症，则说明有湿邪内蕴。进一步察其面色、舌苔、脉象，如见面色晦滞不泽，舌苔滑腻、脉象濡缓滑细，诊断基本可以确立。

　　治湿之法，应注意通、化、渗，通即宣通三焦气机、调理脾胃升降；化为注意湿邪的转化，或温而化之，或清而化之，芳香化之；渗即甘淡渗湿、清热利湿等。临证以综合运用为多。治湿病，理气为先。湿性黏腻，首当疏畅气机，而疏畅气机，应着眼于肺脾二脏。我辨治湿病，在详为辨证的基础上，无论苦温燥湿、清热祛湿、淡渗利湿、或扶正达邪，均在方中佐入一二味宣降肺气、化浊醒脾之品，如杏仁、桔梗、苏梗、藿梗、荷梗及藿香、佩兰、白豆蔻、枳壳等，以起到宣肺气、醒脾运、畅三焦，有利于其他药物更好地发挥作用。这些药物药量虽少，在方中所起的作用却十分重要。治疗湿病，药不在多而在精，量不在大而在能中病，贵在轻灵活泼，恰中病机。所谓轻灵，即药量不宜过大，药味不可过多过杂，量大药杂味厚气雄，难以运化，脾胃不伤于病而伤于药。所谓活泼，即药物要选辛散芳香流动之品，不可壅滞滋腻，壅滞则涩敛气机，滋腻则有碍脾运，助湿生痰。轻灵之药多轻清宣肺、芳香流动之品以活泼醒脾，调畅气机，推陈致新。余常云补而勿壅，滋而勿腻，寒而勿凝，疏其气血，令其调达，而致和平。肺气畅，脾胃健，则湿邪可祛。即便味厚气雄之药，使用方法不同，亦可改变其性。大黄味苦性寒，能泻热毒、破积滞、荡涤肠胃，俗有"将军"之称，一般湿病中本不宜用，但如小其量而后下，取其推陈致新之功，而不用其苦寒破泄之力，且配杏仁以肃降肺脏与大肠之气，故闭结得除而脾胃不伤，此乃用药轻灵之又一法。湿浊中阻，要脾胃同调。湿邪为病，最易损伤脾胃，水湿停聚。脾胃以膜相连，互为表里，脾运胃纳，一升一降，相反相成。余治此证，处方用药虽有偏重，但多兼治，如化脾湿必佐以开胃，药如砂仁、陈皮、枳壳、香橼皮等；祛胃湿多佐以运脾，药如佩兰、藿香、白蔻仁、薏苡仁、茯苓等，使其相得益彰，亦有"先安其未受邪之地"之意。我重视湿邪，治好了许多疑难病症。

六、严谨求实，敢于创新

科学研究，是一门高深的学问，设计严密选题新颖，具有前瞻性质，创新精神，再通过科学仪器设备，进行深入、细微的实验观察，归纳分析探求客观可靠的数据，才能总结为文，给人以启迪。我遵循中医整体观念和辨证论治的原则，崇尚脾胃学说。脾胃为后天之本，气血生化之源，气机升降的枢纽，人以胃气为本，故治病要注重调理脾胃。随着现代社会的发展，疾病谱发生了很大的变化，疾病的病因病机也有了殊多的改变。我从人们的膳食结构、生活条件、生活习惯的变化入手，深入研究了现代常见的冠心病、糖尿病、高脂血症、高血压病、痛风等疾病的发病机制，认为饮食失调、损伤脾胃，是这些现代病发病的关键因素。脾胃损伤常见气虚、血少、湿蕴、痰阻、瘀血、气机紊乱等病症。辨证要着眼于发病的根源，调理脾胃是其治本之道，即"调中央以通达四旁"。我博采张仲景、李东垣、叶桂等各家之长，调理脾胃，重在升降相宜而顾其润燥，升脾阳、降胃气、健脾益气、清养胃阴、调畅气机，法取中庸，勿劫胃津，勿伤脾阳，气机通畅，脾胃健运，胃气来复，诸病自除。胸痹病，上溯经典，下及各家，汲取现代研究成果，结合自己的经验，提出了调理脾胃法治疗胸痹的理论和方法。调理脾胃法治疗胸痹突出了中医整体观念，治病求本，辨证论治，调理后天之本以治疗心病，具有独特的见解，治疗分为五法。医院为了验证我调理脾胃法治疗胸痹心痛的经验，于1991年3月至1993年12月，由广安门医院牵头，与全国10家省市级医院进行了观察，共治疗300例，取得了很好的临床疗效。我调理脾胃法治疗胸痹经验的继承整理工作，在中医学术界产生了一定的影响，提出了调理脾胃法治疗胸痹的理论和方法，荣获1995年国家中医药管理局中医药基础研究二等奖。

第二节　外感、热病、急危重症

一、中医对历代瘟疫防治的贡献 [2]

数千年来，中华民族在漫长的历史长河中，曾发生过无数次的大小疫病流行，给人民造成了深重的灾难。翻开陈邦贤先生辑录之《二十六史医学史料汇编》，中国历史上瘟疫流行的惨剧，使人触目惊心。如司马迁所著的《史记》中，即有大疫 2 次，一般疫 4 次；后汉在 195 年的历史中，发生大疫达 23 次，疹疫 11 次，疫疠、瘴疫等传染病达 10 次。"百姓饥馑，流离道路，疹疫死者以万数，人至相食"(《汉书》"薛宣"朱博传第 53)。这从张仲景所著《伤寒论·自序》中，更可得有力佐证。他说：我家宗族素多，向余二百，建安纪年以来，不到 10 年，就死去三分之二，其中死于热性传染病就占十分之七。充分说明急性传染病的危害性，对人类生命构成严重威胁。

面对瘟疫的肆虐，我们的先民奋起抗争，不少医家在长期与疾病斗争中，通过深入系统临床观察，认真总结、著书立说，对疫病的传播途径、症状表现、辨证论治、未病先防等方面，积累了丰富的医疗经验，并上升至理论高度来指导临床。

远在春秋战国时期成书的《黄帝内经》，其中《素问》卷即有两篇防治瘟疫的论述，一是"刺法论"(遗篇)，从阐述运气失常、疫疠流行的理论，提出了很多预防方法，包括气功心理、刺法、眼药法、吐法、浴法等内容，而救治法特别强调"正气存内"、泻盛蠲余，是战胜疫疠的关键。如文中提出进入患者病室前，先调理情志，从五脏中分别发出青黄赤白黑之正气，朝于脑际，上冲斗牛，觉有北斗星霞光环护全身，正气充沛再入病室，以此树立战胜疫疠信心，避免恐惧心理。二是"本病论"(遗篇)，是讨论五运六气上下升降、迁正退位变化，从中推论疫疠流行规律。说明疫疠流行，常在气候反常情况才发生，而导致疫病发生的条件，是由非时的气候、正气的不足、精神的失守三者情况下，才是决定因素。当我们重新学习这两篇时，为我们的先人，早在 2000 年前，即有如此卓见和预防方法，与现代心身医学堪可宛如，而为之鼓励与自豪。

金元四大家之一的刘河间，生活于战乱频繁、人民颠沛流离失所、疫疠流行的时代，在天眷、皇统年间发生鼠疫时，他年甫及冠(20 岁)，目睹同胞疾苦，

---

[2] 注：本文系由路志正先生 1980 年代授课讲稿整理。

以"穷而在下之身,计为医可以稍生民憔悴"的愿望,研习医业,在其所著《素问玄机原病式》中,以火主论,于五运主病属火者范围最广,六气为病之热类、火类两篇,竟占十分之九。根据《内经》"热者寒之"的治则,在其《宣明论方》中立辛凉解肌方30多首,实开辛凉解表之先河;创"双解法",以驱表里之热毒,创"三一承气汤",以药涤毒邪,釜底抽薪,为寒凉派代表。对防治急性热性传染病做出了重要贡献。

据《明史》载,从永乐6年(1408年)至崇祯16年(1643年)发生大瘟疫19次之多,其中仅永乐8年(1410年),登州临海诸州县,自正月至6月,疫死6000余人,其瘟疫惨状,可见一斑。"崇祯辛巳,疫气流行,山东浙省,南北两直,患者尤多,至五六月益甚,或至阖门传染"(见《温疫论》序)。吴又可积极参与防治,认真钻研,善于总结,提出"夫温疫之为病,非风非寒,乃天地间别有一种异气所感"的戾气致病学说,著《温疫论》一书,治温疫初起,创达原饮,使邪气溃散,速离募原;并主通里攻下法,使疫毒从肠道而出,为防治温疫,提供了新的见解和思路。

据《疫疹一得》记载,清·乾隆癸丑年(1793年),京师大疫,诸法皆难奏效,旅京医士余霖诊为燥热疫,投以清瘟败毒饮,方中重用石膏而获救。余氏是在1764年其父患时疫病逝后,痛恨之余而发愤学医,经30年来的临床实践,活人甚众,深感"一人之治人有限,因人以及人无穷,……因著为《疫疹一得》,……公之于人,使天下有病斯疫者,起死回生,咸登寿域,余心庶稍安焉"。王士雄对此作出"独识淫热之疫,别开生面,洵补昔贤之未逮,堪为仲景之功臣"的公允评价。据史载,1890年(清·光绪16年)广东高州(今茂名)鼠疫流行,传染至广西和广东海康沿海各城市,患者超过10万人。石城名医罗芝园在此情况下,根据自己临床防治经验和友人吴子存的《治鼠疫法》手稿,编成《鼠疫汇编》一书,全书分凡例、辨脉、证治、原起、避法、禁忌、药方、复病、治法、释疑、治案、附刻等17篇,以治血为主,兼以解表,排毒祛疾,甚见疗效。本书是世界最早的鼠疫专著,确立了我国在鼠疫研究方面的历史地位。

清代,是中医温热病学鼎盛和成熟的时代,不少医家亲身经历了无数次的瘟疫流行,在参与防治的工作中,积累了丰富医疗经验,提出不少新的创见。如叶桂《外感温热篇》,创卫气营血辨证,察舌、验齿、辨斑疹白痦等,做出了重大贡献。二是薛雪《湿热病篇》,明确指出:温热病"不独与伤寒不同,且与温病大异",使湿热病独立出来,丰富了温病学的内容。三是吴塘,研究温热病更是执着追求,认为叶桂医案"持论平和,主论精细",很可取法。通过不断地临证实践，并考之《内经》，写成温热病专书《温病条辨》六卷，创三焦辨证纲领，提出"治上焦如羽，非轻不举；治中焦如衡，非平不安；治下焦如权，非重不沉"的用药理论。吴氏在温热病的病机、辨证、论治、方药各个方面，对叶桂原有内容，都有了很大程度的提高。特别是对叶氏信手遣药而无方名者，经其化裁而构成效用卓著的名方，足见其钻研功力之深。王孟英生当霍乱流行（清·嘉庆戊辰～光绪庚寅年）之时，"目睹死者突多"的惨状，随采集前人有关理论加以厘正发挥，结合自己多年经验，编成《霍乱论》，对病因、病机、辨证、方药详为论述，并以医案验证。认为时疫霍乱的病因，主要为饮水恶浊所引起的疫邪，称之"臭毒"。在预防方面，提出要注意疏浚河道，勿使污积；或广凿井泉，勿使饮浊；使用药物来净化水液和空气消毒，如"食井中，每交夏令，宜入白矾、雄精之整块者，解水毒而避蛇虺也"；"天时潮蒸，室中宜焚大黄、茵陈之类，以驱秽气"。运用其理论和方法，对防治霍乱有着良好的效果，堪是一大贡献。

民国元年春夏之交，时疫流行，杭城罹于疫死者约万人，当时绍兴医学会派人赴杭调查，在掌握大量确切资料后，经28位中医同仁认真讨论，发挥集体智慧，由何廉臣等编成《湿温时疫治法》一书，全书共分病名之定义、病因之原理、病状及疗法、卫生与预防4章。斯时西学东渐，提出"泰西之小肠热病，日本之肠窒扶斯，其病状悉与吾国湿温时疫同"的汇通意见。由于该书切合实用，颇受当时医家之欢迎，无不欲置一编于案头，作为临证之指南。

二、中医对血吸虫病证候的认识和治疗[3]

血吸虫病在我国是一种对人民危害最大的慢性传染病。解放以前，由于反动统治者不顾人们的疾苦，这种病害的流行地区遍及长江流域及江南11个省份，患病者约1000万人左右，其中尤以江苏、浙江、安徽、湖南、湖北、江西6省最为严重。患这种疾病的人，生长发育均要受到损害，劳动能力大大降低，重的就有生命的危险。解放后，党和人民政府十分重视人民的保健工作，在全国范围内展开了广泛的爱国卫生运动，为防治各种传染病工作提供了有利条件。在血吸虫病流行地区建立了许多血吸虫病防治机构；在研究和防治血吸虫病工作上取得了一定的成绩。但由于流行因素复杂、病区广、患者多，加以过去几年来农村仍是小农经济占优势，使全面防治血吸虫病的工作条件

---

[3] 注：本文路志正先生以号"行健"署名，刊载于《中医杂志》1956年第4号184—188页；题目中"症候"订正为"证候"；保留原剂量单位。

尚不具备,这不仅严重威胁着人民的健康和生命安全,而且直接阻碍了农业生产和国家建设。因此党和毛主席指示"要在七年之内消灭血吸虫病",我们中西医务人员必须响应这一号召,积极地行动起来,展开血吸虫病的防治工作,来完成这伟大而光荣的历史任务。

祖国医学,是我国人民数千年来与疾病斗争的经验积累,具有丰富的内容和独特的理论体系,疗效很好。近年来,由于党和政府对中医的重视,积极地发扬祖国的医学文化遗产,不断发现了和推广了不少中医治疗经验。事实证明,祖国医学不仅能够治疗顽固的慢性疾病,而且对于多种急性传染病及寄生虫病亦有很好的治疗方法(如槟榔治绦虫、针灸治疟疾、石家庄市治疗流行性乙型脑炎等)。在目前,党中央和毛主席"七年消灭血吸虫病"的指示之下,我们更应发掘中医中药中的有效治疗方法(包括民间方法),才能更好地展开防治工作。为此不揣简陋,从祖国医籍中,搜集了部分类似血吸虫病症状的材料,供同志们研究和防治血吸虫病的参考,错误之处请批评指正。

(一)血吸虫病的传染途径及症状

血吸虫病是由于寄生在人或哺乳动物(牛羊猪狗及鼠等)血管中的(门静脉系统)雌虫,产生虫卵,经过小肠的黏膜下层和黏膜到达肠腔,与粪便同时排出体外;如果血吸虫患者随便在河内或田里解大便,或用患者新鲜的粪便作肥料,或在河内洗马桶等,那么大便中的虫卵入水后,在温度适当的情况下,就可以在水内孵化出毛蚴(有毛的幼虫),经过在中间宿主钉螺蛳体内发育繁殖,最后变成尾蚴逸出,游离于水中,遇到人便从皮肤侵入而致病。

尾蚴侵入皮肤后,局部会有不适的症状(临床上的症状轻重,需视侵入组织内虫卵多少,虫体产生毒素以及发生局部和全身反应而定),如皮肤起小红点或风疹块,且伴有刺痒等感觉,但在短期内即消失,这感觉往往被人所忽视。至1个月左右,这些尾蚴已经变成血吸虫而开始产卵,使患者有发冷、发热、咳嗽、食欲不振、全身无力等。最主要的是腹泻,大便带血与脓的痢疾,或在腹部肝区与脾区有扪疼,症状可以延续很久,时愈时犯;以后患者身体越来越坏,变得面黄肌瘦,腹部膨满,肝脾肿大,终因肝硬化与门静脉侧支被堵塞而致循环失效,发生腹水,成为"臌胀"病(又作鼓胀,下同)。

这种病在初期,除检查患者粪便能发现虫卵或血吸虫皮内反应试验阳性外,是不容易发现有什么症状的,患者不知不觉中体内组织与器官不断地损害,拖到3~5年后,就可能发生严重的后果。青壮年患有此病,对生产力的影响很大,甚至丧生劳动力。小孩得此疾病,则身体矮小、发育不良,二十几岁看上去像七八岁模样。而且容易感染肺结核病。

这种病是可以预防的，只要做好保护水源、粪便管理（不在河内随便大便和涮马桶，不用新鲜粪便作肥料）对群众进行广泛而深入的宣传教育（使群众自觉地不下河洗澡、游泳，以避免感染的机会），积极治疗患者，并结合农田、水利等部门，发动群众，展开大规模消灭钉螺蛳工作，采取综合性防治措施，加上目前农业合作化运动的提前到来，给防治血吸虫病工作创造了有利条件，特别是党的领导，是战胜血吸虫病的保证。因此，在7年内是能够把血吸虫病彻底消灭掉的。

（二）祖国医学对于血吸虫病症状的认识

血吸虫病在我国流行的历史，目前尚难确定，同时在中医书籍中，并没有血吸虫病的病名，但并不是说血吸虫病病原体被教会医师罗哲氏在我国发现以后（即1905年）才有此病。根据血吸虫病症状，参考中医文献，其中有很多类似血吸虫病症状的记载。如3000多年以前甲骨文字里就有蛊病之名，周礼庶氏有掌蛊毒之官。《说文解字·虫部》云："蛊者腹中虫也，从虫从皿"。段注曰："腹中虫者，谓之腹内中食蛊之毒也，自外而入故曰中，自内而蚀故曰虫。"在中医最早的经典著作《黄帝内经》里《灵枢·五味》篇有"男子之胀病，如犯蛊毒也"，有人考证：认为蛊毒多数是指血吸虫病而言，若此，则我国可能在公元前15世纪~16世纪即有此病的流行。可是因受过去时代条件限制，不可能在人体血管内看到成虫和粪便中的虫卵，更不可能做到系统的记述，大都散见于蛊毒、蛊胀、水毒、癥瘕、积聚等门之内，兹分别摘录如下：

古人对于血吸虫病的病源，虽没有明确指出是尾蚴的感染和成虫的危害，但已经意识到是由于一种"毒虫"或"水毒"侵袭而引起的疾病。在巢元方《诸病源候论·射工候》云："江南有射工毒虫……夏月在水内，人行水上及以水洗浴，或因大雨潦时，仍逐水便流入人家，或遇道上牛马并内便停住。初得时或如伤寒，或似中恶，或恶寒热，四肢拘急，头痛骨悁，或清朝小苏，晡夕则剧。"《诸病源候论·水毒候》云："自三吴以东，及南诸山郡山县，有山谷溪源处有水毒病，春秋辄得，一名中水，一名中溪，一名水中病，也名溪温，令人中溪。以其与射工诊候相似，通呼溪病，其实有异。有疮是射工，无疮是溪病。……不即治，六七日下部脓溃，虫上食五脏，热盛烦毒，注下不禁。"《千金方》云："凡卒患血痢，或赤或黑，无有多少，皆是蛊毒。"喻嘉言《寓意草》（17世纪50年代）中议郭台伊将成血蛊证里，更指出"男子病此者甚多，而东南沿海一带比他处更多"的事实。这就充分说明感染是由于人体（包括哺乳动物）与水接触的关系；流行地区则以江南为甚；其他如感染季节和初期症状，颇与近代医学相吻合，这在5、6世纪的中医文献里，就有这样的记载，使我们不能不惊服古人在临床观察上的周密细致,这种观察力和想象力是伟大的。

至于血吸虫病肝脾肿大、痢疾期及晚期症状,描述得也很详细,但大都包括在蛊毒、癥瘕、积聚、膨胀等门之内。巢元方《诸病源候论·寒疝积聚候》云:"其为病也,或左或右,胁下如覆杯,或胃脘间覆大如盘,羸瘦少气,或洒淅寒热,四肢不收,饮食不为肌肤,或累累如桃李,或腹满呕泄寒即痛。"《诸病源候论·肠蛊痢候》有:"瘀热之气,入于肠间,先下赤后下白,如病蛊之状。"《千金方》云:"又有蛊胀,但腹满不肿;水胀,胀而四肢面目俱肿大。"《本事方》云:"脐腹四肢悉肿者为水,但腹胀四肢不甚肿者为蛊。"《医门法律》有:"然则胀病岂无血分,腹中坚大如盘者乎;多血少气,岂无左胁坚大如盘者乎;多气少血,岂无右胁坚大如盘者乎;故不病之人,凡有癥瘕痞块即是胀病之根,日积月累,腹大如萁,腹大如瓮,是名单腹胀。不似水气散于皮肤面目四肢也,仲景所谓石水者,正指此也。"《张氏医通》有:"至咳嗽失音,青筋横祥腹上,及爪甲青卒肿,头面苍黑,呕吐头重,上喘下泄者,皆不治。"综上所述,已将肝脾肿大和痢疾期的主要症状如发热、肝脾肿大,体重减低,四肢乏力,腹泻下痢等症状包括无遗。对于腹水形成后,青筋横祥腹上(腹壁静脉曲张)、头面苍黑,古人在长期临床观察中,亦认识到治疗不易(当然有很大可能也包含其他疾病,如伤寒、恶性痢疾等)。特别是"肠蛊痢先下赤,后下白,连年不愈,凡有癥瘕痞块,即是胀病治根"的认识,有独到见解和特殊的意义。

古人对于水肿与蛊胀的鉴别,也有着严格的区别,在辨证施治方面,积累了丰富的宝贵经验,如《千金方》云:"世有拙医见患蛊胀者,遍身肿满,四肢如故,小便不甚涩,以水病治之,延日服水药,经五十日,望得痊愈,日复增加,奄至殒殁,如此者不一,学者当细寻方意,消息用之。"又云"有医者不善诊候,治蛊以水药,治水以蛊药,或但见胀满,皆以水药,如此者,仲景所云,愚医杀之"。《医宗必读》:"在病名有鼓胀与蛊胀之殊,鼓胀者中空无物,腹皮绷急,多属于气也,蛊胀也,中实有物,腹形充大,非蛊即血也。"又说:"血鼓之症,惟腹胀如鼓,而四肢手足并无胀意,故血去而病即安也。"以上这些认识,包含着合理的内容,而且有一定的科学价值。

(三)血吸虫病的治疗

过去一般医务人员对于晚期血吸虫病伴有腹水患者的治疗,尚没有成熟的经验,认为病至此程度则很难挽救,因而没有采取积极治疗的方针,使患者得不到合理的治疗,传染源始终不能彻底消灭,这是非常错误的。

根据中医文献和中医临床的观察,对于治疗腹水,恰恰积累了丰富的宝贵经验,最近从各地(安徽、浙江、江苏)应用中医中药治疗晚期血吸虫病所取得的初步成绩看,即可充分证明这一点,而且效果良好。因此,在防治血吸虫病工作中,充分发挥中医的力量,继续发掘有效的治疗方法,是当前一个重要方向。

至于中药能不能杀死成虫的问题,我认为我们应从整体来考虑中药在人体内所引起的生理机制作用,如症状的改善和体力的恢复等。不能机械的单纯从试管中杀死成虫与否来肯定它的效果,更不应对中医抱着挖奇迹和要求有百分之百的疗效等不正确思想;而是应在一切为了患者的前提下,采取综合性的防治措施,才是全面的、正确的。如最近浙江常山县徐碧辉先生公开了祖传三代的腹水草秘方,经在常山县卫生院试治了 39 个晚期患者,取得了很好的效果,其中有 21 人腹水消除,肝脾缩小,面色红润,这些患者食欲和体力均有不同的恢复,有的已经参加生产劳动。安徽省安庆专署医院,用中药半边莲(俗称细米草)治疗了 40 个血吸虫病晚期腹水患者,除 2 人变化不大和 1 人病重死亡外,其他 37 人腹水明显减轻,其中 8 例参加了劳动生产。江苏无锡血吸虫病防治所用葫芦、虫笋治疗 23 个晚期腹水患者,除 6 人无进步外,其余 17 个患者腹水减轻,下肢水肿等症状亦消失。以上可以说明,中医中药是有着极高疗效的。

祖国医学对于血吸虫病的治疗方面,亦有着丰富的宝贵经验,虽然我们目前还没有发现最理想的杀死血吸虫的特效药物,但从近来各地中医同道们整理出来的中医治疗水毒及蛊毒的资料和公开的秘方、单方来看,其中有很多是属于杀虫的方剂,有的经过临床实验取得良好的效果,值得我们今后进一步观察研究。同时中医治疗疾病,多是按不同的病变类型结合患者体质强弱等,采取综合性整体疗法,不论何种原因引起的疾病,同样能够把疾病治愈,因此治疗方法除用杀虫剂外,和解、治痢、消积、补虚、利尿泻水、逐瘀活血等辨证施治的法则,亦有重要的地位。兹初步分述如下:

1. 和解法　适用于血吸虫病初期,有不规则的寒热往来等疟疾型者。宜解表排毒,小柴胡汤及化毒清表汤。如有咳嗽、发疹等症状者,清金宁嗽汤及银翘散可酌用。

2. 治痢和消积法　适用于血吸虫病下痢期及肝脾肿大期。治痢用白头翁汤或黄连解毒汤。肝脾肿大有癥瘕痞块者,治宜攻补兼施,宜积块丸等消积之品,但不宜攻伐太过。经曰:"大积大聚,毒可犯也,衰其大半而止,过者死,故去积及半,纯予甘温调养,使脾土健运,则破残之余疾,不攻自克,必欲攻之无遗,其不遗人夭殃者鲜矣。"我们应该很好领会其中窍要。

3. 利尿泻水及补虚法　血吸虫病晚期腹水已成者,急需排除腹水以改善患者生理功能，但患者多已虚弱，宜用半补半泻法，以健脾、利水、宽中为主，消胀饮子或行湿补气养血汤。切不可过用猛烈，反伤脾胃，俟身体功能少为恢复后，再酌用舟车神佑丸或十枣汤等泻水之剂。古人已经认识到："臌胀之病，虽非水病，而水必有壅阴之病，用下药可以成功。方首用茯苓为君，以雷丸、大黄为佐，不治水而仍治水，所以奏功如神也。"这说明晚期腹水患者，用泻下药物有重要的意义。

4. 活血逐瘀法　适用于晚期血吸虫病，腹大如箕，青筋横衵腹上，面目黧黑者，除用泻水药物外，亦可酌用《金匮要略》大黄䗪虫丸或消瘀涤荡汤等破瘀活血之剂，以改善患者的循环功能。

（四）方剂举例

1. 小柴胡汤　治中风往来寒热，胸胁苦满，嘿嘿不欲饮食，心烦喜呕，或胸中烦而不呕者。柴胡、黄芩、人参、半夏、甘草、生姜、大枣。

2. 化毒清表汤　治发热、发疹。葛根、薄荷、地骨皮、牛蒡子、连翘、防风、黄芩、黄连、元参、知母、木通、桔梗、灯心草、甘草、生姜。

3. 白头翁汤　适用于痢疾后重，咽干口渴，所下甚臭者。白头翁、黄连、黄柏、秦皮。

4. 黄连解毒汤　治赤白痢。黄连、黄芩、黄柏、栀子、杏仁、槟榔、当归、地榆、赤芍、荆芥、生地、青蒿、甘草。

5. 清金宁肺汤　治咳嗽发疹。橘红、前胡、杏仁、桑皮、黄连、瓜蒌仁、桔梗、浙贝、甘草、生姜、大枣。

6. 银翘散　治温毒发热、发疹，不恶寒而渴。连翘、金银花、桔梗、薄荷、牛蒡子、淡豆豉、荆芥穗、竹叶、甘草。

7. 积块丸　治癥瘕积块，一应难消难化，腹中饱胀，或虫积疼痛，皆能取效若神，不伤元气。醋煨京三棱、醋煨莪术、醋煅自然铜、醋煅蛇含石各2钱、雄黄、蜈蚣焙燥各1钱2分，辰砂8分，木香1钱半，铁华粉（糯米醋炒）1钱、芦荟、天竺黄、阿魏、全蝎各4钱、沉香8分、冰片5分。上为极细末，用雄猪胆汁、炼蜜为丸，黑狗胆汁尤妙，丸如梧桐子大（或服7、8分），重者1钱，五更酒送下，块消即止，不必尽剂。

8. 治臌胀将愈，内有痞块用此消之。青皮、枳壳、三棱、莪术、苍术、厚朴、桂皮、香附各1两，砂仁、草果、白芷各5钱、乌药、干漆、干姜各1两、当归尾1两半、槟榔5钱、木香2钱半、阿魏1钱（一方有绿矾1斤、陈皮1两）为末枣肉梧桐子大，每空心好酒吞下50丸，渐加至2钱。

9. 行湿补气养血汤（《医宗金鉴》）　治气血虚弱，单腹胀、水肿。人参、白术、茯苓、当归、川芎、苏梗、白芍、陈皮、厚朴、大腹皮、木通、莱菔子、木香、海金沙、甘草、生姜、大枣。

10. 消胀饮子(《医宗金鉴》)　治臌胀单腹胀。白茯苓、猪苓、泽泻、人参、白术、半夏、陈皮、青皮、厚朴、香附、苏叶、砂仁、木香、槟榔、大腹皮、木通、莱菔子、甘草、生姜、大枣。

11. 舟车神佑丸　治血壅、水肿、水胀、饮癖、积气、形气俱实者。炒黑牵牛子4两(一作4钱),酒大黄2两,甘遂(面裹煨)、醋芫花、炒青皮(一作5钱)、橘红(一作5钱)各1两,煨木香、槟榔各5钱(一方无槟榔),轻粉(另研)1钱研为细末,水泛为丸,如椒子大。每服5分,五更时白水送下,大便利3次为度,若1、2次不通利,次日仍服,或6、7分,渐加至1钱。若服后大便利4、5次或形气不支则减服,或隔1、2日服1次,以愈为度。甚者忌盐酱百日。

12. 十枣汤　治太阳中风表解里不和及悬饮、支饮或因水而咳。大枣10枚,芫花、甘遂、大戟各等分。用法:各另捣为散,清水1升5合,先煎大枣,取8合去滓,纳药末,强人服1钱匕,羸人服半钱匕,平旦时温服,若下少病不除者明日更服,加半钱匕,得快下利后糜粥自养。

13. 陈士铎臌胀方　臌胀数年不死者,非水臌,乃血臌、虫臌,小便利而胃口开者可治。茯苓5两、人参1两、雷丸3钱、甘草1两、莱菔子2钱、白术5钱、大黄1两、附子1钱,水10碗,煎汤2碗,分2次温服。

14. 大黄䗪虫丸(《金匮要略》)　治五劳虚极羸瘦,腹满不能饮食,经络荣卫伤,内有干血,肌肤甲错,目黯黑。大黄、黄芩、甘草、桃仁、杏仁、虻虫、白芍、干漆、干地黄、水蛭、蛴螬、䗪虫。上12味为末,炼蜜为丸,小豆大,酒服5丸,1日3服。

15. 消瘀涤荡汤　治血瘀不散,留在腹中而成血臌,饮食入胃,不变精血,反去助邪。水蛭、当归、雷丸、红花、枳实、白芍、牛膝、桃仁。

16. 陈士铎虫臌方　治少腹作痛,四肢水肿,面色红而带点,如虫蚀之象,无卧蚕水肿之形。雷丸、神曲、茯苓、白矾、当归、鳖甲、地黄、车前子。

17. 八毒赤丸　治虫臌、虫积、臌胀如神。雄黄另研、矾石、朱砂另研、丹皮、炮附子、藜芦、巴豆各1两,蜈蚣1条。上为细末,炼蜜为丸,如小绿豆大。

18. 枳实消痞丸　治心下虚痞,恶食懒倦。枳实、黄连各5分,厚朴4钱,半夏曲、人参、白术各3钱,干姜、茯苓、麦芽、甘草各2钱。上为末蒸饼和丸,梧桐子大,白汤下百丸,空心服。一名失笑丸(李东垣)。

(五)附各地用中药治疗晚期血吸虫病腹水患者的经验方

1. 腹水草(浙江省常山市徐碧辉先生方)

15

（1）药量及疗程：药量及疗程之长短，须按患者体质强弱及病情而定，小儿酌减。据徐先生用药经验，每日用草药 5~45g，分 1~3 次服完，空腹及饱时均可服，连用 1~10 天。停药 1~9 天，服药总量 60~442.5g 不等，平均量 166g。

（2）用法：将腹水草放于小瓦罐中，加水 1 碗（500ml）煎煮 2 小时，使药汁剩 1/3 即可倒出服用，每剂可服两煎，但第 2 煎加水半碗即可，煎法与第 1 次同。

（3）注意事项：一律采用低盐饮食，每日食盐不宜超过 3g。

（4）反应：本药毒性小，在第 1 及第 2 疗程中，发生恶心、呕吐、腹痛、腹泻最长 7 小时，第 3 及第 4 疗程，发生肠鸣、倦怠、口干现象较多。

2. 半边莲（安徽省安庆专署方） 俗名细末草，系野生植物，属桔梗科，《本草纲目》有记载。

（1）剂量及用法：将鲜半边莲去杂、洗净、烘干，加水煎煮 2 小时，过滤后制成 10%~15% 煎剂，酌加糖浆，成人每日剂量 6g~42g，分 4 次口服。

（2）疗程：此药无毒，服用后无不良反应，可长期服用，据安庆专署医院治疗经验，每日 6g，剂量逐步增加至 36g，连用 2 个月，效佳者可使疗程由 60 天缩短为 40 天左右。

（3）注意事项：低盐饮食。

3. 葫芦、虫筒（江苏省无锡血吸虫病防治所方） 葫芦为束腰形小葫芦，一名京葫芦，江苏、山东省产量较多。虫筒为虫咬后萎缩的筒，以浙江绍兴、平水地区产量较多。

（1）剂量及用法：葫芦、虫筒各 6 钱，加水 500~600ml，微火煎煮成 150ml，原药照上法再煎煮 2 次，早、中、晚温服。

（2）疗程：由于此药无毒性，亦无反应，可以长期服用，以消除腹水为止。

（3）注意事项：忌食盐。

以上仅搜集了少数的方剂，很不全面，供同志们参考。

三、中医对于伤风感冒的认识和治疗 [4]

（一）前言

据 1957 年 12 月 27 日《健康报》载：法国在 10 月和 11 月里大约有 1.4 万人由于患流行性感冒而死亡。据研究机构报告，在圣诞节前夕，流感又再袭击法国。又据日本厚生省宣布，到 14 日为止，已经有 573 名日本儿童因为感

---

[4] 注：本文刊载于《中医杂志》1958 年第 5 号 294—296 页；收录本书时保留原剂量单位。

染流行性感冒而死亡。又说：由于这种病的侵袭，全国有104万以上的儿童不能上学，有3153所学校完全停课。还说：由于流行性感冒患者的迅速增加，各种药片的生产量只能达到需要量的30%左右。

从以上报道来看，流行性感冒对人体的危害是严重的。当然，法国和日本的流行性感冒死亡率高，是与他们国家的制度、卫生措施和人民的生活水平等各方面是分不开的。我国去年春季虽曾流行，但由于党和政府对人民卫生保健事业的重视，各级卫生行政部门贯彻了预防为主的方针，展开了经常化的爱国卫生运动，加上人民生活水平的提高和病后能够得到及时治疗的优点，故发病人数低，也很少死亡。不过由于伤风感冒是一种很普遍的传染病，感染快，得的次数又多，所以对于我们的工作和学习、生产和建设也有很多的影响。同时目前对伤风感冒的预防治疗，还没有很好的方法。而中医在长期的临床治疗中，积累了丰富的治疗经验，对于它的流行季节、传染途径等方面，亦有一定的认识。为了温故知新，不揣简陋，将部分祖国医学中有关相同或近似流行性感冒方面的材料，做一初步的复习，以便进行早期预防和治疗，但限于个人学术水平，不当之处，尚希中西医学专家批评指正。

（二）病名

"感冒"这名称，可以说是中西医的统一病名，在中医文献上最初见于北宋·杨士瀛《仁斋直指方》，在宋·《圣济总录·小儿科》条下亦有"感冒风邪，鼻塞声重"之描述，可见本病在我国很早就有过流行。至于西医有流行性感冒，中医称作"天时"，虽有出入，含义相同，不再多加引证。

（三）对于伤风感冒病原的认识

古人在长期与疾病斗争中，虽然限于当时条件，不可能用显微镜等仪器进行病原体的观察，但已经认识到带有感染性的"乖戾之气"（可能系指病毒而言）是致病的主要因素。气候失常、暴热暴寒、应热反寒等，对人体亦有极大的影响。此外人体元气不足（抵抗力）或内有郁热，亦是易受感染的原因之一。

1. 人体的盛衰与外界气候的关系 《素问·阴阳应象大论》有"邪风之至，疾如风雨"，《灵枢·岁露论》有"贼风邪气，乘虚伤人"。短短两句话，却包涵着深刻的内容。一方面说明了邪风伤人有如疾风暴雨那样迅速的外在因素，还指出了人体的内在因素（身体的盛衰与抵抗力的强弱）与外界气候的关系，也就是说人体在虚弱的情况下，往往是易受外来贼风的侵袭，亦即"邪之所凑，其气必虚"（《素问·评热病论》）的道理。

2. 感染性的乖戾之气 在隋·巢元方《诸病源候论》中认为是人感乖戾

之气而生,不管老少,多易感染。他说:"时行病者是春时应暖而反寒,夏时应热而反冷,秋时应凉而反热,冬时应凉而反温,非其时而有其气,是以一岁之中,病无少长,率相似者,此则时行之气也。"又"时气病者,人感乖戾之气而生,病无少长,多相染易……其病与温及暑病相似……"《外台秘要》亦有"天行时气"之描述。吴又可《温疫论》亦有:"疫者,感天地之戾气……此气之来,无论老少强弱触之即病,邪自口鼻而入。"这里所说的"时行"或"天行时气","瘟疫",用现代语来说,显系指流行而言。至于流行季节,清叶天士谓:"风温者,春月受风,其气已温。"清·雷少逸《时病论》:"风温之病,发于当春。"

就以上所举的天行时气、瘟疫、风温病等的发病季节、传染途径来看,与流行性感冒颇为近似。不过中医所说的时行病、瘟疫病等,范围较广,赅括了一年四季中的多种传染病。因此,流行性感冒应是时行病,瘟疫病中的一种。

(四)关于伤风感冒的病理生理

在中医文献中,有关伤风感冒的病理生理记载很多,兹简述如下:

1. 《素问·风论》载:"风气藏于皮肤之间,内不得通、外不得泄,风者善行而数变,腠理开则洒然寒,闭则热而闷,其寒也则衰饮食,其热也则消肌肉,故使人怢慄而不能食,名曰寒热"。明·张景岳云:"伤风之病,本由外感……邪轻而浅者,此犯皮毛,即为伤风,皮毛为肺之合,而上通于鼻,故其在外则为鼻塞声重,甚者并连少阳,阳明之经而或为头痛,或为憎寒发热,其在内,则多为咳嗽,甚则邪实在肺,而为痰为喘,有寒胜而受风者,身必无汗,而多咳嗽,以阴经邪闭郁皮毛也。"从以上两段的描述里,可以看出古人对人体受到风寒刺激和感染病原体之后,所引起的一系列病理变化,有了一定的认识。同时也观察到在伤风感冒之后,所引起的"则衰饮食"的肠胃症状,因发热而使人"消肌肉",以及鼻塞、声重、咳嗽等呼吸系统的炎症变化,可见古人在临床观察上是非常细致的。

2. 温邪伤人,先从口鼻而入,肺为五脏华盖,故首当其冲,因是娇嫩之脏,往往经不起热邪燔炽,而引起肺胀咳嗽、呼吸气急等并发症。《外台秘要》谓:"风热之气,先从皮毛入于肺也,肺为五脏华盖,候身之皮毛,若肤腠虚,则风热之气,先伤皮毛,乃入于肺也。"清代名医叶天士根据古人"风热之气先从皮毛入肺"的论证,提出了"温邪上受,首先犯肺"的理论,对于温病学说有了进一步的发挥,给后学起了重要的指导作用。所谓"温邪上受,首先犯肺"是由于风为百病之长,在伤人之后,随着人体寒热温凉之气的不同而变化为不同的疾病,如呼吸系统之气管炎、肺炎、鼻窦炎等疾病。

（五）伤风感冒之症状

伤风感冒之症状，在上一节里已经引及《内经》的记载，在汉代张仲景《伤寒论》中亦有叙述，如"太阳病，或已发热，或未发热，必恶寒，体痛，呕逆，脉阴阳俱紧者名为伤寒"，以及"太阳病，发热汗出、恶风、脉缓者为中风"等，都是属于感冒伤风类的疾病。元·孙允贤《医方集成》指出"重者为伤，轻者为感，感冒之中，有风有寒"。明·张景岳亦谓："伤风之病，本由外感，但邪甚而深者，遍传经络，即为伤寒。邪轻而浅者，止犯皮毛即为伤风。"这都是说明了感冒就是感受风寒。不过在症状上有轻重不同的分别。

隋·巢元方《诸病源候论》："时气病者……头项腰脊痛，内热鼻干，不得眠，胸胁热，腹满，嗌干，口热，舌干而引饮。"宋·《圣济总录》有："感冒风邪、鼻塞声重，伤风头痛目眩"；以及宋·杨士瀛《仁斋直指方》："发热伤风、鼻塞声重……感冒风邪，发热头痛，咳嗽声重，涕唾黏稠"等症状描述。

从以上所举的症状来看，与流行性感冒的症状大都近似，而且还包括了鼻窦炎、气管炎等并发症在内。伤风感冒，虽然都是外感疾病，但在性质上尚有一些区别：在感冒之中还有感冒夹热、夹食等兼症之不同。

（六）诊断与治疗

1. 诊断　根据四诊与内伤外感的鉴别以及症状的表现，从而辨别表、里、寒、热、虚、实，不难做出正确的诊断。如脉见浮紧、舌苔薄白、鼻塞声重，为风寒在表；脉象滑数、舌苔黄、语粗声高、呼吸急促，为内热邪实等，这里不再详述。

2. 治疗　中医同道，对于伤风感冒的治疗，均有一定的经验，兹就治法方面分为如下几类：

（1）解表法：外感初期，病邪在表，治宜汗解，称作解表，即《内经》"其在皮者，汗而发之"。但在解表之中，有辛凉解表与辛温解表之不同。对于风热兼伤，一时并发者，亦有辛凉解表、甘寒清里之异。大概风寒之邪，侵入人体之后，引起恶寒发热、头项身体疼痛，或四肢酸困、无汗，苔白不渴，恶寒重，发热轻，脉象浮紧，宜辛温宣散法，如九味羌活汤、麻黄汤等，均是辛温发表之剂，有开泄腠理、驱邪外出之能。温病初期，邪在上焦卫分，尚未入里，证见恶寒轻，发热重，口渴喜冷饮，肢体酸痛，脉见浮数，舌苔薄白，宜辛凉解表法，如辛凉轻剂银翘散、辛凉平剂桑菊饮等，均是轻清宣透之品。

（2）宣肺法：类似解表而不以发汗为目的，宣畅肺气，使咳嗽爽利，外邪易于透达，叫做宣肺，大多用于咳嗽、声重、鼻塞、微有形寒而不发热的证候，如杏苏饮之轻疏化痰。

（3）表里双解法：外受风寒之邪，内有饥饱劳役之伤，憎寒壮热，鼻塞，咽干，舌燥，面红目赤，口苦耳鸣，头痛身痛，咳嗽气逆，二便秘涩，外症夹内症者用表里双解法，如双解散、防风通圣散等，以其内外尽撤，上下分消，故名双解。

（4）和解法：外感寒热盛衰有如疟状，头痛身疼，胸胁胀闷，舌苔如积粉，脉象不浮不沉而弦数，为疫邪初犯膜原，不能单用汗下，宜和解之法。和解的目的，亦使内邪外达，如达原饮等。1957年春节，不少地区即以此方治疗伤风感冒患者，取得了很高的疗效。惟此方偏于香燥化浊，适于雨水多、地气湿的时令和地区，并热轻湿温盛的患者。

（5）扶气解表法：年老体弱，元气空虚，或禀赋不足，病后未复原易受感冒，虽见恶寒发热、头痛体疼、四肢酸困、鼻塞声重、咳嗽气急等症状，但不应专事疏散，以防汗出不止，变生不测，宜于发散中兼用补益之品，如参苏饮、玉屏风散等，用人参（或党参）黄芪以助元气。此外对于外感所引起的并发症，则是根据患者所表现之症状的不同，而辨证施治。如感冒夹食，兼见恶食，胸膈胀闷或有呕吐、腹泻等肠胃症状者，宜加藿香、川（厚）朴、茯苓、苏叶等理气和中、益脾祛湿之品，感冒夹热，兼见壮热自汗、面赤唇焦、口干舌燥等症状者，宜加石膏、知母、生地等凉血清热之品，咳嗽痰稠黏或干咳无痰，桑叶、麦冬、沙参等润燥之品宜入；痰白清稀，半夏、细辛、干姜，亦可斟酌；肺胀喘急，呼吸不利，麻杏石甘汤亦可选用。总宜临床化裁，不应拘泥。

（6）针灸疗法：针灸疗法对于伤风感冒亦有一定的作用，特别是对于头痛、鼻塞、四肢酸痛等症效果较著，且有发汗退热之功。大抵外感初期，恶风、发热，取风池、风府、外关、合谷；头痛配太阳、头维、百会；鼻塞配上星、迎香；咳嗽配列缺、肺俞、太渊；骨关节疼痛，配曲池、阳陵泉；胸膈胀闷，取中脘、足三里；呕吐腹泻，配内关、天枢；喉痛配少商。以上都是举例性质，总宜分经取穴，辨证论治。

（七）方剂

中医治疗伤风感冒的方法和方剂很多，这里仅将常用方剂选录数则，供参考。

1. 麻黄汤（张仲景）

主治：头痛、发热、恶寒、无汗、脉浮紧。药物组成：麻黄、桂枝、杏仁、甘草。

2. 桂枝汤（张仲景）

主治：发热、恶寒、头痛、自汗、脉浮缓。药物组成：桂枝、白芍、甘草、生姜、大枣。

3. 九味羌活汤（张元素）

主治：头痛、项背痛、腰脊强痛、恶风寒、发热、无汗或微汗。药物组成：羌活、苍术、川芎、防风、生地、细辛、白芷、甘草、黄芩。服法：大枣2枚、生姜3片、葱白2茎清水煎，温服，覆取微汗。

4. 川芎茶调散（《太平惠民和剂局方》）

主治：风热头痛。药物组成：川芎、白芷、薄荷、甘草、荆芥、防风、细辛、羌活、茶叶。

5. 参苏饮（元戎方）

主治：外感内伤、发热头痛、咳嗽气逆、眩晕嘈烦。药物组成：人参、紫苏、前胡、半夏、葛根、茯苓、陈皮、枳壳、木香、甘草，加姜煎枣，外感重去枣加葱白。

6. 人参败毒散（《类证活人书》）

主治：感冒时行，伤寒头痛、憎寒壮热、鼻塞声重、咳嗽风痰等症。药物组成：人参、羌活、独活、柴胡、前胡、川芎、桔梗、枳壳、茯苓、甘草，加生姜3片、薄荷少许，煎服。

7. 防风通圣散（刘河间）

主治：憎寒壮热、鼻塞咽干、舌燥、头痛、身痛、二便秘涩、表里俱实之症。药物组成：大黄、芒硝、防风、荆芥、麻黄、栀子、白芍、连翘、川芎、当归、薄荷、白术、桔梗、黄芩、石膏、甘草、滑石，加姜葱煎（本方去大黄、芒硝即为双解散）。

8. 银翘散（《温病条辨》）

主治：头痛、身热、尺肤热、微恶风寒、自汗、口渴或不渴而咳嗽等症。药物组成：金银花、连翘、桔梗、薄荷、竹叶、芥穗、淡豆豉、牛蒡子、甘草。服法：共杵为散，每服6钱，鲜苇根煎汤，香气大出即取服，勿过煎。胸膈闷者，加藿香、郁金。渴甚者，加天花粉。项肿咽痛者，加马勃、元参。衄血者，去荆芥穗、豆豉，加白茅根、侧柏炭、栀子炭。咳者，加杏仁。二三日病犹在，肺热渐入里，加生地、麦冬。再不解或小便短者，加知母、黄芩、栀子。

9. 桑菊饮（《温病条辨》）

主治：风温、咳嗽、身不甚热、微渴者。药物组成：杏仁、连翘、薄荷、桑叶、菊花、桔梗、甘草、芦根。服法：水煎服。若二三日不解，气粗似喘，燥在气分者，加石膏、知母。舌绛暮热，甚燥，邪初入营加元参、犀角（现用水牛角)。在血分者,去薄荷、芦根,加麦冬、细生地、玉竹、丹皮。肺热甚,加黄芩。渴加花粉。

10. 藿香正气散(《太平惠民和剂局方》)

主治:外感风寒、内伤饮食、憎寒壮热、头痛呕逆、胸膈满闷等症。药物组成:藿香、紫苏、白芷、大腹皮、茯苓、白术、陈皮、半夏曲、厚朴、桔梗、甘草,加姜枣煎。

11. 达原饮(《温疫论》)

主治:恶寒发热,头痛身痛,胸胁胀满,舌苔白腻湿盛者。药物组成:黄芩、甘草、草果仁、厚朴、芍药、知母、槟榔。

12. 玉泉饮(张景岳)

主治:发热、不恶寒、出汗、发呕、口渴、心烦喉痛等证。药物组成:鲜芦根、豆卷、生石膏、花粉、甘草,水煎。

13. 玉屏风散

主治:气虚脾弱,自汗、不禁发表者。药物组成:黄芪、白术、防风。

14. 杏苏饮

主治:轻微感冒及咳嗽等症。药物组成:陈皮、前胡、桔梗、枳壳、苏叶、杏仁、半夏、茯苓、甘草,加姜煎服。

(八)结语

1. 伤风感冒虽是很普通的疾病,但往往由于注意不够而引起其他并发症,造成不良后果。古人在长期的临床观察中,已经认识到它的危害性。《内经》上说:"邪风之至,疾如风雨",就是教我们及早预防治疗的意思。清代名医徐灵胎也说:"人偶感风寒……俗谓之伤风……乃时行杂感也。人皆忽之,不知此乃至难治之疾,生死之所关也。"明确地提示我们对此病不应麻痹大意。感冒之后,应该及早治疗。

2. 本文对伤风感冒做了初步的整理,伤风感冒虽不是什么大病,但把它系统起来却感不易,一方面限于个人的学术水平,另一方面伤风感冒在祖国医学中牵涉的范围很广而在文献记载上非常分散,因此很难全面,尚望中医同道能够广泛交流治疗经验,进一步地钻研,积极搞出预防方法,摸出治疗规律,为支援工农业生产、保证广大人民身体健康、加速社会主义建设服务。

四、人禽流感中医药防控研究方案（草案）[5]

（一）病名认识及建议

本病应属于中医瘟疫范畴，因病发于冬春之交，天气变化时多发，个人建议，对于本病名的确定宜谨慎，仍宜按中医的认识而定。

（二）病因病机

因病发于冬春之交，天气变化、忽冷忽热，而南方多潮湿，加之大气污染等因素，极易致病，特别是儿童、老人等免疫力低下的人群，以及青壮年工作忙碌疲劳、压力大等也是易感人群。

我国地大物博，气候多样，北方多风寒兼燥，而南方多风湿夹热，加之现在人们饮食习惯失宜，如喜快餐、贪冷饮、或多辛热炙煿火锅海鲜等食品，易致湿热内困或郁热内生。故本病为患，多外因风寒、风湿，内因湿热、郁热蕴阻，内外相引，则发为患。

禽流感，我国早有"鸡瘟""猪瘟""牛瘟"等名，属于兽医范围。究其发病因素主要有：家禽的饲养环境条件恶劣，特别是农村家禽饲养条件较差，即使大型饲养场家禽的居住环境也是拥挤不堪，加之饲料中的添加剂大多含有抗生素、生长素以及其他化学物质等，导致家禽肉质变化和易感染疾病等；而野禽飞鸟南北迁徙，尤其是东南亚等湿热气候为主的国家，鸟类家禽等也大多属夹湿积热的体质，感邪为患也与人相似，携邪而至，染人为害。

（三）辨证论治

对于病毒性疾病，是中医治疗的特长。外感六邪中多为风、寒、湿、热、火（毒）。因邪从表入，而肺主一身之表，邪中先犯肺卫，故治应宣肺解表；如邪气入里常应于胃（肠），故在内应和胃泄浊；同时还应视南北地域和体质肥瘦等因素，因证而施。

主要辨治思路，仍应以整体辨治观念为指导，谨遵八纲辨证的基本原则，视表里、寒热、虚实、阴阳的不同加以论治，而临证时具体可遵喻昌的"三焦分治"理论施治。在临床应用时，为便于推广，证候分类不宜过繁，具体如下：

1. 风寒证

证候：恶寒怕冷、鼻塞咽痒，或咽痛、微咳，舌淡红，苔薄白，脉浮紧。

治法：辛温解表，兼以清里。

方药：银翘败毒散。即荆防败毒散去人参，加金银花、连翘、芦根；如兼太

---

[5] 注：本文魏华整理，2005年11月完稿

阳经症状,可用羌活,独活可不用。

2. 风热证

证候:发热,有汗,无恶寒,咽痛,鼻流黄涕,咳嗽,痰黄,舌红苔黄,脉浮数。

治法:辛凉解表,清热解毒。

方药:普济消毒饮加减。

3. 风湿证

证候:发热,自汗而热不解,肢体酸楚,口干黏腻,不多饮,胸闷纳呆,大便黏滞,小便短少,色黄,舌苔腻或黄腻,脉濡或滑。

治法:化湿解表。

方药:三仁汤加苏叶。

加减法:

如湿热兼夹,则以甘露消毒丹加减以化湿解毒。不必认为毒素即热,而不用藿香、白术、白豆蔻等芳香化湿之品。

如邪犯胃肠,证见呕吐、腹痛腹泻,呕吐物或便下清稀,或兼夹不消化之物等,方选藿香正气散加黄连、大黄炭、马齿苋,或消导之品。

儿童属稚阳之体,易于化热,可见外寒内热之证,表现高热、喘促、鼻煽、唇绀,当选麻杏石甘汤,加用鱼腥草、金荞麦、金银花、连翘等二三味即可,应以宣发为主,不可过于寒凉。如大便闭结,可加入大黄后下,以釜底抽薪。

如痰热较甚,可加胆南星、川贝等清化痰热。

本病虽在东南亚等地区有相关感染的报道,但目前尚无人传人的确切证据。对此,我国政府给予了高度重视。对于本病的中医药防控,也应以预防为先,积极加强防治以及隔离等措施,如能及时有效治疗,则不致邪毒内陷,而生变证。

补录:2005 年 11 月 10 日上午,本人参加我院曹洪欣院长召开防治禽流感学术会议,广泛征求意见,11 月 14 日由弟子魏华带着草案亲去请教。本人从未诊治过禽流感,但涉猎过《元亨疗马集》,现只是根据防治天行、时行感冒而谈一点临证体会,以及本病之病因病机、辨证诊治思路,仅供参考!

五、支持广东抗"非典"的战斗[6]

——附《非典型肺炎中医治疗方案》(草案)

2003 年 1 月 7 日,广东省中医院收治第 1 例"非典型肺炎"(重症急性呼吸

---

[6] 注:本文王小云、魏华整理,2003 年完稿。

综合征,下同)始,我的学生王小云、魏华即不断来电话,介绍该患者的体质、发病原因、症状表现、治疗进展等情况,使我对此病有所了解。随着该院收治患者增多,该院领导亦来电咨询交流治疗意见。通过对 85 例患者临床资料观察表明,中医药治疗本病有着非常显著的疗效,在不断总结临床经验的基础上,经与邓老(铁涛)等共同讨论,制订了中医治疗本病的有效方案。

在制定本方案中,我认为首先应了解广东地区的气候环境和人民生活习惯,始能符合三因治宜。如广东地处岭南,气候湿热,雨水较多,地理环境相对潮湿。据 1951 年至 1990 年 39 年间有关统计资料显示:广州及珠江三角洲地区,年平均相对湿度约为 78%;每年 3 月至 8 月平均湿度长期持续偏高,达 85% 左右;最高相对湿度可达 98%,甚至以上,几近饱和状态。加上该地人民,普遍有喝早茶、凉茶、饮煲汤、喜滋补、嗜海味蛇虾及肥甘等生活习惯,是酿成内湿的重要因素。因此,本病与中医温病中之"瘟疫"和"春温(内有伏邪)"相类似,但又有其不同的发病特点,与人体的强弱密切相关,即"邪之所凑,其气必虚",是外邪乘虚而入的必要条件,也就是说,外因只有通过内因才是致病的决定因素。主要是体内先有湿热内伏,加之冬春之交,气候异常,感受疫疠之毒而引起。正如王孟英所说:"太阴内伤,湿饮停聚,客邪再至,内外相引,故病湿热。"根据"湿热乃阳明太阴同病""温邪上受,首先犯肺,逆传心包"等理论,结合本病的发生、发展、变化等初步规律,特制定《非典型肺炎中医诊治方案》(草案),上报国家中医药管理局参考,俾使中医早日参加非典第一线,为尽快消灭非典恶魔而努力。

附:《非典型肺炎中医治疗方案》(草案)

该病属于中医春温、湿热疫病的范畴,病机以湿热蕴毒、阻遏中上二焦,并易耗气夹瘀,甚则内闭喘脱为特点。

该方案在分期、分证基础上进行个体化辨证施治。具体分为早期、中期、极期(高峰期)、恢复期四期。

(一)早期

多在发病后 1~5 天左右;病机以湿热遏阻、卫气同病为特点;治疗上强调宣透清化。常见有湿遏肺卫、表寒里热夹湿等证。

1. 湿热遏阻肺卫证

证候:症见发热,微恶寒,身重疼痛,乏力,口干饮水不多,或伴有胸闷脘痞,无汗或汗出不畅,或见呕恶纳呆,大便溏泄,舌淡红,苔薄白腻,脉浮略数。

治法:宣化湿热,透邪外达。

方选:三仁汤合升降散加减。

药用:炒杏仁12g,滑石15g,通草6g,白豆蔻后下5g,竹叶10g,厚朴6g,生薏苡仁20g,法半夏10g,白僵蚕6g,片姜黄9g,蝉衣6g,苍术6g,青蒿10g,黄芩10g。

湿重热不明显,亦可选用藿朴夏苓汤加减化裁。

2. 表寒里热夹湿证

证候:症见发热明显、恶寒,甚则寒战壮热,伴有头痛,关节痛,咽干或咽痛,口干饮水不多,干咳少痰,舌偏红,苔薄黄微腻,脉浮数。

治法:辛凉解表,宣肺化湿。

方选:麻杏甘石汤合升降散加减:

药用:炙麻黄6g,生石膏先煎30g,炒杏仁10g,炙甘草6g,白僵蚕10g,片姜黄9g,蝉衣6g,薄荷后下6g,连翘15g,金银花15g,黄芩10g,芦根15g,生薏苡仁20g

(二)中期

多在发病后3~10天左右;病机以湿热蕴毒、邪伏膜原、邪阻少阳为特点;治疗上强调清化湿热、宣畅气机。

1. 湿热蕴毒

证候:症见发热、午后尤甚,汗出不畅、胸闷脘痞、口干饮水不多,干咳或呛咳,或伴有咽痛,口苦或口中黏腻,苔黄腻,脉滑数。

治法:清热化湿解毒。

方选:甘露消毒丹加减:

药用:生石膏先煎30g,炒杏仁10g,茵陈15g,虎杖15g,白豆蔻后下6g,滑石20g,法半夏10g,僵蚕10g,蝉衣6g,苍术6g,姜黄10g,石菖蒲10g,柴胡12g,黄芩10g。

2. 邪伏膜原

证候:症见发热、恶寒,或有寒热往来,伴有身痛、呕逆,口干苦,纳差,或伴呛咳、气促,舌苔白浊腻或如积粉,脉弦滑数。

治法:疏利透达膜原湿浊。

方选:达原饮加减。

药用:厚朴6~9g,知母10g,草果1~3g,黄芩12g,柴胡15g,法半夏10g,炒杏仁10g,生薏苡仁30g,滑石20g。

3. 邪阻少阳

证候:症见发热,呛咳,痰黏不出,汗出,胸闷,心烦,口干口苦不欲饮,呕恶,纳呆便溏,疲乏倦怠,舌苔白微黄或黄腻,脉滑数。

治法:清泄少阳,分消湿热。

方药:蒿芩清胆汤加减。

药用:青蒿 10g,竹茹 10g,法半夏 10g,赤茯苓 15g,黄芩 10g,炒杏仁 10g,陈皮 6g,生薏苡仁 30g,滑石 20g,青黛包煎 6g,苍术 6g,郁金 10g。

(三)极期(高峰期)

本期多在发病后 7~14 天左右;临床的突出表现为气促喘憋明显,或伴有发绀,病机以湿热毒盛,耗气伤阴,瘀血内阻为主要特点,少数可表现为邪入营血,气竭喘脱;治疗上在祛邪的同时必须重视扶正,可选用白虎加人参汤、清营汤、犀角汤等加入活血化瘀之品,并静脉使用参附针、参麦针、丹参针等。

1. 热入营分,耗气伤阴

证候:症见身热夜甚,喘促烦躁,甚则不能活动,呛咳或有咯血,口干,气短乏力,汗出,舌红绛,苔薄,脉细数。

治法:清营解毒,益气养阴。

方选:清营汤合生脉散加减。

药用:水牛角先服 30g,生地 15g,玄参 15g,金银花 15g,西洋参另炖 5g,麦冬 10g,山茱萸 15g。

并可静点参麦针以益气养阴。

2. 邪盛正虚,内闭外脱

证候:症见发热不明显,喘促明显,蜷卧于床,不能活动,不能言语,脉细浮数无力,面色发绀,或汗出如雨,四肢厥逆,脉微欲绝。

治法:益气固脱,或兼以辛凉开窍。

药用:大剂量静点参麦针或是参附针,并用参附汤或生脉散(汤)送服安宫牛黄丸或紫雪散。

(四)恢复期

多在发病后 10~14 天以后,病机以正虚邪恋,易夹湿夹瘀为主要特点;主要证候有气阴两伤、气虚夹湿夹瘀;治疗强调扶正透邪,并重视化湿、活血;

1. 气阴两伤证

证候:症见热退,心烦,口干,汗出,乏力,气短,纳差,舌淡红质嫩,苔少或苔薄少津,脉细或略细数。

治法:益气养阴。

方选:参麦散或沙参麦冬汤加减化裁。

药用:太子参 15g,沙参 10g,麦冬 10g,白扁豆 12g,炙甘草 3g,生山药 10g,玉竹 10g,法半夏 6g,芦根 15g。

2. 气虚夹湿夹瘀证

证候:症见气短、疲乏,活动后略有气促,纳差,舌淡略黯,苔白腻,脉细。

治法:益气化湿,活血通络。

方选:据虚实不同可分别选用李氏清暑益气汤、参苓白术散或血府逐瘀汤等加减化裁。

药用:太子参15~30g(或红人参另炖10g),生白术15g,云茯苓15g,扁豆10g,生薏苡仁30g,佩兰后下10g,郁金10g,法半夏10g,桃仁10g,丹参12g,当归10g,赤芍12g,忍冬藤30g。

六、中医内科急症概论[7]

中医急症学是祖国医学的重要组成部分。急症,一般起病急暴、病情危重、变化迅速,在治疗时要求辨证准确、处置及时、用药精当、立刻见效,医生必须具有较高的学术水平和丰富的临床经验,要有胆有识。因此,治疗急症对于中医学术水平,对于中医学的发展,无疑具有重要的意义。

(一)中医治疗急症有着悠久的历史

中医治疗急症具有悠久的历史,积累了丰富的经验。在浩瀚的中医文献中,有关治疗急症的记载比比皆是。《黄帝内经》中就论述了高热、卒痛、暴厥、出血等急症。《素问·热论》对热病的概念、病因、传变、治则、护理、预后等做了系统的论述,开拓了后世研究外感热病之先河。《灵枢·厥病》指出:"真心痛,手足青至节,心痛甚,旦发夕死,夕发旦死。""厥心痛,痛如锥刺心……取然谷、太溪。"远远比西医学的"冠心病""心绞痛"的记载为早。此外,《素问·至真要大论》之病机十九条中"诸热瞀瘛""诸躁狂越""诸厥固泄""诸颈项强"等都属于急症范畴,揭示其"皆属于火""皆属于热"等病机,成为了辨证治疗急症之圭臬。

后汉·张仲景《伤寒杂病论》,或称为《伤寒卒病论》,卒为"猝"的假借,是急、暴之意。其中《伤寒论》是研究外感急性热病的专著,仲景所创的六经辨证,有效地指导着中医对高热、亡阳、亡津、发黄、痉厥、暴泄、厥逆、神昏、衄血等急症的治疗;真武、白虎、承气、四逆等方剂,亦是抢救急症的有效方剂。

晋·葛洪《肘后备急方》专为急症而设,书中记载了"卒中恶死""卒心痛""卒腹痛""卒霍乱""食中诸毒""虫蛇咬伤"等几十种急症的治疗方药,对后世治疗急症有很大的启发。

---

[7] 注:本文收载于《全国名老中医学术报告汇编》,中华全国中医学会湖南分会,1984年。

隋·巢元方《诸病源候论》，列1720种病候，其中有关急症者达300余条，该书对各种急症病候的病因、病机条分缕析，分类精详。

唐·孙思邈《备急千金方》冠以备急二字，书中介绍了许多治疗急症的经验。《千金翼方》卷二十，列"备急方"共27首，专为抢救垂危证而设。如对"卒死"，外用仓公散，内服还魂汤，兼配针灸等，不胜枚举。

宋代《太平惠民和剂局方》记载了开窍醒神，以治急症高热、神昏、窍闭之至宝丹、紫雪丹及苏合香丸等，迄今仍为临床急救之必备，可以说是对中医治疗学的一大贡献。

金元四大家对中医急症学亦做出了杰出贡献。刘河间以倡言"火热论"著称，这一学说的产生与当时热性病的流行有着密切的关系。刘氏从表里两方面提出了治疗火热病的一套方法，对运用寒凉药有独到的研究，后人称他为"寒凉派"，为后世温病学的发展奠定了基础。张子和善用汗吐下三法，治病以驱邪为要务，对治疗急症也颇有心得。《儒门事亲》中就记载了治疗破伤风的案例。朱丹溪所著的《丹溪心法》，列有"救急诸方"专篇，对某些急症的治疗做了颇为详尽的记述。李东垣生逢战乱时代，其时瘟疫流行，他创立的治疗大头瘟的专方普济消毒饮，颇具疗效，在民间广为流传。

明清两代，温病学说崛起，使中医治疗急症从理论到临床都有了长足的进步，一大批善治热性急病的医学大家涌现出来，如明·吴又可创立戾气学说。著《温疫论》一书，以驱邪为主治疗温疫急症，主张"数日之法，一日行之"，推崇大黄，注重攻下，补前人之所未发，垂法后世。其后，余师愚的《疫疹一得》，杨栗山的《寒温条辨》，皆承吴又可之说，用清热解毒之法，创清瘟败毒饮、升降散等名方，为治疗温疫急症做出了重大贡献。

至清代温病学说渐臻完善，叶桂的《温热论》，薛雪的《湿热论》，吴鞠通的《温病条辨》等书，创卫气营血、三焦辨证方法，对温热病多种急症如高热、惊厥、神昏、抽搐、斑疹、吐衄、解毒、化斑、通络、开窍、救脱等，提出一系列治法，创立了银翘散、安宫牛黄丸、清营汤、大小定风珠等有效方剂，从而大大丰富了中医急症学的内容。

关于急救方面，早在《金匮要略》中即有救卒死（包括缢死、溺死、中暍死）与食物中毒等急救的记载。到了明代，则更有《急救良方》《急救痧证全集》等专科书籍问世。清代·赵学敏的《串雅外编》搜集整理了民间防治急症的宝贵经验。该书并专列起死门，对于溺死、痧证、卒暴死等急症，皆详细论述了其临床表现及其救治方法。如载："急痧将死，将口撑开看其舌处有黑筋三股，男左女右刺出紫血一点即愈。"余如清代·汪汲的《解毒编》等亦相继刊印，从而为中医急救提供了可贵的资料。不仅如此，在南宋·宋慈所著的《洗冤录》一书中，除总结了我国法医学的尸体检查经验外，还有抢救中暍、溺死等急救方法。

至于防治专科疾病之专著，从明至清如雨后春笋一样涌现出来，如明代张鹤腾的《伤暑全书》，翁仲仁之《痘疹金镜录》；清代翁兆全之《瘟疫鼠疫论》，王裕庆之《疟痢成法》，王士雄之《随息居重订霍乱论》，姚训恭之《霍乱新编》，庄一夔之《惊风辨证必读书》及《慢惊条辨》，张绍修之《时疫白喉捷要》等，难以枚举。清代王清任的《医林改错》和唐容川的《血证论》等书对于活血化瘀在急症中的运用，做出了很大的贡献。

总之，这些都说明了在古代医学文献中，有关治疗急症的理论和方法，真可谓洋洋大观，其内容非常丰富，是我们取之不尽用之不竭的宝贵财富，值得我们很好地学习与继承，并把它发扬光大。几千年的中医学文献中的有关资料，充分说明了中医不但能够治疗急症，而且有着丰富的实践经验，何谓"中医不能治疗急症"？

近百年来，西医传入我国，由于社会因素的影响，中医学术逐渐受到轻视、歧视，甚则否认中医理论的科学性，国民党反动政府推行民族虚无主义，中医处于被消灭禁止的地位，但中医治疗急症学并未因此而消亡，上海丁甘仁所著《喉痧证治概要》，对烂喉痧的辨治提供了可贵的经验；河北张锡纯在《医学衷中参西录》中记有急救回苏丹治霍乱、吐泻、转筋诸般痧证暴病，余如急救回阳汤、镇肝熄风汤、活络效灵丹等名方，对治疗急症都卓有良效；何廉臣则更邀集全国名医，编著医案，其中多为危重病症，成为近代中医治疗急症的宝贵资料。他如上海的曹颖甫、张骧云，北京的孔伯华，四川的蒲辅周等，均以善治急性热病而驰名海内。全国广大中医，更坚守农村阵地，广泛地治疗急症，为人民健康事业做出了巨大贡献。

（二）新中国治疗急症方面的成就

新中国成立后，党和政府制订了一系列大力发展中医药的方针政策，中医治疗急症则更有发展，积累了不少新的经验，取得了可喜的进步。关于这方面的事例，报刊杂志均有大量的报道，现略举数例以兹说明。1955年吉林白成地区波状热流行，当地中医根据温病中湿温的理论，运用苦寒燥湿、甘淡渗湿、芳香化浊解秽等法则，治愈本病200余人。1955年至1956年3月，福建省人民医院与福州市传染病医院、福建省防疫站等单位协作，组成白喉治疗小组，共收治白喉患者55例，其中完全治愈者51例，治愈率92.73%，死亡率7.27%。说明中医疗效是很高的。1955年山西永济县卫生院应用中医史传恩八世祖传治疗破伤风秘方,治疗 6 例破伤风患者,除 1 例因合并肺炎死亡外,其余 5 例全部治愈。其后兰州市传染病院用本法治愈了 2 例,从而说明其经验经得起重复验证。广东运用木萸散治疗破伤风的效果亦很好,本方已被近代方剂学所载。1956 年,石家庄市传染病院用治疗暑温方法,治愈了流行性乙型脑炎,引起全国重视。1960 年前后我国开展了中医治疗大面积烧伤的研究,本人曾在包钢医院根据中医温热病理论,在与西医合作情况下,用中医中药治疗 5 例大面积烧伤,除 1 例死亡外,其余 4 例均取得了较为满意的疗效,在防治感染控制败血症方面取得了良好的效果。实践说明了中医卫气营血与三焦辨证、及外科治疗烧伤的理论与方药,对指导治疗大面积烧伤是卓有成效的。1965—1966 年,全国还先后召开过中医治疗急性肾盂肾炎、针刺治疗急性菌痢的专业会议,交流各地的经验。以上所举这些事实足以说明,中医治疗急症疗效显著,有进一步研究的价值。

十年浩劫,医药卫生事业饱受摧残,中医尤甚,但仍有一些单位坚持做了一些中医治疗急症的研究工作。粉碎"四人帮"以后,中医治疗急性病的研究工作又蓬勃开展起来。1979 年重庆中医研究所召开过中医治疗急性病的会议,由于全国各地加强了急症理论和临床研究,出现了许多中医治疗急症的论文和专著,成立了中医急症研究和协作组织,不少单位取得了可喜的成果。如 1979 年全国针灸针麻学术讨论会论文摘要中,就有南京针刺治疗急性菌痢协作组,针刺治疗细菌性痢疾的研究;北京中医研究院用针灸治疗疟疾等传染病的临床论文。余如天津、成都等地用中医药抢救"三衰"取得了成效;上海、青岛、湖北等地治疗高热、胆道疾患疗效较好;成都、重庆等地成立了中医"卫气营血研究"协作组织。北京中医学院(现北京中医药大学)东直门医院1981 年运用中医药治疗温病发热患者 110 例,1~3 天退热者 83 例,占总数的80%,总有效率为 93%。近年来,该院在中医理论指导下进行中药剂型改革,研制出静注制剂 15 种,肌注制剂 170 多种,为抢救急症及时投药、提高疗效,创造了有利的条件,取得了新的进展。类似事例很多,不再一一列举。这些事实说明了中医治疗急症正日益受到重视,中医治疗急症大有可为。事实胜于雄辩,中医治疗急症不但有一套完整的理论,而且积累了丰富的实践经验,具有较好的疗效。这些都有待我们认真地学习,整理和提高。

(三)中医内科急症的范围和特点

中医内科急症的范围极为广泛,一般可分为外感时病(包括伤寒、温病)和内科杂病两大类。急症是在病变过程中,机体阴阳平衡状态极度失调和(或)正气严重衰败而出现的紧急和危重病症。

中医内科急症，一般有突发和渐发两种情况，前者由于邪气太盛，正虚于一时而无备；后者多由于正气虚极，邪乘虚而入。前者多发病迅速，变化急骤，常可出现高热、昏迷、抽风、惊厥、剧痛、癃闭等紧急病症；后者由于某些重要器官生理功能严重损害而出现亡阴、亡阳、气脱、血脱、津液枯竭等危重症。

（四）中医内科急症治疗中常用的辨证方法

急症与一般的病症不同，病情危重、复杂多变。因此，在治疗中要特别重视辨证治急，阻止传变。这就是所谓的"急则治其标"。

1. 八纲辨证　八纲辨证，简言之，就是将四诊所得，通过分析，归纳为阴阳、表里、寒热、虚实八类证候，用以说明病候部位的浅深、病变的性质，以及正邪的盛衰。八纲辨证对于复杂内科急症诊断来说，具有执简驭繁、提纲挈领的作用；对于鉴别急症的阴阳类别，明辨急症的病势趋向，确定急症的病变性质，分清急症的正邪盛衰等方面，有着非常重要的意义。

上海市第七人民医院于 1982 年共收治 39.2℃以上的高热患者 116 例，以八纲辨证概括为四大类：表热者以解表清热为主，选用银翘散或解热剂（紫苏、荆芥、大青叶、鸭跖草、四季青）；里实热者以清热通腑为主，用鱼桔汤（鱼腥草、桔梗、甘草、金银花、浙贝、桃仁、冬瓜仁、黄芩、黄连、生薏苡仁）；并根据里热部位之不同，而分别采用大柴胡汤、三承气汤、白头翁汤等；表里同病者当表里双解，但以清里热为主，根据病变部位之差异，分别采用桑菊饮、鱼桔汤、葛根芩连汤、大柴胡汤、八正散等；若热势亢盛者，同时还可静滴水飞蓟或茵栀黄等；半表半里者以和解少阳为主，选用小柴胡汤；多数病例于治疗后1~2 天热势下降，3 天全部退清，总有效率为 89.6%。

湖南中医学院（现湖南中医药大学）第一附属医院治疗 54 例呼吸道感染性疾患，分别运用银翘散、新加香薷饮、荆防败毒饮、小陷胸汤、柴葛解肌汤、麻杏石甘汤等治疗，平均退烧时间为 2 天。

在急症中，凡是出现面目红赤、口渴饮冷、声高气粗、发热如狂、神昏谵语、躁动不宁、小便短赤、大便秘结、舌红苔黄、脉滑数有力者，多属阳证；凡出现面色苍白、无热恶寒、四肢厥冷、息短乏力、身体沉重、精神不振、但欲寐、呕吐、下利清谷、小便色白、爪甲色青、舌淡苔白、脉沉微等，多属阴证。

2. 六经辨证　六经辨证是后汉张仲景根据《素问·热论》中六经的内容，并总结汉代以前我国劳动人民与外感热病作斗争的实践经验，写成《伤寒论》一书，把外感热病的各种临床表现概括为太阳病、阳明病、少阳病、太阴病、少阴病、厥阴病六经病证，用以说明病变部位、性质、正邪盛衰、病势的趋向，以及六经病证之间的转变关系。外感热病常以急症的形式出现，因此，六经辨证对于指导内科急症的诊断与治疗具有重要的意义。

如现代医学的感染性休克、心力衰竭等病证，患者常可出现恶寒蜷卧、精神萎靡、手足逆冷、脉微欲绝等症，如果用六经辨证的话，就可辨为少阴病，用回阳救逆之四逆辈治疗，常可取得很好的疗效。

3. 脏腑辨证　脏腑辨证是以脏腑学说为基础，运用四诊的方法，同时结合脏腑的各种病理反应，来推断病证的。内科急症的病情尽管千变万化，但都是某些脏腑的生理功能受到严重损坏，阴阳平衡失调的病理反映，无论进行何种治疗，最后总都要落实到具体的脏腑病变上，占有相当重要的位置。如现代医学之心绞痛、心肌梗死等病，常出现心悸、心前区刺痛或闷痛、痛引左臂内侧、痛势较剧、时作时止，重者并有面唇指甲青紫、四肢逆冷、舌质黯红、或见紫色斑点，脉涩等症。用脏腑辨证的话，可辨为胸阳不振、心血瘀阻证，治疗就采取通阳化瘀之法，可用枳实薤白桂枝汤加减，或用血府逐瘀汤加桂枝治之。

4. 卫气营血辨证　清代医家叶天士在《外感温热篇》中，首倡"卫之后方言气，营之后方言血"的辨证方法。并指出"在卫汗之可也，到气才可清气，入营尤可透热转气，……入血就恐耗血动血，直须凉血散血"等治疗原则，开拓了用卫气营血辨治温热病的先河。此种辨证方法，可以说是热性病急症中应用最广的一种辨证方法。实应重点掌握。

如上海中医学院（现上海中医药大学）附属曙光医院于 1982 年共收治 60 岁以上的老年重症肺部感染 30 例，以清热解毒为主，选用抗炎 II 号（蒲公英、白花蛇舌草）或复方连翘针（银花、连翘、大青叶、蒲公英、鱼腥草）、鹿蹄草素作基础用药，在卫分者，加用疏风清热，宣肺止咳荆银合剂（荆芥、防风、大青叶、四季青、银花、连翘、炒牛蒡子、杏仁）；在气分者，加清热宣肺、止咳平喘的麻杏白虎煎（麻黄、杏仁、知母、生石膏、生甘草）；在营分者，加用清热开窍的醒脑针剂静注。阴虚者，加用养阴清热之生脉针；气虚者加用益气之人参针；阳虚者加用回阳救逆之参附针；血压低者加用升压之青皮素针，总有效率为 73.33%。特别指出的是，老年肺炎患者，在临床治疗中，"扶正"是不可忽视的重要环节。

以上简单地介绍了 4 种临床上常用的辨证方法，目的在于说明，只要我们在内科急症的治疗中，能熟练掌握这些辨证方法，就一定能取得较好的疗效。其他，如三焦辨证、气血津液辨证也是常用的辨证方法，这里就不一一介绍了。

（五）内科急症治疗法简介

1. 汗法 汗法是通过开泄腠理、调理营卫、发汗祛邪，以解除表邪的治法。《素问·阴阳应象大论》"其在皮者汗而发之"，这是汗法的应用原则和立法依据。汗法有退热、透疹、消水肿、祛风湿等作用。常用于发热、风水等急症中。汗法以汗出邪去为目的，要注意不可发汗太过，否则，邪不但不去，还可导致亡阴、亡阳。正虚而确需发汗解表时，应配合扶正药物同用。

2. 吐法 吐法就是使用催吐药或其他引起呕吐的物理刺激（如羽毛探喉引吐），使咽喉、胸膈胃脘间的有害物质，从呕吐排出。此法适用于某些喉科急症。如痰液阻塞咽喉，妨碍呼吸，或食物停滞胃脘，胀满疼痛；或误食毒物时间不久，尚在胃部时。实证用瓜蒂、藜芦、胆矾等药，虚证用参芦饮。吐法孕妇禁用，体弱者慎用。

3. 下法 下法是运用具有泻下、攻逐、润下等作用的药以通利大便，消除积滞、荡涤实邪、攻逐水饮的治法。

本法有通腑泄热，釜底抽薪，撤热保津作用。小儿大叶性肺炎早期有便秘、口渴、舌红、苔黄者，用通里攻下药，能起到迅速退热的作用。桃仁承气汤治暴发性痢疾26例，收效满意。大黄硝石汤治早期黄疸性肝炎40例，平均退黄时间为14.5日；广东用下法治乙脑18例，随着患者大便畅泻，症状很快改变，明显好转。总之，如急症中出现潮热便秘，或高热不退，神昏谵语而同时肠中有燥屎内结者，以及腹中有虫积、毒物或蓄血等，均可运用此法。具体分为寒下、温下、润下等。虚证用下法，应加以扶正之品。

4. 逐秽化浊法 此法为运用芳香化浊逐秽的药物，预防和治疗瘟疫的方法。如清·喻嘉言在《尚论篇·瘟疫论》中指出："未病前预饮芳香正气药，则邪不能入，此为上也。邪既入，则以逐秽为第一义，上焦如雾，升而逐之，兼以解毒；中焦如沤，疏而逐之，兼以解毒；下焦如渎，决而逐之，兼以解毒。"

5. 醒脑开窍法 开窍法是运用辛香走窜的药物以治疗神昏不清，机窍不灵，属于闭证的一种治法。急症中患者出现神昏、不知人事等症时，可运用此法治疗。常用方药有"三宝"、苏合香丸、通关散等。此法是针对邪实的闭证，对于脱证及出血证不宜使用，孕妇亦应谨慎使用。

6. 救逆法 救逆之法是针对正气暴脱而采取的一种治疗方法。特点是采用甘温固脱药物以回阳救逆、益气生津，常用方药有参附汤、生脉散、独参汤等。

7. 息风法 息风法是针对抽风及惊厥所采用的一种方法。凡急症中出现眩晕、震颤、高热、抽搐、小儿惊风、癫痫等症，均可使用。常用药物有羚羊角、全蝎、蜈蚣、僵蚕、地龙等药。阴虚风动者可用三甲复脉汤、大小定风珠之类。肝热生风者应配伍平肝泻火之药,血虚生风者可配伍养血之品。

8. 清热解毒法 解毒法是针对急性中毒而采用的一种方法。对于中毒患者,除用涌吐、洗胃等方法抢救外,还可用本法治疗。常用药物如甘草、绿豆等。对于接触性中毒者,还应清洗皮肤,以防毒物继续吸收。

9. 止血法 此法是针对急性、大量出血而采用的治疗方法。出血的原因是多种多样的,但急性出血,"止血"是当务之急。临床治疗上可分为清热止血、祛瘀止血、补气止血、温阳止血等。属气虚不摄血者,可用独参或归脾汤;属虚寒性出血者,可用黄土汤;属血热妄行者,可用犀角地黄汤、十灰散;属血瘀、血不归经者,应加入祛瘀之品。大黄能治疗多种原因之上消化道出血,有快速控制出血的作用。如出血已被控制,应马上寻找原因,治病求本。

(六)小结

中医历来能够治疗急症,历代医家对急性病的诊疗与研究,大大发展和丰富了中医学术,而中医学术的发展,又有效地指导着急性病的诊疗工作。由于急性病对人民健康危害很大,因此,能否有效的治疗急性病,在某种意义上可以说是中医事业能否立足与发展的根本。祖国医学在治疗急症方面,如果能有新的重大突破,可以断言,中医事业一定会出现一个崭新的局面,一定会在世界范围内大放异彩,成为我们中华民族的骄傲。

在肃清民族虚无主义,有了正确认识以后,还要具体地解决方法。时代在前进,科学在发展,这就要求我们运用现代科学的知识和方法研究中医,清醒地认识到中医的长处与短处,发扬精华,剔除糟粕,使中医理论经过实践反复验证,成为更加严密的科学体系。首先要特别注意对中医理论的研究,注意在研究中如何发挥中医理论之长,防止只注意方药而忽略中医理论的倾向。特别是对中医治疗急症具有指导意义的卫气营血、津液、瘀血、脏腑、六经辨证以及清热解毒、醒脑开窍、通里攻下、清营凉血、息风镇惊、回阳固脱、活血化瘀等治则,要深入地进行研究,探索其实质,以求在短期内取得进展或突破。

此外,剂型的改革也是开展中医急症治疗的重要手段,除了传统的汤剂、膏、丹、丸、散外。还要使剂型多样化,增加给药途径,这样才有可能为中医药治疗和抢救危重患者创造条件。剂型改革必须坚持中医辨证论治的特点,不能一病一方,否则废医存药,对中医治疗急症,不唯无益,反而有害。当然专症专方,也不容忽视。例如同是治疗昏迷,有温开与凉开之分;同是呕血,有虚实寒热之异,因之不能以一方而应万变。

有关诊查的方法尽快实现现代化，如阴阳、表里、寒热、虚实等，逐步做到借助科学仪器进行分析。又如对脉象、舌苔亦应研制出脉象仪、舌诊仪等，便于诊断指标客观化、规范化。

此外，中医治疗急症中应负的法律方面的责任和鉴定医疗事故的手段及标准也应制定，要从法制上予以保障。只要解决了这些问题，中医在急症领域中的治疗与研究才会蓬蓬勃勃地发展起来。

（说明：1982年，上级委托鼓楼中医院举办内科急症学习班，我参与了教学，在此基础上，编成《中医内科急症》一书。我主张采取针灸、按摩、刮痧、放血、拔罐、内服、外敷、针剂注射等综合疗法，以迅速控制病势，阻止其传变和发展。本书于1985年7月由山西人民出版社出版。）

七、中医部分急救法琐谈[8]

急症具有来势猛、发展快、变化迅速、病势危重等特点，稍一延误，往往危及生命。因此就要求医者辨证准确，处理恰当，治疗及时，迅速控制病势，阻止其传变和发展，从而向缓解方面转变。

我国劳动人民和历代医家在长期与疾病斗争中，创造了许多急救方法，积累了丰富的经验，直到今天仍在使用，有的虽已不用，但作为急救法的先驱来说，仍有其积极的意义。如唐·孙思邈在《备急千金要方》中，就有用葱管除尖头，纳阴茎孔中深3寸，以治小便不通的记载。到了明代，导尿术有了改进，以鸟的羽毛代替葱管，并能对女性患者导尿。李时珍在《本草纲目》中，记有"蕲州一妇女患小便癃闭，小便不通，一医用猪脬一个，吹胀后按上翎管，插入病者尿道，再用手搓转猪脬，不久，即尿液大流"，李时珍称此为"技巧妙术"。从时间来算，我国在医疗上使用导尿术，要比法国医生拿力敦在1860年发明橡皮管导尿早了1000多年。惜限于当时历史条件，未在得到应有的发展，实为憾事。但作为导尿法的最早应用来说，仍不失为导尿术的先驱和雏形。

当前，全国正在开展中医治疗急诊的治疗和研究，以恢复过去善治急、危、重证的优良传统。为了温故知新，特将散在部分书中的有关急救法，加以初步整理与归纳，供参考。

（一）人工呼吸法

张仲景在《金匮要略》中，就记载了用人工呼吸法治疗"自缢死"的经验。

---

[8] 注：本文系由路志正先生1984年2月授课讲稿整理。

方法是"若心下微温者,徐徐抱解,不得截绳,上下安被卧之,一人以脚踏两肩,手少挽其发常弦,勿纵之;一人以手按揉胸上,数动之;一人摩捋臂胫,屈伸之。若已僵,但渐渐强屈之,并按其腹,如此一炊顷,气从口出,呼吸眼开。而犹引按莫置,亦勿苦劳之。须臾,可少与桂汤及粥清,含与之,令濡喉,渐渐能咽吸少止。"

对口呼吸法,在《中藏经》中即有记载:"缢死方:先令人抱起解绳,不得用刀断,扶于通风处,高首卧,取憨葱根末,吹入两鼻,更令亲人吹气入口,喉喷出涎,即以矾石取丁香煎汤调一钱匕灌之。"《中藏经》的成书年代,尚未有定论,但初步考证,系六朝人所撰。可见对口呼吸法在我国亦有 1000 多年的历史。至今仍被用于溺死、肺气暴绝(呼吸衰竭)等急症。

目前在民间,还流传着用对口呼吸法抢救缢死、溺死的经验,有着很好的疗效。方法是:须 2 人以上操作,先使患者仰卧,垫高后颈,术者左手压住舌根或将舌拉出口外(防止舌根压住喉头,不利呼吸),右手捏住患者鼻窍,然后口对口吹气,至吹气暂歇时,可将鼻窍放松;另一术者以两手放置患者胸部加压,并用两拇指将横膈上推,促使呼气,吹气时则两手放松。两者密切配合,反复进行,要节律均匀,每分钟 18~20 次左右。此法颇为费力,术者可轮流操作,以便持久。在自动呼吸未出现前切勿放弃。

(二)搐鼻通窍法

搐鼻法是祖国医学中特有的简便有效的急救法之一。它是应用芳香通窍性药物制成粉末,吹入患者鼻孔,使鼻腔黏膜受到刺激而引起喷嚏,从而达到昏厥患者得以苏醒的目的。如汉代用石菖蒲的根茎研成粉剂,作为搐鼻剂,以抢救"尸厥"患者。《神农本草经》记载石菖蒲有"开心孔……,通九窍"的功能;《本草纲目》治"中恶卒死……"。随着人们的不断认识,逐渐发现半夏、皂角、细辛、鹅不食草等药物,均可作搐鼻剂。至金元时代,朱丹溪用皂角、细辛等制成"通关散",以吹鼻取嚏,对急救昏厥不醒的休克患者,至今临床上仍在使用。北京市中药厂生产的通关散因加用了麝香,较前人开窍醒神的功能更大。

(三)通导大便法

凡邪热内盛、津液不足、糟粕阻于直肠,而大便不通、不堪攻下者,宜用导法。但导法有寒热虚实之分,如过汗伤津,大肠失润者,宜用蜜煎导;邪热内盛、气血不足者,宜用大猪胆汁和醋少许灌肠;湿热痰饮固结者,宜姜汁麻油浸瓜蒌根导;阴结便闭者,宜蜂蜜加姜汁、生附子末导。我国使用导法,远在东汉末年张仲景著的《伤寒论》中即有记载。迄今已有 1700 多年的历史了。

此外尚有握药法,以治大便秘结。《医宗金鉴·杂病心法》载用"巴豆仁、干姜、韭子、良姜、硫黄、甘遂、槟榔各1.5g为末和匀,分2粒,先以花椒水洗手,麻油涂手心,握药,移时便泻,欲止则去药冷水洗手。"这些方法均可通过临床验证,以确定取舍。

(四)冰敷法

冰敷法是中医的物理降温法之一,其中还可包括冷敷法、泥敷法,多用于高热、神昏、疮疡攻心、中毒等情况,属火热病变者。张子和说:"凡治火,莫如冰水。"其间当包括冰敷等外治法在内。高热烦躁者,清·吴师机《理瀹骈文》有"膻中置放冰块"以退热的记载;民国·陆晋笙《蜉溪外治方选》解烧酒毒,治大醉不醒,"以井水浸其发,并用故帛湿贴胸膈",以达到退热、解毒、醒神之作用。膻中置放冰块、井水浸发、湿帛贴胸膈等方法对心、脑等脏器具有保护作用。金·张从正《儒门事亲》治疗咽喉肿塞,浆粥不下,药既难下,针亦无动者,用中药煎水漱口,并"以冷水拔其两手"而愈的记载。亦有痈疽疮疡攻心,暴饮醉死者,"以井底泥罨心胸"的记载。中医冷敷法方法多样,简便易行,使用范围较广,且有较好的治疗作用。当然风寒外束,表邪未解之发热者不宜使用。

(五)药敷法

药敷法是以药物外敷而达到治疗目的,中药外敷法内容丰富,所治病证亦极为广泛。外敷用药有单味药、有数药配用之不同,常用药物有大蒜、葱白、生姜、田螺、附子、麝香、青盐、硫黄、青黛、南星、半夏末、胡麻、吴茱萸等;所敷部位有贴脐、脐下、手足心、囟门、俞穴、患处等;所治病证有神昏、惊狂、关格、癃闭、急淋、中风、泄泻、痢疾、霍乱、哮喘、水肿、鼻衄、喉痹、痈疡等多种。如中医研究院广安门医院(现中国中医科学院广安门医院)根据《张氏医通》外治哮喘的记载制成外敷"消喘膏",经过多年的临床观察和科学研究,却有良效,已于今年5月通过鉴定推广。《蜉溪外治方选》记载"水气肿满,大蒜、田螺、车前子等分熬膏摊贴脐中效",对利尿消肿有一定作用;又如鼻衄以"冷水调白芨末用纸花贴山根"部;"急淋阴肿,泥葱半斤煨熟杵烂贴脐上"。麻疹郁遏不出者,以芫荽用水酒各半煎汤喷擦肌肤,有宣发透疹之功;赤小豆敷脐以行水肿等,都是行之有效的药敷法,值得根据不同疾病而辨证验证。

(六)药物蒸浴法

药物蒸浴法起源很早,《内经》即有"其在皮者,渍形以为汗"及"浴之"的记载。如"疹发不出,面目肿胀,气喘垂危者,用大葱头杵烂放在大铜盆内,上用木架架之,再以大被单罩盖停当,大人抱定小儿睡在上面,热气熏蒸",这就是中医的药浴法。而泄泻不止,诸药罔效,用梧桐叶煎汤浴足。又唐代许荫宗用黄芪、防风浓煎汤数 10 斛,熏蒸治愈唐王太后之中风病。据《洗冤录》记载,治跌压未绝者,可用四物汤煎水熏洗。

药物蒸浴法,包括气雾吸入、坐浴等方法。热病神昏,用烧器烧红更迭淬醋中就患者之鼻熏之;发狂,用炭火 1 盆,将醋 1 碗沃火之内使烟气冲入患者鼻中;《医宗必读》有用大葱煎水,少加麝香,熏蒸坐浴治癃闭、关格的记载。而《金匮要略》则早已有用雄黄熏之、苦参煎水熏洗治狐蜑病的记载。

(七)截法

截法又称"劫法",早见于《素问·至真要大论》。"截药"是走方郎中治疗疾病的三大法之一。截是截断的意思,即及时截断疾病的发展与传变,单刀直入地给病邪以迎头痛击,始能早拔病根,防其逆传。《串雅内编》记述截法颇多,如以郁金、明矾截癫狂,即临床常用的白金丸;以墨鱼、黑矾、松罗茶末截朦;以黄丹、枯矾、黄蜡、石榴皮等 4 味来截泻;以葶苈子、大枣、桑白皮截水肿;以青矾、当归、百草霜截黄;以常山苗、乌梅、陈皮、槟榔、制乌药、当归身、法半夏、川桂枝、丁香、生姜、大枣截三阴久疟。《医宗金鉴》杂病心法治疗疟疾,就推崇截法。虚疟用柴胡截疟饮(小柴胡加常山、槟榔、乌梅、桃仁、姜、枣煎,并渣露一宿,次日发前 1~2 小时温服),截实疟用蜜陀僧散(单味研细末,大人 7 分,小儿量减,冷烧酒调,发前 1~2 小时服之)。针灸治疗疟疾,同样以截止其发作为首务,选穴以大椎、间使、陶道、后溪等穴为主,在发作前 2 小时针灸之,得气后再留针 20~30 分钟,常可得到治愈。上海市中医院仿丹溪"椒目劫喘"法将椒目制成各种剂型劫喘,热证明显则佐以清热解毒,共治急性哮喘发作 172 例,近期控制 72 例,显效 30 例,好转 33 例,其中半数以上在 5 分钟左右即开始缓解,维持有效时间 1~24 小时,平均 6.28 小时。宋代多以砒治喘,紫金丹即是以砒为主的方子,近人曾仿其治,更名为砒矾丸,方中砒 1 分,矾 3 分,豆豉 10 分,共研末糊丸,绿豆大,每服 5 粒~6 粒,日 2 次~3 次,连服 1 周~2 周,对寒性哮喘效果好。总之,截法若运用得当,可收立竿见影之效。

(八)开噤法

开噤法,一般多用于痉病等出现的牙关紧闭者,可用乌梅肉、南星、冰片,或用姜蘸南星、冰片擦牙;又有用白矾、青盐等分,分数次擦之,涎出自开。其噤既开,则药物、饮食皆可自口进入胃中。开噤后,用多层纱布,纳入上下齿之间,以防其自啮舌及口腔。

以上仅是我阅读前人部分著作过程中,结合个人的临床体验,随手摘录的资料。如果有计划、有步骤地向书海中求索，虚心向老中医请教，深入民间采风，必将发掘出更多、更好的急救法。通过临床观察和研究，使治疗急症的手段不断得到充实和发展，无疑对开展急症工作将起到很好的推动作用。

八、中医对大面积灼伤的辨证论治 [9]

1960 年 2 月上旬，我随医疗队到包钢职工医院锻炼，在党的领导下，中西医团结合作，抢救了 5 名大面积灼伤患者，除 1 例死亡外，余 4 名均取得较为满意的疗效，今将中医辨证论治大面积灼伤的初步经验和体会述之如下：

（一）面积灼伤各阶段的治疗原则和方法

我们在配合治疗大面积灼伤的工作中，运用四诊八纲进行辨证外，并按照中医外科和温病学中之卫气营血和三焦理论，作为诊断、治疗和辨别病邪浅深以及推测预后转归的重要依据。通过 5 例大面积灼伤患者的会诊和临床观察，体会到在分期方面，分为前期、后期和恢复期三个阶段，较为简要，特提出与同志们商讨。

1. 前期　由于大面积灼伤患者，伤势严重，火毒炽盛，不仅使皮肤受到侵害，甚则皮焦肉卷、肌肉腐烂，剧烈疼痛是患者最大的威胁，并且很快影响到内脏，因此它与温病之由表及里逐渐深入迥然不同，由于火毒传变迅速，很快直入营分血分，形成"邪正相争"的局面，出现壮热神昏、谵语烦躁、口渴引饮、幻视躁动、甚或手足抽搐等症状，如病员陈某某于 1960 年 4 月 26 日晨 4 时坠入开水池中，烫伤面积达 91%，病情严重，在很短时间内送来医院抢救，当我们前往会诊时，患者即有上述的部分证候。因之在治疗原则上采取了"清营解毒，活血止痛"的原则，处方以《外科正宗》（明·陈实功）中之四顺清凉饮加减；如毒气内攻，邪陷心包，出现壮热神昏、烦躁不安、扬手掷足等证候时，则用"清营解毒、养阴育神"法，处方以清营汤出入，并用安宫牛黄丸、牛黄清心丸等"芳香开窍、醒脑安神"；如火毒炽盛，热极生风，筋脉拘挛而产生高热神昏、寒战抽搐等证候时，宜用"凉肝息风"法，方剂以羚羊钩藤汤加减。一般在服药后，所有证候特别是精神神经症状，能够得到一定的改善。

2. 后期　到了后期，病员的阴液大耗，肝肾阴气受损，体质虚弱，抗病能力减低，形成"正虚邪少"的局面。由于肾水枯竭，不能涵木，营血久耗，筋不能荣，故出现形体衰惫、神倦思寐、语言低怯、胃纳少思、手足蠕动、时时瘈

---

[9] 注：本文作者路志正、余瀛鳌，刊载于《中医杂志》1961 年第 1 号 19—21 页，收录本书时个别字词进行订正，保留原剂量单位。

痉、肉眮筋惕,甚则两目上视、半合半闭、神气已夺等一系列之肝风内动和虚弱现象。上面所举病例,到了后期出现过以上的证候,因而我们采取"益气补血、扶正祛邪、柔肝息风、滋阴潜阳"的法则,用大定风珠,增液汤,三甲复脉汤加减,并加入人参、黄芪等益气之品,以填补气阴,滋养肝肾。大多在服药后,均有一定的进步,如睡眠平稳,瘛疭减少,神气得复等。

以上所举证候,从近代医学观点来看,不管前期或后期,血培养均有金黄色葡萄球菌的存在,属于败血症的范围,但从中医理论和临证实践体验来说,确有虚实之分,治法迥异,大抵前期属实,后期属虚,为了说明问题,大体归纳如表1、表2。

表1　灼伤患者前、后期四诊虚实不同的对照

	日程	望	闻	问	切
前期属实	日期短	形体壮实,肌肉丰满,两目有神,舌质红绛、苔黄或起黑芒刺,舌体强硬	语言粗壮或清亮,呼吸有力或少促	口渴思饮,头痛头晕,周身疼痛,大便干燥,小溲黄赤	脉洪大或弦数,腹部或有痞满
后期属虚	时间长	形体衰惫,肌肉消瘦,神倦欲脱,舌质灰滞或紫晦,舌面光滑无苔,干枯无津,如镜面舌,或有花剥苔	语言低怯或声音沙哑,呼吸细微	口不思饮,头目眩晕,问之不欲言,周身疲困,大便溏薄或软便,小溲微黄或清白	脉虚弦或沉弦数,或濡细数,腹无胀满

表2　灼伤患者前、后期主要证候虚实不同的对照

前期(属实)	后期(属虚)
壮热不休,神昏谵语,扬手掷足,寒战抽搐,烦躁不安,睡眠多梦,有时幻视,胃纳尚可	日晡发热,神疲郑声,心中寒慄,手足蠕动,肉眮筋惕,困倦思寐,睡而不实,胃纳少思

为了理论联系实际,更具体地说明前、后期的见证和治疗的不同,重点摘录前、后期脉案1例(因限于篇幅),供同志们参考。

孙某,男,23岁,工人,病历号:10748,入院日期:1960年2月15日。自述于今晨8时,抢堵出铁口没堵住,被铁水喷到全身燃着衣服。当时周身疼痛起疱,烧伤面积达63%,Ⅲ度烧伤达35.7%。于22日出现败血症严重情况,于

23 日中医科会诊，脉案如下：

病员神识昏蒙，谵语不休，手足振掉，烦躁不安，两目直视，头摇如铃，舌质红绛，苔起黑刺，因大面积烧伤，两手寸口无法诊脉，遂宗《内经》"三部九候"上、下部诊法——上部：两额之脉弦劲，耳前之脉弦数；下部：足少阴脉微细，足太阴脉有力（注：三部九候未诊之处，系有烧伤）。诊断：火毒入营，邪陷心包。治则：清营解毒，养阴育神。

处方：金银花 6 钱，元参 5 钱，生地、丹皮、寸冬（麦冬）各 4 钱，归尾、赤芍、黑山栀、黄芩、生甘草、防风各 3 钱，川（黄）连 3 钱，1 剂水煎分服。另以安宫牛黄丸 2 粒，分 2 次先送下。

3 月 12 日（后期）：病员自 4 日输血后，引热高热寒战，于 7 日血培养为金色葡萄球菌，连续至 3 月 10 日，已证实为败血症，体温每日升降差 1.5℃左右，（早低 37℃、晚高 39℃以上）血色素下降，肌肉震颤，梦语，因此必须控制败血症。中医科于 14 日会诊脉案如下：

望诊：病员形体衰惫，两目无神，手足蠕动，肉𥆧筋惕，舌质晦黯，边缘灰滞，舌苔微黄，色如赭石，干枯无津，中有裂痕。闻诊：呼吸微弱，语言无力。问诊：胃纳呆滞，口干不思饮，大便溏薄，小溲微黄。切诊：左手尺部，有虾游之象，右手沉细数（此时患者两手创面愈合，已能诊脉），足厥阴（太冲）脉沉弦无力，足少阴（太溪）脉未触及。从以上脉证来看，肾脉无根，后天脾胃之本又虚，当前治疗，急宜扶正祛邪、大补气阴、潜镇摄纳之法，并应使患者安静，多事休息。

处方：人参先煎 4 钱，黄芪 8 钱，麦冬 4 钱，干地黄 4 钱，玉竹 3 钱，杭白芍 3 钱，白术 3 钱，云（茯）苓 4 钱，生牡蛎先煎 1 两，生龙骨、生鳖甲先煎各 8 钱，2 剂，1 日 1 夜服完。

3 月 15 日复诊脉案：病员意识清楚，精神较昨日稍充，但语言无力，仍有神疲现象；大便已不溏泻，小溲增多，自觉胃脘灼热，嗳气腹胀；肉𥆧筋惕大为减少，仅两腿内侧足厥阴经脉处小有𥆧动；舌质转红，但右边仍紫黯，舌苔赭石色少变正黄，津液少生，已不甚干燥焦裂，惟缺乏润泽；脉象左尺细弱无力，稍有根底，与昨日之虾游无根迥然不同，右手沉弦，较左手稍有力，左足少阴（太溪）脉今日能触及，惟细弱，足厥阴（太冲）沉弦，右足部脉未摸及。

根据以上脉证来看，总的说，病情有好转趋势，但危险期仍未安全度过，需予高度警惕，治疗原则，仍本前法，原方加减，佐入和胃之品（处方从略）。

3. 恢复期　系指创面愈合，败血症完全控制，血培养连续阴性，全身无其他显著症状而言。这时仅是肢体功能的恢复和皮肤肌肉的充实,至于善后调理,仍应按照温病的处理原则,大抵以清泄余热、滋养气血、健脾和胃、养心安神,根据不同证候和患者体质强弱进行辨证论治,不难加速痊愈。

(二)常见兼症的处理

前面已经提到灼烧患者的内服方药,主要以温病理论作为治疗的参考,但在病程中,我们经常还可以遇到一些兼症,对于兼症的处理,可以不限温病的治疗法则,主要是根据当时所见,辨证地加以治疗。

1. 食欲不振 灼烧患者无论在前期或后期都容易产生胃纳呆滞、不思饮食的病状,其病理机制乃因热邪伤劫胃阴,久则脾阳亦伤,故在治疗方面有填补胃阴(以沙参麦冬饮、益胃汤等加减)与健脾和胃(四君子汤加麦芽、炙内金等)两法。

2. 腹泻 病员出现腹泻症状在前期阶段多为火泻,可以葛根芩连汤加减治疗,切勿用"实脾止泻"法;后期阶段,多属溏泻,用四君子汤加味及参苓白术散加减治疗,常能收到意外的疗效。

3. 便血 便血的患者大多有腹部膨胀,大便或为褐色或为柏油样便,这是因为邪入血分、阴络受伤、血从下溢的表现,应速采用凉血清络法,以犀角地黄汤加减治疗,不同于一般内科杂证便血的处理。

4. 咳嗽 据中医五脏相关学说,肺合皮毛,皮毛灼伤,热邪首先犯肺,以致产生咳嗽、多痰、呼吸气粗等症,前期患者多用清热降气化痰法(二陈汤合泻白散加苏子、枇杷叶、瓜蒌皮等),后期多为燥咳,故应以清燥救肺汤治疗。

(三)其他一些治疗问题的商讨

1. 不同的因症在治疗上的差异 引起灼伤的原因很多,所产生的症状并不尽相同,故在治疗上也应有所差别,前面所介绍灼伤各阶段的治疗,乃是指一般情况而言,对于一些特殊原因引起的灼伤,往往症状也不同于一般的水火烫伤,如病员周某某,因汽灯爆炸燃烧以致发生头、面、颈、手、足、躯干等处较严重的灼伤,灼伤面积达43%,患者头肿如斗、目不能开、唇肿、并有咽颈肿痛、呼吸不利、痰声漉漉、呕吐等症,根据头部特征很像大头瘟,其产生的原因乃由于火毒炽甚,毒甚于火的表现,故以普济消毒饮加减,并佐入清咽利膈之品而获效,由此使我们体会到辨证论治的优越性。

2. 中医综合疗法的运用,在治疗大面积烧伤患者的过程中,除中西医药密切结合外,在中医的疗法方面,也需加以综合运用,如内服方药、外治法及针灸等相结合,关于内服方药,前面已有阐述,在外治法方面,我们采用了水火烫伤膏(上海广慈医院方),针灸配合使用往往受到灼伤部位的限制,但在可能的条件下,应该充分使用这有效的武器,对缓解症状能起到较好的作用。

3. 用药的剂量　大面积灼伤是一种演变很快且非常严重的疾病,在用药剂量上一定要加大,否则病重药轻,不能奏效,我们认为最好1天服2剂药,每剂药液煎为120ml,分2次服,即每次60ml,每隔6小时服1次,对于昏睡状态的患者则用鼻饲法灌服,俟病情稳定时再减轻药量。

4. 是否适宜用冰水降温　冰水降温是处理高热最常用的物理降温法,对于大面积灼伤是否适用,是一个崭新的而又饶有学术兴趣的问题。我国古代医学家对灼伤不用冷水处理创面具有独特的见解,如唐·孙思邈《千金方》说:"凡火烧损,慎勿以冷水洗之,否则火得冷,热气更深,转入骨,坏人筋骨,难瘥。"这虽然和冰水降温有一些差别,但基本原理是相似的,因此我们不主张用冰袋,更不主张喝冷水,因为喝了冰水往往使患者胃纳呆滞,脾胃运化失权,且易产生经络阻滞和瘀血凝聚,所以我们认为用冰水降温是一个值得商榷和慎重考虑的问题。

(四)辨证和推测预后方面的一些体会

1. 形态语音的变化　前期灼伤病员的形体多实,灼伤处有红肿、起疱、腐焦、渗液及流血等变化,且大多有狂躁谵语、语声粗壮、扬手掷足或手足抽动等症;后期阶段,形体多虚而瘦,大肉枯槁,双目无神,灼伤局部常干枯,局部皲裂处则有渗液,如有局部感染可有化脓及腐痂,患者多有郑声、语音低怯、手足蠕动、或筋惕肉瞤等症,从以上这些变化,可以看出大面积灼伤患者的前期或后期,在形体和语音方面是有较大区别的。

2. 常见舌诊及其临床意义　灼伤病员在前期阶段舌体较硬,舌质多红绛,黄色苔(黄糙或黄腻)或有黑色芒刺,乃火毒伤营表现,西医诊断则多为败血症,后期患者由于阴液消耗,舌质常变为灰滞或紫黯,舌苔多光滑干枯无津(镜面舌),这种舌苔的出现说明脾胃气阴两伤、津液不能上布之故,故用填补胃阴的药物后,又常转变为白色花剥苔,至于恢复期的患者,舌质多嫩而不鲜泽,舌苔薄白或白腻,为胃气上升之象,渐而舌质变红,舌苔转化而恢复正常。

3. 舌苔转化的规律和预后的关系　烧伤病员舌苔变化有其一定的规律,且与预后关系密切。前期病员舌起黑芒刺很多见的,如果经治得效,舌质能随着病情的好转而有所改变,其一般规律如下:黑苔芒刺→老黄苔→黄苔→白苔→湿腻苔→淡(薄)白苔,这是顺象。如果朝相反的方向转化,说明正不胜邪,则为逆象。

4. 脉象的变化　灼伤前期病员,脉多弦数有力,或为洪数;后期阶段,脉转濡数而细数,或为沉而弦数;在少数情况下,可以出现结代脉及七怪脉。如患者王某某,在病程中出现结代脉、心脏听诊心律不齐,当时结合症状认为系阴液不足,治以炙甘草汤加减而消失。又如患者孙某某,病程后期出现虾游脉(七怪脉之一),当时结合症状诊为气阴不足、肝肾亏虚,遂以大补气阴、扶正祛邪的方法而消失。这些不常见的脉象,归根结底还是属于正不胜邪的情况,一旦出现这种脉象,应很好的加以辨证治疗。

5. 必须冲破"独取寸口",甚至"三部九候"的脉诊规律 中医诊脉一般多取寸口挠动脉,这种方法就是"独取寸口",在公元前 3~2 世纪的《黄帝内经》,则有三部九候的诊脉方法,这是通过切头、手、足三部的脉,以诊察通身之脉,每一部又分天、地、人三候,三三合九,所以把它称为"三部九候",后人因为简化诊脉法,遂改为"独取寸口"。在大面积灼伤时,手腕往往亦被烧伤,"独取寸口"显然不够,这时可以按照"三部九候"的方法进行诊脉,如果还不能满足诊脉的要求,还须冲破"三部九候"的诊脉规律,举凡体表未被灼烧部位,一切可以摸得到的经脉,均可以切按,如脐间动气、十二经脉等,这样就可以弥补"独取寸口"和"三部九候"在脉诊上的局限性了。

用中医的方法治疗大面积烧伤,在古籍中尚缺乏较全面和系统的述说,我们虽然配合西医治疗了几例,所取得的经验毕竟还很少,对于若干理论问题阐述和分析还是不够的,其中也有不少谬误之处,希同志们不吝指正。

九、煤气中毒临诊一得[10]

煤气中毒即一氧化碳中毒,轻者出现头痛、眩晕、心悸、恶心、呕吐、四肢无力、短暂昏厥等症状。中度中毒则有昏迷或虚脱,皮肤和黏膜呈樱桃红色。如恢复较快,一般无后遗症。严重中毒可发生突然昏迷,持续时间亦长,常并发脑水肿、肺水肿、心肌损害、心律紊乱、传导阻滞、高热或惊厥、皮肤黏膜显示苍白或青紫。经抢救复苏,一部分患者往往出现一系列神经精神症状,给患者的工作和生活带来重大的影响。

在祖国医籍中对此并无记载,但可从"山岚瘴气"和"中恶客忤"门中得到启示。因此,我认为本病主要是由于吸入的秽浊之气,导致了心、肺、脾胃等脏腑及宗气的功能失调所引起。《素问·六节藏象论》云:"五气入鼻,藏于心肺,上使五色修明,音声能彰。"这是指吸入天地间的精气,可以使心之血脉、肺之治节得以发挥其正常作用,因气为血帅,血为气母,互相依赖,营运不息,

---

[10] 注:本文胡兆垣整理,收载于《医话医论荟要·路志正医话医论》,人民卫生出版社,1982年,268—270 页。

从而维持了各脏器组织的功能活动及其相互间的正常关系。倘若吸入的是秽浊之气,则必然影响心肺的正常功能,导致各脏器组织的功能活动及其相互间的关系发生异常改变。

其次,气血的运行与宗气息息相关,故《灵枢·刺节真邪》中说:"宗气留于海,其下者注于气街,其上者走于息道。故厥在足,宗气不下,脉中之血,凝而留止。"因此,营卫之气和吸入之气有一方面异常,都会影响到宗气贯心脉、行呼吸、营运气血的作用。另外,一方面脾胃中的水谷之气滋养着包括心、肺在内的五脏六腑和四肢百骸,另一方面,心肺营运气血,不断输送养料,又保证了脾胃功能正常地纳、运、布,故心肺功能失常也必然会导致脾胃功能的失常。

综上所述,秽浊之气吸入体内,最先受到影响的必然是心、肺、脾胃及宗气,导致气血紊乱,阴阳失调,脾失健运,胃失和降,并进一步波及其他脏腑。清阳不升,浊阴不降,气滞血涩,则出现头痛、眩晕、心悸、恶心、呕吐、四肢无力、昏厥等症,甚者由于阴阳逆乱、营卫失调可致高热,热生风则致惊厥。气滞血瘀,不荣肌肤,皮肤黏膜可显示苍白或青紫。至于清醒后一部分患者出现的神经精神症状,则大都是由于气机失于畅达,水津难于输布,停而为湿,聚而痰,痰浊蒙蔽心窍所致。

余治本病,大都从心肺脾胃三脏一腑论治,根据病情分别予以益气养心、涤痰开窍、调气和血、清心降火、养心安神、健脾和胃等法治之,若无神经精神方面的症状,则仅从肺胃论。总之,应以调达气机,疏利血脉,燮理阴阳为要。

予曾治2例煤气中毒。其一为17岁之女学生,中毒较轻,3日后来我院就诊,证现:头晕、前额疼痛,致使双目难睁,胸闷,气短,呕吐酸水,不思饮食,倦怠乏力,畏寒,有自汗,心烦,面红,唇红,脉细数,舌红苔黄,诊为肺失清肃,胃失和降,遂予以清肺化痰、快膈利气、和胃降之法治之,药用桑叶、杏仁、桔梗、藿梗、荷梗、鱼腥草、(枇)杷叶、半夏、竹茹、佛手、甘草,仅服一剂,则晕痛立止,目即可睁开,畏寒、汗出、胸闷、气短等症亦杳。自认为病愈大半,故未再服药,致使恶心、倦怠等症未除。3个月后应约前来复诊,仍以上方随证增删,调理善后。

其二为一80岁老妪,煤气中毒较重,经抢救后好转出院,20天后出现神呆、语迟、不欲言、心悸、纳差、体倦、便干等症,前来我院门诊。观其舌,边尖红,苔薄白滑;诊其脉,右来细微,左脉弦滑无力;血压170/110mmHg,且有心律不齐,脉证合参,诊为心气不足、痰湿蒙蔽心窍、阻滞经络之候,治宜益气养心、开窍化痰,佐以疏络,药用太子参、柏子仁、玉竹益气养心,菖蒲、郁金、茯苓、半夏、竹茹化痰开窍，豨莶草、夜交藤活血通络，且柏子仁伍以夜交藤有养心安神、协调阴阳之功。药后诸症大减，患者遣家属复来取药，服后渐安。

以上仅是个人的一点临床体会，不揣浅陋，书之供同道指正。

十、清法运用之体会[11]

清法，乃治疗温热疾病和脏腑内热常用法则之一，系根据《素问·五常政大论》"治温以清"和"治热以寒"，《素问·至真要大论》"热者寒之，温者清之"的治则而来。汉·张仲景在继承《内经》《难经》的基础上，在其《伤寒杂病论》中，创制了一些治疗温热疾病的著名方剂，至今应用不衰，为清法方剂的建设树立了良好的典范。清·程钟龄首先明确提出清法为八法之一，指出："清法，当清其热也，脏腑有热则清之"，对清法的运用和发展，起到了很大的促进作用。

余在50年临证实践中，深深体会到在临床上，属火、热之邪致病者极为常见。故六气之中，火居其二，病机十九条中，论火、热者九，几近二分之一。金·刘完素提出"六气皆可化火"的论点，将火、热所致的疾病，扩大到50余种，喜用寒凉药，后世因称之为寒凉派。明清以降，温病学说已趋成熟，叶天士和吴鞠通分别提出了"卫气营血辨证"与"三焦辨证"的治疗规律，薛雪对湿热病又有新的创见和发展，为治疗温热和湿热病开创了更为有效的一大法门。因此，余对清法和温病学等有关医籍，广为涉猎，深入研索，并紧密结合实践，积之既久，亦少有心得，现简述点滴，以作引玉之砖。

程钟龄曾言："一法之中，八法备焉；八法之中，百法备焉。"(《医学心悟·医门八法》)余甚崇之。临床运用清法，多不囿于一法；辨证亦不局限于一脏一腑、卫气营血，同样亦从整体出发，始能得心应手，左右逢源。清法，当前多喜用清热解毒、苦寒直折，而不辨析，致变证丛生，殊感愦事。不知清法，除掌握常规清实热、清湿热、清虚热、清表热、清里热(五脏六腑之热)之外，尚须注重散而清、润而清、消而清、补而清、辛凉而清、甘凉而清、化痰而清等法，以防当清不清，不当清而清之误。

余近日治一高年孙某，男，74岁，患肺痿、消渴病20余年，生气后卒发偏瘫，外感诱发肺炎咳嗽，高烧持续不退，住院后治以大剂量丹参注射液、青霉素、维脑路通、清开灵、地塞米松等，屡用无效，反致肺痿复发，数次濒危，邀余前往诊治。观患者舌体强硬，语言欠清，瞳神呆滞，情绪躁急，痰多黏稠，难

---

[11] 注：本文由路志正先生1989年9月6日学术报告论文手稿整理。

以咯出，大便数日未行，舌质黯紫，苔黄褐上罩灰黑、干燥少津，脉沉涩而伏，为肺肾阴虚于前，复受外邪蕴而化热，更伤阴津于后，遂成肺经燥热之邪与内蕴痰浊胶结不解之候，治宜清燥救肺、滋肾化痰，以肺为水之上源，肾主五液故也。前医曾以表里双解、肃肺清热等法，因非治本之图而未凑功。谨处方如下：沙参15g，麦冬9g，百合10g，枇杷叶12g，杏仁10g，百部10g，川贝6g，山药15g，旱莲草12g，枸杞子9g，旋覆花包煎10g，甘草1.5g，药进5剂，而热退神清，诸证渐减，前后调治月余，好转而步行出院。此润而清和化痰而清之验案。处方不解表而邪自散，不行血而瘀自除，不泻下而便自通，一法之中，多法寓焉。

小儿乳贵有时，食贵有节，若饮食不谨，寒温不调，则水反为湿，谷反为滞，湿浊食积，郁久化热，热蒸于内，则夜热烦躁，睡眠不安，腹部胀满，纳谷呆滞，腹痛阵作，大便溏薄，手足心热，而成伤食发热之候。一刘氏患儿，年2岁，因午后发热，多次到医院用抗菌消炎等治疗，不见进步而来求诊。患儿面色晦黯，山根发青，发热以午后或傍晚为甚，纳谷呆滞，腹部胀满，经常疼痛，精神烦躁，夜卧不安，大便黏滞不爽，舌质黯滞，苔薄黄唇红，脉来沉滑小数。诊为伤食发热，予以消而清之法。药用炒使君子肉9g、鸡内金10g、炒（槟）榔片6g、谷麦芽（谷芽、麦芽）各10g，以消食化积；用胡黄连4g、连翘4g、大黄炭3g，以清热导滞；辅以炒白术10g、甘草6g，以培中气、健脾胃，防清消太过。药进6剂，而诸证向愈，发热除，食欲增，精神充，患家惊喜。余常曰："方不在大，有效则灵，轻可去实也。"

清·杨栗山在《寒温条辨》中，创升降散（据余考证，本方是古代《内府仙方》中改名而来），施于不少温热疾病。余少事加减治疗火郁证，效如桴鼓，此即散而清之意。如杨某，女，41岁，1981年4月初诊。据述低烧，畏风，流清涕，咳嗽阵作已2月余，久治不愈。现口燥咽干，纳实不馨，咳痰色白或灰暗，晨起为甚，低热37.4~37.8℃之间，胸透示：肺门周围炎，曾肌注青霉素、口服复方新诺明1周及银翘散、银翘解毒丸、板蓝根冲剂等乏效。舌质黯红，苔白腻，脉细弦小数。证属外感失于疏解，表邪郁闭所致。治以"火郁发之"之意，予辛凉清解之剂投之。药用蝉衣6g，僵蚕6g，桔梗8g，荆芥10g，牛蒡子6g，黄芩9g，山药12g，竹叶9g，水煎服。4日后复诊，自述服第1剂药后汗出，有热气自内向外发出之感，诸证轻减；3剂后热退，全身舒适，咳轻纳增，唯仍流清涕，偶尔畏风，为郁火已透，而营卫未和，以柴胡桂枝汤化裁善后。

尿血，《内经》中称为"溲血""溺血"，《金匮要略》中始称"尿血"。前贤认为肾与膀胱蓄热或五脏之火下迫是本病之主要原因。其治多以清热泻火、滋阴凉血为主，用于初期实证，颇多效验，但对心脾两虚，肾阴不足者，则非所宜。一李姓患者，24岁，医师，1982年1月发现血尿，经住院诊治而愈。同年6月至12月症状日趋加重，尿色如酱油，但无尿痛、灼热等症，经在某军医院尿常规检查：白细胞（+++），蛋白（+），其他如24小时尿检、酚红试验、肾静脉造影、肾图、肾超声检查均未见异常。膀胱镜检查：发现左侧输尿管出血，其余均（−）。经用凉血止血、清热解毒中药，口服及注射西药止血药，效果不佳，于1983年8月4日来院求诊。据述稍一活动即见肉眼血尿，其色棕红如酱油，伴有心悸气短，头晕目眩，纳呆神疲，腰膝酸软，夜寐不安，善太息，面色萎黄，舌质黯红苔薄白，脉沉滑小数。四诊合参。系心脾两虚、肾阴不足、阴虚夹瘀之候。药用太子参12g，麦冬10g，莲子肉12g，山药15g，熟地炭9g，地骨皮10g，枸杞子12g，旱莲草15g，女贞子9g，小蓟9g，炮姜6g，童便30ml为引冲服。先后以此方为基础，少事加减，治疗半年而愈。1985年患者来信，言已结婚，非常幸福，致谢云云。

一李氏记者，男，32岁，患心律失常10余年，久治不愈。频发室早与肠癖滞下黏冻大便交作，形成恶性循环。现胸闷心悸，气短不续，夜寐梦多，纳谷尚可，形体瘦弱，肢倦神疲，舌质紫黯有瘀斑、苔黄腻，脉来结涩。证属脾胃虚弱，运化失职，大肠积有湿热，浊气上逆，上攻心肺所致。治以健脾益气、清理肠中湿热，方以六君（子汤）加黄连、败酱草、乌梅投之。叠经九诊，早搏消失，追踪观察4月未复发。余如李东垣之清暑益气汤，以治暑热伤气，汗出身重，神疲肢倦，不思饮食等症，均属补而清之范畴。

此外，尚有温而清、寒温并用等圆机活法，不可不知。如口舌生疮，为临床所常见。心经实火，其治较易。而对于阴火内伏、久郁不解之口舌生疮，治愈较难。正如李东垣所说："脾胃气虚，则下流于肾，阴火得以称其土位。"致口舌生疮反复发作，甚至长年不愈，则非清心泻火等法所能愈。因脾为至阴之脏，前人谓："土厚则火敛，土薄则火浮。"表明脾胃虚弱，阴火上乘，而导致之慢性口疮。其治温中补虚以治本，清敛浮火以治标，方以理中汤加黄连、黄柏、白芍等味，多易收功，温而清也。《伤寒论》中之痞证，由于脾恶湿喜燥、胃喜润恶燥等生理特性，往往出现脾湿胃热、湿热郁结、阻滞气机、胃脘痞满、升降悖逆之病机，斯时之治，若徒清胃则脾虚更甚，专事温脾则胃热更炽，故仲景创辛开苦降、寒温并用之泻心汤，以达到消痞散满、清热除湿之目的，此寒温并用之法也。

温热病中具有传染性的，前人称为瘟疫或温毒。《内经》中即有"五疫之至，皆相染易，无问大小，病状相似"的描述，清·周扬俊谓："一人受之谓之温,一方受之谓之疫。"(《温热暑疫全书》),说明疫病具有强烈的毒性和传染性。为此,在治疗时行或天行感冒、发颐、烂喉痧、麻疹、白喉、暑温等急性热病时,特别要注意解毒药物的选用,根据在气、在营、在血之不同见证,防微杜渐,及早给以清热解毒之剂,阻断其病势,防止传变。余师愚在《疫疹一得》中,创制清瘟败毒饮,以治疫病气营两燔之重证,自谓其"无不屡试屡验"。就是由白虎、犀角地黄汤与黄连解毒汤合并化裁而来,具有清气、清营、凉血、解毒等综合作用。余1960年在包钢职工医院抢救一大面积钢水灼伤重症患者,合并金黄色葡萄球菌感染败血症时,即以此方投之,从而转危为安。

临床上运用清法范围甚广,变化更多,首先以辨清虚实,实热证固宜寒凉药,但绝不是一派寒凉药的堆积,而应有法度。君不见泻黄散中有藿香、防风;清胃散中有升麻;普济消毒饮中有柴胡、薄荷;养阴清肺汤中用薄荷,均值得很好地思考,从中受到启迪。即使同是寒凉药,也有辛寒、甘寒、苦寒、咸寒之异,其功能主治自是有别,因此,须对寒凉药物的性味、功能、主治、归经下番功夫,便于熟练掌握和运用。前人谓"外感之火以凉为清,内伤之火以补为清",确从临床实践中来。对于虚热则不宜苦寒药物,以免虚虚之弊。《素问·至真要大论》:"诸寒之而热者取之阴,热之而寒者取之阳,所谓求其属也。"指出诸寒之而热者,非火之有余,而是真阴之不足,当壮水之主,滋阴以退热。

苦寒药虽能泄热降火,直折炎上之势,但宜中病即止,不可过用,否则"疗热未已,内寒又生"。甚至引起胃肠出血。且久服易化燥伤阴,以苦能坚能燥,性皆沉降,燥则亡阴,而火愈炽,前人"苦寒化燥"之论,不可忽视。为此,在应用清法时,对年老体弱,脏腑虚衰,胃纳不健,脾虚便溏者,宜禁用。余曾会诊一杨姓老同志,男,67岁,因感冒高热,肺部感染而住院,经注射青霉素,内服抗生素及安宫牛黄丸、板蓝根等苦寒直折药物,中阳损伤,阴血失阳气之统摄,而大肠下血如注、血色灰黯,镜检潜血满视野,血色素仅7g(70g/L),病情危殆,几经输血抢救而便血不止,遂延余会诊。患者面色㿠白,皮肤干燥不泽,肢倦怯寒,气短懒言,胃纳呆滞,两目失神,舌质淡苔干少津,脉细如丝,证属苦寒过用,脾阳受戕,阴血失统,而成"阳虚阴必走"便血之候。正如《内经》:"结阴者,便血一升……"宋·骆龙吉谓:"结阴之病,阴气内结不得外行,血无所禀,渗入肠间,故便血也。"治宜益气健脾、温中摄血,方以归脾汤去木香、茯神、枣仁,加仙鹤草、阿胶珠、炮姜炭、乌梅肉,以伏龙肝60g为引、先煎水沉淀去渣再煎余药,分3次微温服之,调治月余而安。余如产后与失血患者,虽有热证,亦应甚用;真寒假热之阴盛格阳证,命门火衰之虚阳上越证等,均不宜误用。

以上仅是个人点滴体会,不当处望指谬。

第三节 疑难复杂疾病

一、疑难病辨治杂谈[12]

近年来,随着疾病谱的转变,一些难治病和药源性疾病大有日见增多趋势。因之许多国家的医药学家,纷纷转向天然药物和针灸等非药物疗法,从而出现了学习"针灸热""中医热"的高潮。祖国医学历数千年而不衰,几经挫折而不夭,时至九十年代西方医学长足进步之今天,反而备受青睐。清楚地表明"中国医药学是一个伟大的宝库"(毛泽东语),既有系统之理论体系,又有丰富的宝贵医疗经验,特别是对于一些疑难病症之治疗,尤为擅长,并具有很高的疗效,这是中医赖以生存的具有强大生命力的关键之所在。古往今来,一些名医大家,多以善治疑难病症而著称于世。为此,认真地继承、发扬这一优势,不论在促进"四化建设"、提高中医学术水平,加强国际间学术交流,弘扬中医药的威信,跻身于世界医学之林,都有着十分重要的现实意义。中华全国中医内科学会有鉴及此,于1989年春,成立了疑难病学组,以便更好地开展此项工作。

(一)疑难病症的概念

中医对疑难病症的认识,具有悠久历史,如《素问·腹中论》曰:"病有少腹盛,上下左右皆有根,……病名曰伏梁……裹大脓血,居肠胃之外……侠胃脘内痈,此久病也,难治"。又如《灵枢·厥病》曰:"真头痛,头痛甚,脑尽痛,手足寒至节,死不治。"后世医家在长期与疾病作斗争的过程中,不断总结,不断研索,使中医对疑难病症的认识逐渐成熟。如古人总结出的"风、痨、臌、膈"为内科四大难病,"经,带,胎,产"为妇科四大难症,"麻、痘(已经消灭)、惊、疳"为儿科四大难症,余如"内科不治喘,外科不治癣"等,都是临床经验的宝贵总结。现在人们又把疑难病症单独提出,系统研究,重点突破,不能不说是中医学的又一大发展。

现代医学所谓的"难治病"一词,是日本医学界最早提出的。它是现代医

---

[12] 注:本文刊载于《天津中医学院学报》1990年第1期第10—13、37页。

学家从生物医学模式的疾病概念中分化出来的概念,包括一些"病因不明",或病因虽明却缺乏有效治疗方法的疾病。据侯氏等对日本难治病介绍及有关西医学文献,初步认为,难治病是指艾滋病、癌症等在内的一系列有关遗传、体质、代谢、免疫,环境污染与公害、药物滥用与药害、生活方式与食害,社会心理等多种因素作用的疾病,经我院图书情报所提出的难治疾病,初步为123种。

中医有关疑难病症的概念,目前尚无统一标准,国内外学者,仁者见仁,智者见智。但大家有一个趋于一致的认识,即"以病因多端,症情复杂,虚实互见,寒热兼夹,疑似难辨,病情迁延,棘手难治者",应称为疑难病症。

(二)疑难病症的范畴

疑难病症没有一个绝对的范畴,它随着历史的进程,社会的发展而不断更易,具有时代性、阶段性、地域性、人群性,与社会经济、科学技术、医疗保健水平及人们物质、精神生活水准有密切联系。古代的疑难病症,随着社会的发展,有的已成为历史。如东汉末年,疫病流行,张仲景家族"犹未十稔,其死亡者三分有二,伤寒十居其七"。由此可知,伤寒病是当时危害很大的疑难病症。许多人求治无门,便"降志屈节、钦望巫祝,告穷归天,束手受败"。以张仲景为代表的大批医家,奋然而起,"乃勤求古训,博采众方",艰苦研索,创立了伤寒六经辨治法门,研制了许多有效方剂,使人们对伤寒病的辨治有章可循,有法可依,正如张仲景所言:"虽未能尽愈诸病,庶可以见病知源。"使祖国医学对伤寒热病有了突破性发展。

第二次世界大战以前,细菌性传染病是公认的难治病。随着抗生素的发现及发展,在战胜细菌性传染病方面,建立了不朽的功绩。中医温病学的成熟和发展,在防治热性传染病方面,同样起到了很大的作用,惜当时未被重视。新中国成立以来,由于党的中医政策,石家庄治疗脑炎,以及近年治疗流行性出血热等无数事实,充分说明中医学在防治急性热性疾病上,具有很大优势。许多当时束手无策的疑难病症,在今日看来,其治疗已轻而易举。

当前随着工业的发展,环境破坏,大气污染日益严重,人们的生活方式、社会心理因素发生了很大变化,一些过去少有的疾病,诸如艾滋病、癌症,自身免疫缺陷,放射病、心脑血管疾病等,其发病率不断增加,严重威胁着人类的健康和生存,成为当今举世瞩目的疑难病症。因此,对疑难病症,需要我们用历史的、社会的观点,用发展的眼光去认识,去探索,去研究。

(三)疑难病症的特点

疑难病症的特点,大致有以下三个方面:

一是"疑"。许多病症的出现，不循常规，有悖常理，表现稀奇古怪，使人疑惑不解。如半边脸出汗，胃脘奇痒，吃土成癖、子午热等。或诸多证候交互出现、病机错综复杂，头绪纷繁，使人疑似难辨。如六淫相兼，寒热错杂、虚实互见、内外同病、大实现羸状，至虚有盛候等，使人难以"伏其所主，而失其所因"。

二是"难"。有些病症虽诊断明确，但治疗棘手。如噎膈晚期、臌胀已成、癥瘕积聚、痿躄、特发性水肿、免疫缺陷等。有的病程漫长，病邪深伏体内，正气无力抗邪，治疗难于一时取效；有的病变广泛，多脏腑受累，多系统失调，治疗难以全顾；有的寒热错杂，虚实兼夹、正气亏耗已极，攻邪则正气不支，扶正则邪气有碍，而平调则"杯水车薪"；或幼患宿疾、顽症，终生受累，如先天痴呆、先天畸形等。

三是"新"。某些疾病是随着社会、人类发展新近出现的，前人无所述，古籍无所载，人们目前对这些病症缺乏系统认识，诊治没有经验，需要进一步探索研究，以发现演变规律，建立新的学说，创立新法治疗。如放射病、药源性疾病、公害病等。

总之，疑难病症以症状怪异，病因多端，病机错综复杂、治疗棘手为其主要特点。

（四）疑难病症的辨治思路与方法

疑难病症涉及范围广，内、外、妇、儿、五官、皮肤等科病症都可见到，有时参差出现，互有联系，甚至在病因、病机、病程的演变上密切相关。因此，辨治疑难病症，必须有坚实的中医理论基础，广博的医学知识（内、外、妇、儿、五官、皮肤、针灸等科知识，其中包括西医知识）、丰富的临床经验（自己的直接经验，前人的间接经验）。辨证应审慎周详，思路要灵活多变，同时应胆大心细，"据经以洞其理，验病而悟其义"。只有这样，才能"伏其所主而先其所因"，做到有的放矢。

1. 详问病史，务在澄源溯流 详细的问诊十分重要，通过仔细询问，每能使病者尽吐其情。盖五方之气候不同，天之寒暑燥湿不定，地之肥瘠高下有别，禀赋强弱不一，生活习惯各殊，而病之新旧浅深隐匿变化又人各一状，固非详问不能尽得其情。详细的询问不但可以了解疾病的发生、发展、演变、治疗过程，为辨证、立法、处方、遣药打下良好的基础，而且可以在反复的询问中发现以往被忽视的致病因素。如我诊治四平市包某患发作性睡病多年，不论开会作报告、乘车均可不自主地入睡，经详细询问，夜卧时并不是不想睡，而是因鼻窍呼吸不利而憋醒，因之用宣肺利窍，化痰祛湿法而获愈。有些久治不效的疑难怪病，在病因消除之后，会很快治愈。如叶氏《临证指南医案》中，油漆家具过敏案，就能很好地说明这一问题。

2. 辨证周详、去伪存真，务在抓主要矛盾　疑难病症大多旷日持久，几经周折，病情复杂，虚实兼夹，寒热错综，或诸多脏腑同时受累，或病本为症状百出。辨证时难免使人有如入迷宫，行走于大雾迷漫之中，难辨方向之感。这就要求医者详审谛视，细致周密，辨真假于疑似之间，分主次于细微之处，只有抓住主要矛盾，才能做到胸中有数，有的放矢，纲举目张。主要矛盾一解决，次要矛盾有时会迎刃而解。如老中医秦伯未先生，曾治一水肿患者，男性，33 岁，全身水肿，已历数月，颈项肿胀若首，阴囊积水如斗，二便闭塞不通，喘息胸闷气短，皮肤干涩无汗。用西药利尿剂开始有效，终而无功，大剂健脾、利水、温肾中药不应，秦老详阅以往所用处方，泄利之剂用量极大，水肿不退，二便不下。细审病情，气短喘息、表闭无汗症状十分突出，中医理论有"肺为水之上源"之说，水肿治法有"开鬼门""提壶揭盖"之施，毅然用麻黄汤加减，服药 2 剂，肺气一开，小便畅利，而水肿消退。

3. 独立思考，知常达变，不拘前人法门　有些病症，本属常见，前人对此有许多精辟论述及成功经验，治之本不为难，但有些病患却久治不愈. 几经周折，遍尝诸药，终成疑难病症。遇到这种情况，做为医者应有灵活的思维、独立的思考，在详细辨证的基础上，总结他人得失，独辟蹊径，大胆创新，有时能别开洞天。余曾治一女，19 岁，患崩漏 6 年余，经水淋漓不断，每次经行 10 余日至 20 余日不净，净后周余又至，头晕目涩，视物模糊，心悸易惊，烦躁易怒，失眠多梦，胸闷气短，善太息，口干苦不欲饮，食少纳差。舌淡尖红、苔厚略黄，脉沉细数，重取无力。病起于学习紧张之后，复因劳心过度而加重。现近 2 月有余淋漓未净，观前所服方药，均为调肝益肾、补脾固摄、凉血止血之品，而效阒然。余细审前症，见舌尖红赤，心肺症状明显，且起于劳心之后，遂诊为劳心过度，心肺火郁，湿热内蕴所致。以心主血脉、主神明，神乱则血无所主，肺主一身之气，气伤则血无所从故也。遂以黄连温胆汤加杏仁、荆芥、防风，宣散郁火、清热利湿、清胆宁心。服药 3 剂，则经血明显减少，又进 2 剂，月经已止。遂以上方加调肝补肾之品收功。

4. 贯通中西，扬长补短，不囿于西医病名　中西医学各有所长，互相补充，相得益彰，西医在化验检查方面，确较中医为优，对了解病情、观察疗效有很大帮助。但切不可被西医病名，西医诊断所囿而束缚思路，不加辨证，孟浪用药，而犯虚虚实实之戒，致变证百出。

余曾治一男患，35 岁，1960 年 11 月 12 日初诊，患者于 1959 年 8 月 2 日因腹绞痛、呕吐、腹胀、无肛门排气,经腹部 X 线透视诊为"肠梗阻",行手术治疗。同年 12 月又出现腹胀绞痛、呕吐,诊为"术后粘连性肠梗阻",再次手术。但次年 9 月、10 月上病又作,复行手术 2 次,但末次术后月余,再次出现梗阻,限于体质因素及患者要求请中医会诊。症见:腹胀难忍,下午尤甚,两胁满痛,腹中雷鸣,大便溏薄,日行 2~3 次,小溲微黄,神疲乏力,舌淡红,苔薄白,脉微弱而弦。仔细分析,患者腹胀以下午为甚,上午轻,非阳明"腹满不减,减不足言"之状,与仲景在《金匮要略》中所言"腹满时减复如故,此为寒","趺阳脉微弦,法当腹满,不满者必便难,两胠疼痛,此虚寒从下上也"之证相一致,加之神疲乏力,脉微弱,属脾阳式微,阴寒内盛无疑,且多次手术,其正气虚衰可知,虽胁腹满痛,其治不宜攻下而犯虚虚之忌,当以温补中阳,行气散寒,脾中阳复,阴寒除,升降复常,其腹满等梗阻之状可除。遂予附子理中汤加广木香、陈皮、草豆蔻,以温中散寒、理气醒脾,药进 1 剂则腹胀减轻,服至 5 剂,诸证消失。通过此案,可以清楚地看到:中医临证,不能囿于西医病名,一听"梗阻",便用攻逐、涤荡之品;而应遵循中医理论,开阔思路,具体情况具体分析,透过现象看本质,不被标象、假象所惑。因人、因时、因地制宜,灵活变通,才能补偏救弊、释缚脱艰。

5. 谨守病机,灵活变通,方因证易 疾病和任何事物一样,处在不断发展变化之中。疑难病症尤其如此,因其多个脏腑受累,多层次失调,虚实兼夹,寒热错杂,故治疗难于短期收功,有时形如剥笋,一层剥下又一层,此症消失它症复起。因此就要求医者,要胸有成竹,谨守病机,机圆法活,方因证变,药随方遣,真正做到"观其脉证,知犯何逆,随证治之"。不因证变而迷茫,不因病久而急躁,只有这样才能"疏其血气,令其调达,而致和平"。

余曾治一男性"狐惑病"患者,口腔反复溃疡20余年,外生殖器溃疡 5 年,左半身瘫痪、失语半年,经某医院做腰穿、脑电图、脑血管造影、头部 CT 等检查,除外脑血管病。诊为:"白塞氏综合征",给予地塞米松、罂粟碱等药治疗,效果不佳,延余诊治。经用清泻肝胆湿热、健脾化湿清热、养心肃肺泻火、滋阴养血、柔肝补肾等法,经用龙胆泻肝汤、甘露饮、甘草泻心汤、一贯煎、三才封髓丹、地黄饮子等加减,并配用黛蛤散、冰硼散、锡类散等药外用,治疗 11 个月,而告痊愈。

6. 怪病多痰、久病多瘀,宜从痰从瘀入手 痰有广义、狭义之分。广义之痰,不易为人们所察觉,且随气升降,无处不到。元·朱震亨说过,痰之为病,如"无端弄鬼,似祟非祟"。《类证治裁》云:"而痰则随气升降,遍身皆到,在肺则咳,在胃则呕,在心则悸,在头则眩,在背则冷,在胸则痞,在胁则胀,在肠则泻,在经络则肿,在四肢则痹,变化百端,昔人所谓怪病多痰。"

《素问·调经论》云:"病久入深,营卫之行涩,经络时疏。"叶天士也认为:初结在气在经,久则血伤入络,久病血瘀。所以,在临证时,对久治不愈,疑、难、怪、顽症,宜从痰、从瘀入手,酌情采用化痰、涤痰、导痰及活血化瘀、通经活络之治。古代医家在这方面成功经验很多,如《太平惠民和剂局方》以小活络丹治痹痛、《医林改错》用癫狂梦醒汤治癫狂等,皆属此例。

7. 中西并举,食药并用,综合治疗 疑难杂症往往病延日久,病情复杂,一种疗法难以胜任。有的单用西药,可因其毒副作用过大,使治疗中止,如肿瘤化疗、放疗的患者。此时结合应用益气养血、扶正祛邪的中药,可使其毒副作用减少,治疗作用增强,延长患者寿命。又如百合病、癫狂、不寐、梅核气等,情志因素在其中起着重要作用,此时结合心理开导、气功、按摩、祝由等,可明显提高疗效。有的疾病多脏器损伤,正气虚弱,其治疗应遵循《内经》"大毒治病,十去其六;常毒治病,十去其七;小毒治病,十去其八;无毒治病,十去其九;谷肉果菜,食养尽之"(《素问·五常政大论》)之旨,药食同用,有时可起到单用药疗所达不到的效果。如慢性肾炎蛋白尿等病,余临床在湿热已祛,瘀血消除,正气尚虚之时,在补肝益肾,健脾益气的基础上,常配合扁鹊三豆饮,取效者甚众。另外,如内治外治结合、针灸、推拿、熏洗、敷贴、兜肚、药枕等,都可根据病情,酌情选用,要用之得当,常能获得良效。

综上所述,疑难病症范围广泛,症情复杂,治疗棘手,对其进行系统地研究探索,尚属起步阶段,只要广大医务工作者共同协作,艰苦努力,一定能取得重大进展。

二、现代疑难病中医治疗思路与体会[13]

概　述

(一)现代难治病的概念与范围

1. 病因不明,缺乏有效疗法。

2. 以病因多端,症情复杂,虚实互见,寒热夹杂,疑似难辨,病情迁延,棘手难治。

(二)现代难治病的特点

1. 疑　不循常规,有悖常理,稀奇古怪,使人疑惑不解。如:六淫相兼,

---

[13] 注:本文系由路志正先生2000年10月学术讲演稿提纲整理。

内外同病,大实若羸状,至虚有盛侯等。

2. 难　治疗棘手,病邪深伏体内,正气无力抗邪,治疗难以一时奏效;病变广泛,难于顾全等。

3. 新　前人无所述,古籍无所载。

难治病中医辨治思路与方法

（一）有的放矢,"据经以洞其理,验病而悟其义","伏其所主而先其所因",详问病史,务在澄源溯流。

病例举例如下:

1. 指甲生长缓慢案

患者,女,10岁。无明显诱因指甲生长缓慢1年,数月不用剪指甲,继之出现嗜睡乏力,关节冷痛,纳呆,舌淡苔白,脉细弱。辨为脾肾两虚,肝血不足。以健脾益气、柔肝补肾法。投药12剂后,指甲生长基本恢复正常。

2. 崩漏案

患者,女,19岁。患崩漏6年余。病起于学习紧张之后,每次行经10~20天不等;平素头晕目涩,视物模糊,心悸易惊,烦躁易怒,失眠多梦,胸闷气短,善太息,口干苦,不欲饮,食少纳差,舌淡尖红、苔厚略黄,脉沉细数、重取无力。

观前方均为调肝益肾、补脾固摄、凉血止血之品,效果罔然。分析该患者心肺症状明显,诊为劳心过度,心肺火郁,湿热内蕴,心神被扰,血无所主,肺气损伤,血无所依。以宣散郁火,清热利湿,肃肺降气为法。投黄连温胆汤加宁心安神之品,服药2剂,经血明显减少,5剂血止。

3. 淋证案

患者,女,38岁。1年来反复出现小便淋漓涩痛,多次查尿常规均示:红细胞、白细胞,肾功能正常,西医诊为泌尿系感染,服氟哌酸、呋喃坦啶等多种抗生素及清热利湿之中药乏效,故前来就诊。患者自述小便淋痛不止,少腹坠胀,劳动则剧,心悸气短,倦怠乏力,腰膝冷痛,失眠多梦,口燥咽干,舌尖红、苔薄黄,脉细弦尺弱。尿常规:红细胞2~3/HP、白细胞8~15/HP。辨证为气阴两虚、上热下寒。以益气养阴,温肾化气治之。6剂后,淋痛症状明显减轻,12剂后,尿常规正常。

（二）贯通中西,扬长避短,不受西医病名所囿。

1. 肠梗阻案

患者,男,35岁,肠梗阻术后,肠粘连,因粘连又行手术3次,末次手术后腹胀仍未缓解。腹胀难忍,腹内雷鸣,无排气,症状朝轻暮甚,减不足言之状,神疲,舌淡红、苔薄白,脉弱小弦。以温补中阳,散寒行气之法。投附子理中汤加味,1剂而大便得行,5剂诸症消失。

2. 煤气中毒案

患者,女,17岁。3日前因煤气中毒而头晕,头前额痛,双眼难睁,胸闷气短,有痰难出,呕恶吐酸,不思饮食,畏寒汗出,舌红苔黄,脉细数。拟宣肺清热化痰、理气和胃降浊法治之。1剂后,晕痛俱消,双目可睁,畏寒汗出杳。

3. 甲亢突眼案

患者,女,24岁。因突眼、流泪双目不能闭合,伴双手振颤,低热虚烦,心悸气短,汗出不止而就诊,西医以血清蛋白碘测定结果,诊断为甲状腺功能亢进。以舒肝解郁、软坚化痰、扶正益气为大法治之。3个月后,伴随症状消失,2年突眼基本恢复正常,再行血清蛋白碘测定结果正常

(三)有故无陨,亦无陨也(邪去正安理论)。

水气凌心(风心病)案

患者,女,53岁。风湿性心瓣膜病(二尖瓣病变)、心功能衰竭4年。瘀血肝、腹水月余。患者入院时精神差,语声低微,呼吸急促,面部口唇及爪甲青紫,腹部隆起、青筋暴露,双下肢严重水肿。舌淡红、苔薄白,脉结代。西医诊断为风湿性心瓣膜病,心房颤动,心功能3级,给予强心利尿治疗月余,未见好转而告病危,并请中医会诊。查患者,见其两颧发黑,唇青紫,眼睑肿,腹部膨隆,舌苔厚腻,左脉涩,右脉大,人迎脉弱。诊为正虚邪实,心痹合并鼓胀之重疾。以益气养阴、肃肺化痰、软坚散结、活血行水为法。投以祛邪扶正之剂后,尿量增多,排水样便,腹胀明显减轻,下肢浮肿减,腹围缩小。

(四)中药使用中的科学化问题。

1. 非科学化的弊端与结果

举例:1996年4月5日,中国中医药报刊登"日本:小柴胡汤吃死人"的报道,系不加辨证、废医存药的结果。

2. 同中求异,选药要准

如:清热药有脏腑之别,头痛用药有归经之分,腹痛用药有部位之异等。

3. 用药之妙不在多少,而在恰中病机

正气充盛,辨证准确,抓住主要矛盾,用药随拔随应。病轻药重则药过病所,诛伐无度;药轻病重,则隔靴搔痒,姑息养奸。

4. 用药兼顾,勿持一端

病有阴阳之分,人有肥瘦之别,制方务求稳妥,兼而顾之,动静相宜,刚柔相济。

5. 正确认识中药体外试验有关问题

如：体外试验结果与作用于人体效应的区别。

6. 中药治疗的整体观

（1）上工治病，重在治人；

（2）证候繁杂，抓住关键；

（3）三因治宜，循因而施；

（4）病在上（下），治在下（上）。

7. 临床举例

（1）冠心病：某患者冠心病心绞痛，每于夜间胸部闷痛，多为人体阳气入内之时，阴气阻遏胸阳而痛，故以温阳通阳之剂控制了发作。

（2）哮喘：一女患者，每年春季必发哮喘，据肝旺于春理论，以伐肝益肺治疗而获愈。

（3）湿温病：一患者湿温病过程中，以"脑水肿"告危，辨证为心脾阳虚，用温阳散寒、化浊祛湿法治疗，挽救了垂危。

（五）中西并举，食药并用，综合治疗。

疏利气机，重调脾胃，食药结合，心理开导，动以健身，静以养神，和调七情，畅达精神，兴趣广泛，颐养天年。

三、中医"王道"其贵在"和"

世间所谓王道，就是崇尚和推行仁政，以德服人，使天下人心悦诚服，相互间融洽和谐，大业易成。与之相反的霸道，则是以实力去强迫人们顺从，而得以天下，然人心不服，必危机四伏，灾害丛生，历时不能长久。

中医治病多以"王道"之法，其时时顾护正气，维护阴津，不唯治病，而在救人。其以人为本，药用平和稳妥，或扶中有抑，或抑中有扶，顺势利导，扶正于内，驱邪于外，尽量避免使用攻伐之品，损伤脾胃，收效于潜移默化之中，亦"仁"之治也。汉代医圣张仲景在《伤寒杂病论》中注重扶阳抑阴，顾护胃气，其"见肝之病，知肝传脾，当先实脾"治未病的思想，实开临证运用"王道"疗法的先河，可以说是"王道"疗法的创始，后世医家无不以此为圭臬，更有不断发展和创新，使其日臻完善。

中医"王道"治法重在"因势利导"，强调机体整体的调节，故我根据《灵枢·师传》篇的内容提出"治病之道，顺之而已"思想。其大到顺应四时，日月盈虚；小到人之禀赋壮弱，顺应脏腑之生理特性，调摄心身，防治疾病。如使瘀滞的血液重新流动，使凝结的痰饮化为津液，使亢奋的情志趋于和缓，使衰弱的身体逐渐强壮,使失调的脏腑恢复正常,使紊乱的机体内环境保持平衡,都充分体现了因势利导、整体调节的中医"王道"思想,这是中医调治心身疾病的高明之处,不失为中医防治慢性疾病的指导原则。但"王道"无近功,不能急于求成,须缓缓图之。正如清·吴塘所说:"治内伤如相,坐镇从容,神机默运,无功可言,无德可见,而人登寿域。"(《温病条辨·杂说》)

"王道"治法指导临床用药,贵在精而不在多,贵在轻灵而不在重浊,力求宣而勿过,补而勿壅,攻而勿峻,滋而勿腻,寒而勿凝,热而勿燥,正如《内经》所说:"大毒治病,十去其六;常毒治病,十去其七;小毒治病,十去其八;无毒治病,十去其九;谷肉果菜,食养尽之,无使过之,伤其正也。"(《素问·五常政大论》)使药恰中病机,"疏其血气,令其调达,而致和平"(《素问·至真要大论》)。

"王道"治法亦体现了"医乃仁术",医术医德并重的思想,仁者爱人,博爱谓之仁,也就是孙思邈《备急千金要方·大医精诚》中强调医生不但要精通医术,还要医德高尚,以仁心来对待患者,两者缺一,皆不可成为大医,就是对"王道"思想的诠释。

"王道"治法贵在于和。《周易·说卦》谓:"和者,顺也,和顺于道德而理于义。"《礼记·中庸》说:"发而皆中节,谓之和。"就中医而言,阴阳协调,相辅相成,阴平阳秘,和之谓也。即通过防治手段,使机体恢复到未病时的状态,是谓和法。这种思想源于《内经》,如《素问·生气通天论》曰:"凡阴阳之要,阳密乃固,两者不和,若春无秋,若冬无夏,因而和之,是谓圣度。"《素问·至真要大论》"气之复也,和者平之,暴者夺之"等,既阐述了人体生理状态的和,又说明了和之原则。张仲景《伤寒论》第53条"病常自汗出者,此为营气和,营气和者外不谐,以卫气不共营气和谐故尔……,营卫和则愈",宜桂枝汤。这是对《内经》和法思想的演绎和深化,提出了"和"的治疗法则,并在此思想指导下创立了小柴胡汤、桂枝汤、半夏泻心汤等具有"和"法内涵的经典方剂。后世如《千金方》的驻车丸,《圣惠方》的金铃子散,李东垣的滋肾通关丸,朱丹溪的左金丸等,皆有和法的深刻含义。金·成无己在《伤寒明理论》中明确提出和法,谓"小柴胡汤为和解表里之剂也"。明·张景岳进一步阐述了和法的概念,指出:"和方之制,和其不和者也,凡病兼虚者,补而和之;兼滞者,行而和之;兼寒者,温而和之;兼热者,凉而和之。和之义广矣……,务在调平元气,不失中和之为贵也。"(《张氏医通·附张介宾八略总论》)明·韩懋《韩氏医通》创制的交泰丸,具有交通心肾之用,其实为上下相和也。清·汪昂《医方集解·和解之剂》中,则将和解少阳一经的范围大大扩展,推动了和法的发展。清·程钟龄更明确的提出和法为八法之一,突出了和法在治则学中的地位,但其概念仍局限于和解少阳,治疗半表半里的一法一证,临床应用和法,却不能拘泥于此。而同一时期的戴北山在《广温疫论》中指出:"寒热并用之谓和,补泻合剂之谓和,表里双解之谓和,平其亢厉之谓和"。真是抓住了和法的本质,扩展了和法的内涵和广阔应用的前景。从中国传统哲学观点来看,和法既是一个组方原则,又是解决多方面矛盾,以恢复人体内环境动态平衡的治疗方法,运用起来和之则一,变化无穷。

和法应用主要有四个方面:一谓和解,如伤寒邪在半表半里,"法当和解。小柴胡汤是也"。二为调和,如调和营卫气血,其具体方法有补气生血,补气行血,补气摄血,益气敛阴,行气活血等诸方面。对寒热错杂,升降失常,虚实相兼,表里同病等证,又可用调和之法,施以寒热并用,辛开苦降,舒畅气机,扶正驱邪,表里同治等。三是和顺,即协调和顺脏腑之间的相互关系,如和肝理脾之逍遥散、痛泻药方,和调肠胃之半夏泻心汤等方剂,就是以协调和顺脏腑间阴阳气血的盛衰、气机的升降、运化的输布、水液的代谢等关系,而达到治疗目的。四曰和缓,主要指扶正驱邪、消补兼施、峻药缓攻等治疗方法,适用于体质素虚、气血津液不足,或大病久病、五劳七伤等,正气大伤,余邪未尽,不可峻补大攻,法以缓图,如治老年结石,我就提出"与其峻攻,不如渐磨"的指导思想,临床施用,其效颇佳。

总之,中医治病主旨实为"王道",其贵在"和"。

四、"持中央、运四旁"思想源于《易传》河图之探讨 [14]

"持中央,运四旁;怡情志,调升降;顾润燥,纳化常"这六纲十八字诀,是笔者长期医疗实践总结提炼的核心学术思想,也是对调理脾胃学术思想的高度概括。今就"持中央、运四旁"的学术渊源、内涵与理论基础,以及在多种疾病中的应用,探讨如下。

(一)"持中央、运四旁"思想源于《易传》河图

河图、洛书是华夏文化的源头,出自《易传·系辞》:"河出图,洛出书,圣人则之。"一般认为《周易》八卦是根据这两幅图推演而来,从而成为易学研究的重要课题之一。

---

[14] 注:本文路京华、刘喜明整理。

河图,是以五行生成数来解释自然界万物的生成演化规律、宇宙的模式。以黑、白点表示阴阳,以一至十的自然数分奇偶以表示天地,即一、三、五、七、九,为阳、为天,二、四、六、八、十,为阴、为地;以一、二、三、四、五表示万物生发之生数,六、七、八、九、十表示万物化成之成数。

万物起源于天地交融,气交而变生。而万物生于土,土性禀敦厚而载育万灵,所以奇数的天与偶数的地相合,表示天地交三而成泰;然无土不化成物,故天地相交通之际当须加五,表示土德化成。即一六共宗、居北方,天一生水,地六成之;二七为朋、居南方,地二生火,天七成之;三八为友、居东方,天三生木,地八成之;四九同道、居西方,地四生金,天九成之;五十相守、居中央,天五生土,地十成之。所以我们看河图,土居中央,四旁四季成数之中皆有土。《金匮要略》说"四季脾旺不受邪",在人体各疾病发展过程中,都会影响到脾,脾为后天之本,人体受邪与否取决于脾气胜衰,脾旺则不受邪;相反脾居四季,脾脏有疾,也同样可以影响其他四脏。所以,调中央以培后天之本;调中央、运四旁,则更需充分考虑病变所在脏腑生理、病理与脾(胃)之间的相互关系。

如何使脾旺不受邪?在于脾胃的升降运动,动而不止则生化无穷,动中求衡是其关键。

(二)"持中央、运四旁"的基本思想

《素问·玉机真脏论》说:"脾脉者土也,孤脏以灌四旁者也。"《素问·太阴阳明论》载:"脾者土也,治中央,常以四时长四脏"。"持中央、运四旁"与《内经》脾胃论有同工异曲之妙,并予以精炼和概括。

1. "持中央" "中央"是一个方位或时空的概念。从地理方位而言,东西南北加上中,构成五方;从空间而言,上下左右加上中,构成五面;从季节而言,春夏秋冬分属四季,加上长夏,构成四时五季;从气候而言,风热燥寒,而湿居其中。从五脏而言,心主火属南,肾主水属北,肺主金属西,肝主风属东,脾主湿属中央;从五色而言,肝色青、心色红、肺色白、肾色黑、脾色黄。这就是中医"四时五脏阴阳"和"藏气法时论"的概念。"持中央"的"中央"主要是指脾胃而言。

"持"是立足、保持、固守之意。"持中央"就是辨证治疗过程中,始终围绕中央脾胃的特性和生理功能,结合脾胃与其他脏腑的生理病理关系,以治疗脾胃和与之相关的全身疾病。

2. "运四旁" "运"是灌溉、通调、运动之意。四旁是一个相对概念,即相对于"中央"脾胃之外其他脏腑、四肢、经络、筋脉,统称为四旁。其中,狭义指四脏；广义包括四脏系统相关之腑、四肢、经络、筋脉、肌肉组织。脾胃为后天之本，运化"水、谷、精微"三类物质，化生气、血、营、卫、津、液、精、髓、骨、脉等，将营养物质输送到各脏腑、组织、器官、空窍、腔隙等。因而，"运四旁"的"运"，不仅有运送、营运、营养的概念，也有通道、枢纽、中枢的意思。

（三）"持中央、运四旁"的理论基础

1. **土生万物，以助养五脏** 《素问·太阴阳明论》："脾者土也，治中央，常以四时长四脏，各十八日寄治，不得独主于时也。"也就是说，脾属土，土生养万物，位居中央，为其他四脏之长，所以脾不单独主一时，而是寄旺于各季的立春、立夏、立秋、立冬节气前的十八天。故凡是各季最后一个月（辰、戌、丑、未月），是中央土寄旺于四时的月份，这四个月各最后十八天是脾本气旺盛之期，可以不必实脾也不易受到邪侵。同时，也强调了脾一年四季皆旺，脾旺万物皆旺，具有滋养生长其他脏腑的作用，即"治中央，常以四时长四脏"，只要中央脾土功能正常，其他四脏就会得到脾胃运化的精微物质滋养灌溉。

2. **脾胃为五脏六腑之源** 《素问·玉机真脏论》说："五脏者，皆禀气于胃。胃者，五脏之本也"。《素问·五脏别论》曰："胃者，水谷之海，六腑之大源也。五味入口，藏于胃，以养五脏气。"《素问·五脏别论》载："五脏六腑之气味，皆出于胃"。《素问·灵兰秘典论》说："脾胃者，仓廪之官，五味出焉。"说明五脏之功能活动、及其所藏精气血津液髓等，皆有赖于脾胃运化的水谷精微作为物质基础，胃气是五脏精微物质的来源和根本，既可补充五脏精气，又能滋养荣卫脏腑。《景岳全书·卷十七》云："脾为土脏，灌溉四旁，是以五脏中皆有脾气，而脾胃中亦有五脏之气，此其互为相使……故善治脾者，能调五脏，即所以治脾胃也。""灌溉四旁"与"运四旁"具有相同的含义，同时强调了脾胃在五脏中的作用，以及采用调理脾胃法用于治疗五脏疾病。

3. **脾胃主生养气血** 《灵枢·决气》云："中焦受气取汁，变化而赤是谓血。"《难经·四十二难》曰："脾主裹血，温五脏。"说明脾胃有直接将水谷精微转化为血气的作用，同时具有统摄血液的功能。《灵枢·玉版》说："人之所受气者，谷也。谷之所注者，胃也。胃者，水谷气血之海也。"指出人通过水谷摄入，吸收营养，气血才得以持续长久化生，所以将胃称为"气血之海"。《素问·太阴阳明论》指出"脾藏者，常著胃土之精"，而胃土之精，又有赖于脾的运化转输，否则致饮食不转化生养气血，却食反为湿，谷反为滞，饮食停滞，食难消化。

4. **滋养五官九窍** 尽管五官、九窍各为五脏所主，但五官九窍也需要水谷精气灌溉滋养和津液的濡润。《素问·阴阳应象大论》云："天气通于肺，地气通于嗌，风气通于肝，雷气通于心，谷气通于脾，雨气通于肾，六经为川，肠胃为海，九窍为水注之气。"九窍者，五脏主之，五脏皆得胃气，乃能通利。说明九窍为五脏所主，需要津液的上注、下固和充养乃得耳聪目明，鼻息通利，食馨齿固，二便规律；而五脏之气必需靠胃气化生的精微不断补充。《素问·通评虚实论》："头痛耳鸣，九窍不利，肠胃之所生也。"胃气一虚，耳目口鼻，俱为之病。东垣有言"脾胃虚则九窍不通"，所以，遇见五官九窍之病不仅注意所主脏腑的功能失调，而且要想到脾胃病变，如脾胃气虚，精微不能上承，或脾胃之气壅滞，九窍闭塞。

5. 滋润四肢肌肉、十二经脉　李东垣在《脾胃论·大肠小肠五脏皆属于胃胃虚则俱病论》中明确指出："胃虚则五脏、六腑、十二经、十五络、四肢皆不得营运之气，而百病生焉。"《素问·阴阳别论》云："四肢皆禀气于胃而不得至经，必因于脾，乃得禀也。"脾胃可输送精微到十二经脉、十五络以及四肢肌肉，具有生长肌肉的作用，所以"脾主肌肉四肢"。《素问·痿论》："阳明者，五脏六腑之海，主润宗筋，宗筋主束骨而利机关也。"指出脾胃有约束关节，滋养宗筋的作用，因此，遇见筋脉、关节、四肢等部位的病变，首先要想到脾胃。

"持中央、运四旁"与《内经》之"灌四旁"具有类似的含义，四旁不仅仅指四肢，还包括其他四脏、六腑、奇恒之腑、五官九窍、十二经脉、筋脉等，四旁是一个广义的概念。

(四)"持中央、运四旁"的临床意义

《素问·平人气象论》："平人之常气禀于胃，胃者，平人之常气也。人无胃气曰逆，逆者死。"《伤寒论》第184条："阳明居中，主土也，万物所归，无所复传。"都强调了胃气的重要性以及在疾病时的作用。《难经·十四难》："损其脾者，调其饮食，适其寒温。"指出了调饮食、适寒温、理脾胃的方法。

1. 气血不足，持中央以生养气血　临床各种出血、贫血、月经不调、崩漏等血病，采用健中益气养血法为主，方如《金匮要略》之黄土汤、归脾汤等，以脾有统血之功；凡见虚性感冒，气息短促，倦怠乏力，气短懒言，语气低微，不耐疲劳等气虚病变，不论何脏气虚，都可以采用健脾益气固表的方法，方如四君子汤或六君子汤、玉屏风之类。

2. 五脏不足，持中央以滋养五脏　自东垣以下，历来有"补肾不如补脾"之说，凡出现肺气虚、心血虚、肝阴虚、肾精虚各种五脏精气血津液不足或虚损劳伤，都可以在滋养本脏的基础上，持中央补养后天以助五脏生化，充养五脏之体，调脾胃即所以安五脏。叶桂《临证指南医案·虚劳》指出："上下交损，当治其中"，《类经·论脾胃》中强调："治五脏以调脾胃"。《慎斋遗书·辨证施治》又云："诸病不愈，必寻到脾胃之中，方无一失……治病不愈，寻到脾胃而愈者颇多。"《医门揽要》指出："盖脾胃强盛则饮食消化，而津液生生不息矣。"故古人云："调养脾胃，乃医家王道。"都充分说明了调理脾胃治疗五脏虚损的意义。

3. 肌肉病变，持中央以生长肌肉　"脾主肌肉四肢"，凡见肌肉萎缩，形体消瘦，衰弱无力，或饮食不为肌肤，或大肉下陷，破相脱形等各种慢性严重衰弱虚损病证，都可以持中央以生长肌肉，采用大补脾气，重用黄芪以生长肌肉，佐以血肉有情之品，如牛筋、羊肉、海马、鹿角胶、龟板胶、鱼螵胶、海狗肾等以填补精血。

4. 筋脉病变，持中央以束利机关　《素问·痿论》曰："阳明者，五脏六腑之海，主润宗筋，宗筋主束而利机关也。"故肢体筋脉病变，如变形、萎缩、痿软、枯槁、肿胀、积液、沉重等，皆宜从脾胃论治，持中央以约束、滑利筋脉关节；萎缩枯槁者，需健脾以生津血、养筋脉；肿胀积液者，宜健脾渗湿、利湿消肿。

5. 孔窍病变，持中央以通利孔窍　临床上鼻塞、耳鸣、眩晕、口腔溃疡、眼疾、前后二阴病变等诸多孔窍不利疾病，可采用调理脾胃的方法进行治疗。属虚者补之，属实者通利之，兼热者清之，兼寒者温之。

6. 经脉病变，持中央以滋养脉络　十二经脉为五脏六腑的经隧，十五络脉是十二经脉的别络，脾胃失调则经脉与络脉空虚，痰瘀阻滞日久可入于络脉，会导致经脉或络脉所支配部位的病变，如"胃之大络，名曰虚里，贯膈络肺，出于左乳下，其动应衣，脉宗气泄也"，对于此类疾病当持中央以滋养脉络。一般而言，脉络空虚或脉络痹阻病变具有广泛性，有在胃、在肺、在心、在肝、在肾的不同，多虚实夹杂，日久缠绵，值得注意。

（五）现代研究对"持中央、运四旁"的旁证

中医的脾胃不仅指脾胃本身的消化功能，还包括胰腺、小肠、大肠的功能。胰腺具有内分泌和外分泌两种功能，内分泌主要分泌胰岛素、胰高血糖素、生长激素以及生长激素抑制激素等，参与人体能量代谢，与《难经》所说"温五脏"相似；胰腺外分泌主要产生多种消化酶，如脂肪酶、淀粉酶等，通过胰胆管排入小肠参与消化，与脾主运化功能相似。此外，胃肠道的消化功能也归属于脾，胃肠道含有许多内分泌细胞，其细胞总量超过任何一种内分泌腺体，胃肠道与胰岛所分泌的激素在结构、功能等方面均有共同规律，并相互协调、互相影响，存在肠 - 胰对话，即胰腺 - 肠轴，又称为胃肠胰腺内分泌激素（简称 GEP 系），目前已确认的 GEP 有促胃液素、抑胃素、肠血管活性肽、胃动素等,GEP 系以消化功能为主,并参与糖、蛋白质等代谢过程以及血液循环。因此,脾胃不仅与消化、吸收功能有关,还与胃肠道运动功能、胃肠内分泌功能、免疫功能、自主神经功能、能量代谢、血液生化以及微循环、微量元素吸收都有密切关系,为"持中央、运四旁"理论提供了有力佐证。

五、"持中央、运四旁"举隅[15]

脾胃学说始于《内经》《难经》《伤寒杂病论》,发展于唐宋,学派立于金元,成熟于明清,是中医药学基础理论的重要组成部分。余崇尚脾胃学说,上溯经典,下及各家,禀古今异轨之思想,撷各家之所长,提出"持中央,运四旁,怡情志,调升降,顾润燥,纳化常"十八字诀,作为调理脾胃法的思想核心,在临床运用过程中略有心得,继承中有所新意。今就"持中央,运四旁"的理论基础及临床实践作一简述。

持中央,即立足于中央脾胃;运四旁,即调整四脏、六腑、四肢、经络、筋脉、关节。"持中央,运四旁"就是始终围绕中央脾胃的特性和生理功能,结合脾胃与四脏等其他各脏腑的生理病理关系,治疗与脾胃相关的各种疾病。

(一)"持中央,运四旁"的生理基础

1. 土生万物,滋养五脏 《内经》指出:"脾者土也,治中央,常以四时长四脏,各十八日寄治,不得独主于时也。""脾脉者土也,孤脏以灌四旁者也。"脾土四季皆旺,俾中央脾土功能正常,其他四脏得精微物质滋养则皆旺,即"治中央"、"灌四旁"。

2. 脏腑之源,生养五脏 《内经》云:"五脏者,皆禀气于胃。胃者,五脏之本也。"《景岳全书》云:"脾为土脏,灌溉四旁,是以五脏中皆有脾气,而脾胃中亦有五脏之气,此其互为相使……故善治脾者,能调五脏,即所以治脾胃也。"所以脾胃为五脏根本,采用调理脾胃法可治五脏疾病。

3. 变化精微,滋养九窍 《内经》云:"谷气通于脾,雨气通于肾,六经为川,肠胃为海,九窍为水注之气。""九窍者,五脏主之。五脏皆得胃气,乃能通利。"

4. 濡润经络、四肢、百骸 《内经》云:"阳明者,五脏六腑之海,主润宗筋,宗筋主束骨而利机关也。""四肢皆禀气于胃而不得至经,必因于脾,乃得禀也。"因此,肌肉筋脉强健与否全赖脾胃乾运之能,化生气血才能得以滋养濡润。

---

[15] 注:本文张维骏整理,2013 年完稿。

综上所述，脾胃位于人体之中央，借助水谷、水液和精液等营养物质，化生传输气血、津液、精髓等，发挥机能之核心作用。

（二）"持中央，运四旁"的病理基础

1. 内伤脾胃，百病由生　《脾胃论》曰："百病皆由脾胃衰而生"，"胃虚则五脏、六腑、十二经、十五络、四肢皆不得营运之气，而百病生焉。"可见，在疾病发生发展过程中，脾胃功能的盛衰对五脏六腑、五官九窍、经络四肢等有着重要影响。东垣曾详细论述了脾胃与五脏等的关系，如脾胃有病，肺受土之邪，而清肃之气伤，或胸满、短气、少气；肝木妄行，胸胁痛、口苦、舌干、往来寒热而呕；气血乏源，血脉不充，心神不宁则心病；水谷之精气不能充养先天之精，肾精亏虚则腰酸、骨痿、形瘦、神衰之证作矣。并指出脾胃生成的元气是脾胃与五脏的媒介，"若胃气之本弱，饮食自倍，则脾胃之气既伤，而元气不能充，诸病之所由生也。"

2. 新时期脾胃病多见　随着社会的发展，人类疾病谱发生了很大的变化，冠心病、脑卒中、高血压、糖尿病、痛风、肥胖等疾病的发病率显著上升，现代医学认为这些疾病的共同病因有三：一为人，即遗传因素、膳食结构、生活习惯；二为时，季节气候变化；三为地，地理环境变化、空气污染。余近年通过调研提出，饮食失调仍是现阶段疾病的主要病因，如过食肥甘、喜食生冷、饮酒无度，加之久坐少动、情志失调、不慎调摄，虽较东垣时代饥寒战乱不同，但损伤脾胃仍是病机核心，进而出现心、脑、肺、肾等脏腑疾病，这一特点在一些慢性病、疑难病中尤为突出。

由此可见，"持中央，运四旁"不仅是对中医经典理论的升华，也是根据现代疾病特点而发，对现代疾病谱具有普适性。

（三）"持中央，运四旁"的运用原则

1. 持中央以治未病　中医自《内经》、《难经》以下有"正气存内，邪不可干"的观点，强调治未病。张仲景提出："四季脾旺不受邪"，确立了中央脾胃在疾病预防中的地位。脾胃健运，自可运化水谷精微供人体利用，增强防病抗病能力。正如张景岳言："土气为万物之源，胃气为养生之主。胃强则强，胃弱则弱，有胃则生，无胃则死，是以养生家必当以脾胃为先。"

2. 持中央以防传变　疾病的发展取决于正邪交争的结果，正虚邪盛疾病传变，正盛邪退疾病向愈。《伤寒论》云："阳明居中，主土也，万物所归，无所复传。"为此，临证时除从脾胃着手治疗全身脏腑、经络、四肢疾病外，强调处处兼顾脾胃，以扶助正气，辅佐他脏，这一治法在防治老年病时更为有效。"脾虚不能运药何？"脾胃健运同时有助于药物吸收、发挥疗效。

3. 持中央以防复发　疾病复发有饮食、劳倦、情志等诱因，称为食复、劳复、气复等，其核心仍为脾胃功能。《诸病源候论》云："夫病新瘥，脾胃尚虚，谷气未复，若即食肥肉鱼脍、饼饵枣粟之属，则未能消化，停积在肠胃，使胀满结实，因更发热，复为病者，名曰食复也。"因此，余常从健胃运脾着手以收功，并嘱患者节饮食，调情志，慎起居。

4. 持中央以生气血　土爰稼穑，长养万物，是营卫气血津液之源，中央与四旁的关系也是通过这些生理功能而实现的。故临床上凡见到各种出血、贫血、月经过多等血虚病变，多采用健中养血为主，方如归脾汤之类是也；凡见反复感冒，气短息促，倦怠乏力，气短懒言，语声低弱，言语无力，不耐疲劳等气虚病变，都可以采用健脾益气等法治疗，方如四君子汤或补中益气汤之类；凡见干燥综合征，口舌干燥，咽干多饮，双目干涩等阴虚病变，都可采用健脾生津，滋养脾（胃）阴等法，方如中和理阴汤（《不居集》）之类。

5. 持中央以养五脏　《临证指南医案》指出："上下交损，当治其中。"《类经》中强调："治五脏以调脾胃。"《慎斋遗书》又云："诸病不愈，必寻到脾胃之中，方无一失……治病不愈，寻到脾胃而愈者颇多。"凡出现肺气虚、心血虚、肝阴虚、肾精虚等各种五脏精气血津液不足或虚损劳伤，都可以在滋养本藏的基础上，补养后天以助五脏生化，恢复其正常生理功能，求其复原。调脾胃、安五脏，医家之王道也。

6. 持中央以长肌肉　脾主肌肉四肢，凡见肌肉萎缩、形体消瘦、衰弱无力，或饮食不为肌肤，或大肉下陷，破相脱形等各种慢性严重衰弱虚损病证，都可以持中央以生长肌肉，重用黄芪大补脾气以生长肌肉，佐以血肉有情之品以填补精血。《脾胃论》云："脾胃俱虚，则不能食而瘦；或少食而肥，虽肥而四肢不举，盖脾实而邪气盛也。又有善食而瘦者，胃伏火邪于气分则能食，脾虚则肌肉削，即食㑊也。叔和云：多食㑊肌虚，此之谓也。"故临床治疗体型肥胖或消瘦也可从中土着手。

7. 持中央以利机关　凡出现筋脉病变，如变形、萎缩、痿软、枯槁、肿胀、积液、沉重等都可以从脾胃论治，持中央以约束、滑利机关。凡萎缩枯槁者要健脾以生津血，养筋脉；肿胀积液者要健脾渗湿，利湿消肿。

8. 持中央以通孔窍　临床上凡鼻塞、耳鸣、眩晕、口腔溃疡、眼疾、前后二阴病变等诸多孔窍不利疾病，都可以采用调理脾胃的方法进行治疗，虚者补之，实者通利之，兼热者清之，兼寒者温之。

9. 持中央以滋脉络　脉络的病变大多有空虚和痹阻两端。脾胃失调，气血乏源则脉络空虚，失于濡养，易留着外邪。中医有"久病入络"之说，痰瘀阻滞日久可入于脉络,导致经脉或络脉病变。一般而言,脉络病变具有广泛性,多虚实夹杂,日久缠绵,不可不详。

(四)"持中央,运四旁"经验举隅

1. 多囊肾案

韩某,男,65岁,2010年4月12日初诊。主诉肝囊肿20余年,加重伴多囊肾8年。患者20年前发现多发性肝囊肿,8年前发现多囊肾,未予任何治疗。去年于北京某医院检查囊肿增大,医生告知有破裂可能,于2009年4月行手术治疗。至术后7个月复查另一处囊肿较原来明显增大,超声显示肝囊肿最大为15.3cm×11.5cm。刻诊:时有胃脘胀满,右胁疼痛,腰部酸痛,纳差食少,大便偏干、每日1行,小便黄。平素性情急躁,舌质红、苔薄白,脉弦细。既往体健,家族中兄、姐、侄女、侄子均患肝囊肿。辨证脾肾两虚,肝气郁结,湿邪停聚。治以健脾和胃、疏肝益肾活血法。方药:竹节参15g、炒白术12g、炒山药15g、厚朴花12g、炒谷芽、炒麦芽各30g、建曲12g、炒杏仁9g、炒薏苡仁30g、丹参15g、炒白芍15g、郁金15g、夏枯草20g、水红花子10g、醋莪术12g、桑寄生15g、桑椹子15g、益母草15g、怀牛膝15g,14剂,水煎服。

2010年4月30日二诊:药后诸症明显减轻,胃纳转佳,胃脘胀满消失,偶有右胁胀痛,二便正常,眠安,舌质暗红、苔白微腻,脉弦滑。既见效机,宗上法原方加减,药用:五爪龙30g、炒白术15g、炒苍术15g、厚朴花12g、生谷芽、生麦芽各30g、建曲12g、炒杏仁9g、炒薏苡仁30g、丹参15g、炒白芍15g、郁金15g、半边莲20g、虎杖15g、水红花子10g、醋莪术12g、益智仁后下10g、泽泻15g、怀牛膝15g、赤芍、白芍各12g、煅牡蛎先煎30g,14剂,水煎服。

其后继以上方加西洋参10g、三棱12g、益母草15g、蝼蛄8g、蟋蟀6只、木香10g、鸡内金12g,共研细末,每次5g,每日3次,温水冲服。用药4个月后,肾囊肿已明显缩小。

按:多囊肾的病因目前多归于遗传因素,后期可导致肾功能衰竭。余认为本病属中医的"积聚"范畴,虽病位在肾,但与先天禀赋缺陷、正气亏虚、脏腑失和、气血凝聚,痰浊蕴结有关。本案患者既有脾肾两亏之候,又有肝郁气滞、湿浊中阻之征,正虚与邪结是发病的关键,随后引起气血凝聚的病机变化,病位虽在脾肾肝,但关键在脾。因而本病的治疗,扶正重在益气、疏肝、补肾,祛邪重在健脾化湿、活血祛瘀。由于脾居中央,为上下之通道,升降之枢纽,所以在脾、肝、肾同病时,治脾可以左右逢源,体现了叶天士"上下交损,当治其中"之意。药用竹节参、五爪龙、炒白术、炒山药、厚朴花,甘温补气,健脾利湿,调中和胃,扶正培本;郁金、三棱、莪术、虎杖、半边莲疏肝利胆、行气止痛;桑寄生、益智仁、牛膝强腰健肾;丹参、益母草、水红花子、牡蛎养血活血、软坚散结;由于本病迁延日久,久病入络,多兼瘀滞,故加用三棱、莪术等活血化瘀之品。同时加用炒苍术、炒杏仁、炒薏苡仁、泽泻、谷芽、麦芽健脾胃、利湿浊、升脾气之品。

2. 心绞痛案

黄某,女,65 岁,汉族,已婚,2005 年 11 月 20 日初诊。主诉阵发性心前区压榨性疼痛 1 年,加重 3 个月。患者 1 年来每因劳累而发作心前区压榨性疼痛,伴心悸、气短,常服消心痛等扩冠药,病情尚稳定。近 3 个月来,心前区疼痛发作频繁,爬楼、干活均可引发,每天 2~4 次,休息或含服硝酸甘油后缓解。症见:素有腹胀,嗳气,恶心欲吐,乏力,肢倦,大便黏滞不爽,心悸,气短,入睡难,多梦易醒,舌质淡、胖大边有齿痕、舌苔白腻,脉细滑。既往高血压病史。辨证属脾虚失运、宗气不足、湿浊内生、痹阻心脉。治以益气健脾、和胃降逆法,药用:炙黄芪 20g,太子参 12g,炒白术 12g,茯苓 20g,半夏 10g,陈皮 6g,砂仁后下 10g,炒枳实 15g,旋覆花包 12g,娑罗子 12g,藿梗后下 12g,荷梗后下 12g,厚朴花 12g,远志 10g,夜交藤 20g,炙甘草 8g,7 剂,水煎服。

药后心痛次数减少,睡眠改善,腹胀、恶心等症状明显减轻,既见效机,上方予进退,去夜交藤、砂仁,加郁金 12g,醋元胡 15g,生谷芽、生麦芽各 30g,14 剂,水煎服。

药后心前区疼痛 1 周发作 1 次,纳谷见增,乏力有所改善,继如前法调理 1 个月,诸症消失。

按:余常以调理脾胃法治疗胸痹心痛。胸痹病虽有虚实寒热之分、在气在血之异,然胸中阳气虚衰、邪气乘虚入侵阳位、痹阻气机则是共同的发病机理。本病形成首先因于脾胃损伤,气血生化不足;其次是湿浊上泛,痹阻心脉。纯虚者病势轻,湿浊蒙蔽者次之,痰浊痹阻者为重,痰瘀交阻者最危。治疗当谨守病机,治病求本,本之脾胃,防微杜渐,化湿通痹。药用炙黄芪、太子参、炙甘草、炒白术、茯苓健脾益气;厚朴花、半夏、旋覆花、砂仁和胃降逆;藿梗、荷梗芳化湿浊;炒枳实、娑罗子祛湿理气通腑;远志、夜交藤安神宁心。该方中寓香砂六君子汤健脾益气、和胃消胀,又寓藿香正气散芳香化湿祛浊,枳术丸通腑泄浊之意。全方重在恢复脾胃升降功能,以补宗气之不足,降浊祛痰。二诊又加化痰疏肝止痛、消食化浊之剂,取治脾胃必调肝之意。

3. 哮喘案

王某，女，54 岁，2008 年 9 月 16 日初诊。主诉胸闷气短、喘息 23 年。23 年前流产后出现胸闷气短、喘息，每于换季、感冒后发作，虽多方求治仍频繁发作。症见：喘息，喉间痰鸣，咳嗽痰多，色黄质粘，胸闷气短，夜寐欠安，夜尿频多，腰酸乏力，纳差便干，烘热汗出，心烦急躁，舌质紫暗、苔花剥，脉弦滑尺弱。辨证属脾虚痰阻，肺肾两虚。治以健脾益气，宣肺化痰，益肾纳气。药用：太子参 12g，南沙参 12g，生黄芪 12g，浙贝 12g，僵蚕 12g，炒苏子 12g，杏仁 10g，炒薏苡仁 20g，姜半夏 10g，百部 15g，炒白术 15g，茯苓 20g，仙灵脾 12g，补骨脂 12g，盐知母 8g，盐黄柏 8g，14 剂，水煎服。药后患者喘促明显好转，继如法调理 3 月余，入冬后竟未发作。

按：哮证历来责之痰，从肺肝、肺脾、肺肾、瘀血立论者多。余认为本病与肺肾脾三脏关系密切。其中脾为生痰之源，在疾病的发生发展中起核心作用，脾气虚弱，化源不足，渐至脾肾，运化无力，聚湿成痰，痰浊壅阻气道，肺失清肃、肺气上逆，肾虚不藏、失于摄纳而为哮喘。

治疗当从中央脾胃入手，补脾益气，温运中州为主，俾脾气健运，痰祛喘平，精气自复，且寓培土生金、助肾纳气之意，三脏功能恢复，风根得除。药用太子参、南沙参、黄芪、白术补益脾肺气阴，茯苓、半夏、炒薏苡仁化湿和胃，浙贝、杏仁、百部、苏子肃肺化痰，僵蚕通络解痉，仙灵脾、补骨脂补肾纳气，知母、黄柏泻肾中伏火。

4. 消渴案

陈某，男，42 岁，2005 年 8 月 27 日初诊。主诉消渴 1 年。患者缘于 1 年前诊断糖尿病，无三多一少症状，反形体丰腴，症见：疲劳汗多、大便溏泄，食冷则作，舌体胖质红、苔薄黄，脉沉细无力。辨证属脾气不足，痰湿内盛。治以健脾益气，加强运化。药用：生黄芪 30g，西洋参 10g，黄精 12g，苍术 10g，鸡内金 12g，炒山药 15g，玄参 15g，地锦草 15g，黄连 8g，川牛膝 12g，14 剂，水煎服。药后诸证减轻，长期用药。每逢夏季则侧重清暑益气，每逢劳累则加滋补肝肾之品。

按：消渴病素以阴虚内热为主要病机，但随着现代饮食结构变化，肥甘厚腻食入过多，脾失健运，湿浊内生之消渴越来越多，如《素问·奇病论》曰："此肥美之所发也，其人必数食甘美而多肥也，肥者令人内热，甘者令人中满，故其气上逆，转为消渴。"余认为消渴病的发生与脾胃功能失调密切相关，脾病不能上输津液于肺，见多饮以自救；脾虚不能濡润于胃，见多食易饥；脾气不升反降，津液趋下，故小便数长。

治疗本病要重视补中健脾，顾护生化之本，健脾益气、养阴生津并用。方中黄芪、太子参补气升提、健脾固摄，山药、黄精补脾益肺、固肾摄精，玄参、地锦草、黄连清热滋阴，苍术、鸡内金敛脾阴、运脾气，与玄参配伍相得益彰，牛膝引热下行。全方补而不滞，滋而不腻，正气复，邪气除，消渴自愈。

5. 燥痹案

邢某、女、51岁，2009年5月初诊。患者眼干、口干7年余。患者2000年确诊为"干燥综合征"，间断服用中药控制，效不佳，2008年12月开始系统治疗，加服强的松6片（30mg）/日、雷公藤、甲氨蝶呤治疗，经治疗后症状改善不明显。症见：双目干涩，视物模糊，口舌干燥，吃馒头后需饮水送服，皮肤干燥，颌下及双手指关节疼痛，纳可，但多食后胃胀、嗳气、呃逆，眠安，二便可。舌瘦小、苔薄黄、少津，脉沉滑。既往有胃下垂病史10余年，平素急躁易怒。辨证属气阴两伤、脾胃枢机不利之证。治以益气养阴、和胃降逆、化浊生津。药用：太子参15g，南沙参15g，麦冬12g，玉竹12g，炒扁豆12g，炒山药15g，石斛12g，枇杷叶12g，清半夏12g，生谷芽、生麦芽各30g，炒神曲12g，佛手9g，桔梗12g，炒枳壳12g，炙甘草6g。14剂，水煎服。药后胃胀即消，情绪得平，燥症得减，痹痛而缓。续服半年诸症已除。

按：在风湿病研究中余提出"燥痹"病名，将干燥综合征归于其内。燥痹是由外燥（六淫、疫情、饮食）、内燥（气虚阴虚、阴虚血虚、瘀血痰浊湿热）引起阳气亏虚、阴津耗损、气阴两虚，使阴阳不能互化，阴损及阳，阳损及阴，阴津亏耗，机体失于濡养所形成。

益气养阴是燥痹的基本治法，以调整"中央"脾胃功能，调理气机"升降"为手段，求滋阴而不腻，养液而不滞。本方用太子参、南沙参、麦冬、玉竹、石斛取其走肺、脾、肾三脏，甘凉濡润之性，益气养阴，为本方之主药；生山药、炒扁豆性平，善于和中，可加强补脾气、养脾阴、化湿浊之功；枇杷叶、清半夏一清一降，肃降肺胃，配合养阴药能治疗胃阴不足所致之呃逆、嗳气；桔梗归肺经、性散行上，长于开宣肺气，在本方中起到助脾载津上行，宣肺布津的作用；枳壳归脾胃大肠经、走行于下，长于行气消痞除胀满，在本方中可和降上逆之气。本方之妙就在于桔梗、枳壳相互配合，一升一降，气机和，则津液复。另配以佛手疏肝解郁，理气和中；生谷芽、生麦芽、炒神曲消食化滞，助脾胃之运化；炙甘草调和诸药，增强补益之功。

第四节 湿 病

一、湿病源流 [16]

中医对湿病的认识,来源于《五十二病方》《内经》《难经》《伤寒论》《金匮要略》,发展于唐宋金元,完善于明清,成熟于当代。为此,作一简要的整理,以溯本求源,洞悉其脉络,对湿病今后的研究,有着重要的承启和促进作用。

(一)湿病理论源于《内经》《难经》

湿邪致病,最早见于《五十二病方·婴儿索痉》,指出:"索痉者,如产时居湿地久"所致,认为是妇女在分娩时居处潮湿太久,婴儿受到湿邪的侵袭,而引起口噤、项强、筋脉挛急、搐搦的痉病。《内经》以人与自然、阴阳五行、藏象学说、五运六气等理论,对湿气、湿邪的产生及湿病的病因病机、症状表现、治则等已有较详尽的论述,为湿病的发展奠定了理论基础。

在正常情况下,湿为自然界六气之一,称为湿气,又称为正湿,为具有万物滋润、生长、繁茂不可缺少的重要物质。《素问·五常政大论》指出:"备化之纪……其令湿。"王冰注云:"此乃德化之常也。"《素问·五运行大论》云:"燥以干之,暑以蒸之,风以动之,湿以润之,寒以坚之,火以温之。故风寒在下,燥热在上,湿气在中,火游行其间,寒暑六入,故令虚而生化也。""中央生湿,湿生土,土生甘,甘生脾,脾生肉,肉生肺。其在天为湿,在地为土,在体为肉,在气为充,在藏为脾。其性静兼,其德为濡,其用为化,其色为黄,其化为盈……其志为思,思伤脾,怒胜思;湿伤肉,风胜湿;甘伤脾,酸胜甘"。明确指了自然的湿与人体脏腑、精神情志等紧密相关性和辨证性。正常的湿气对万物有益而无害,但如湿气太过或非其时而有其气,则为湿邪,由湿邪所引起的疾病则称之为湿病。

《内经》对湿邪的特征和致病特点有系统论述,认识到既有外湿、内湿之分,又有清浊之殊、上受下起之异,即"清邪中上,浊邪中下"是也。所谓清邪,系指地下上升之轻清雾露、霜、冰雹和雨雪,自上而下。感其气者,上先受之,则见头脑昏蒙,蔽聪塞明,沉重酸楚。《内经》所谓"困于湿,首如裹"是也。浊

[16] 注:本文李连成、刘秉昭整理,首刊于《中国医药学报》2001年第5期、第6期;本书收录全文引自《中医湿病证治学》第3版,路志正主编,北京:科学出版社,2015年,5—15页。

邪是指地下泥水污秽之气，暑月淫雨，离照当空，天热下逼，湿浊之气蒸腾，触其气者，下先受之，多见足䯒重着肿胀、关节酸痛。《素问·太阴阳明论》曰："伤于湿者，下先受之。"湿邪中人，多因其人正气不足，湿邪才能乘虚而入。故《灵枢·百病始生》指出："清湿袭虚，则病起于下。"清楚说明"邪之所凑，其气必虚"，是湿邪中人的内在条件。湿邪对人体脏腑有特殊的亲和性，其症状表现具有一定的规律。《素问·阴阳应象大论》："湿盛则濡泻"，"地之湿气，感则害皮肉筋脉"。《素问·生气通天论》："秋伤于湿，冬生咳嗽。"《素问·至真要大论》："诸湿肿满，皆属于脾"，"诸痉项强，皆属于湿"。《素问·痹论》："湿气盛者，为着痹也。"肺主气，司呼吸，雾露清湿之邪则易通过口鼻而袭肺；脾属土，司运化，恶湿，故湿邪极易停滞，影响气机升降，故湿邪损伤脾肺，多见鼻塞不利，咳嗽上气，胸膈憋闷，胃脘痞满，四肢不举，体重酸楚，饮食不化，呕恶嗳气，唾吐清涎，发为咳喘、濡泻、䯒肿、黄疸、痉病、痹病、痿厥等诸多疾患。《素问·气交变大论》指出："岁土太过，雨湿流行，肾水受邪，民病腹痛，清厥，意不乐，体重烦冤……甚则肌肉萎，足痿不收，行善瘛，脚下痛，饮发中满，食减，四肢不举"；"岁土不及……民病飧泄，霍乱，体重，腹痛，筋骨繇复，肌肉瞤酸。"此外，湿邪与运气的胜复，在引起湿病的发生方面亦紧密相关。如《素问·至真要大论》："湿淫所胜……民病积饮，心痛，耳聋，浑浑焞焞，嗌肿喉痹"，"太阴之复，湿变乃举，体重中满，食饮不化……饮发于中，咳喘有声"等病证。

《内经》对湿邪中人，与地域、工作及居住环境潮湿等因素有关已有所认识。《素问·异法方宜论》："南方者，天地之所长养，阳之所盛之处也；其地下，水土弱，雾露之所聚也。""中央者，其地平以湿，天地所生万物也众。"《素问·痿论》："有渐于湿，以水为事，若有所留，居处相湿，肌肉濡渍，痹而不仁，发为肉痿。故《下经》曰：'肉痿者，得之湿地也'。"是对所处地域、工作种类、环境潮湿可致肉痿的阐述。在《素问·奇病论》中，对过食肥甘，脾蕴湿热而成"脾瘅""消渴"亦进行了讨论。原文曰："有病口甘者……此五气之溢也，名曰脾瘅。夫五味入口，藏于胃，脾为之行其精气，津液在脾，故令人口甘也。……肥者令人内热，甘者令人中满，故其气上溢，转为消渴。"同时，湿邪又多与它邪相兼为病。如《素问·六元正纪大论》云："风湿相搏……民病血溢，筋络拘强，关节不利，身重筋痿"，"寒湿之气，持于气交，民病寒湿，发于肉痿，足痿不收，濡泄血溢"，"溽暑湿热相搏……民病黄疸而为胕肿"《素问·生气通天论》："湿热不攘，大筋緛短，小筋弛长，緛短为拘，弛长为痿"。《素问·调经论》亦云："寒湿之中人也，皮肤不收，肌肉坚紧。"明确指出了外湿多侵害皮、肉、筋、脉、关节而致痹病,由湿热蕴结日久,导致痿病。

关于湿病的治疗,《内经》提出了较完整的治疗原则,成为后世治疗湿病的圭臬。概括起来有苦温燥湿、淡渗利湿、疏风胜湿、清热祛湿等。如《素问·至真要大论》云:"湿淫于内,治以苦热,佐以酸淡,以苦燥之,以淡泄之","湿上甚而热,治以苦温,佐以甘辛,以汗为故而止","湿司于地,热反胜之,治以苦冷,佐以咸甘,以苦平之","湿化于天,热反胜之,治以苦寒,佐以苦酸"等大法,对指导临床辨治湿病,起到了重要作用,奠定了良好的理论基础。所创制的 13 方中,其中泽泻饮、兰草汤、半夏秫米汤,亦可用于治疗湿病。《难经·四十九难》:"久坐湿地,强力入水则伤肾","有中湿"。《难经·五十八难》:"伤寒有五……有湿温","湿温之脉,阳濡而弱,阴小而急",提出湿温的病名。

《神农本草经》中记载了治疗风湿、寒湿、湿热等药物 43 种,其中薏苡仁、车前、泽泻、萆薢、防风、防己、滑石、茵陈、茯苓、猪苓、秦艽等,至今仍为常用的祛湿药物,有较好的疗效。

(二)张仲景开湿病辨证论治之先河

汉·张仲景所著的《伤寒杂病论》,是中医学史上第一部理、法、方、药完善的临床专著。其中对湿病的突出贡献如下。

1. 首先将湿邪所致的疾病,作为独立病种进行了讨论。诸如对湿痹、湿家之为病、历节、肾着、胃痞、下利、黄疸、黄汗、狐惑病、浸淫疮等多种内、外、妇科湿病,做了较为系统的论述,开创了湿病辨证论治之先河。

2. 在病因方面描述的十分具体。如风湿"此病伤于汗出当风,或久伤取冷所致也"(《金匮要略·痉湿暍病脉证治》);"肾着之病……身劳汗出,衣里冷湿,久久得之"(《金匮要略·五脏风寒积聚病脉证并治》);"黄汗之为病……以汗出入水中浴,水从汗孔入得之"(《金匮要略·水气病脉证并治》)等。

3. 在辨证论治方面,注意辨别表里、上下、寒热、虚实。如湿家表实证,风湿在表予麻杏苡甘汤,寒湿在表予麻黄加术汤;风湿表虚证,予防己黄芪汤;风湿表阳虚证,予桂枝附子汤;而表里阳皆虚者,予甘草附子汤。治黄疸病,阳明湿热瘀里发黄,予茵陈蒿汤;外有表邪、里有湿热,予麻黄连翘赤小豆汤;湿热郁于三焦、热势较重,予栀子柏皮汤;黄疸湿重于热,予茵陈五苓散。《伤寒论》第 259 条,还讨论了寒湿发黄等内容,充分体现了辨证论治之详明,层次清晰。

4. 在治疗上,根据湿证上下、表里、寒热、虚实提出具体治法。

（1）湿在上焦，治宜宣泄，用纳鼻外治法，如"病在头中寒湿故鼻塞，内药鼻中则愈"。

（2）风湿在表，宜用汗法，"但欲微微似欲出汗者"为度。

（3）"湿邪在里，但当利其小便"，使《内经》"淡渗""开鬼门，洁净府"的治法具体化。

（4）《内经》在病因上虽然提出了风湿、寒湿、湿热的病因病机，但在湿邪从化方面却欠明确，至仲景始有湿从热化、宜清热燥湿或清热利湿，阳虚湿从寒化、宜温阳除湿。

（5）强调湿家忌大汗及攻下。

（6）创制了一系列治疗湿病的方剂，如麻黄加术汤、麻杏苡甘汤等。

（7）在用法上，有内服、外洗、外敷及搐鼻等丰富内容，至今仍为后世医家广泛应用，有很高的临床使用价值。

更可贵的是，仲景在《金匮要略》中，率先将雾作为致病的五邪之一，明确指出："五邪中人，各有法度……湿伤于下，雾伤于上……雾伤皮腠"；联系到仲景在《伤寒论》原序中所说的"余宗族素多，向余二百，建安纪年以来，犹未十稔，其死亡者，三分有二，伤寒十居其七"，说明当时急性热性传染病流行猖獗。据张国权、王华发表的《现代雾气致病与东汉雾伤于上》的文章，所引成都武侯祠展示的资料可知，从公元121年～公元183年，共发生灾荒22次，其种类有瘟疫、地震、地裂、洪水、涝灾等，给人畜造成的伤亡巨大，腐败的尸体臭味源源不断地散发于空气中，成了雾气重要的甚至主要的污染源（《中国中医药报》1995年10月25日第4版）。所以雾同样是传播疾病的重要媒介。

《神农本草经》中提出"瘴气"病名，而《后汉书·马援列传》即有"瘴气"及"瘴疫"流行的记载。所谓瘴气，是指感受山岚雾露湿热蕴蒸之毒的一种急性外感疾病，临床特点是寒热交作或有神识昏蒙、喑哑等症状。隋·巢元方、唐·王焘认为是外感恶毒之气所致。明《圣济总录·瘴气》有："江山雾气多瘴，山岚烟雾蛇虺郁毒之气尤甚，但呼吸斯气皆成斯疾"，进而派生出哑瘴、冷瘴、热瘴、中瘴、疟瘴等疾病。明确提出瘴气致病，是由呼吸道感染而成。《景岳全书·李待制瘴疟论》云："岭南炎方土薄，阳燠之气常泄，濒海地卑，故阴湿之气常盛，二气相搏，此寒热所由作也。"充分说明古人已认识到山岚雾露中含有恶毒之气，与大气和水源、环境污染密切相关，并具有地域性疾病特征。这与雾气致病不谋而合。

（三）隋唐至金元时期医家对湿病的发展

隋唐以后，特别是金元时期，医学流派蜂起，各家学说争鸣，使湿病理论和临床出现了蓬勃发展、欣欣向荣的局面。

隋·巢元方所著的《诸病源候论》，记载了各科病证源候 1699 候，其中对湿病相关的如湿疸、湿癣、湿疥、脚气病等进行了阐述，对其病因病机发挥较为简明，显示出中医学术的不断发展。

唐·孙思邈在《备急千金要方·卷七》中，进一步具体描述了风毒脚气的病因，认为可由久坐久立湿冷之地、或汗出当风取冷所致；若暑月久坐久立湿地，则热湿之气上入经络，强调预防和早治思想。指出："凡四时之中，皆不得久立久坐湿冷之地……世有勤功力学之士，一心注意于事，久坐久立于湿地，不时动转，冷风来袭，入于经络，不觉成病也，人非金石，况犯寒热雾露，既不调理，必生疾病"。在治疗上，主张"顺天时，合地理"，"凡用药皆随土地所宜，江南岭表，其地暑湿，其人肌肤薄脆，腠理开疏，用药轻省；关中河北，土地刚燥，其人皮肤坚硬，腠理闭塞，用药重复"；尤其提出"不欲露卧星月，不欲眠中用扇，大寒、大热、大风、大雾，皆不欲冒之"；治脚气推尚"惟得食粳粱粟米"，"常作谷白皮粥防之"的预防和早治思想，以及用谷糠（含有大量维生素 B_2）防治脚气的方法，具有较高科学价值。

宋·朱肱《类证活人书》，在继承《内经》《难经》《伤寒杂病论》理论基础上，对湿病的论述极为详尽。"其人常伤于湿，因而中暑，湿热相搏，则发湿温。病若两胫逆冷，腹满，又胸多汗，头目痛苦，妄言。其脉阳濡而弱，阴小而急，治在太阴，不可发汗，汗出必不能言，耳聋，不知痛所在，身青面色变，名曰中暍。如此死者，医杀之耳。白虎加苍术汤主之。"其所言湿病不可发汗，汗出必不能言、耳聋等治禁，提出了新颖而独到的见解，从而为湿温病的治疗理论奠定了基础，对后世温病学说的形成有较大影响。其所创之白虎加苍术汤一直为后世所习用。

宋·杨士瀛的《仁斋直指方》，对湿邪致病的隐袭性及广泛性更有深刻的认识。他说："风之撼动，人知其为风；寒之严凝，人知其为寒；暑之炎热，人知其为暑；惟湿之入人，行住坐卧，实熏染于冥冥之中，人居戴履，受湿最多，况夫湿能伤脾，脾土一伤，百病根源，发轫于此矣。滞而为喘嗽，溃而为呕吐，渗而为泄泻，溢而为水肿，湿瘀热则发黄，湿遍体则重着，湿入关节则一身尽痛，湿聚痰涎则昏不知之，至于为身热，为鼻塞，为直视，为郑声，为虚汗，为脚气，为腹中胀、脐下坚，为小便难、大便自利，皆其证也。"

金·刘完素根据当时的气候环境及其对湿病的认识，提出了湿自热生的论点。如《河间六书》中说："湿本土气，火热能生土湿，故夏热则万物湿润，秋凉则湿复燥干也。湿病本不自生，因于火热怫郁，水液不能宣行，即停滞而生水湿。故凡病湿者多自热生。"在治疗上也多有发挥,强调"风胜湿,湿自土生,风为木化,土余治之以风,脾盛治之以燥。"

张从正《儒门事亲·湿门》中云:"经曰:诸湿肿满,皆属于脾,可用独圣散吐之,如时月凉寒,宜于燠室不透风处,用火一盆,藉火力出汗,次以导水禹功,量患者虚实,泻十余行,湿去肿减则愈矣。是汗下吐之法俱行,三法行毕,脏腑空虚,先宜淡浆粥,养肠胃三两日,次日服五苓益气同煎,或灯心汤调下亦可。如大势未尽,更服神功散,可以流湿润燥,分阴阳、利水道。"张氏以汗吐下之法治湿病,虽然别具一格,但后世医家为了患者安全起见用之较少。

李杲从脾胃内伤的角度,详细阐述了脾胃损伤、中气下陷、内伤酒湿等病证,创造性地提出了"升阳除湿"的治疗大法。例如脾虚湿盛的泄泻,东垣认为此乃中气不足、脾湿下陷、"阴盛乘阳"之变,治之不能用淡渗分利之剂,因脾气已经下陷,又分利之,是"降之又降,复益其阴而重竭其阳也",应用升阳之药,如羌活、升麻、柴胡、防风、炙甘草等,或升阳除湿防风汤。对风湿相搏、身体疼痛之病,由于脾胃虚弱,阳气不能上行,不能充皮毛,散布百脉,以致风湿乘虚侵袭所致者,治当风药升阳,使阳气升腾于经脉,同时风药又能胜湿,则湿邪除而经气疏通,方用除风湿羌活汤、羌活胜湿汤等。对于四肢无力,困倦懒语,周身走注疼痛,燥热汗出,在阴室中则疼痛更剧者,东垣认为此乃风湿而兼阴火,治之当用麻黄复煎散或苍术复煎散等。如长期鼻塞不通,不闻香臭,头额昏沉,涕泪眵多,东垣认为此乃脾肺气虚,湿蒙清窍,即《内经》所说:"九窍不利,肠胃之所生也。"治之亦当用"升阳除湿法",方如丽泽通气汤等系列方剂,为湿病治疗开辟了新的途径。

朱丹溪在继承刘河间等人学术思想的基础上,认为湿病以"湿热相火为病甚多"(《格致余论·序》),"六气之中,湿热为病,十居八九"。并认识到湿病在发病学上不仅具有地域气候特点,且与饮食习惯紧密相关。《丹溪心法·中湿》云:"东南地下,多阴雨地湿,凡受必从外入,多自下起……西北地高,人多食生冷,湿面潼酪,或饮酒后寒气怫郁,湿不能越……此皆自内而出也。"在治疗上主张分上下、内外或上中下三焦分部用药,如《丹溪心法·中湿》曰:"上部湿,苍术功烈;下部湿,宜升麻提之。外湿宜表散,内湿宜淡渗。""去上焦湿及热须用黄芩,泻肺火故也……若中焦湿热久而痛,乃热势甚盛,宜黄连用姜汁炒。去下焦湿肿及痛,并膀胱有火邪者,必须酒洗防己、黄柏、知母、龙胆草。"这种三焦分治湿热的思想,对后世温病学家吴鞠通的三焦辨证产生了一定影响。

（四）明清时期湿病理论日臻成熟

明·张景岳全面总结了前贤的理论，是医学之集大成者，其对湿病的认识较为全面系统。如《景岳全书·湿证》曰："湿之为病……其为证也，在肌表为发热，为恶寒，为自汗；在经络则为痹，为重，为筋骨疼痛，为腰痛不能转侧，为四肢痿弱酸痛；在肌肉则为麻木，为胕肿，为黄疸，为按肉如泥不起；在脏腑则为呕恶，为腹满，为小水秘涩、为黄赤，为大便泄泻，为腹痛，为后重，脱肛，癥疝等证。凡肌表经络之病，湿由外而入者也；饮食血气之病，湿由内而生者也。此其在外者为轻，在内者为甚，是固然矣；然及其甚也，则未有表湿而不连脏者，里湿而不连经者……凡治此者，必当辨表里，察虚实，而必求其本也。然湿证虽多，而辨治之法，其要惟二则：一曰湿热，一曰寒湿而尽之矣。""治湿之法，古人云：宜理脾、清热、利小便为上"。"然湿热之证多宜清利，寒湿之证多不宜利也。何也？盖凡湿而兼寒者，未有不由阳气之虚，而利多伤气，阳必更虚，能无害乎！但微寒微虚者，即温而利之，自无不可，若大寒大虚者，则必不宜利，此寒湿之证有所当忌者也。再若湿热之证，亦有忌利者，以湿热伤阴者也，阴气既伤而复利之，则邪湿未清而精血已耗。""凡治阳虚者，只宜补阳，阳胜则燥，而阴湿自退；阴虚者，只宜壮水，真水既行，则湿邪自无所容矣"。张景岳对湿病的形成、临床表现、辨证要点、治疗大法及禁忌，论述系统而精辟，使人读之如成竹在胸，纲举目张。

清代对湿病的研究，有了更大的发展，涌现出一批学验俱丰的温病学家，其中当推叶天士、薛雪、吴瑭、王孟英为代表，叶天士门人所记的《外感温热篇》中，发出"吾吴湿邪害人最广"之感叹！因此，他在长期临床实践中做了深入细致的观察和探索，提出了不少新的见解。

1. 首先提出"酒客里湿素盛，外邪入里，里湿为合。在阳旺之躯，胃湿恒多；在阴盛之体，脾湿亦不少"的创见。这里所说的胃湿，我们应理解为湿热，脾湿当是寒湿，与《伤寒论》中的从化规律基本一致。

2. 湿热便结用下法，主张宜轻。大便溏为湿邪未尽，须大便硬，始为无湿之征。

3. 对体丰面白患者，用清热祛湿法，但到十分之六七，即不可用过寒凉，以湿热去则阳气亦微，体瘦色苍，须顾护其津液，清凉到十分之六七，热退身凉，也不应就认为虚寒。而投补剂，恐炉烟虽熄而灰中有火，一补又炽。

4. 舌诊是中医重要望诊内容之一，具有悠久的历史，明清以降，随着温病学派的兴起，特别是叶氏对湿热病的舌质、舌苔色泽荣枯等均作了较详的叙述，又将验齿、湿热发疹、白痦等作为望诊内容，对了解机体的病理变化，鉴别真伪方面有所创新,不愧为温病大家。

在临证治疗上,其门人华岫云在《临证指南医案》中,做了较系统的整理,如治外湿原宜表散,但不可大汗耳,更当察其兼症,若兼风者,微微散之;兼寒者,佐以温药;兼热者,佐以清药。"内生之湿,必其人膏粱酒醴过度,或嗜饮茶汤太多,或食生冷瓜果及甜腻之物,治法总宜辨其体质阴阳,斯可以知寒热虚实之治。"体质因素、生活习惯对湿邪的寒化热化起决定的作用。"若其人色苍赤而瘦、肌肉坚结者,其体属阳,此外感湿邪必易于化热;若内生湿邪,多因膏粱酒醴,必患湿热、湿火之证。其人色白而肥,肌肉柔软者,其体属阴,若外感湿邪不易化热,若内生之湿,多因茶汤生冷太过,必患寒湿之证。"叶氏辨治湿病,主张用三焦分化法:"若湿阻上焦者,开肺气,佐淡渗通膀胱,是启上闸,开支河,导水势下行之理也。若脾阳不运,湿滞中焦者,用术、朴、姜、半之属,以温运之;以苓、泽、腹皮、滑石等渗泻之。亦犹低密湿处,必得烈日晒之,或以刚燥之土培之,或开沟渠以泄之耳"。叶氏治疗湿病,强调气化作用,重视肺、脾、肾三脏及膀胱的气化正常在湿病治疗中的地位。"肾阳充旺,脾土健运,自无寒湿诸证;肺金清肃之气下降,膀胱之气化通调,自无湿火、湿热、暑湿诸证。"

薛雪著有《湿热病篇》,并自加注,明确指出湿热病"不独与伤寒不同,且与温病大异",使湿热病从温病学中独立出来而自成体系,既丰富了温病学之内容,又填补了前贤之未备,对中医学术之发展,做出了重要贡献。

薛氏提出:湿热病之病因,多由脾虚失运,湿饮停聚,再受客邪,内外相引而成。其感邪途径,从表湿伤者,十之一二,由口鼻而入者,十之八九;病变部位,以阳明太阴居多,初起即见里症,很少单纯之表证。随着人之体质不同,而有湿多热少、热多湿少、湿热俱盛等热化、寒化之异,即所谓"实则阳明,虚则太阴"是也。

在症状表现上,薛氏在首条说的"始恶寒,后但热不寒,汗出,胸痞,舌白,口渴不引饮"6个主症,可以说是湿热病初期之总纲。所说"始恶寒",是指太阴之表,四肢也;阳明之表,肌肉与胸中也,故胸痞为湿热必有之征。他在自注中,特别强调了"四肢倦怠,肌肉烦痛,亦必并见"之见解,确从临床实践中来。

湿为阴邪,既可单独为患,又多兼夹为害,如与暑合则易化热而成湿热,而易动风诱发痉厥之变。有湿无热,只能蒙蔽清阳,或阻于上、中、下;湿多热少,则蒙上流下;湿热俱多,则下闭上壅;湿热化燥,内陷营血,而现气血两燔、热入血室等危重证候。在变证、类证、瘥后调理、辨治方面,每条均有治法和药物，条分缕析，简明扼要，切合实用，是临床实践经验之总结，是湿热病辨证论治规律性结晶，创制了一些治湿方法和方剂，如养阴逐湿、扶阳逐湿；邪陷营分、热入血室，不但凉血，并且解毒；治肺胃不和，呕恶不止，创连苏饮，仅用川黄连3~4分，苏叶2~3分，药只2味，量不及钱，竟能愈重病，真可谓方简效宏，轻可去实矣。陈修园氏结合自己的体验，将薛氏《湿热论篇》中有关湿热内容，选录29条和部分原注，辑成《湿热条辨》，收载于《陈修园医书全集》之中，使其更加精炼。

清·吴瑭所著《温病条辨》，多有创见，使三焦辨证理论臻于完善。更能反映温病的发生、发展和传变规律。现仅就吴氏对湿邪致病的主要见解，简介如下。

历代医家对温病、暑病的判定，多宗《素问·热论》："先夏至日者为病温，后夏至日者为病暑"，作为两者的鉴别。吴氏在继承前人的理论基础上，结合个人的体验，认为暑乃天之阳热，原多夹湿，热极湿动，人居其中，而暑成矣。偏于暑之热者为暑湿，若纯热不兼湿邪，则仍属温热范畴。偏于暑之湿者为湿温，伏暑系长夏受暑、过夏而发，症见头痛微恶寒，面赤烦渴，舌白脉濡数，虽在冬月，应按太阴伏暑论治，寥寥数语，使四者之鉴别简洁明确。43条，对湿温病的证候、舌苔、脉象、治法三禁、误治后果导致医源性疾病等，均做了较详细的论述，可以说是湿温病初期之提纲，易于了解和掌握。

在中焦篇，吴氏将寒湿放在湿温之前，一是表明它是湿证之总纲，二是作湿温对待。其感邪途径，说明有自外入、水谷内蕴，内外相合之殊。其中伤也，有伤脾阳、有伤胃阳、有伤脾阴、有伤胃阴和脾胃两伤之不同，伤脾胃之阳者十常八九，伤脾胃之阴者十之一二，所说伤脾胃之阴，乃湿久化热，热必伤阴，古称湿火是也。伤胃阴则口渴不饥，伤脾阴则舌质灰滑，大便坚结，使湿伤脾胃之阴的理论和临床，均得到了同步的发展。

《素问·痹论》虽有"其热者，阳气多，阴气少，病气胜，阳遭阴，故为痹热"之记载，但历代医家多从寒湿论治，而多用风药、刚药，而吴氏在65条所说之湿痹，实际是湿热痹，否则何以出现"寒战热炽，骨骱烦痛，湿聚热蒸，蕴于经络"之症状。从所创之宣痹汤自注看，"连翘清气分之湿热，赤豆清血分之湿热，滑石利窍而清热中之湿，山栀肃肺而泻湿中之热……"实开湿热痹辨治之先河。他特别提出"寒痹势重，而治反易，热痹势缓，而治反难"的见解，确有着临床实践体验。他治痹病喜用生石膏，而且用量很大，真是别开蹊径，给人以启迪。

吴氏认为，土为杂气，寄旺四时，藏垢纳污，无所不受，其间错综复杂，不胜枚举。列举出湿痹、水气、咳嗽、痰饮、黄汗、黄疸、肿胀、疟疾、霍乱、痢疾等 10 余种，清楚表明，湿病在中焦最多，与临床实际相符合。而痰湿阻气之阴吹证，暴感寒湿成疝证，以及淋、带、便血、痔疮、癃闭等症，多是下焦寒湿、湿热而成，故收入下焦篇中。特别是 55 条："湿温久羁，三焦弥漫，神昏窍阻，少腹硬满，大便不下，宜清导浊汤主之。"使我们认识到湿邪郁结下焦气分，同样可以导致便秘，以湿为阴邪，重浊黏腻故也。在临床辨治上，增加了新的思路。三焦辨证，对湿热中阻、肝脾失调、胆胃不和、湿流下焦证等的辨治，更加准确，所创制之三仁汤、五加减正气散等方剂，具有针对性强、药少力专、疗效突出的特点。

《湿热举要》一书为江锡所著，江氏，字丙媚，成书于清道光 18 年（1838年），不分卷，为《时病救急》《诸症撮要》之合编本，首先引述前人有关湿热论述，分述古、病原、发热（辨伤寒、湿热之不同）、苔脉、二便等；并阐述神昏谵语、口渴耳聋、发斑、蓄血、食复等证。后附验案 6 则。

王孟英所著《温热经纬》，以岐黄、仲景之文为经，以叶、薛、吴、余诸家之辨为纬，博采众长，主论公允，结合自己的心得体会，多有精辟发挥，可说是集温病之大成，使其更加充实和完善，对中医温病学术之发展，做出了卓越贡献。

他在刘完素"土为万物之母，水为万物之根，故水土同居于下，而为万物之根本也，地平而无水湿之性，则万物根本不润，而枝叶衰矣"思想的启示下，对水源、水质进行了深入观察和研究，如水分为地下水（井水、泉水）、地面水（雨水、湖水、河水、溪水、露水）等，提出煮试、味试等 5 种鉴别水质之方法，分别阐述其性味、功能、主治。偶用药物来净化水液和空气消毒，如"食井中，每交夏令，宜人白矾、雄精之整块者，解水毒而避蛇虺也"，"天时潮蒸，室中宜焚大黄、茵陈之类，以驱秽气"，这对预防湿病有着重要的实用意义。

王氏在所著《霍乱论》中，认为其主要病机，系疠气、暑湿温热、饮食所伤引起。而病位皆在脾胃，以脾胃位居中焦，为气机升降之枢纽，土郁则湿盛，湿盛则阻滞气机，升降悖逆，霍乱另作。若"岁土不及……中阳既虚，寒湿自盛"。在流行传播方面，强调与人口疏密有关。以人口会聚之区，因"湿热之气上腾，烈日之暑下烁，人在气交之中，受其蒸淫，邪从口鼻皮毛而入……这一朝卒发，至阖户沿村，风行似疫。

同时，王氏还认识到，江浙地近海域，气偏湿热，浊秽戾毒较多，故霍乱流行与气候变化、地理环境、生活习惯、饮食不洁、水质污染等密切相关。明确指出："杭、嘉、湖、苏数郡之水，独异于他处，大河之水既已平流，则浜汉之间，竟如止水，居其斯者，饮于斯，含于斯，粪浊秽于斯，若暑月旱年，则热毒蕴蓄，为害尤烈。"因而提倡凿井，井水甘冽，"疏浚河道，勿使积污"。作为医生，当时能有这样高度的认识，确属难能可贵，有着很高的科学价值。

余国佩，清代婺源县沱川人，国学生，中年弃儒习医，于咸丰元年（1851年）著《医理》一卷，共分21小节，分别为六气独重燥湿论、湿气论、治湿法、燥气论（附治法）、风无定体论、寒与燥同治论等内容。本书删繁就简，文字精练，而病因病机、四诊、治疗大法、专科疾病等，理法方药一贯。特别结合临床实践，予以精辟论证，俾后之学者读后能"明其理而后能知治病之法"。

本书最显著的特点是以"燥湿为纲"，统领病因、诊断、治法、方药。认为"血虚生内燥，气虚生内湿……湿则外湿凌之"。诊脉方面，以刚柔二字辨燥湿，柔脉按之如棉丝湿泥软柔之象，属气虚湿病之脉。在辨治上主张治气分湿盛，用半夏、厚朴、苍术、陈皮、白豆蔻、藿香、杏仁、滑石、通草、姜皮、芦根、薏苡仁、细辛之类；表邪未清者，羌活、防己、桂枝、茵陈、葛根、秦艽之类，亦可佐之。对外科、妇科疾病，余氏亦提出从燥湿分治，如湿由地生，见症多在脐以下。湿症多臃肿易腐烂，多浊脓秽水。妇科月经不调，属湿热郁于营分者，补气之剂，再佐以辛苦，酌其寒热而治之。

清末石寿堂于咸丰11年（1861年）著《医原》一书，分上、下卷，凡20篇。在《医原·湿气论》中，对湿邪致病之病因病机、辨证、立法、遣药方面，议论精辟，辨证详明，是一篇理论紧密结合临证的典范，给人以胸襟开阔、思维活跃之感。如在四诊方面指出："面色浑浊如油腻，口中浊腻不知味，或生甜水，舌苔白腻；膜原邪重，则舌苔满布，厚如积粉，板贴不松，脉息模糊不清，或沉或伏，断续不匀，神多沉困思睡。"确从临床实践中体验而来。

湿邪郁久化燥，本为湿病之常。但他认为："湿化为燥，燥中犹有余湿，须治湿不碍燥，如防己汤中加龟板、决明、牡蛎、金钗石斛之类；化燥而无余湿，须治燥不碍湿，如熟地炭、枸杞、玉竹、制首乌、胡麻之类。"为临床解决燥湿相兼这一矛盾，提供有益的启示。不仅湿可化燥，化热生火，即湿热、寒湿同样可以化燥，此言其变。缘湿为寒搏则燥生，其治初起当辛润、温润，以解外燥，参以淡渗；湿热化燥，治当清润，重者当以温润。余如"湿郁化热，舌苔先白滑而后转为黄燥，口渴不饥，小便涩痛，大便坚实，即古称'湿火'是也，治法宜苦辛凉淡，方如半夏泻心汤"。

在其"百病提纲论"中，对湿病之治，主张轻开肺气以祛邪，佐畅胃肠气机，兼通化膀胱。湿邪，辛淡以开之；兼寒者，辛温淡以开之；湿兼热者，辛凉淡以开之;湿化热者,辛苦通降以开之;湿为燥郁者,辛淡之中,参辛润以解燥,肺经气分邪一开通,则汗自解。总之以开使邪有出路为上。这些论治方法,均应认真学习,始能撮其要而为我所用。

雷丰以《素问·阴阳应象大论》:"冬伤于寒,春必病温""秋伤于湿,冬伤咳嗽"八句经文为纲,编成《时病论》一书八卷,文理通顺,简明扼要,层次清晰,切合实用,深受近世医家推崇和应用。书中对湿病提出新的病证,特别强调湿热病应从湿温中独立出来,绝不应与湿温混为一病的意见,确是真知灼见,是从长期临床实践中得来。

在卷四,夏伤于暑大意之下,提出"秽浊"证,系由夏秋之间,天暑下逼,地湿上腾,暑湿交蒸,更兼秽浊之气混于内,人受之而发病,尤其列出"霉湿"病,是在五月芒种节后,以其梅熟黄落,"乍雨乍晴,湿中有热,热中有湿,与诸湿之病颇异,故列霉湿一门"。清楚表明雷氏临证丰富,观察细微,才能有所发现,使湿病内容不断得到充实和完善。

在《时病论·夏伤于暑大意》之下,提出"秽浊"证,系由夏秋之间,天暑下逼,地湿上腾,暑湿交蒸,更兼秽浊之气混于内,人受之而发病,尤其列出"霉湿"病,是在五月芒种节后,以其梅熟黄落,"乍雨乍晴,湿中有热,热中有湿,与诸湿之病颇异,故列霉湿一门"。清楚表明雷氏临证丰富,观察细微,使湿病内容不断得到充实和完善。

在卷六,对"秋伤于湿"句,做了大暑至白露,正值湿土司权,故谓之秋伤于湿的阐释,使其更加符合经文原意。他将湿病分为伤湿、中湿、冒湿、湿热、湿温、寒湿6种,并分别从病因、病理、症状、治法等方面做了具体和简明的叙述,便于学习掌握。对章楠录薛生白《湿热病篇》的注解统称为湿温,提出了不同意见。雷氏这种敢于质疑,不囿前人定论,勇于创新,严谨治学的精神,不仅为我们树立了良好的榜样,对中医湿病学的发展亦起到了很好的促进作用。

此外,清代周伯度,浙江绍兴人,著有《六气感证要义》一卷,对每一气先集说,次分证、方解,撷诸家学说,以明证因脉治,参以自己心得而成。惜湿病仅列风湿、湿温两病,失之过于简要。余如晚清医家陆子贤,好古博学,著《六因条辨》3卷,对时邪感证,先总论以提其纲,分注以详其用。在下卷设伤湿辨证、伤湿条辨14条,简明赅约,由浅入深,提出"阳湿,胃热恒多,阴湿,脾阳必衰"的论点,对临床辨证具有重要的指导意义,值得我们学习参考。

《湿热证治》不著撰者,约成书于清末,主要内容有湿热证,始恶寒,后但热不寒,汗出胸痞,舌白或黄,口渴不引,甘露消毒丹最妙。湿热阻遏募原,寒热如疟,痢久伤阳,真人养脏汤等 38 条。下卷辑录头痛恶寒,身重疼痛,舌白不渴,脉弦细而濡,面色淡黄,胸闷不饥,午后身热,状若阴虚,病难速已,风湿温三禁等 18 条,内容多辑薛雪《湿热论》。

《寒湿症治》一书,不著撰者,成书于清末,全书分述寒湿方证为主,一症一方,凡 18 条,证治后附中风、肝风眩晕、头风、虚痨各证。

(五)近代对湿病又有新的发展

绍兴医学会,是我国最早建立的中医社团之一。1911 年春夏之交,时疫流行,咸谓杭城今年罹于疫死者约万人,该会遂派人赴杭调查,在掌握第一手资料后,经 28 位中医同仁认真讨论,发挥集体智慧,由何廉臣、陈樾养主编成《湿温时疫治疗法》一书,分载于《绍兴医学卫生报》,以其切合实用,颇受当时医家之欢迎,无不欲置一编于案头,为临证之指南。

本书分病名之定义、病因之原理、病状及疗法、卫生与预防 4 章。斯时由于西学东渐,因而提出"泰西之小肠热病,日本之肠窒扶斯,其病状悉与吾国湿温时疫同"的汇通意见。在病因方面,明确认识到本病之发生,与地域、水质污染、气候潮湿等因素密切相关,如"第其所以发生时疫者,或由于腐烂之草木,或由于污水之潜热……故在东南热地,地气卑湿,一到首夏迄于初秋之时,光热吸收,遂使一切不正之气,升降流行于上下之间,凡在气交之中……不能不共相传染","绍地滨海居湿,实为年年之风土病"。在病状及疗法方面,对中西医之诊断疗法均作了简述,而于中医之辨治、疾病演变、转化等尤详。特别对已病之卫生、未病先防上更为详尽,充分显示出中医学的预防思想的优越性。进而得出中医治疗本病,"苟能治疗得法,十中可活八九"的结论,这为近代医家临床所证实,经得起时间的检验。

陈其昌,字兆隆,河南获嘉人,文学优良,蜚声乡校,喜周易,研图数。中年以后,矢志学医,上自《内经》《难经》《伤寒论》经典,下至明清温病诸家,无不求索,积之有年,而以医济世,经半生阅历,感湿邪为患者十之六七,遂编《湿证发微》一书,上下 2 卷,约 5 万余言。上卷为湿证提要理论部分,诸如时令之湿,水谷、雾露、川泽、秽浊、伏气之湿,均分别作了阐述;在致病上,有湿伤皮肤、湿停经络脏腑、湿流关节说等内容;湿为土气,多兼夹为患,而有湿兼风、兼寒、兼暑、兼燥、兼虚说之议;湿散为雾,湿凝成露,湿聚成水,而有五饮、五水说;在湿证方面,列举之病证,与吴瑭所谈大致相同,仅多疹、痘、杨梅 3 种。

在下卷,陈氏仿《伤寒论》《温病条辨》体例,以足太阴为核心,举太阴病4 条,如"太阴之为病,头眩或不眩但痛,舌苔白滑,胸膈痞闷,身上寒热,肢体懒惰……或弦不甚浮者,渗湿和里汤主之";进而对其兼证,由和里汤衍化出20个方剂,湿证合并证8条,均有加减用药。最后以湿证大全22条和总论收尾。其中附有一些医案,俾理论结合临床,学用一致。

综观本书有下列特点:一是以易理阐释医理,重视气化;二是湿与其他五淫的相互关系,论述较深入细致,三是所创方剂,都冠以渗湿二字,下面再分化为解结汤、和表汤、和上汤、和下汤等20个;四是重视平饮(如平饮丹,用控涎丹加减)、逐水(加二丑(黑、白牵牛子)、大黄)。对湿病的辨治拓宽了思路,很有启迪作用。

谢抡元,字榆孙,浙江余姚县人,其父精岐黄术,榆孙幼承庭训,锲而不舍,造诣日深。鉴于古籍多详于风湿、寒湿,独有湿热缺如,遂于1929年辑《湿症金壶录》3卷。卷一分别对湿热、风湿、寒湿,以问答体例,对三者的病因病机、证候、治法、处方遣药分别做了阐述,重点在于突出湿热,共11问(风湿仅3问,寒湿1问),所用方剂有古方和自拟方;卷二,为杂症杂方40首,包括内服和外用,所制一些方剂,药简量少,轻灵活泼,不无轻可去实之妙。如湿在胃部,用川黄连1.5g,炒莱菔子3g,炒苏子6g,主治"湿在胃部,身微热,呕恶不止",可窥见一斑。卷三为庖春庐医案70例,内容涉及内、妇、儿、外等各科。案中有的涉及中西医学术不同见解,以及中西病名初步结合端倪,如中医之"痉病,西医名为脑膜炎"。

胡安邦,浙江四明人,精通中外文字,受业于沪上名家秦伯未。他在继承先贤湿温理论和治法基础上,结合个人临证体验,参以西医学,于1945年编成《湿温大论》,书中对湿温病的病因、病机、辨证、治疗、药物禁忌、饮食须知等,均做了系统地论述。并附病案6则,俾理论结合实际。所创辛苦香淡汤,以半夏、枳实、厚朴辛开散痞,藿香、佩兰芳香化浊,黄芩、黄连之苦寒燥湿,薏苡仁、滑石之淡渗,是本病进行期有效之正治方,治湿温之不二法门。

在"正名"一节提出:又今人所称之湿温,西医验其血,十九是肠窒扶斯(即西医之肠伤寒),说明中医之诊断,有很高的准确率。在《禁戒》一节,除遵照吴瑭禁汗、忌柔外,援引业师秦伯未先生若湿温"初起……余于舌苔黄腻而质红者,间施下法,愈尤迅速"的治疗见解,以分离肠胃中胶结之势,认为是治本之图。这与前人所说:"温病下不厌早"的经验不谋而合。

上述情况表明,在新中国成立前,尽管中医界受到歧视、排斥、甚至取缔的悲惨命运,但广大中医药人员依然顽强地钻研,站在防病治病的第一线,按着自身的学术发展规律,不断求索,总结经验,编成专著,为中医学的继承与发展,做出了较大的贡献。

新中国成立后，中医湿病的研究得到了飞速的发展。《湿热论》一书系蒋森主编，1989 年出版。全书分两部分：上篇为总论，介绍了湿热病的概念、历史源流，总结了各类湿热病的病因、病机、主要症状表现、治疗方法及常用方药。下篇为各论，首先对外感湿热以三焦为纲，总结各种外感湿热病证的病因病机、临床表现、治法方药；其后阐述了 20 种湿热杂病的临床表现、病机分析、方药方解和典型病例。全书共收集了治疗湿热处方 60 首，并附有作者湿热病临证验方 70 余首，侧重于对证下药的实用性。

《四十三种湿热临证经验》一书，系智子英、智世宏先生合编，不分卷，由山西科技出版社于 1993 年出版。内科常见湿热病证治法，包括健脾化湿、刚柔相济、升降同用、兼治痰瘀、通常达变（常规治法，如清热利湿、芳香化湿、淡渗利湿、健脾化湿等法；变通治法，如清宣开提、养阴除湿等法），强调治病求本，临证应详审病机，确立针对性治疗措施。该书所列除表卫湿热、湿热郁蒸发热证、湿热咳、哮喘、动血、自汗盗汗、眩晕、头痛、胸痹、心悸等常见病证外，尚有湿热上扰不寐、上蒙嗜睡、湿热健忘、幻觉、湿热厥、湿热动风震颤、湿热阳痿、遗精等共 43 种病证。每证之下，分临床表现（常见症状、诊断提要）、治疗、临证体会、病案举例 4 项内容，总以临床实用与治验紧密结合为主。

《中医湿病学》一书系王彦晖主编，1997 年出版。全书共分 8 个章节，分别阐述了湿病的概念特点、湿邪之来源、湿病病机、诊法、辨证、治法、预防护理以及常见湿病的治疗。首章提出湿病的概念、特点、分类以及源流，指出湿病起病隐匿，病势缠绵，易阻气机，易伤阳气，与脾胃关系密切，疾病性质复杂多变，据湿邪来源可分为外感和内伤湿病，据病之性质可分为寒湿病和湿热病。第二至六章分别论述了湿邪来源、病机、诊法、辨证及治法特点。在分析湿邪来源时，分别阐述了外感湿邪以及由于饮食失调及脏腑功能失调所形成之内湿的特点；并进一步指出了湿邪与风寒暑湿燥火、痰饮食瘀、气血津液和五脏六腑的关系；在论述湿病诊治要点时，先从望、闻、问、切四诊指出湿病的诊断方法；再从八纲、病因、气血津液、卫气营血、三焦、脏腑等多方位论述湿病之辨证特点，着重指出三焦辨证和脏腑辨证的有机结合，是各种湿病辨证的主要方法；并从祛除病邪及调理三焦和脏腑气机等方面进一步阐述了湿病的治疗原则。第七章就一些临床常见湿病如湿温、暑湿等提出具体的辨证治疗方法；第八章介绍了有关湿病预防和护理的具体措施。

该书论点鲜明，论据较为充足，论述层次清晰，从纵向及横向较为全面地探讨了湿病。

《现代湿热病证理论与临床》一书系第一军医大学吴仕九主编，1999年出版。全书分上、中、下三篇。上篇系统阐述了经典的湿热病证理论，包括源流、概述(本证特点、病因病机、治疗调护)及历代名家论述精华。中篇系湿热病证临床，病证互参，医药结合。先以三焦辨证为纲、脏腑及八纲辨证为目，详细描述了常见的中医湿热病证的证候特点、分析、治疗方药；再列举具有湿热致病特点的常见西医病种及其辨证施治，包括疾病定义、病因病机、临床表现、证候分析、治法方药等，并附有典型病例；最后介绍了30种清热祛湿中药的性味功效、现代药理研究及临床应用。下篇为湿热证现代实验研究，为作者多年从事湿热证的临床研究、专病专药，动物造模及实验方法，包括作者及研究协作组"八五""九五"期间湿热病证攻关课题研究的思路、技术方法及结果。

《中医湿热病证治》一书，系盛增秀主编，2003年10月由人民卫生出版社出版。全书分上、中、下、附四篇，上篇"绪论"对湿热病的定义、范围、学术源流、病因病机、诊治等作了扼要阐述；中篇"病证各论"，所选的38个病证，多采用西医病名，而对中西医病名尚不一致者，则用中医病名；下篇共选"常用方剂"32首，对其出处、组成、用法等，分为7项进行了介绍，其中"临床应用"一项，则多为医家使用该方经验或引自相关的文献报道；附篇"历代名之名著选释"、"古今医案选按"、"现代实验研究进展"等部分，则择其要者，加以综述或评之，意在融合古今，重在应用。故此书是继薛(生白)氏之后，又一具综述性的湿热病专著。

二、北方亦多湿论 [17]

六淫致病，各家皆有所论，但风、寒、火、热之邪向为人所重视，而对湿邪则论述较少。丹溪虽有"六气之中，湿热为重，十常八九"之说，但亦详于热而略于湿。叶天士明确指出"吾吴湿邪害人最广"，因为江南水乡，沟渠纵横，天热下逼，地湿蒸腾，人处其中，易得湿病，诚乃真知灼见，因对治湿之法，大有发挥。但有人认为，北方干燥，刚劲多风，则湿邪不甚。余曰不然。积多年临床体会，湿邪伤人，有天、地、人之不同，有内、外之别，有邪正之分。夫天暑下逼，氤氲蒸腾，或感受雾露雨淋，是天之湿也；久居卑湿之地，江河湖海之滨，或水中作业，是地之湿也；若暴饮无度，恣食生冷，或素嗜浓茶，或饥饱失常，肥甘厚味，皆人之湿也。天地之湿伤人，诚为外湿；而人伤饮食，则多为

---

[17] 注：本文收载于《路志正医林集腋》，路志正编著，北京：人民卫生出版社，1990年，142页。

内湿。湿邪伤人，无论内外，最易困遏脾阳，令脾阳不振，失其运化，所谓"湿困脾土"是也。而脾虚不运，轻则停而生湿，甚则聚而成饮，凝而成痰，积而成水。外溢则为肤肿、疮疡、湿疹；上泛则见头重如裹，咳逆眩晕；停于中则脘痞纳呆，胸闷呕恶；下注则为泄泻、白浊、带下等症。凡此之类，皆属湿证，所谓"诸湿肿满，皆属于脾"，随其所在而表现不同。除一般特点外，临证尤应注意其舌脉。舌体多胖大，质呈黯淡或黯紫，苔多黏腻滑润，脉多濡缓细涩。湿邪为害，伤人甚广，不独南方多见，北方亦未可忽视。

三、北方亦多湿续论[18]

我在 20 世纪 80 年代，曾发表《北方亦多湿邪论》的短文，但失之过简，今按四时更迭、主要节令交替，详细阐述之。

在未入正题之前，先读一下毛主席的《沁园春·雪》，俾对北方气候有所了解："北国风光，千里冰封，万里雪飘，望长城内外，惟余莽莽，大河上下，顿失滔滔。山舞银蛇，原驰蜡象，欲与天公试比高，须晴日，看红装素裹，分外妖娆。"这是对北方冬季天降瑞雪、气势磅礴的真实写照。

众所周知，云雨雾露，霜霰冰雹等天气现象，皆源于大气中所含之水气，而水气由地面水湿蒸发上升为云，降而为雨雪。当斗柄指寅，太阳北移，春回大地。立春、雨水节后，气温回升，地气上应，冰雪融化，水润土松，阳气施化，万物萌动。春雷响过，百虫惊醒，阳蒸水动，氤氲成湿。湿本寒水，是水与地中阳气从热化幽的产物。湿聚为水，水散为湿，能助其互化者，唯温热与寒凉而已。故湿本阴寒，常从热化，湿与热结，是为湿热。土生万物，为生灵之母，但湿土之气也为病原微生物的孳生、繁殖创造了有利条件，其湿热秽浊毒邪，既可弥漫空际，又可籍风之鼓吹拂，成为传播疾病的媒介。故春天风温、流感、痄腮、麻疹等疾病易于发生。而这时正是华北农民紧张备耕，东北顶凌耙地的时节。以黑龙江为例，春天虽大地回暖，但"冰冻三尺，非一日之寒"，春耕时节冰寒之气随暖而释放，易于侵袭人体，尤其是朝鲜族农民，善种水稻，春种之时，乍暖还寒，为赶农时，常多赤足入水插秧，秧田中水冰刺骨，常为寒湿所伤，所以患寒湿痹证之人甚多。雨水节后，春雨将至，从"雨水有水庄稼好，大春小春一片宝""清明前后，种瓜种豆"等谚语，不难想见广大农民，冒着风寒雾露，披星戴月，奔波于田间、陇亩之中，送粪施肥，为小麦浇水，践

---

[18] 注：本文路喜善整理，引自《中医湿病证治学》第 3 版，路志正主编，北京科学出版社，2015 年，417—420 页。

地覆湿等一片春播生机盎然的繁忙景象。若素体虚弱,正气不足或过于疲劳,则极易感受寒湿、风湿之邪而诱发疾病。正如前人所说:"春月地气动而湿胜,故春分以后,风湿、暑湿之证多。"而时行感冒、麻疹、痄腮、春温等热性疾病更是时有流行。

从立夏到芒种,阳气方盛,庄稼生长渐茂,大麦、小麦均已成熟。因受"麦熟一响"的时间限制,农民顶着辰星雾露,趁麦秸潮湿时,赶紧收割,否则遇热以致颖果爆裂而麦粒丢失,造成减产。过去多是用手拔麦,或用镰刀收割,手掌往往会起血泡,既有丰收之喜悦,又有"芒种芒种,什么都种",二次倒茬播种秋季农作物之艰辛。当劳动小憩之际,则湿汗沾衣,经风一吹而濡干,毫毛耸立,阴湿之气、暑湿、湿热之邪即趁虚而入,伤人于冥冥不觉之中。

大暑期间,阳气隆盛,华北气温高达 26℃~28℃。紫气东来,雨水渐丰,水加于阳,湿气加重。昼长夜短,劳动强度大,睡眠少,食欲差,极易疲劳;加之卫生条件差,贪凉饮冷,饮食不谨,用冷水洗澡,只顾当时爽快,致暑湿感冒、呕吐、腹泻、痢疾、风湿痹痛等病经常发生,成为夏秋季节常见病、多发病。而这时高粱、玉米、棉花等秋季农作物均已繁茂成长,有的过膝,有的高与人齐,溽暑熏蒸,暑湿大行,人在其中劳作,既有汗湿沾衣,又受农作物上水湿所侵,正如河间所言"六月湿气太甚,而众物隆起""湿病本不自生,因于火热怫郁,水液不得宣通,即停滞而生水湿也"。

新中国成立前,我国北方农业生产工具落后,多是手工操作,如用辘轳浇园灌田,间苗锄草,用手摘棉花、谷穗等劳动,均需弯腰屈膝,手脚并用,一天下来,腰酸腿痛,全身酸楚,疲惫不堪。"锄禾日当午,汗滴禾下土;谁知盘中餐,粒粒皆辛苦"的悯农名诗,正是对农民付出勤劳血汗的真实写照。一到麦秋季节,有的年份阴雨连绵,致收割之小麦无法脱粒晒干,而被雨淋湿之麦穗,经日晒热蒸则生芽、发霉、变质,不堪食用,农民十分心痛。现在我国农业在各方面有了突飞猛进的发展,在农业机械化方面更是日新月异,有了收割机、脱粒机、干燥机等,解决了这一大难题,农民再也不用为此而着急发愁。可是过去在预防湿病方面,由于缺乏卫生知识,如在田间劳动休息,多在树荫下、田埂上乘凉;夜间为了避暑,而在庭院或屋顶上露宿,晚间难免蚊虫叮咬,晨曦中易受雾露之侵;饮凉水,吃冷饭,食凉菜,更是习以为常,这些都给脾胃病、风湿性疾病造成了可乘之机。明·陈实功在《外科正宗》中说:"凡得此者,多发于体虚之人,勤劳之辈,不慎调燮,夏秋露卧,纵意取凉,热体当风,图身爽快……患者又当慎起居,戒七情,远寒就温,俱可保全"。我认为,陈氏此论,不仅专指外科,即使对内科、妇科、儿科,亦同样具有临证指导和预防的意义。

秋季,金风送爽,阳热收敛,气候转凉。可是,节虽立秋,昼短夜长,但暑热余焰未熄,仍有一段高温、高湿的"秋老虎"天气,同样令人闷热烦躁不适。若秋天淫雨为灾,连月不开,气温转低,水湿难散,不仅使人胸闷抑郁,情绪低落,且抗病防御能力下降,人极易受湿邪侵犯。《内经》有"秋伤于湿,冬生咳嗽"之论,就季节而言,此时恰为白露节前的初秋之际,关节痹痛、老年咳喘、脾胃病等旧患,亦极易复发。到了秋分,天气越来越凉,水气凝聚,为露为霜,农民又忙于深耕细作,施肥浇田,抢种小麦。"白露早,寒露迟,秋分种麦正当时"的农谚,正是北方抢种冬作物的写照。霜降节至,天气转凉,草木黄落,这时华北气温普遍下降3~8℃。《诗经》中"兼葭苍苍,白露为霜",就是对深秋万木萧索、凄凉景象的描述。这时空气中的水气,遇到地面上低于0℃的物体,如草木枝叶、房屋瓦脊等便会凝结成一层白霜,因其来自空气中的水气,故曰"霜降"。斯时,农民正忙着收摘棉花和蔬菜瓜果,翻耕土地,休养地力,为小麦浇灌越冬水等劳动,同样要付出艰辛的体力和汗水。

冬天,大地冰封,阳气潜藏,水冰地坼,气候寒凉,人们本该深居室内,围坐炉旁,全家融融,闲话家常(华北农民过去一般是火坑,东北是火墙),休养体力,以待来年。但勤劳智慧的新型农民,为发展经济,改变农村的落后面貌,将冬闲变冬忙,大搞温室种植、家禽家畜饲养、农副产品深加工及其他庭院经济。在这些生产活动中,人们很难脱离与冷水、寒风、湿气的接触,如在蔬菜大棚中,为使菜蔬果木像夏天一样快速生长,就必须保持棚内较高的温度和湿度,人们长时间在这样的环境中劳作,易生内湿,而经常出入于棚窖内外,棚窖内的高温、高湿与棚窖外的冰天雪地、凛冽寒风形成巨大反差,稍不留意,就会受到外邪侵袭,对人体肌肉、筋脉、关节造成危害。这与《素问·阴阳应象大论》中"地之湿气,感则害人皮肉筋脉。"《素问·六气正纪大论》中"寒湿之气搏于气交,民病寒湿,发肌肉萎,足萎不收,濡泻血溢。"的论述,不无一致。而冬季,东北人虽家有火炕火墙,但又素喜豪饮,食川白肉粉及羊肉火锅,内有膏粱厚味,外有风寒湿邪,极易内生湿热,患湿阻之人亦不少见。

中国中西医结合学会风湿类疾病专业委员会和协作组,在王兆铭主任主持下,历经5年,于1995年提交的对我国15个省、市、自治区27个样本、63539人所进行的"风湿四病"流行病学抽样调查报告显示,风湿四病总发病率为19.53%,在自然人群中为17.25%。就地区而言,相对寒冷的黑龙江和相对湿度较大的沿海地区，如江苏、浙江、上海，尤其是海南省，"风湿四病"的患病率明显偏高，其中黑龙江省和海南省分别达到 30.54% 和 57.27%。就特定人群而言，长期在野外作业的石油工人和解放军官兵"风湿四病"的患病率，分别为 32.6% 和 39.2%。在潮闷、易汗后当风的纺织工人中，"风湿四病"的患病率最高，为 43.85%（见王兆铭主编《中国中西医结合·实用风湿病学》）。以上调查结果表明，风、寒、湿邪，尤其是寒、湿之邪等致病因子，在风湿性疾病众多致病或诱发因素中，仍占突出的位置。

1991 年，在风湿病学会副秘书长娄玉钤主持下，对河南省内随机选择的 14 个自然村（调查点），16 岁以上居民 18338 人，随机进行的"风湿病流行病学调查"结果显示，有 2590 人患有不同类型和程度的风湿病，总发病率为 14.12%。统计数字显示，痹病的患病率与地理、气象等因素有着密切关系。海拔 100m 以上的山地、丘陵地区的患病率明显高于海拔 100m 以下的平原地区。同样若以年降水量为 700mm 及年均相对湿度 70% 为准时，痹病的患病率也同样呈现出上高下低之势。一般说来人们常把气温的高低与炎热和寒凉相联系，然若以年平均温度为 14.5℃ 为准进行统计时，却发现年均温度在 14.5℃ 以上调查点的痹病患病率高于年均温度在 14.5℃ 以下的地区。为什么会出现这一情况呢？为了回答这一问题，首先应弄清"寒凉"的产生及其如何成为致痹病因的。在这次调查中，有 26% 的患者认为起于寒凉，12.6% 的患者说是着风，10.5% 的人归为潮湿。然而从发病时间上来看，一年四季均有发生，而严寒冬季的发病率也并不比其他季节为高。这一事实告诉我们，夏暑秋凉、冬寒春暖，正常节律所引起的气温变化，有时甚至是较大变化，如寒流的吹袭，并不一定成为致痹因素，对人体造成明显的伤害。这是因为，从夏季转入秋凉、冬寒，总要经历一定的时间过程。在这一过程中，人们无论从心理上，还是物质上，都会有充分的准备时间，从而逐渐适应这一环境变化，故而冬季发病率并不比其他季节为高。需要说明的是，"寒凉"在任何季节都可能成为人体致痹的因素，比如秋冬涉水，步履冰雪，久居寒湿之地，或违反四时变化规律，暑月过用空调冷风，或汗后贪凉，冷水激头、浸足沐浴，或为追求潇洒，秋冬衣装过单，或初春乍暖还寒之时，过早脱掉冬装等。这种天气骤变或违反四时规律所引起的使人的体表长期或突然处于低温环境中，都可能超越人体的适应或应急能力，使人致痹。近些年，空调病、厌食症等现代病的增多，就是明证。故而对于"寒凉"致痹，不能简单地理解为是自然界大环境中，单一的"气温降低"所致，而是使人体全身或局部的体温长期或短时间内迅速下降等因素所为。其次需弄清三邪袭人的方式。《素问·痹论》指出："风寒湿三气杂至,合而为痹也,其风气胜者为行痹,寒气胜者为痛痹,湿气胜者为着痹也。"由"合"字可知,致痹的病因是复杂的,即便是缘于外邪,也绝非一邪之力,而是合邪的结果。说到差异,唯病邪有主从,痛势有轻重,病位有游走和重着之分而已。然而就风寒湿三邪相比,似乎湿邪更胜一筹。这是因为,对于"风"与"寒凉"人们可用添加衣物,或改变居室等小环境的方法而加以防范,然对"湿"的防范却要难得多,且不够重视。表面看来,黑龙江"风湿四病"的发病率高达 30.54%,是由"寒凉"引发,其实黑龙江省多沼泽、湿地,夏季多雨,冬季多冰雪,湿度较大。据国家气象中心发布的 5 大城市 30 年平均相对湿度表明:哈尔滨年平均湿度 66%;7 月、8 月、12 月分别为 77%、78%、71%,充分说明湿邪偏盛。故"湿"作为发病率偏高的另一原因,绝不能因黑龙江寒冷而忽视。湿邪的危害,由海南省"风湿四病"高达 57.27% 的患病率,以及在河南省相距仅 4 公里,地理、气候和习俗上相似的调查点 6、7 两个村,仅因调查点 6 正好与一个水库相邻,环境湿度偏高,以致风湿病患病率高出 16% 的事实,可见一斑。正如《医原记略》所言:"湿之为病最多,人多不觉湿来,但知避寒、避风,而不知避湿者,因其为害最缓、最隐,而难觉察也。"无独有偶,安徽医科大学通过对结缔组织病的系统研究发现,居住环境潮湿是致病的首要因素(见《健康报》1993 年 6 月 29 日第 2 版)。正因为如此,有的学者认为就环境因素而言,湿度在致痹方面影响更大。湿本阴邪,风性善动,两者均能助寒,加快人体皮表温度的降低,故三者合而袭人,其致痹作用势必更加强烈。就河南地形而言,北、西、南三面为山地或丘陵,东部为辽阔平原。就气候而言,河南属暖温带 - 亚热带、湿润 - 半湿润季风气候,冬季雨雪少而寒冷,夏季炎热而雨量充沛。省年平均气温在 12~16℃ 之间,各地平均气温相差不大。然而 14.5℃ 以上地区,正是年降水量超过 700mm,年均相对湿度高于 70%,海拔高度在 100m 以上的山地或丘陵地区,这些地区年均气温虽在 14.5℃ 以上,然其气温年较差、日较差均较大。这样的地形和气候特点,以及经济落后,劳动强度大,正是使其患病率高于年均温度在 14.5℃ 以下地区,并使河南省风湿病的患病率呈现西高东低、南高北低之势的主要原因。

需要指出的是,在河南有关致痹病因的调查报告中,除 49.1% 的患者归为风寒湿三邪的侵袭外,尚有 9.1% 的患者是由跌打、扭拉、碰撞等外伤所引发,3.8% 出现在产后,除部分原因不详外,有高达 31.4% 的患者归结于过度劳累或体质虚弱。

就痹病部位而言,总体格局是下肢多于上肢,右侧肢体多于左侧,腰部多于颈、背、骶部。其中腰部病变竟占全部痹病患者的 41.4%。故《素问·太阴阳明论》云:"伤于湿者,下先受之。"

再就年龄段看,各段虽均有发病者,然 16~20 岁发病率仅为 2.5%,26~30 岁为 8.1%,到 31~35 岁时增至 13.4%,以后每 5 岁一段,患病率约以 3~4 个百分点的速率递增,这种趋势直至 50 岁以后才趋于减少。累积起来,36~60 岁的痹病患者占痹病总人数的 56.3%(见娄玉钤主编《中国风湿病学》)。

以上调查表明,风寒湿邪固能伤人,然而"邪之所凑,其气必虚",诚如《灵枢·百病始生》篇所言:"风雨寒热,不得虚,邪不得独伤人……此必因虚邪之风,与其身形,两虚相得,乃客其形"。为什么 30 岁以后风湿病发病率明显增高?这是因为 30 岁以上的人,多为农村的主要劳力,经常从事繁重的体力劳动,尤其在海拔 100m 以上的山区,道路崎岖,肩扛人背超负荷劳动的几率更大。而这一点也恰与痹痛部位所统计的下肢多于上肢、右侧肢体多于左侧肢体,而腰部患病率最高的调查结果相吻合。因此,外伤是致痹的另一诱因,而劳累或产后体虚是致痹的主要内因之一。在年龄分布上,患病高峰在 40~70 岁。这说明随着年龄的增长,尤其是 40 岁以后,三阳脉衰,阳气竭于上,人体各组织器官的代谢进程减缓,功能活动下降,气血不足,抵抗力减弱,对外界环境变化的忍受、应急和适应能力降低,故而气血亏虚是导致 40~70 岁人群痹病患病率居高不下的主要原因。

上述大量资料表明,北方同样多湿,但较南方则相对为少,而作为一个医务工作者,决不能以北方干燥而忽视湿邪致病的危害。

四、湿之不同态[19]

风、寒、暑、湿、燥、火是自然界气候的六种状态,即六气;若六气太过,致伤人体即为六淫,湿即其中之一。一般多认为湿气与湿邪同,其实不然,湿有"湿气"与"湿邪"之分。湿气为生命之本,与水同类。自然界的湿气,或如雾如露、或形为水,人体内的湿气为津、为液、为血、为精、为汗、为泪……。正所谓:"含灵受气,非水不生,万物禀形,非水不育"(《千金翼方·十三卷·服水第六》)。而湿邪为生命之害,系由湿气太过或"感受不当"、代谢不畅所致。在自然界,湿不能称其为"邪",如江河湖海、湿地或高湿环境,系气候调整之需要。但人若与之过于"亲密接触",如冒雨涉水、久居湿地,导致体内湿气太盛,超过人体生命活动之需,则为病患,称其为"湿邪",此系外感之湿。另外,人体内部的代谢产物亦可为湿,亦不可称其为湿邪,因有益者为精血、为津

---

[19] 注:本文李洁整理,2012 年完稿。

液,称为"精微物质",而为害者为痰饮、湿阻、流注,方称为"湿邪"致病。

人体湿气多以水的形式存在,正常人体内水分约占体重的70%。不同年龄者,体内水分含量有所差异,随着年龄增长,体内含水量相应下降,胎儿约为90%、新生儿约为80%、青少年约为75%、成年人约为65%、老年人约占体重的50%左右。无论长幼,人体都离不开水,正所谓:"人可三日无食,不可一日无水。"

在人体的不同器官脏腑,水分分布不同,其中血液中的水分含量最高,达97%左右,即是"津血同源""汗为心液"之理;其次是肌肉,水分含量约占肌肉总重量的72%;随后是脂肪,约为30%。中医辨证对四肢酸懒、肥胖等证多归因于脾虚湿邪为患。水是人体重要组成成分,有重要的生理功能。水是最好的溶剂,各种营养精微物质,都要先溶解于水中,称为"水谷精微",其后才能被机体吸收利用。离开水,就失去了新陈代谢的能力。水还是最好的运输载体,如血液的流动就是依靠其中的水分来推动。水还是人体温度的调节剂、四肢关节的润滑剂,故水液代谢失常,可出现身热不扬、四肢酸楚等特定的症状表现。

水液代谢离不开肺、脾、肾三脏。其中,脾主运化水湿,既能将津液上输于肺,同时也直接将津液布散到全身。"脾气散精"即将津液上输于肺,由肺的宣发和肃降作用,使津液布于上部及体全身体表;"为胃行其津液""灌溉四旁"即直接将津液布散至全身。肺为水之上源,主宣发肃降,通调水道,接受从脾传输来的津液后,通过宣发,散布人体上部及体表全身,通过肃降,将津液下输肾与膀胱。肾为水之下源,主气化。"肾者水脏,主津液"(《素问·逆调论》),是言肾对水湿代谢的重要作用。一方面肾阳的蒸腾能温煦脾阳,推动脾气运化水湿,将津液布散周身;另一方面,对自肺而下的水湿"分清泌浊",对"清者"重吸收,经三焦而上行入肺,布散全身,对"浊者"注入膀胱化为尿液,排除体外。除脏腑外,水湿的代谢还有赖于阳气的推动、肝气的调畅,三焦的畅通才能正常实现。

水液代谢中,脾主吸收自然界的水分,这里主要指饮食中的水分,同时脾主水分在体内的分布调节,如"脾气散精""灌溉四旁"就是这部分功能的体现。肺主水分在体内的调节,以及多余水分的排出,如肺的宣发将水分雾露般布散全身,尤其是身体的上部,同时以其肃降,通调水道,下输膀胱。肺再将水分布散全身的同时,也可使多余的水分从毛孔腠理,以汗的形式排出体外。肾不仅主水分的调节、多余水分的排出,还决定着哪些是有用的"营养性"水分,应该保留于体内,哪些是"非营养性"或"有害性"的水分需要排出体外,这就是肾的"分清泌浊"功能。此外,肾主人体一身之阳气,全身脏腑之阳都有赖肾阳的温煦,水湿非阳气而不运,故肾气在水湿代谢中的作用较之脾肺更胜一筹。

若脏腑失调,肾气虚弱,阳气不足,或肝失疏泄,气机不畅,则水湿代谢失调,不能行使其正常生理功能,反而为灾为患。通常将水湿代谢失调导致的疾病称为"湿病"。但实则水湿代谢失调可致多方面的病证,若因代谢异常造成"体湿"不足,体内湿气"匮乏",则称之为"燥证";若因代谢异常造成水分摄入过多,剩余水分排出不利,则为"湿证",是"体湿过盛"的反映;若因代谢异常造成"体湿"分布不均或有害的水湿潴留体内,则为湿证的兼夹证候,如湿热、寒湿,以及不同脏腑的湿证,如肝胆湿热,脾胃湿阻等。

五、都市病也有湿作祟[20]

近些年来,社会经济高速发展,人们的生活方式发生巨大变化,城市化进程加快,都市人口增加;医疗卫生水平提高,寿命延长;生活节奏加快,心理负担加重;人生活在钢筋水泥构筑的城市中,违背自然规律;工作以伏案为主,缺少肢体活动,种种因素导致众多人处于严重亚健康状态,也有人称为现代都市病。都市病多见的病状,如晕、眩、倦、怠、乏、懒……均与湿有关,都市病常见病因,如违背自然气候的空调、暖气环境,膏粱厚味的饮食习惯,长期伏案的工作方式,社会竞争带来的心理压力等,都是导致脏腑功能失调、水津代谢不利之因素。因此湿与都市病密切相关。

(一)湿与湿邪

风、寒、暑、湿、燥、火是自然界气候的六种状态,即六气。若六气太过,致伤人体即为六淫,湿邪即其中之一。一般多认为湿与湿邪同,其实不然,湿有"湿气"与"湿邪"之分。湿气为生命之本,与水同类。自然界的湿气,或如雾如露,或形为水,人体内的湿气为津、为液、为血、为精、为汗、为泪……。正所谓:"含灵受气,非水不生,万物禀形,非水不育"(《千金翼方·十三卷·服水第六》)。而湿邪为生命之害,系由湿气太过或感受不当,代谢不畅所致。在自然界湿不能称其为邪,如江河湖海、湿地或高湿环境,系气候调整之需要。但人若与之过于接触,如冒雨涉水、久居湿地,导致体内湿气太盛,超过人体生命活动之需,则为病患,称其为湿邪,此系外感之湿。另人体内部的代谢产物亦可为湿,其有益者为精血、为津液,称为精微物质,而为害者为

---

[20] 注:本文李方洁整理,2012年完稿。

痰饮、湿阻、流注,方称为湿邪致病。

(二)水湿的代谢与湿邪的形成

在人体的不同器官脏腑,水分分布不同,其中血液中的水分含量最高,达97%左右,即是"津血同源""汗为心液"之理;其次是肌肉,水分含量约占肌肉总重量的72%;随后是脂肪,约为30%。故中医临证对四肢酸懒、肥胖等证多归因于脾虚湿邪为患。水是人体重要的组成成分,有着重要的生理功能。水是最好的溶剂,各种营养精微物质,都要先溶解于水中,称为水谷精微,其后才能被机体吸收利用。离开水,就失去了新陈代谢的能力。水还是最好的运输载体,如血液的流动就是依靠其中的水分来推动。水还是人体温度的调节剂、四肢关节的润滑剂,故水液代谢失常可出现身热不扬,四肢酸楚等特定的症状表现。

水液代谢离不开肺、脾、肾三脏。其中,脾主运化水湿,既能将津液上输于肺,同时也直接将津液布散到全身。"脾气散精"即将津液上输于肺,由肺的宣发和肃降作用,使津液布于上部及体全身体表;脾"为胃行其津液""灌溉四旁"即直接将津液布散至全身。肺为水之上源,主宣发肃降,通调水道,接受从脾传输来的津液后,通过宣发散布人体上部及体表全身,通过肃降将津液下输肾与膀胱。肾为水之下源,主气化。"肾者水脏,主津液"(《素问·逆调论》),是言肾对水湿代谢的重要作用。一方面肾阳的蒸腾能温煦脾阳,推动脾气运化水湿,将津液布散周身;另一方面,对自肺而下的水湿分清泌浊,对清者重吸收,经三焦而上行入肺,布散全身,对浊者注入膀胱化为尿液,排除体外。除脏腑外,水湿的代谢还有赖于阳气的推动、肝气的调畅,三焦的畅通才能正常实现。

在完成水液代谢过程中,脾主吸收自然界的水分,这里主要指饮食中的水分,同时脾主水分在体内的分布调节,如"脾气散精""灌溉四旁"就是这部分功能的体现。肺主水分在体内的调节以及多余水分的排出,如肺的宣发将水分雾露般布散全身,尤其是身体的上部,同时以其肃降,通调水道,下输膀胱。肺在将水分布散全身的同时,也可使多余的水分从毛孔腠理,以汗的形式排出体外。肾不仅主水分的调节、多余水分的排出,还决定着哪些是有用的"营养性"水分,应该保留于体内,哪些是"非营养性"或"有害性"的水分需要排出体外,这就是肾的"分清泌浊"功能。此外,肾主人体一身之阳气,全身脏腑之阳都有赖肾阳的温煦,水湿非阳气而不运,故肾气在水湿代谢中的作用较之脾肺更胜一筹。

若脏腑失调,肾气虚弱,阳气不足,或肝失疏泄,气机不畅,则水湿代谢失调，不能行使其正常生理功能，反而为灾为患。通常将水湿代谢失调导致的疾病称为"湿病"。但实际上水湿代谢失调可致生多方面的病证，若因代谢异常造成"体湿"不足，体内湿气"匮乏"，则称之为"燥证"；若因代谢异常造成水分摄入过多，剩余水分排出不利，则为"湿证"，是"体湿过盛"的反映；若因代谢异常造成"体湿"分布不均或有害的水湿潴留体内，则为"复合型"湿证，即湿证的兼夹证候，如湿热、寒湿等，以及不同脏腑的湿证，如肝胆湿热、脾胃湿阻等。

（三）都市人的生活方式与体质特点

人生活在自然中，与天地日月相参，与自然界形成统一的整体。自人类祖先始即不断进化，适应外界环境中风、寒、暑、湿、燥、火六气的不断轮回，适应春生、夏长、秋收、冬藏的四季变化，调节机体内部脏腑、气血、阴阳，保持机体对自然界六气的适度感应和利用，维持各种生理功能的平衡。为了维持这种平衡，在炎热的夏季机体有出汗以散体热，平衡体温的功能；在寒冷的冬天，机体有收缩毛孔以保持体温的功能。人类在不同的季节，食用不同的应季谷物和蔬菜水果，适合脾胃在不同季节中的不同生理状态。然而现代化的都市，违背了自然生活环境，使人类的身体调节能力出现了新的变化，从而逐渐改变都市人的体质状况。

1. "空调肺"和"冰箱胃"致伤阳气　当人类还没有进入都市化生活时，人直接面对自然界，势必要承受由于气候潮湿、冒雨涉水、久处湿地等而招致的湿邪为患的疾病，此系外湿侵袭之湿病。现代文明所带来的生活方式，在很大程度上可以避免外湿的侵袭，但与此同时，由于空调、电冰箱等现代生活必需品的出现，人体自然的生理规律却完全被打破。在都市中，炎热的夏季，人体不必出汗散热，而是用空调保持体温，殊不知应热反凉的空调环境，使毛孔收缩，开阖不利，卫气不行，肺气郁闭，不能行使其宣发肃降和通调水道的功能。患"空调感冒"越来越呈现多发态势，此与普通感冒不同，而是具有冬季感受寒湿之邪、缠绵难愈的特点。又由于电冰箱的出现，在夏季可以吃到犹如冬季一样寒冷的食物，结果在夏季出现食欲不振、脘腹胀满、纳呆恶心、口干口黏、不欲饮水、倦怠乏力、肢体酸沉、精神萎靡、体重增加、头晕困倦、头重如裹等湿邪中阻症状者屡见不鲜，此系寒邪直中脾胃，脾被寒湿所困，脾阳受损，健运失司，胃失受纳，胃气不降，脾气不升，水谷不能化生精微，而阻于中焦，遂成痰成饮，不仅中焦之气逆乱，影响气血生化之源，且脾胃为气机升降之枢，执中央以运四旁，脾胃伤则枢机不利，升降反作，清气不升，浊阴不降，导致蒙蔽清窍。故夏月时分，若因空调、冰箱使用太过，而出现大脑缺血缺氧的症状，皆与脾肺受损，水谷精微不能运行变生湿邪有关。

以空调和冰箱为代表的现代生活方式，在给都市人带来身心愉悦的同时，也在悄无声息地削弱了人体适应自然的能力，改变了都市人的体质。如"空调肺"和"冰箱胃"导致的湿证，系因人体阳气的受损，水湿运化无力所致，"空调肺"和"冰箱胃"的直接后果是寒凉袭肺伤脾，使人腠理闭塞而少汗，久之肺气郁闭，宣发肃降功能失司，而脾气虚运化失司，多余体湿只能从肾排除，肾过度负荷而不足，肾主一身之元阳，肾阳虚则全身阳气亦虚。

2. 饮饱失调和过食肥甘厚味伤脾生湿　"病从口入"这句话在不同的时代具有不同的意义。在物质生活匮乏的年代，病从口入多指食用不洁之物造成疾病；而现代都市生活中，主要是指伴随着生活规律的紊乱，出现饮食不规律，饥饱无度，或过食膏粱厚味所导致的疾病。

过去物质生活匮乏，人们只求温饱，无过食或肥甘厚味可言，因此在潜意识里有崇尚食物、喜欢饱餐、追求美食的情结。殊不知任何事情都有过犹不及之虞。现代研究表明，食物为人体提供能量，而人体对能量的需求是有限度的，如进食过多产能过盛，超过机体活动之需，则转化为脂肪储存于体内，遂使肥胖。尤其是膏粱厚味多属高脂肪的不健康饮食，过食肥甘，使脂肪堆积于体内，造成高血脂、脂肪肝，附于血管壁，造成动脉粥样硬化。生活在都市的人体能消耗较少，机体对脂肪的利用率降低，动脉硬化加剧。由于血管弹性下降，僵硬度增加，血流不畅，目受血不足而视物模糊，耳受血不足而蝉鸣重听，脑受血不足则思维迟钝且健忘，心受血不足则心悸气短、失眠难寐。此虽多属肝肾不足、心肝血虚之证，但均与过食膏粱厚味有关。

另一方面，现代人的电脑生活方式，打乱了人类顺应自然"日出而作，日落而息"的起居作息规律。在无休止的网游中，常常是废寝忘食，在美食面前又常常是饱食无度。对于脾胃来说，时常是供不应求，时常是供大于求，失去应有的平衡。其最大弊端是打乱了脾胃固有的生理节律，使其功能紊乱，同时额外增加脾胃的负担，使其又超负荷运行。所以饥饱无度是致伤脾胃的要因之一。

脾胃伤不仅水湿运化不利，水谷亦难以化为精微，而出现脾虚饮食不化，阻于中焦，留而为湿，郁久成痰，湿从热化为湿热，湿热最易上攻于头而扰神明，出现各种神志症状，如痰热则烦而难眠、如痰湿盛则精神萎顿等。因此不良的都市生活方式造就了一个"脾虚湿盛"的亚健康群体。

3. 多静少动，气虚阳弱　随着自动化甚至智能化时代的到来，在都市越来越多的人远离体力劳动，而从事脑力劳动。在大脑得到充分锻炼的同时，四肢肌肉、骨骼关节却缺少了活动，长此以往，患上"久坐综合征""电视综合征""电脑综合征"、甚至"日夜颠倒综合征"，出现身体肥胖、便秘、痔疮、颈椎病等。

中医讲"久坐伤气""久卧伤肉""久立伤骨"。生命在于运动，无论是人体脏腑功能，还是四肢百骸，都是用进废退。适当的劳作能彰显和调动人体的阳气，使之"用进"，而过分的安逸则使之"废退"，正所谓"劳逸适度"。故现代生活方式下人多静少动，不能激发人体的阳气，并未劳作，而常感乏力，少气懒言，或小劳即感疲乏，均系阳气不足之证。

4.长期伏案，督脉不利　督脉行于人体背部正中，手足六阳经皆与督脉会于大椎，故主人体一身之阳气，调节阳经气血，是阳脉之总督，亦称"阳脉之海"。又由于督脉上行入颅络脑，下行分支属肾，故督脉为肾气、肾水之通路，交通心肾，充养髓海而益智。督脉通髓达脑，是阳气阴精入脑必经之路，携脏腑之精上输于脑，使头成为诸阳之会，清阳之府。若督脉不利，则阳经气血逆乱，阳气不展。临证表现伴随颈项强直、背脊僵硬、腰酸肢软，又见头重如裹、困倦乏力、头懵多寐、四肢酸懒等清阳不升、浊阴不降、湿气壅滞、气机不畅的证候。

现代都市人越来越多地远离体力活动，伏案工作代替了体力劳动，开车代替了走路，乘电梯代替了登楼梯，电脑游戏代替了体育运动，罹患颈椎病、腰椎病及"脑供血不足"者日益增多，且有年轻化趋势。此系长期伏案静坐，遂使督脉气血不畅，阳气郁闭，脾阳虚不能为胃行其津液，亦不能运化水湿，肺气虚不能通调水道，输布津液，肾阳虚不能分清泌浊，亦不能温煦脏腑。气虚不行，阳气不温，则水津失布停而为患，成为湿邪。

5.情志失调，脾胃受损　体内水湿代谢除肺脾肾三脏外，还有赖于全身气机的调达畅通才能实现。而现代都市人才济济，竞争激烈，生活节奏加快，工作负担加重。随之而来的是社会心理问题增加。长期的精神压力导致抑郁、焦虑等负面情绪，表现肝气郁结、肝郁化火、或肝阳上亢、木郁克土之证，或思虑过度产生心脾两虚，心肝血虚之证。肝失疏泄、克伐脾土，脾失健运而水湿不化。脾虚则食少纳呆、腹胀难消；气滞湿阻，则肠鸣矢气、便溏不爽；湿浊上蒙清窍则见眩晕、不寐或多寐等症状。思虑伤脾，则在上述证候基础上出现心悸气短，失眠多梦，神疲乏力，心神不宁等神志症状。

（四）都市病的预防原则

都市病属亚健康状态，其发生与违背自然规律的生活方式密切相关。其中膏粱厚味令湿阻中焦，现代生活设施和多静少动的生活工作状态令人阳气虚弱，情志失调使气机不畅、水湿不化。其表现以湿困脾土、湿郁经络、湿浊上蒙清空之证为多，均属湿病范畴。故预防宜注重固护阳气、调畅情志、饮食适宜、劳逸适度。

固护阳气重在肺、脾、肾三脏；调畅情志重在心、肝两脏；饮食适宜即根据季节和寒、热、温、凉"四性"及辛、甘、苦、酸、咸"五味"来选择应季的食物种类，也包括饮食性味的均衡平和与清淡；劳逸适度重在掌握脑力活动与体力活动的平衡，科学健身不仅能增强体质，还使人思维敏捷，积极乐观，精力充沛，可大大减少都市病的发生。

六、湿邪证治 [21]

湿证是临床常见证候，对于湿证的病机、证候、治则，《内经》中早有论述，在《素问·至真要大论》中提到："诸湿肿满，皆属于脾"，指出湿证的形成与脾脏的功能活动失常有密切关系。脾属阴土而位居中央，既能运化水谷精微，又主人身之气机升降，所以脾具有坤静之德，又有乾建之能，可使心肺之阳降，肝肾之阴升，而成天地交泰之常。七情内伤，或六淫外侵，或饮食不节，或劳逸过度，都会使脾土受伤，运化功能失常，人体气机的升降也会受到影响，以致湿邪停聚，出现胸腹痞闷、呕恶纳差、大便溏泄或不爽等证候，甚则影响下焦气化而水肿，与《素问·六元正纪大论》所说："湿胜则濡泄，甚则水闭跗肿"之病机极为一致。湿为阴邪，易伤阳气，脾阳虚损，运化无权，不能输布水谷精微，致使表气不固，易招致外邪侵袭，如《内经》所说的"肌肉濡渍，痹而不仁"之肉痿，"风寒湿三气杂至，合而为痹"之痹证，"诸痉项强，皆属于湿"之痉病，皆是脾虚湿阻，阳气不得布达所致。另外，湿邪阻遏气机，清阳不得上升，浊阴不得下降，或者湿热熏蒸于上，常可出现头痛，头晕的证状，但其特点是"首如裹"又与其他原因所致的头晕头痛有别。

后世根据湿邪的特点，对湿证有不同的分类方法，如按感邪途径则有外湿、内湿之分；按侵犯部位则有在上、中、下三焦之别；按表里则有在肌表、经络、肌肉、脏腑之异。由于病邪有偏盛、兼夹之不同，又分湿热和寒湿两类。在温病学中一般分为湿重于热、热重于湿、湿热并重三种类型，寒湿则多从内科杂证处理。

---

[21] 注：本文郭正权、胡兆垣、路喜素等整理，收载于《医话医论荟要·路志正医话医论》，中医研究院广安门医院编，北京：人民卫生出版社，1982年，215—220页。

在治则方面,在表者,宜外散肌表之湿;在里宜运脾祛湿;在上焦者,宜芳香化浊;在中焦宜苦温燥湿;在下焦宜淡渗利湿。湿重于热者,祛湿为主,清热为辅,选用辛温与苦温药物相配伍,湿祛则热孤;热重于湿者,治宜苦寒清热为主,燥湿为辅,可使热清湿祛而病除;湿热并重者,属于湿郁热蒸、热处湿中、胶结难解的一类证型,徒清热则湿不退,徒祛湿则热愈炽,遣方用药,颇为棘手,只有燥湿与清热同时并进,始能收致湿祛热清之效。

总之,湿属阴邪,其性重浊而黏滞,治宜温药,但多以芳香化湿、理气化湿、健脾祛湿、淡渗利湿为主,切忌大辛大热之品,以免过燥伤阴;湿热搏结者虽应苦寒并施,但又不宜用大苦大寒之味,以免湿邪凝滞不化,这是治湿需注意的两点。

我根据古人法度,结合个人体验,运用不同化湿法治愈了一些患者,现略举数案,以资印证。

(一)健脾祛湿法

曾治一湿证患者赵某,男,54岁,贵州省干部。该地雨多潮湿,素有"天无三日晴,地无五里平"之谚。4年来,赵某稍受寒凉或接触水湿即觉全身重着酸楚不适,四肢不温,腹胀便溏,如以衣被温覆,则腹中气胀松动,矢气频出而腹胀除。且时觉有寒湿之气游走全身,上至头部则头胀项强,在胸部则胸胁紧迫,痞闷不适,在腹部则腹胀如鼓,矢气频发,在腿部则膝疼活动不利。如遇寒冷潮湿天气,诸症则明显加重。曾多处就医,服过多种祛湿、温阳、破气药物,如沉香、厚朴、枳壳、砂仁、附片、肉桂、木通、茯苓等,效果不明显。在北京某医院就诊,诊断为自主神经功能紊乱。脉象弦紧,舌苔白腻,口干而不思饮,一派脾湿中阻之象;且肢冷、腹胀便溏,脾虚失运,阳气不能达于四肢之候毕露,而医者不察,以其腹胀矢气频作而误作气实、气滞治之,给予破气降气药物,虽能使腹胀减消于一时,殊不知气越破而脾气益虚,腹胀旋即复起,犯有虚虚之弊。后用大量附桂(附子、肉桂),原意温化寒湿,但病源在脾甚于肾虚,有失脏腑辨证之依据,因之亦难收功。

本患者就诊之初,先用羌活胜湿汤以除外湿,后用参苓白术散加减以健脾祛湿,迅即见功,说明脾气得健则湿邪易化,而腹胀便溏亦得以解除。由此可见临床治病,标本不可不辨,攻补之先后缓急不可不讲,古人所谓塞因塞用之法,只要运用得当,自能效如桴鼓。

(二)湿浊阻遏心阳——芳香化湿法

开封市中医医院党炳奎同志从事内科临床工作多年,"文革"前即毕业于河南中医学院,1976年初,为继续钻研祖国医学,而来我院进修,曾随予门诊两月,后转他室学习,当时正值"四害"猖獗,知识无用,大批"师道尊严"之际,该生尚能不受其影响,学习努力,作风朴实,给我留下良好的印象。

5月下旬某日上午,又前来商于予曰:一患者因心动过缓之疾,刚出院不久又复发,曾以温阳化饮之苓桂术甘汤和温阳利水之真武汤投之,效不显著,而约予一诊。予为其虚心好学、不耻下问的精神所感动,遂欣然同意。

患者姓贾,男,51岁,工人。据述1年来经常胸闷气短、心悸怔忡、肢倦乏力、恶心纳呆、阵发性心前区疼痛,于1976年1月经某医院门诊检查,确诊为冠心病,窦性心动过缓(43~56次/分)、Ⅱ度房室传导阻滞而收入住院。经检查:心率46次/分,血压120/70mmHg,总胆固醇7.68mmol/L。心律不齐,未闻及病理性杂音,肝功化验正常。曾用扩冠降脂及配合口服阿托品以纠正心率,并用益气养血、活血化瘀、理气化湿等中药多剂,日见好转,心率提高到60次/分,心电图大致正常,共住院100天,于4月16日出院。

孰知出院不久,旧病复发,而来我院门诊急诊,心率55~60次/分,胸闷气短、恶心、心慌、头晕,经给氧和阿托品后好转,继来我科门诊治疗。患者除仍有上述症状外,纳谷呆滞,每餐仅2两(100g),全身倦怠无力,行走不及百步,即不能行走,每遇阴天、天冷及夜间易于犯病。望其色,面色晦滞而不泽,口唇紫黯,舌体胖嫩,苔白腻,口黏、口干不思饮、脉息沉迟。四诊既毕,揆度病情,显系湿浊中阻、气机不畅所致。

盖湿为阴邪,最易阻遏气机,伤人阳气,湿邪阻滞经络,阳失布运之职则见肢体倦怠酸楚,步履维艰;湿阻中焦则胸闷呕恶,纳呆运迟;湿邪上蒙清窍则头晕,阻遏心阳则心慌气短,脉来沉迟。湿为阴邪,夜亦属阴,故每于气候阴冷和夜间而发病。

饮虽与水湿同类,但有轻重浅深之不同,饮为阴盛而湿轻。苓桂术甘汤虽有健脾祛湿之功,但偏于温阳化饮,而无芳化散湿之能,真武汤直入少阴,温阳利水,已过病所,故难以奏功也。治宜芳香开窍、化浊祛湿。药用:藿荷梗后下(藿梗、荷梗)各6g,杏仁后下9g,石菖蒲12g,郁金9g,清半夏9g,云(茯)苓12g,路路通12g,炒苏子9g,水煎服5剂。

6月11日前来复诊,言服药9剂,纳谷大增,每日由6两(300g)增至9两(450g),腹满不适得缓、眩晕、恶心、睡眠等均见好转,心率增至67次/分,血压128/80mmHg,但仍心慌乏力,口中黏腻,饮食乏味。既见小效,守方不更。至第3诊,自述诸症均大好转,饮食每日1斤以上,头晕恶心基本消失,心率70次/分,心电图正常。遂以原方减去路路通之除湿利水,炒苏子之下气之宽胸,加苍术、白术、白(豆)蔻后下各9g,生山药12g,生姜9g,赤小豆30g以燥脾利湿清热。7月9日四诊，诸症基本消失，每日进食1斤（500g），纳后无脘闷腹胀，精神见充，体力增强，已不需人搀扶单独行走，睡眠二便正常，心率79次/分，血压124/84mmHg。原方再进5剂，以巩固疗效。

由此可见湿邪遏蔽心阳，亦可使心脏产生病变。在辨证时，同样应从整体出发，始克有济，勿为局部症状所拘。

（三）解表化湿法

余曾诊一76岁高龄老人代某，职业为医生。此老素有饮浓茶之癖，每日喝水近2暖瓶之多。春节前适逢老伴病故之忧，心情抑郁，后又外受风寒而突发高烧，体温39.5℃，用药数日不退，而住于某医院。初用各种抗生素体温不减，后经点滴红霉素体温始逐步降至正常，月余而出院。出院后，体温又骤然上升至38.5℃，经服抗生素温度稍稍有减，持续周余如故。每日上午体温较低（38℃左右），午后增高常达39℃，体倦神疲，发热难忍，乃自以银翘散加黄芩、板蓝根、桑叶等苦寒清热之品，仅服初煎，即上吐下泻，萎顿不支，而不敢再用。于是又点滴青（霉素）、红霉素，药后热退，停药后发热复起。患者因病情缠绵，日久不愈而产生恐惧悲观心理。

余细问病情，知外感已延两月有余，虽有发热，而仍有恶寒喜暖，中脘痞满，纳少便溏，肢体酸楚疼痛，热不为汗衰，咳有白痰而质清稀，下肢微肿，小便短少，脉来浮弦而紧，舌体胖、质淡、苔白滑。一派外感风寒、内兼痰湿之象。良由患者卫气素虚，湿浊内盛，风寒外乘，内外合邪，则发热恶寒，肢体酸疼难除；停于中焦之寒湿不得温化，则脘痞纳呆，溲少便溏等证亦难瘥。红霉素仅能暂杀邪势而不能治本。故停药后热势复增；银翘散加寒凉之品徒伤中阳而致阴寒更盛，故服药后上吐下泻。

四诊合参，揆度病机，病程虽久，当仍以芳香宣化之法，外解风寒，内化湿浊。投以藿香正气散去大腹皮、炒白术，加桂枝以解肌通阳，炒杏仁以宣肺豁痰、利气止咳。药仅3剂，体温即降至正常。复以原方加减，继服4剂而告愈。

藿香正气散有解表和中、理气化湿之功，对四时外感，风寒客表，内夹痰湿；脾胃运化失常，以致胸脘满闷，心腹疼痛；夏日伤于暑湿，引动内湿而见呕吐泄泻；以及停食着凉，腹疼呕恶等症，每每投之而多收效。

可见湿邪致病，并不限于"吾吴湿邪害人最广"，而北方亦不少见。上述几则仅是举例而已，今后还需在理论和实践上做大量的研究工作，切不可以北方高寒多风而忽视之。

七、湿病的辨治 [22]

湿为自然界正常气候之一，按气运所主属太阴。正如《素问·六元正纪大论》曰："太阴所至为湿生"，《素问·五常政大论》亦云："备化之纪，其令湿"，备化即所谓土气平和。由此可知，土运当令，在天为湿，但湿气太过或不及，即可成为致病之因素，属六淫之一种，由湿邪为患所致的病证名曰湿病。

余在多年的临床实践中深切体会到：湿邪为患广泛存在，具有特殊的临床表现、发病特点及传变规律，处方用药独具特色，且病种繁杂，不似风寒伤人之凛冽，火热伤人之炎暄，因而易被忽视，如治疗不当，则变证丛生，致病情缠绵，故对湿病当深究细察，认真探讨。

（一）对湿气的认识

湿有生理与病理、正常与异常之分。正常的、生理的湿称为湿气，异常的、病理的湿称为湿邪。湿气对人有益而无害。如《素问·五运行大论》曰："地为人之下，太虚之中者也。……岐伯曰：大气举之也，湿以润之，寒以坚之……故令虚而生化也。"自然界正常的湿气，表现为云水雾露雨霰冰雪，能滋润万物，令其繁华，是人所生活的外在环境中不可缺少的物质。内在的湿气即人体内之津液，正如《难经》所为："肾主湿，入肝为泣，入心为汗，入脾为涎，入肺为涕，自人为唾。故云肾主湿，湿化五液。"水与湿同类，所以《内经》又有"肾主水"之论。《素问·经脉别论》曰："饮入于胃，游溢精气，上输于脾，脾气散精，上归于肺，通调水道，下输膀胱，水精四布，五经并行。"可知水湿的调节，与肺、脾、肾三脏有密切关系。脾在五行中属土，称之为湿土，脾主运化，具有运化水谷精微，输布营养物质到全身的功能。且有运化水湿，调节体内水湿平衡的作用。脾能制水，为水之堤防，能防止水湿的泛滥，故张景岳云："水惟畏土，故其制在脾。"肺为水之上源，水湿的循行在正常生理情况下，必须通过肺气的肃降，而完成通调水道、下输膀胱的功能。肺主气，水湿精微必须经肺气的宣发而敷布全身，故吴鞠通曰："气化则湿亦化"，陈修园亦云："气滞水亦滞，气行水亦行"。肺更有调节腠理开阖作用，肌腠的蒸发水分和出汗作用，在水湿的调节中占有重要地位，如肺气失宣、腠理开阖失常，可直接影响到水湿在体内的调节。肾主水，为水内之下源，与膀胱互为表里，膀胱的开阖，必得肾气的鼓动而发挥作用。肾脏内寄命门之火，为脏腑阳气之源泉，

---

[22] 注：本文李连成整理，引自《中医湿病证治学》第 3 版，路志正主编，北京：科学出版社，2015 年，421—426 页。

故又有"脾阳根源于肾阳"之说。脾脏的运化功能,在很大程度上要依靠肾阳的推动。因此,肺、脾、肾三脏,在体内水湿调节的过程中,起着决定性作用,如果三脏功能强健,不但内在之湿邪不生,即使有外界湿邪侵袭,亦可通过其输化、排泄作用逐邪外出,而湿病不生焉。

(二)对湿病的认识

湿邪为病,种类繁杂,按其受邪途径,有内、外之分。外湿为病,多因气运太甚;或非其时而有其气,致天暑下逼,氤氲蒸腾;或受雾露雨淋;或久居卑湿之地、江河之上;或水中作业;加之正气不足,腠理空疏,湿邪乘虚内侵感而受病。内湿为病,多因暴饮无度,恣食生冷,素嗜浓茶,或饥饱不调,或过嗜肥甘厚味,损伤脾胃,致中气受损,运化不及,内湿停聚。正如《内经》所言:"卑隰之土,易于聚湿"。按其侵犯部位,则有上、中、下三焦之别;按感邪深浅,则有风湿、寒湿、湿热之分。

六淫致病,各家皆有所论,但风、寒、火、热之邪,向为人所重视,而对湿邪则论述较少,朱丹溪虽有"六气之中,湿热为重,十常八九"之说,但亦详于热而略于湿。叶天士曾根据江南水乡,沟渠纵横,暑期较长,热迫湿蒸,人处其中易得湿病的特点,明确指出"吾吴湿邪害人最广",实补前人之未备。但对北方湿病未曾论及,致使有人认为,北方干燥,刚劲多风,湿邪不甚,而予以忽视。余通过多年临床实践,逐渐认识到,湿病非仅南方独有,北方亦不少见,只是感邪途径有异,受侵脏腑有别。特别是当今时代,人们工作节律加快,饮食失节、饥饱不调之人增多;随着生活水平的提高和饮食谱的改变,过饮茶酒、冷饮,食肥甘之人日长;冰箱、冰柜的普及,恣食生冷者随处可见,致使脾胃受损,中阳困遏,水湿停聚之证有增无减,屡见不鲜。

为了深化对湿病的认识,余曾指导研究生于 1987 年 10 月,在石家庄市对常见湿病之一湿阻病进行了流行病学调查。湿阻,是指湿邪阻滞脾胃,以全身困重倦怠,胸闷脘痞,腹胀纳呆,口黏苔腻为主要临床表现的病证。调查结果表明:湿阻是临床常见病,多发病,其人群患病率为 10.55%。病因学调查结果显示,饮食不节(饥饱失常,餐饮、餐时无规律,进餐过快,嗜食肥甘、生冷)是导致本病的主要病因,占已知发病因素的 1/2,有这种不良习惯的人群患病率为 22.57%;而饮食有节者,人群患病率仅 6.42%。两者相比,有非常显著之差异($P < 0.01$)。居处潮湿、性格急躁忧郁、过嗜茶酒冷饮等,都与湿阻的发生密切相关。而性别、年龄、职业的差别与患病率无明显相关性。这些结果充分说明,随着社会的发展,人们的居处环境、工作条件极大地改善,身体素质明显提高,抵御外邪能力增强,外湿致病较为减少。相反,随着生活的改

善,饮食不节,过嗜生冷、肥甘、浓茶、烟酒,损伤脾胃而导致的内湿病证明显增多,这也是湿病在当今社会发病学的特点。

(三)湿病的特点

湿邪为患,有其独特的临床表现,在临证时应注意辨析。

1. 明显的季节性　多发于夏末秋初的长夏季节。斯时,炎暑下迫,地湿上蒸,人处其中,易感而受病。特别是夏季炎热,人多贪凉饮冷,易损伤脾阳,使运化迟滞,湿浊内生。但湿为土气,寄旺于四时,在大量临证中,其他季节亦常见到。

2. 发病的隐袭性　湿邪为患,正如《刘纯医学全集·玉机微意》所言"伤人于冥冥之中"。因其发病缓,症状较轻,无风寒之凛冽,无火热之炎喧,初起不易被患者注意,一旦引起重视,则病时已久,病变较深,或波及他脏,就诊时,又因他脏病证障人眼目,故易被忽视。

3. 症状的重浊性　湿为阴邪,其性重浊黏腻,所以湿邪为患,多有四肢沉重,周身倦怠,头重如裹等症。其二,湿性秽浊,因此,常把面色晦滞,带下腥臭,大便黏滞不爽,小便短黄或混浊,苔腻苔垢,作为诊断湿病的重要依据。

4. 病程的迁延性　湿性黏腻,胶着难祛,无热邪清之可除,风邪散之可去,寒邪温之可消的特点,常喻为"如油入面"。故湿邪为患,一般病程迁延,症状缠绵,变化较缓。

5. 易阻气机　湿性黏腻,易阻气机,故湿病多见有胸闷、脘痞、腹胀等中焦痞满、气机阻滞之症。

6. 影响面广　湿性弥漫无形,无处不到,内而脏腑、上中下三焦,外而躯体、四肢百骸、肌肉,均可侵犯。如在湿阻病的流行病学调查中发现,106例湿阻患者中,病变范围涉及他脏者就有66例,占62.3%。

7. 兼夹症多　吴鞠通以其切身体会,发出"盖土为杂气,寄旺四时,藏垢纳污,无所不受,其间错综变化不可枚举"之感叹。兼症除影响他脏所出现的症状外,还可兼寒、兼热、兼暑、兼风、兼痰、兼瘀、兼气郁、兼饮邪、兼停食等不同。临证时,确有些患者,所述之症状支离琐碎,不够典型,必须详为审视,认真推敲,方能悉其端倪。

(四)湿病的临床表现

由于湿邪有内外之不同,湿滞的部位有别,加上人体素质差异,所以,湿病在临床的表现就十分复杂。正如清·黄庭镜《目经大成》中说:"元气虚,湿邪入,入肺湿病生,入脾肿胀成,入肝身痛风湿搏,入肾体重寒湿薄,久湿入心变湿热,乃发肿痛与痃疟,湿淫肠胃为濡泄,湿阻气血倦怠绝,湿在皮肤则顽麻,强硬不仁居经脉,湿邪上游眼沿烂,或胀微痛眵不彻"。可见在眼科中因湿邪所致者亦不少。现将湿病常见的、代表性的症状,依湿邪所侵部位,简述如下:

1. 湿郁肌表　微恶寒,身热不扬,或午后身热,肢体酸楚,身重而痛,拘急不舒,四肢沉重困倦,或有湿疹、疥疮、疮疖。

2. 湿阻经脉　肢体关节重着疼痛,或郁久化热,灼热疼痛,局部红肿,肌肤不仁、麻木。

3. 湿阻清窍　头重如裹,或头昏沉重,或昏蒙不清,失眠,多寐,鼻流浊涕,目眵黄浊,耳道流脓堵闷,失聪,发痒,流黄水等。

4. 湿蕴上焦　胸膈痞闷,气短不舒,或隐隐作痛,或心悸,脉结代,或咳喘痰鸣,语音重浊,肺失宣降。

5. 湿阻脾胃　脘腹痞闷、胀满,纳呆食少,厌油腻,四肢倦怠乏力,口中黏腻,口臭,口干不欲饮,口吐浊唾黏涎,大便黏滞不爽或大便溏薄。

6. 湿阻肝胆　胸胁窒闷不舒,或胀满疼痛,或有重坠感;化热则心烦口苦,苔黄而黏腻,黄疸。

7. 湿滞大肠　腹胀,泻下清稀或混浊,大便黏滞不爽,或里急后重,便下脓血;或湿邪壅盛,阻滞气机,则大便秘结,而成湿秘之候。

8. 湿注肾、膀胱　腰背沉着如带重物,腰膝酸困,小便赤涩、淋漓疼痛,或癃闭关格、点滴不通,小便混浊,尿血,阴汗阴囊湿疹。

9. 湿阻胞宫　小腹胀满、或隐痛,阴雨天加重,带下量多,或白或黄或腥臭,阴痒,月经不调。

(五)湿病的常见病种

1. 外湿所致

(1)感冒:风湿感冒。

(2)湿温:有上、中、下三焦之别。

(3)暑湿、伏暑。

(4)痹病:包括风湿痹、寒湿痹、湿热痹。

(5)湿疮、湿疹、湿癣。

以上见于现代医学的上呼吸道感染、肠伤寒、斑疹伤寒、风湿及类风湿关节炎、肩关节周围炎、蜂窝组织炎、湿疹、皮炎等病。

2. 内湿所致

头部疾病

1)眩晕。

2）头痛。

3）失眠、多寐。

4）鼻渊：湿热蕴结。

以上见于现代医学的神经衰弱、神经症、脑供血不足、脑部肿瘤、脑软化、鼻炎、鼻窦炎等疾病。

3. 胸部疾病

（1）咳嗽：湿咳，痰湿阻肺。

（2）哮喘、肺胀：痰湿壅肺，气道不利。

（3）肺痈：湿热毒邪壅盛。

（4）胸痛：湿遏气机，痰浊内阻。

（5）胸痹：湿邪痹阻，胸阳不展。

（6）心悸：痰湿浊邪内阻，心脉不利。

（7）胁痛：湿热郁阻肝胆，经脉不利。

以上见于现代医学急慢性支气管炎、肺炎、哮喘、支气管扩张、肺脓疡、胸膜炎、肋骨炎、肋间神经痛、胆石症、急慢性肝炎等病。

4. 腹部疾病

（1）胃脘痛：湿浊、痰湿、食滞停聚胃脘。

（2）腹痛：湿热、痰浊中阻，腑气不通。

（3）湿阻：湿浊、湿热蕴结脾胃。

（4）泄泻：湿邪内蕴，运化失常，清浊不分。

（5）痢疾：湿热毒邪熏灼肠道。

（6）黄疸：湿热浊邪蕴阻肝胆。

（7）呃逆：湿浊内阻，升降失常。

（8）呕吐：湿浊阻滞，腑气不降。

（9）臌胀：湿热搏结，浊水停滞与痰凝聚。

（10）癃闭：湿浊下注，气化受阻，开阖不利

（11）淋证：湿热下注膀胱。

（12）便秘：湿阻大肠，腑气不通。

以上见于现代医学的急慢性胃炎、胃溃疡，十二指肠溃疡、消化不良、胰腺炎、胃肠自主神经功能紊乱、急慢性肝炎、肝硬化腹水、胆囊炎及胆石症、结肠炎、泌尿系感染、前列腺炎等病。

5. 妇科疾病 可导致带下、阴痒、月经不调、痛经、不孕等。

6. 儿科疾病 最常见为呕吐、泄泻、厌食、疳积、胃脘痛、腹痛等。

（六）湿病的治则治法

湿病的治则，在《内经》中已有论述，如《素问·至真要大论》曰："湿淫于内，治以苦热，佐以酸淡，以苦燥之，以淡泄之。"《素问·藏气法时论》曰："脾苦湿，急食苦以燥之……禁湿地濡衣。"《素问·至真要大论》又曰："湿上甚而热，治以苦温，佐以甘辛，以汗为故而止。"湿化为天，热反胜之，治以苦寒，佐以酸苦。明确地指出，治湿应以苦味燥湿为主，兼寒者治以苦温，兼热者治以苦寒，以淡味之药渗泄利窍。在上者佐以辛味发散，同时佐用酸淡、酸苦之味助木气之长，以克土湿过盛。而且在生活上还要注意饮食起居等。

《神农本草经》中记载了治疗湿病的药物42种，其中薏苡仁、车前、泽泻、萆薢、茯苓、茵陈、秦艽等药，迄今仍为常用。

汉·张仲景的《金匮要略》，对湿病治法有较大发展，如《金匮要略·痉湿暍病脉证并治》篇云："风湿相搏，一身尽痛，法当汗出而解，值天阴雨不止，医云此可发汗，汗之病不愈者，何也？盖发其汗，汗大出者，但风气去湿气在，是故不愈也。若治风湿者，发其汗，但微微似欲汗出者，风湿俱去也。"对汗法的运用，论述的细致入微。《金匮要略·水气病脉证并治》云："诸有水者，腰以下肿，当利小便；腰以上肿，当发汗乃愈"。明确提出了发汗与利小便治法的运用标准。同时，创制祛湿方剂28首之多，其中如发汗祛湿的麻黄加术汤、麻黄杏仁薏苡甘草汤、越婢汤，有利水祛湿的五苓散，养阴利湿之猪苓汤、赤小豆当归散，有逐水的十枣汤、甘遂半夏汤等。张仲景对湿病的治疗，明确地提出了发汗、利小便、逐水三法，从而为祛湿法奠定了基础。

金·张子和在《儒门事亲》中云："经曰：诸湿肿满，皆属于脾土，可用独圣散吐之。如时月凉寒，宜于燠室不透风处，用火一盆，藉火力出汗，次以导水禹功，量病人虚实，泻十余行，湿去肿减则愈矣。是汗下吐三法俱行，三法行毕脏腑空虚，先宜淡浆粥，养肠胃三两日，次服五苓益气同煎，或灯心汤调下亦可。"张氏乃以汗吐下三法治湿病，虽然别有特色，不同于前人，但后世对吐法用之者较少。

明·张景岳对祛湿法有新的认识，如《景岳全书·湿证》中说："治湿之法，古人治宜理脾、清热、利小便为上，故曰治湿不利小便非其治也，此固然矣。然湿热之证，多宜清利，寒湿之证，多不宜利也，何也？盖风湿而兼寒者，未有不由阳气之虚，而利多伤气，则阳必更虚，能无害乎？但微寒微虚者，即温而利之，自无不可，若大寒大虚者，则必不宜利，此寒湿之证有所当忌者也。再若湿热之证，亦有忌利者，以湿热伤阴，阴气即伤而复利之，则湿邪未清，而精血已耗。……故凡治阳虚者，只宜补阳，阳盛则燥，而阴湿自退。阴虚者，只宜壮水,真水既行,则邪湿无所容矣。"提出了湿病之中,寒湿之证多阳虚,应以温阳为主;湿热兼有伤阴者,又当滋阴为上。对祛湿法的运用,论述的更为精辟。

明·赵献可在总结前人对湿病治疗的基础上,提出了用升阳风药治湿邪的新看法。《医贯·湿论》曰:"夫湿淫从外而入里,若用渗淡之剂以除之,是降之又降,乃复益其阴,重竭其阳……反助其邪之谓也,故用升阳风药即瘥。以羌活、独活、柴胡、升麻各一钱,防风根半钱,炙甘草半钱,水煎热服。大法云:湿淫所胜,助风以平之。又曰:下者举之,得阳气升腾而愈矣。"继李东垣运用升阳风药调理脾胃病之后,赵氏又认识到升阳风药可使阳气升腾而祛湿邪的作用,对《内经》"风能胜湿"治则,从临床实践上又有了新的补充。

清·叶天士在《临证指南医案·湿》中,对湿病治法的论述甚为详细,"湿阻上焦者,用开肺气,佐淡渗,通膀胱,是即启上闸,开支河,导水势下行之理……湿阻中焦者,用竹、朴、姜、半之属,以温运之,以苓、泽、腹皮、滑石等渗泄之……用药总以苦辛寒治湿热,以苦辛温治寒湿,概以淡渗佐之,或再加风药。甘酸腻浊,在所不用。总之,肾阳充旺,脾土健运,自无寒湿诸证;肺金清肃之气下隐,膀胱之气化通调,自无湿火湿热暑湿诸证。"这段论述从祛湿大法到用药原则、用药宜忌等都做了详尽的说明,对湿病治法的发展有较大贡献。

清·吴鞠通在学习叶天士学术思想的基础上,结合自己的临床体会,对湿病治法又补充了一个很重要的原则。如《温病条辨·上焦篇》所言:湿温,"汗之则神昏耳聋,甚则目瞑不欲言,下之则洞泄,润之则病深不解","惟三仁汤轻开上焦肺气,盖肺主一身之气,气化则湿亦化也"。吴氏"气化湿亦化"的治湿原则,是对叶天士等前辈学术经验的升华,是对湿病治法的重要发展。至此,湿病治法已日趋完善。

综观前贤之论,湿病之治,从脏腑而言,重点在肺、脾、肾、三焦、膀胱;从治法而言,不外乎燥湿(苦寒、苦温)、化湿(芳香化浊,行气化湿)、利湿、发汗逐水诸法。在使用时当辨受邪之途径,寒热之多少,正气之虚实,灵活运用。

(七)湿病常见证候和治疗

有关风湿、暑湿、湿热外侵所致病证的辨治,前人已有详细论述及专著问世,在此不再赘述。现将个人辨治内伤湿病的点滴体会,结合常见症状分述如下。

1. 湿蕴胃腑

症状:胃脘痞闷不适,食后胀满,恶心欲吐,纳呆食少,呃逆时作,舌淡红、苔薄白腻,脉滑或濡。

辨证分析:胃主受纳腐熟,其气以和降为顺,若湿蕴于胃,腐熟消磨无力,水谷停滞,则可出现纳呆、恶心欲吐、呃逆、脘痞不舒、苔腻、脉濡缓,乃湿邪内蕴之象。

治法:芳香化浊,和胃降逆。

处方:姜半夏10g,枇杷叶10g,藿香后下12g,苏梗后下6g,白豆蔻后下6g,陈皮10g,茯苓10g,杏仁6g,生姜3g。

方药分析:本方以藿香、白豆蔻芳香化浊;半夏、陈皮和胃燥湿;杏仁、苏梗、枇杷叶、生姜辛宣湿郁,苦降止呃;茯苓健脾渗湿,促进湿邪化解。

加减:苔白厚腻者,加草果6g;苔薄黄腻者,加竹茹12g,芦根15g,苔黄厚腻、口黏苦者,去苏梗,加黄芩6g,黄连3g;呕苦、嘈杂者,加吴茱萸3g,黄连6g;呃逆、呕吐甚者,加刀豆12g,旋覆花包10g。

2. 湿困脾土

症状:脘痞腹胀,周身倦怠,肢体沉重,纳谷不馨,厌油腻,口黏,吐白痰涎沫,大便黏滞不爽或溏泄,舌淡红、苔白腻,脉濡滑。

辨证分析:脾胃是气机升降的枢纽,湿浊中阻则升降乖戾,气机壅滞,故见脘腹痞胀,纳呆食少;脾虚湿阻则大便溏薄不爽;脾主肌肉四肢,湿困脾土,则肢体沉重,倦怠乏力;脾脉散舌本,湿浊上蒸则苔腻、口黏。

治法:芳香醒脾,燥湿行气。

处方:佩兰后下10g,藿香后下12g,苍术9g,砂仁后下3g,厚朴9g,白芷6g,大腹皮子(大腹皮、槟榔)各9g,陈皮9g,云茯苓12g,泽泻6g,六一散包12g,桔梗6g。

方药分析:《内经》曰:"脾苦湿,急食苦以燥之。"本方以苍术、厚朴、白芷、陈皮苦温燥湿;以佩兰、砂仁、藿香芳香醒脾化湿;用云茯苓、泽泻淡渗利湿;以厚朴、大腹皮子(大腹皮、槟榔)、陈皮理气除湿,散痞消胀。"肺主一身之气,气化则湿亦化",故以桔梗一味,开提肺气,用六一散通利下窍。此即叶氏所谓"启上闸,开支河,导水下行"之意。

加减:头昏蒙不清者,加蔓荆子6g;带下清稀者,加炒荆芥穗9g,炒薏米20g,肢体沉重较甚者,加防风、防己各6g,去肌表经络之湿。

3. 湿热蕴结

症状:胸膈不适,脘腹胀满,肢体沉重,口干苦而黏,大便黏滞不爽或便秘,小便黄浊或短赤,午后身热,心中烦热,舌淡红或红、苔黄腻,脉濡数或滑数。

辨证分析：本证由感受湿热或湿郁化热而成。脾湿胃热交阻，则见脘闷腹胀、肢体沉重；湿热蕴结大肠，则大便黏滞不爽或便秘；湿得热蒸，则弥漫三焦，影响于肺则胸膈痞闷，上扰于心则心烦不安，上蒸于口则干苦黏腻，"湿为阴邪，阴邪自旺于阴分"，故见午后身热；小便黄浊，脉濡数，为湿热内蕴之征。

治法：清热祛湿，调中行气。

处方：黄连 6g，栀子 3g，豆豉 6g，厚朴 10g，藿梗后下 10g，半夏 9g，茵陈 12g，白豆蔻后下 6g，杏仁 10g，滑石包 15g，通草 6g。

方药分析：本方重在祛湿清热，调理升降，醒脾开胃。以黄连、茵陈、厚朴、半夏辛开苦降，燥湿清热；以白豆蔻、藿梗醒脾开胃，芳香化浊；栀子善清三焦伏火，配杏仁、豆豉以宣肺、泻火、除烦；滑石善利湿中之热，得通草助，则利湿清热之力更强。

加减：湿重于热者，去栀子，减黄连为 3g，加草豆蔻 10g；热重于湿者，加黄芩 9g，连翘 6g；大便黏滞不爽者，加败酱草 12g，炙酥皂角子 10g，枳实 10g；大便秘者，加槟榔 6g，生大黄后下 1.5g。

4. 寒湿中阻

症状：脘腹胀满，隐隐作痛，遇寒则甚，得热痛缓，泻下清稀，纳呆食少，口淡不渴，周身沉重，肢体酸楚，舌淡、苔白滑腻，脉沉迟。

辨证分析：本证的病机是寒湿内盛，脾阳式微，水谷与寒湿之邪郁于中焦，故见脘腹痞胀，隐隐作痛，纳呆食少，泻下清稀；热能胜寒，故上述见症得热则缓；寒湿困脾，则见身重体倦，肢酸，苔滑腻，脉沉迟。

治法：温中散寒，燥湿行气。

处方：厚朴 9g，干姜 6g，草豆蔻后下 6g，苍术 12g，陈皮 9g，云茯苓 12g，泽泻 6g，广木香后下 6g。

方药分析：本方以辛温之厚朴、辛热之干姜，温中散寒，斡运中气，以辛苦温燥之苍术、草豆蔻、陈皮燥湿行气，舒脾开郁；再配以辛香馥郁之砂仁，以醒脾暖胃，快气调中止痛；以云茯苓、泽泻之渗泄，利小便而实大便。共奏散寒燥湿、行气止痛之效。

加减：兼寒湿外侵，身冷恶寒，肢体酸痛者，加苏叶后下 9g，羌活 9g；兼肝经虚寒，出现胸胁不适，痛连少腹，妇人经来腹痛者，去砂仁、泽泻，加乌药 9g，醋元胡 10g，当归 12g。

5. 脾虚湿困

症状：脘痞腹胀，食后为甚，头重昏蒙，面色萎黄，神疲肢倦，懒于动作，口淡纳呆，大便溏薄，舌淡胖有齿痕、苔薄白腻，脉细弱。

辨证分析:脾气虚弱,运化失职,则湿浊内生,脾虚运迟,故腹部胀满,食后为甚;面色萎黄,神疲乏力,头昏蒙诸证,皆由脾气虚弱,生化乏源,清阳不升所致;脾主四肢,生化不及则肢体乏力;舌淡胖有齿痕、苔腻,大便稀溏,均为脾虚湿困之明证。

治法:益气健脾,化浊祛湿。

处方:太子参 12g,茯苓 12g,苍术 10g,半夏 9g,陈皮 9g,砂仁后下 4g,扁豆 10g,藿香后下 6g,佩兰后下 10g,生姜 3 片。

方药分析:本证是脾虚失运,水湿内聚,或素体虚弱,重感湿邪所致的正虚邪恋证。正气不足则湿邪难祛,故以四君子汤,白术易苍术,甘草易扁豆,以健脾运湿;藿香、佩兰芳香化浊,醒脾开郁;砂仁、生姜开胃进食;以苍术、半夏、陈皮燥湿行气,散痞消胀。共奏益气补中、健脾开胃、行气祛湿之效。

加减:气虚下陷,脘腹重坠者,去扁豆、藿香、佩兰,加黄芪 15g,炒枳实 9g,升麻 6g;头蒙较甚者,乃清阳不升,加荷叶 6g,葛根 10g;有食滞者,加焦三仙 30g,香橼皮 9g。

6. 湿邪弥漫,中上同病

症状:胸膈痞闷,脘腹胀满,头昏沉重,厌食纳呆,口中黏腻,渴不欲饮,舌淡红、苔白腻,脉濡或滑。

辨证分析:本证由湿蕴中土,弥漫上焦,或上焦湿邪"由膜原直走中道"而成,是肺与脾胃同时受病。故在脘腹胀满,厌食纳呆,渴不欲饮的同时,又有胸膈痞闷,头昏沉重等湿邪侵犯上焦,气机不宣的症状。

治法:宣肺理气,健脾祛湿。

处方:藿梗后下、荷梗后下各 12g,炒杏仁 9g,豆豉 9g,佩兰后下 12g,白豆蔻后下 6g,半夏 9g,厚朴 9g,茯苓 12g,竹叶 6g,枇杷叶 10g。

方药分析:本方以藿梗、荷梗、杏仁、豆豉、枇杷叶宣肺化湿,行气解郁;以佩兰、白豆蔻、半夏、厚朴醒脾开胃,祛湿消痞;以茯苓、竹叶健脾渗湿。诸药合用,共奏宣肺、醒脾、开胃、除湿、散痞、消胀之功。

加减:胸膈痞闷较甚者,去豆豉、竹叶,加枳实 9g,香橼皮 9g;肺气上逆,咳嗽有痰者,去豆豉、佩兰、竹叶,加前胡 10g,陈皮 10g;胃气上逆而呕者,加旋覆花包 10g,生姜 6g;湿邪化热者,加黄芩 6g~9g。

7. 湿邪中阻,肝脾不和

症状:胁肋胀满,脘腹痞闷,隐痛不适,痛甚则泻,泻后痛减,复如故,体倦乏力,纳呆呕逆,舌淡、苔白腻,脉虚弦、重取无力。

辨证分析:本证多由肝气横逆,犯胃克脾,或脾虚湿阻,影响肝气疏泄而成。故既有脾失健运,湿邪中阻之脘腹痞胀,纳呆呃逆,口淡口黏等症,又有肝气不舒的两胁胀闷。肝气克脾犯胃,则腹痛而泻,泻后气机得畅,故疼痛减轻,因病变之根本未除,故过后腹痛如故。

治法:疏肝缓急,燥湿运脾。

处方:柴胡 12g,炒枳壳 10g,青皮、陈皮各 9g,炒苍术、炒白术各 10g,生薏苡仁 15g,防风 6g,白芍 12g,甘草 6g。

方药分析:本方以柴胡、枳壳、青皮、陈皮疏肝理气;以苍术、白术、生薏苡仁、陈皮健脾祛湿,行气消胀;以防风祛风,胜脾胃、大肠之湿;佐以芍药甘草汤,加强其缓急止痛之力。

加减:脾气虚者,加太子参 12g,茯苓 12g;中阳虚寒者,加干姜 3g,草果 6g;如出现嘈杂泛酸,呕吐苦水,舌边红,口干黏苦者,则为湿热内蕴,胆胃不和,宜合黄连温胆汤加减。

8. 湿阻肝胆,蕴热发黄

症状:胸胁满闷,两肋痛胀,身目发黄,脘痞腹胀,口干黏苦,恶心呕吐,纳呆,四肢困重,小便黄浊,大便不调,舌淡,苔薄黄腻,脉沉弦滑。

辨证分析:肝胆居于胁下,其经脉布胸胁,湿邪阻滞肝胆,故表现为胸胁满闷、痛胀;湿邪内阻,肝胆气机不畅、疏泄不利,胆汁不循常道,溢于肌肤则身目皆黄,上泛则口干黏苦;湿阻肝胆,木不疏土,则见腹胀脘痞,恶心呕吐,纳呆,大便不调,或稀软,或黏滞或秘结。

治法:疏肝利胆,清热祛湿。

处方:柴胡 12g,茵陈 15g,炒枳壳 15g,赤芍 12g,川厚朴 10g,川楝子 6g,郁金 9g,云茯苓 12g,泽泻 6g,苍术 6g,甘草 6g。

方药分析:本方以柴胡、枳壳、川楝子、郁金疏肝气,利胆腑,解郁滞,畅通经脉;以苍术、厚朴燥脾祛湿;以茵陈、云茯苓、泽泻清热利湿;肝藏血,故用赤芍、甘草,活血散瘀,清热和络。

加减:如湿郁化热,热重于湿者,去川厚朴、苍术、川楝子,加黄芩 10g,龙胆草 6g,车前子包 12g;如胁痛较著者,去泽泻,加醋元胡 9g;如为寒湿下注,少腹拘急,睾丸坠胀者,上方去茵陈、泽泻,加干姜 6g,乌药 10g,盐茴香 12g,以暖肝散寒,行气化湿。

9. 湿邪蕴阻,脾肾阳虚

症状:脘腹痞闷不适,时发凝痛,得热则缓,纳呆运迟,面色㿠白,神疲懒言,周身困重,肢冷畏寒,大便溏泻,腰背酸楚沉重,舌淡胖有齿痕、苔白滑腻,脉沉迟尺弱。

辨证分析：本证乃素体脾肾阳虚，复受湿邪，或脾湿日久，伤及肾阳，或湿热中阻，过用苦寒，损伤脾肾，湿从寒化而成。脾肾阳虚，则见面色㿠白，神疲懒言，身重肢冷畏寒，纳呆运迟，舌淡胖有齿痕等症；寒湿内盛，则见脘腹痞闷，冷痛时作，大便溏泻；腰为肾之外候，寒湿侵袭，则腰背酸痛、沉重。

治法：健脾益肾，温阳化湿。

处方：附子先煎9g，炮姜6g，白术12g，茯苓12g，党参10g，厚朴6g，广木香后下6g，炙甘草4g。

方药分析：本方以附子、干姜壮阳补肾，温脾散寒，阳盛则寒湿自化；以党参、茯苓益气健脾渗湿，脾旺则水湿可除；厚朴、广木香行气祛湿，理肠胃凝滞之气，气畅则痞胀、疼痛可消。

加减：如泻利次数较多，清稀如水者，加猪苓12g，泽泻10g，增加利水渗湿之力，利小便而实大便，如以腰背酸楚疼痛症状明显者，加桑寄生15g，山药12g，以益肾强腰。

10. 湿热阻滞肠道

症状：下痢赤白脓血，肛门灼热，腹痛腹胀，里急后重，身热心烦，小便短赤，苔黄腻，脉滑数。

辨证分析：本证为湿热蕴结肠道，致腑气不通，气机不畅，传导失司，故见腹痛腹胀，里急后重；湿热熏蒸肠道，伤气败血而见下痢赤白，肛门灼热；身热心烦，小便短赤，苔黄腻，脉滑数为湿热蕴蒸之象。

治法：清热燥湿，调气行血。

处方：黄连9g，黄芩10g，生大黄后下3g，当归12g，赤芍、白芍各12g，广木香后下9g，槟榔6g，葛根12g，甘草6g。

方药分析：本方以苦寒之黄连、黄芩、大黄清热燥湿，逐秽解毒；以赤芍、当归行血活血，"血行则便脓自愈"；以广木香、槟榔行气导滞，"调气则后重自除"；甘草、白芍、葛根缓急止痛，同时葛根能升清以止痢，配大黄、槟榔之导滞通腑，促进脾胃气机升降的恢复。

加减：如湿邪偏重，下脓多于下血，身热不甚，脘痞呕恶，苔白腻者，上方去大黄，加藿香12g，苍术6g；如热毒较盛，下血多于下脓，血色鲜红，壮热烦渴，舌红苔燥者，宜加白头翁12g，败酱草15g，金银花15g，赤芍改为丹皮；兼食滞者，嗳腐吞酸，呕吐呃逆，糟粕与脓血夹杂而下者，加炒枳实12g，炒莱菔子9g，谷芽、麦芽各15g；如下痢赤白黏冻，白多赤少，伴腹痛畏寒，里急后重，脘痞纳差，头身困重，舌淡苔白腻，脉濡缓者，为寒湿之邪内蕴肠道，治应温中散寒，行气燥湿，方用胃苓汤加当归、炮姜、广木香。

11. 湿阻胞宫，带脉不利

症状：带下量多，或色白清稀，如涕如涎，或带下黄浊、腥臭，腰膝困重酸软，少腹坠胀，肢体倦怠，苔腻，脉缓而滑。

辨证分析：本证乃湿浊下注胞宫，蕴阻带脉所致。症见带下清稀如涕如涎，苔白腻，脉缓滑者，为湿浊下注；症见带下黄浊、腥臭，苔黄腻，为湿热内蕴；少腹坠胀，腰膝困重酸软，肢体倦怠，为湿邪阻滞，带脉不固之征。

治法：白带，宜健脾燥湿止带。黄带，宜清热燥湿止带。

白带方：苍术、白术各 12g，陈皮 12g，生薏苡仁 15g，车前子包 2g，醋香附 9g，炒山药 15g，炒荆芥穗 9g，生龙骨先煎、生牡蛎先煎各 20g，柴胡 12g，云茯苓 15g，泽泻 9g，甘草 6g。

加减：有头昏沉重，或头蒙不清者，去泽泻，加川芎 6g，天麻 6g；少腹胀痛较著，遇寒痛甚者，上方去车前子，加炮姜 6g，乌药 10g；如伴面色萎黄，气短乏力，舌淡胖、有齿痕者，乃脾气虚弱，上方加太子参 12g，甘草改为炙草。

黄带方：黄柏 10g，芡实 15g，车前子包 15g，椿根皮 12g，土茯苓 20g，生薏苡仁 15g，泽泻 9g，川楝子 10g，山药 18g。

加减：带下色赤者，加鸡冠花 15g，丹皮 12g，以清热凉血；外阴瘙痒，或有外阴湿疹、溃疡者，加用自拟"带下外洗方"：苦参 30g，马鞭草 30g，车前草 20g，黄柏 15g，蛇床子 15g，白矾 10g。煮沸 20 分钟，先熏后洗，1 日 2 次～3 次，注意勿烫伤。

12. 湿蕴膀胱

症状：小腹胀满，小便频数，淋沥赤涩，尿道疼痛，或点滴不通，口黏口苦，渴不欲饮，苔黄腻，脉滑数。

辨证分析：湿热蕴结膀胱，气化不利，而见小便淋沥，甚则点滴不通；湿热熏灼，故见尿道赤涩疼痛；湿热上蒸，则舌苔黄腻，口黏口苦，渴不欲饮。

治法：清热祛湿，通利膀胱。

处方：瞿麦 12g，萹蓄 12g，川木通 10g，滑石包 15g，车前子 15g，竹叶 9g，栀子 9g，甘草梢 6g。

方药分析：本方以瞿麦、萹蓄、车前子、川木通、石韦、滑石清热利湿，其中木通、滑石、车前子又有开窍通淋之功；用栀子、竹叶引热下行；以甘草梢直达茎中而止痛。

加减：如尿中带血者，为热伤血络，迫血妄行，加小蓟 15g，蒲黄包 12g，生地 15g；如小便黄赤混浊，或如米泔水样者，加萆薢 12g，黄柏 9g；如排尿突然中断，尿道刺痛窘迫，或尿中有砂石者，为湿热蕴结，煎熬尿液，结为砂石，阻闭尿道,加海金沙包15g,金钱草20g,鸡内金粉冲服、琥珀粉冲服各3g;经治症减,余邪未净者,不可专事清利,以免伤阴耗液,当用清心莲子饮加减,以扶正清除余邪。

(八)治疗湿病的宜忌

1. 禁过用寒凉、滋腻 湿为阴邪,"非温不化,气滞则难消"。治疗以通阳化气,宣畅气机为要。若过用寒凉,则戕伐阳气,致湿邪益盛,郁遏难化。若过用滋腻,则反助其湿,阻滞气机,成胶着难解之势。

2. 禁苦寒攻下 在湿热蕴结证中,常出现便溏不爽或便秘证,此乃湿热之邪阻滞胃肠所致。如误认为"热结旁流"或"阳明燥结",而投苦寒攻下,必损伤脾阳,便脾气不能化湿而反下陷,形成滑脱不止之证。湿热中阻,并非绝对禁下,在上症出现时,当用清下,以行气导滞,清热化浊,缓缓下之,如宣清导浊汤、枳实导滞丸等。或在相应方中,佐入炒枳实、槟榔,或生大黄后下1g~2g,使肠胃通畅,邪有出路,其愈期自速,但苦寒峻攻之品在所当禁。特别是湿温病后期(在第2~3周内)严禁攻下。

3. 禁湿地濡衣 此乃《内经》之训,提示人们在治疗的同时,应从生活起居各方面多加调护,避免重伤于湿,以杜绝其发病之源。

4. 饮食宜忌 饮食不节,过食肥甘冷饮,是湿阻发病的主要因素,注意饮食调护与治疗同等重要。要做到饮食有节,生活有常,不可暴饮暴食,过食寒凉、辛辣、肥腻、黏硬难消之物,以免重伤脾胃,加重病情。

(九)治疗湿病的体会

1. 辨湿病,要善抓主症 湿为土气,兼杂最多,临证中,常遇到一些患者,所述症状支离琐碎,不甚典型,有的症状则忽略不述,给辨证带来不便。因此,要善于在错综复杂的症状中,抓住主症。因势利导,使湿邪内蕴的其他症状,渐次明朗。湿性重着黏腻,易阻气机,故湿病以其症状的重着性及气机阻滞为主要表现,如出现头重如裹,肢体酸楚,倦怠嗜卧,脘腹痞胀,腰脊重着,妇女带下量多等症,则说明有湿邪内蕴。进一步察其面色、舌苔、脉象,如见面色晦滞不泽,舌苔滑腻,脉象濡、缓、滑,诊断基本可以确立。再根据其他症状,综合分析,四诊合参,湿病的阻滞部位,寒热虚实则明辨无误。

2. 治湿病,理气为先 湿性黏腻,易阻气机,湿病治疗首当疏畅气机;而疏畅气机,应着眼于肺、脾二脏。脾属阴土而位居中央,既能运化水谷精微,又主人身之气机升降,所谓"脾具坤静之德,又有乾健之运,故能使心肺之阳降,肝肾之阴升,而成天地交之泰"(《格致余论·鼓胀论》),故为气机升降之枢纽。吴鞠通在《温病条辨》中言道:"盖肺主一身之气,气化则暑湿俱化,且肺脏受气于阳明……故肺经药多兼入阳明,阳明之药多兼入肺也。在肺经通调水道,下达膀胱,肺痹开则膀胱亦开。是虽以肺为要领,而胃与膀胱皆在治中,则三焦备矣。"所以,只有脾肺之气机通畅,才能达到气化湿亦化的目的。余将这一理论,始终贯穿于湿病辨治的整个过程中,在详为辨证的基础上,无论苦温燥湿、清热祛湿、淡渗利湿或扶正达邪,均在方中佐入一二味宣降肺气,化浊醒脾之品,药如杏仁、桔梗、苏梗、藿梗、荷梗及藿香、佩兰、白豆蔻、枳壳等,以起到宣肺气,醒脾运,畅三焦,有利于其他药物更好地发挥作用之目的。这些药物药虽少,但在方中所起的作用却十分重要。

3. 处方遣药,轻灵活泼　所谓轻灵,即药量不宜过大,药味不可过多过杂,量大药杂则味厚气雄,难以运化,脾胃不伤于病而伤于药。所谓活泼,即药物的性味应芳香流动,不可壅滞、滋腻,壅滞则闭涩气机,滋腻则有碍脾运,且助湿生痰。治湿病尤应如此,湿性重着黏腻,治疗当反其性而用之,且轻灵之药多轻清入肺,芳香流动之品多动化浊醒脾,于祛湿化浊之法中寓有调畅气机之意。肺气畅,脾胃健,则湿邪可祛。

即便味厚气雄之药,使用方法不同,亦可改变其性。如余曾治一女性湿阻患者,证属湿热蕴结,脾肺同病。患者大便数日未下,致使肺气不降,腑气不通,胸膈痞闷,腹胀隐痛,余在清热化湿方中,佐入炒杏仁10g,生大黄后下1.5g,服药1剂大便得下,去大黄继服7剂,诸症皆杳。大黄味苦性寒,能泄热毒,破积滞,荡涤肠胃,俗有"将军"之称,一般湿病中本不宜用,吴鞠通有言在先,"下之则洞泄",但如减小其量而后下,轻取其推陈至新之功,而不用其苦寒破泄之力,且配杏仁以肃降肺与大肠之气,故闭结得除而脾胃不伤。此乃用药轻灵之又一法也。

4. 湿浊中阻,脾胃同调　湿邪为病,最易侵伤脾胃,因脾为湿土,主运化水湿,一有受损则水湿停聚。外湿亦然,正如《叶选医衡》所言:"湿者,天地间阴阳蒸润之气也。……更喜于侵于脾胃者,以其同气相求也。"脾胃以膜相连,脏腑经脉为表里,脾运胃纳互相依赖,一升一降相反相成。一方受损,必影响他方。湿邪中阻虽有偏重,但脾胃双方均受影响,只是轻重缓急不同而已。余治此证,处方用药虽有偏重,但多兼治之,如化脾湿必佐以开胃,药如砂仁、陈皮、枳壳、香橼皮等,祛胃湿多佐以运脾,药如佩兰、藿香、白豆蔻、薏苡仁、茯苓等,使其相得益彰,亦有"先安其未受邪之地"之意。

5. 善后调理,注意饮食　《素问·阴阳应象大论》曰"治病必求于本",长期的临证实践及流行病学调查结果都证明,湿病之生,饮食不节占极其重要的地位。所以,在治疗时,不能单纯唯药是治,必须重视饮食调理。如患者某种饮食习惯,如过嗜茶酒、生冷冰糕,或饥饱无时,饮食无规律,是导致湿病之因,就应嘱其改正这种不良习惯,否则,即便方药对证,效如桴鼓,也只能取效一时,须紧密配合,才能巩固。

余认为湿病患者,应以清淡素食为主,忌过食荤腥油腻、辛辣寒凉、甜点等壅滞之物,应做到饮食有节,饭量适度。若能如此,则湿病轻证,不用药物,也能自愈。余常根据《内经》"大毒治病,十去其六;中毒治病,十去其七;小毒治病,十去其八;无毒治病,十去其九,谷肉果菜,食养尽之"之旨,在药疗的同时,多配以食疗。如对脾虚湿困者,建议其服黄芪薏米粥;对湿困脾土者则嘱其以生薏苡仁 30g,或苍术、白术各 15g,泡水煮粥,早晚佐餐等,证之临床,确有较好裨益。

八、湿晕的辨证论治 [23]

湿邪为病,有外湿、内湿之分,在上、在中、在下之异。外湿多因居住卑湿,涉水淋雨,晨暮冒雾露远行,或水中作业,感受湿邪,汗出沾衣等;内湿多由恣食生冷瓜果,冷饮酒酪,油腻肥甘等物,致损伤脾阳,运行失健,而湿浊内生。湿为无形之邪,氤氲弥漫,无处不到。在表则症见头晕头胀,恶寒发热,头身困重,面目水肿,肢体酸楚、疼痛,舌质淡苔白,脉濡缓等;在中则见胸闷脘痞,恶心呕吐,腹泻,或便下黏滞不爽,渴不思饮,纳谷呆滞,肢倦神疲,上蒙清窍则头晕头胀,沉重不清,小溲短涩,舌质淡苔白腻,脉沉缓等;若化热则兼烦热口干、口苦、口黏,渴而思饮,但饮水不多,小便短黄,舌质黯红或尖边红,苔黄厚腻,脉濡或滑数等症;在下则腰背酸楚,足胫跗肿,下肢痹痛,小便不利,泄泻,舌质淡、苔白或白厚而腻,脉沉细等症。

头为诸阳之会,至高玉洁,故称为"元神之府",又称"髓海"。若被湿邪蒙闭、或湿热熏蒸,则头晕沉重,似有物紧束或物蒙之状。故《内经》有"因于湿,首如裹"之言。

脾为中央土,以灌四旁,主运化水谷精微与水液,具有升清降浊、通上达下之功。土旺则可制水,金生则可御表,脾生化气血,充失天,促进肾的气化之机。

肾与膀胱互为表里,同居下焦。肾者主水,具有统摄全身水液之功。其功能必须在肾的气化作用下,方能分泌清浊,各行其道。若肾阳不足,或脾阳

---

[23] 注:本文路喜素整理,引自《中医湿病证治学》第 3 版,路志正主编,北京:科学出版社,2015 年,454—463 页。

虚而失健运,久而及肾,或湿邪侵袭,遏制肾阳,气化不利,出现胕肿、小便不畅等症。故《素问·水热穴论》曰:"肾者,胃之关也,关门不利,故聚水而从其类也。上下溢于皮肤,故为胕肿,胕肿者,聚水而生病也""膀胱者,州都之官,津液藏焉。其津液出于肌表则为汗,出于前阴则为尿,溢于肌肤则水肿、尿少"。

肺主气、为水之上源,与肾为母子关系。通过肺的肃降、脾的运化、肾的气化,使三焦通利,水液代谢正常。若一脏出现病变,则会影响他脏,令水液代谢失常,湿邪内生,引发疾病。

治湿之法,以肃肺、理脾、清热、利小便为主。因湿为阴邪,郁久易从热化,故用药不宜过热,亦不宜过寒,以免再伤体阳,使病情加重。

治湿病之要,首先必须明确病位。其在表者,宜散风祛湿,宣气为先,因风能胜湿,如防风、秦艽等;在上焦者,则芳香化浊,藿香、苏叶、佩兰之品;在中焦者,宜苦温燥湿,苍术、半夏等,方如平胃散、二陈汤之类;在下焦,则温化水湿、通利小便;湿困周身,宜羌活、独活、乌药等;湿在两臂,当投以桑枝、威灵仙等;湿在两股,宜防己、萆薢、牛膝等。湿盛而濡泻者,以五苓散、六一散加减治之。湿热发黄者,茵陈蒿汤随症加减。

水肿、发黄,宜五皮饮加茵陈。若痰瘀互阻或气滞血瘀之患,又当化痰通络、理气活血为治。以苦、辛、寒治湿热;苦、辛、温治寒湿,概以渗淡之品佐之,而甘酸腻浊在所不用。对风湿相搏、从表治者,轻清宣肺微汗则已,而忌大汗。

在治疗中,培土既可安内、又可攘外,表固湿不外侵,健运湿不内生;枢机通利,三焦和畅,清升浊降,生化正常,先天得充,肾气得化;土旺金生,水之上源宣降如常,膀胱气化通调,如此无湿邪之患,无湿热之忧。

夏月淫雨,天暑下迫,地湿上蒸,湿热之邪易于相因为患,故长夏多湿。盛夏之季,天气炎热,腠理开泄汗出,而易伤阴伤气,因之常见阴虚、气虚、气阴两虚之候。若气津不得上荣清窍,或湿邪上扰、暑热上蒸而致发眩晕。

湿邪郁久而从热化,热盛易伤津耗液。对湿热夹阴虚者,与治湿热不同,不宜过用风药,以免伤阴,使虚火炎上,即使用渗淡利水之辈,亦中病则止,过之则使阴液流失而再度亏损,使病情加重;然亦不能过用滋阴之类,恐助痰湿壅遏,过于刚燥,又必伤阴液,须刚柔相济,润燥相参,组方遣药,始能防止以上诸弊。

邪之来犯,缘由正气不足。故当邪去六七,应注意扶正培本,标本兼治,以免逐邪太过,再伤正气,引起他变。在治疗过程中,要根据正邪的进退、消长与转化,通权达变,灵活化裁,随证治之。

(一)风湿束表证

病因病机:外感风湿之邪;或平素为肥胖之体,湿邪内盛;或贪凉饮冷、浓茶、嗜酒与过食滋阴补品;情志过极、思虑过度,致脾虚胃弱;或先天不足,后天失调,使脾肾俱弱,湿邪内盛。外邪引动内湿,束于肌表,干忤脑络而发眩晕。

临床表现:头晕目眩,头重如裹,鼻塞声重,微热恶寒、无汗,周身酸楚,倦怠乏力,或关节重掣疼痛,便溏,舌质淡、苔白滑或苔白厚腻,脉浮而濡缓。

证候分析:风湿束于肌表,干忤经络,上蒙清窍,故头晕目眩,头重如裹,鼻塞声重;风为阳邪,善行而数变,湿为阴邪,其性黏腻重浊,风湿相引,阻遏卫阳,腠理闭塞,浊邪熏蒸,则发热恶寒,无汗,周身酸楚,关节重掣疼痛;湿邪下注,则便溏泄泻。舌质淡,苔白或白厚而腻,脉浮而濡缓者,是风与湿邪来犯之征,湿邪内盛之兆。

治法:散风祛湿,宣表通络。

方药:宣化汤(自拟方):蔓荆子、炒白蒺藜、白芷、炒杏仁、防风、防己、当归、川芎、羌活、独活。

方解:方中用蔓荆子、炒白蒺藜、白芷、防风散风祛湿,当归、川芎活血通络,杏仁宣肺降逆,防己利水消肿、疏风止痛,以助诸药疏风胜湿之功。

加减法:巅顶疼痛者,去蔓荆子,加藁本;颈项强痛,去蔓荆子,加葛根;水肿、尿少者,方中去蔓荆子、白芷,加桔梗、地肤子。

病案举例:刘某,男,36岁,汉族,已婚,河北省沧州泊头市人,1993年8月18日初诊。

患眩晕已历4个月。初起为在4月份患感冒后,经治疗向愈;唯头晕不减,日见加重,甚时头晕目眩,视物旋转,时有恶心等。反复治疗不解,故来京就诊。现头目眩晕,甚时恶心呕吐,周身倦怠,头脑发胀,疲劳无力,精神萎靡不振,困倦嗜卧,纳谷一般,睡眠尚可,二便亦调。有腰痛、腿痛史,并嗜酒,有长期喝冷水习惯。1998年8月16日在北京市神经外科研究所检查,CT扫描:脑内未见明显异常改变。面色黧黑,形体消瘦,舌质淡、苔白厚腻,脉濡而数。

据四诊辨识,为平素湿邪壅盛,外感风邪,与湿相搏,束于肌表,上蒙清窍所致。治以散风祛湿,健脾利水。药用:秦艽10g,防风、防己各10g,蔓荆子10g,炒白蒺藜12g,葛根12g,海风藤15g,当归10g,炒枳实10g,大腹皮子(大腹皮、槟榔)各10g,炒苍术10g。6剂,水煎2次,饭后分2次温服。

1993年8月25日二诊：服前药头晕、恶心均解，周身困倦、无力、嗜卧亦微，精神见振。唯感胃脘痞满，纳谷呆滞，舌质淡苔白滑，脉沉滑。仍从前法进退。上方去蔓荆子，加川厚朴12g，谷芽、麦芽各15g。取药7剂，回家进行调理。

（二）湿邪上蒙清窍证

病因病机：思虑过度，情志过极，久病，过劳、房劳，或用脑过度而伤脾胃，或长期贪凉饮冷，伤及体阳，使湿邪内盛，随经脉运行，上蒙精明之府，使耳目失聪，发为眩晕。

临床表现：头目眩晕，沉重而胀，恶心欲吐，呕吐痰涎，脘闷腹胀，不思饮食，周身困倦，神疲无力，舌质淡，苔白滑或白腻，脉沉而濡细。

证候分析：湿邪上蒙清窍，清阳不升，浊阴不降，故头沉重、眩晕；湿邪中阻，脾阳受制，水湿不化，四肢无主，即有恶心欲吐，甚则呕吐痰涎，脘闷腹胀，不思饮食，周身困倦，神疲乏力。舌质淡，苔白滑或苔白厚腻，脉沉细而濡者，为湿邪内盛之象。

治法：芳香化湿，和胃降逆。

方药：芳化和中汤（自拟方）：藿香、佩兰、姜半夏、佛手、炒枳实、炒苍术、茯苓、桃仁、杏仁、厚朴。

方解：方中用藿香、佩兰、苍术、茯苓芳香化湿，燥湿健脾，渗淡祛湿；桃仁、杏仁、姜半夏、厚朴、佛手、炒枳实和胃宽中，降逆止呕，理气化湿。诸药相合，共同达到芳香化浊、和胃降逆、利湿除眩之目的。

加减法：前额沉重甚者，加白芷；恶心呕吐甚者，加生姜；腹胀、尿少者，加腹皮子（大腹皮、槟榔）；脘痞甚者，加厚朴。

病案举例：张某，男，42岁，汉族，干部，已婚。1993年5月24日初诊。

患眩晕病已历2年，加重2个月。初发是在2年前夏季一天中午，饭后外出路上突发眩晕，自感天转地摇，站立不稳，并恶心、呕吐，当即摔倒，被人送到北京某医院急诊室，查血压：130/90mmHg，心电图：S-T段改变，确诊为"眩晕综合征"，经注射镇静药物，服乘晕宁后得缓。近2个月以来，发作频繁。现眩晕，恶心呕吐，站立不稳，纳少呃逆，胃脘痞满不适，并多在中午发病，耳鸣，颈项强硬，周身乏力，睡眠差，每晚必服安眠药物方能入睡，二便正常。平时喜贪凉饮冷，嗜酒抽烟，有脂肪肝史。查血压136/110mmHg，心电图示：S-T段改变。舌质淡苔白厚腻，脉弦滑。患者平时贪凉饮冷太过，久伤脾阳，脾虚失运，水湿内停；长期饮酒，又助湿生，故湿邪内盛，蕴久酿痰，逆于上焦所致。治以化湿祛痰，和胃降逆。药用：藿梗后下10g，苏梗后下10g，姜半夏

10g,当归12g,川芎6g,炒枳实12g,防风、防己各10g,葛根12g,羌活10g,地龙10g,茯苓15g。7剂,水煎服,日1剂,分2次,饭后温服。并嘱其忌冷饮、冰水及酒等。

1993年5月31日二诊:服上药7剂,眩晕、头昏发胀大减。自感头脑清醒,耳鸣乏力亦较前好转,1周以来,眩晕未发。舌质淡、苔白滑,脉沉滑。上方去藿梗、苏梗、羌活;加生黄芪12g,腹皮子(大腹皮、槟榔)各10g,7剂。

1993年6月21日三诊:自治疗后,眩晕未发。唯感身上倦怠无力,睡眠不安。又逢夏季,天气炎热,仍贪凉饮冷。舌质淡、苔白,脉弦滑数。此属外感暑湿之邪(吹冷风),与内湿相搏所致。仿清暑益气法。生黄芪15g,炒苍术10g,姜半夏10g,腹皮子(大腹皮、槟榔)各10g,菖蒲10g,郁金10g,茯苓20g,杏仁、薏苡仁各10g,防风10g,6剂。

1993年7月19日四诊:7月5日体检心电图正常,血压130/86mmHg,血糖116mg/dl,胆固醇245mg/dl,甘油三酯205mg/dl。进药后,眩晕已杳,诸症皆减。唯耳鸣尚存,舌质淡、苔白,脉沉滑。此为肾虚不能上营于耳之故。治以健脾燥湿,补肾强督。处方:生黄芪15g,炒苍术、炒白术各10克,腹皮子(大腹皮、槟榔)各10g,炒枳实12g,郁金10g,菖蒲10g,川断12g,桑寄生15g,炒杜仲10g,菟丝子10g,灵磁石先煎20g。日1剂,水煎服。追访年余,未再复发。

(三)湿阻寒凝证

病因病机:久居潮湿之地,室内空调、冷气太过,长期水中作业,湿寒之邪内侵,平素贪凉饮冷,情志过极,强劳、房劳太过,久病不愈,伤及脾肾之阳,湿寒内生,寒凝湿阻,经脉不通,气血不能上营,头目失养而发眩晕。

临床表现:头晕目眩,头昏沉重,四肢逆冷,胃脘痞满,纳少腹胀,倦怠乏力,大便溏薄,小便清长,舌质淡、苔白滑,脉沉缓。

证候分析:脾主运化水液与输布水谷精微,肾主气化,脾肾之阳皆伤,运化、气化失职,湿邪内生。湿邪甚则从寒化,湿寒凝滞,经脉痹阻,气血不得上荣,清窍失养,故见头晕目眩、头昏沉重;寒湿阻滞经脉,阳气不达四末,而有四肢逆冷、倦怠无力之症;湿阻中州,浊气不降,则胃脘痞满,腹胀纳少;脾肾阳虚,则便溏、小便清长。舌质淡、苔白滑,脉沉缓者,皆为脾肾阳虚、湿寒内盛之征。

治法:健脾祛湿,补肾益阳,温经散寒。

方药:胜湿温经汤(自拟方):炒苍术、茯苓、佛手、炒枳实、川芎、细辛、藁本、淡附片、桂枝、腹皮子(大腹皮、槟榔)。

方解:方中用苍术、茯苓、腹皮子(大腹皮、槟榔)、佛手、炒枳实健脾燥湿,和胃降逆,理气消胀;附子、桂枝、细辛温经散寒,配川芎、藁本散寒胜湿、活血通络。众药相合,共行温经散寒,健脾祛湿,以达到除眩之功。

加减法:气短者,加生黄芪;心悸、失眠者,去佛手,加远志、炒柏子仁;胃脘痞闷者,加砂仁;下肢水肿者,加生姜皮、车前草。

病案举例:陈某,女,48岁,汉族,已婚,干部,1993年3月5日初诊。

患眩晕17载。为17年前怀孕期间出现高血压(血压180/120mmHg),并周身水肿,下肢为甚。产后,眩晕未解,经常发作,伴有恶心、呕吐等症,血压不稳,平常在200~160/140~110mmHg之间,同时有高脂血症。多年来未间断治疗,但效果不明显。有贪凉饮冷习惯。现眩晕,头重而视物不清,目涩羞明,眼睑水肿,双手颤抖无力,胃脘痞满,腹胀纳少,畏寒肢冷,腰痛身肿,下肢尤甚,按之有凹陷,大便溏泄,日1行,小便细长。舌质淡、苔白滑,脉沉细而缓。此为长期贪凉饮冷,久伤脾肾之阳,脾阳虚则精微不布,水湿失运,肾阳虚则气化失职,湿寒内盛,阻滞经脉,而失于温煦所致。治以健脾利湿,温肾通阳,散寒解痉。处方:生黄芪15g,炒苍术12g,炒枳实12g,云茯苓20g,粉葛根12g,地龙12g,蜈蚣5条,白僵蚕6g,川断12g,桑寄生15g,沙苑子12g,肉桂后下5g。6剂,水煎服,日服1剂,分2次饭后温服。并嘱其忌贪凉饮冷,尤其冰箱中冻过的食品。

1993年4月8日二诊:上药连服10余剂后头晕大减,眼睑身肿、乏力、腰痛均有不同程度的好转;然感下肢沉重,舌质淡、苔白,脉沉缓。上方去葛根,加补骨脂12g,6剂,水煎服。

1993年6月22日三诊:颜面身肿已杳,头晕目眩未发,手颤减轻,有时仍感无力,肢体麻木,腰部酸痛,舌质淡、苔白,脉沉细,仍宗前法。生黄芪15g,炒白术12g,茯苓15g,炒枳实15g,蜈蚣5条,僵蚕10g,丹参15g,菟丝子12g,沙苑子12g,补骨脂10g,肉桂后下5g。6剂,水煎服。

1993年5月13日四诊:经治疗,眩晕未再发作,颜面身肿、畏寒肢冷、脘痞腹胀皆消,腰痛亦微,血压130/90mmHg,体重较前减轻4kg(原体重74.5kg),手颤、肢体麻木亦减,舌脉同前,仍从前法。前方去蜈蚣,加益母草12g,6剂~12剂后,转服金匮肾气丸、香砂六君子丸,每服各6g,日2次,饭后温水送服。先后治疗3个多月而告愈。

(四)湿热证

病因病机:外感湿热之邪,或平时湿邪内盛,郁久化热,湿蕴热蒸,上逆巅顶,扰乱清空而发眩晕。由于人体禀赋不同、强弱各异,因之有热重于湿,湿重于热和湿热并重的不同证候。热重于湿者，因热甚易伤津耗液，易向阴虚证候转化，甚者伤及肝肾之阴；湿重于热者，因湿重易遏伤阳气，故易向寒证转化；湿热并重者，易耗气伤阴，向气阴两虚转化。湿热之患，其病理机制复杂多变。因此，在治疗中，当根据临床表现，正邪消长，辨证论治。

1. 热重于湿证

临床表现：头晕目眩，胸闷脘痞，纳少腹胀，口苦口干，口渴喜饮，饮而不多，肢体沉重、酸软无力，大便或干、或黏滞不爽，舌尖边红、或舌质红，苔白厚腻或苔黄腻，脉濡细而数。

证候分析：湿热内盛，上扰元神之府，湿阻热蒸，故头晕目眩，口干口苦，口渴思饮，而饮水不多，甚则恶心呕吐；湿热中阻则胃失和降，则胸闷脘痞，纳少腹胀；湿热郁蒸，脾受其制，肌肉、四肢失主，而有肢体沉重、酸软无力之苦；热邪伤津而便干、小便黄赤，湿热下注，不能分清泌浊，则便溏、并黏滞不爽。舌尖边红、或舌质红，苔黄腻或白厚腻，脉濡细而数，为湿热内盛之象。

治法：清热利湿，降逆平眩。

方药：清热利湿饮（自拟方）：茵陈、黄芩、清半夏、炒枳壳、竹茹、生薏苡仁、晚蚕砂、桃仁、杏仁、车前子、金钱草。

方解：方中用半夏、黄芩辛开苦降之品，清热燥湿；晚蚕砂、生薏苡仁、炒枳壳健脾祛湿、宽中降逆；茵陈、车前子、金钱草、竹茹渗湿清热；更有杏仁开肺气，以行肃降之功，桃仁活血通络，共使湿热之邪从小便而出，以达到清热利湿的目的。

加减法：头痛、头胀者，加蝉衣、川芎；小便频数者，加木通、石韦；口干渴喜饮者，加麦冬、西瓜翠衣（用量宜重）；两目干涩者，加菊花、桑叶；心烦急躁，渴喜冷饮者，去茵陈，加龙胆草、芦根；咽喉不爽或灼痛者，加牛蒡子、锦灯笼；大便不畅，湿热阻滞者，可加大黄炭。

病案举例：张某，男，60岁，汉族，已婚，工人，1992年1月14日初诊。

患眩晕病已14载，并有高血压，血压180~170/120~110mmHg，冠心病。自1980年患眩晕以来，因治疗重视，且能自己根据发病情况进行调理，按时服药，因之较为稳定。近4日来加重，1月10日，血压达220/120mmhg。现眩晕目涩，乏力嗜卧，周身倦怠，前额发紧，下肢沉重，腰痛腰酸，纳呆乏味，睡眠多梦，便溏尿黄。平时喜饮酒、凉水、浓茶。血压180/130mmHg。面色暗晦，体胖，舌质淡、苔黄腻，脉弦滑濡数。

患者长期饮冷水、浓茶、酒类，而伤及脾肾，使运化、气化失常，水湿壅盛，阻滞经脉，充斥三焦，心脏失养，且湿邪中阻，升降失职。湿邪久蕴，郁而化热,灼液成痰,痰热上扰,故突然发病,并有动风之兆。治以清热化湿,降逆化痰,佐以甘凉祛风。药用:钩藤后下20g,龙胆草10g,黄芩10g,竹茹12g,金钱草15g,生薏苡仁15g,桃仁、杏仁各10g,葛根12g,地龙10g,苏梗后下10g,炒枳实12g,车前草15g。6剂,水煎服。

1992年1月24日二诊:服前药眩晕、前额发紧、心烦急躁大减,自觉头脑清楚,精神见长,嗜卧已杳,其他症状亦有不同程度减轻。血压160/110mmHg,舌质淡、苔白滑,脉弦滑。上方去钩藤、黄芩,加炒苍术12g,半夏10g,6剂。

1992年2月2日三诊:经治疗症情稳定,自服药后,眩晕未发,周身倦怠、下肢沉重大减,睡眠转安。唯腰痛腰酸、下肢无力较著,舌质淡、苔白滑,脉弦滑而缓,此属脾肾两虚之候。治以健脾祛湿,补肾强腰。处方:炒苍术12g,半夏10g,陈皮10g,炒枳实12g,当归12g,茯苓15g,腹皮子(大腹皮、槟榔)各10g,川断12g,桑寄生15g,炒杜仲10g,川牛膝15g,6剂,水煎服。从此后又经健脾补肾的调治,血压稳定在150~134/100~90mmHg之间,眩晕未再发作。

2. 湿重于热证

临床表现:头晕目眩,头目沉重,胸闷脘痞,纳谷呆滞,不思饮食,精神倦怠,四肢乏力,便溏尿黄,舌质淡、苔白厚腻,或薄黄而腻,脉濡缓。

证候分析:湿邪内盛,蕴久化热,湿热上蒸,清窍被扰,故头晕目眩;因湿邪重滞,则头目沉重;湿邪中阻,胃气不降,即胸闷脘痞,纳谷呆滞,不思饮食;湿遏脾阳,四肢无主,因之四肢乏力,精神倦怠;湿热下注,便溏尿黄;舌质淡、苔白腻或薄黄而腻,脉濡缓,乃湿热偏盛所致。

治法:健脾燥湿,降逆除眩,佐以清热。

方药:胜湿清热煎(自拟方):炒苍术、炒白术、姜半夏、香橼皮、茯苓、泽泻、防风、防己、生薏苡仁、苦参、炒枳实。

方解:方中炒苍术、炒白术、姜半夏、香橼皮、炒枳实健脾燥湿,宽中降逆;茯苓、泽泻、防己渗淡利湿;生薏苡仁、苦参清热除湿。众药相合,共行胜湿清热之功。

加减法:便溏甚者,加马齿苋;小便黄甚者,加木通;恶心者,加藿香。

病案举例:安某,男,70岁,汉族,已婚,干部,1993年4月14日初诊。

自1983年患眩晕病以来,已10年。有高血压、高血脂、脂肪肝、肥胖病、哮喘、前列腺肥大史。血压在180~210/100~110mmHg之间,患冠心病10余载,伴有心律不齐。身重超过正常标准30kg(身高1.70m,体重95kg)。多年来药未离身,但收效不大,反日见加重。现头目晕眩,胸闷喘喝,心慌而烦,心中悸动不安，急躁易怒，无力嗜卧，周身沉重，起坐吃力，下肢水肿，小便费解，纳谷尚可，嗜睡。平时贪凉饮冷，十分酷好饮料、茶、酒，更喜甜食，每3天吃1瓶蜂蜜。面红体胖，舌尖红、苔白腻，脉沉而濡缓、左兼结。

《素问·五藏生成》云："多食甘，则骨痛而发落。"甘入脾，多食令人中满，故亦伤本脏。土盛而伐肾，致肾气损伤。况长期贪凉饮冷，嗜酒、浓茶，再伤脾肾，湿邪内盛，且郁久有化热之象，故有上述诸症。治以健脾燥湿，宽中利水，佐以清热通络。药用：炒苍术12g，茯苓15g，姜半夏10g，陈皮10g，腹皮子（大腹皮、槟榔）各10g，郁金10g，当归12g，车前子包15g，草河车12g，苦参6g。6剂，水煎服。嘱其忌生冷、甘肥、浓茶、酒类，以配合治疗。

1993年4月28日二诊：进前方头晕目眩好转，小便通畅，尿量增多，自感较前有力，卧床减少。但感左胸憋闷，血压：180/100mmhg（初诊：200/100mmHg），舌质淡、苔白腻，脉沉滑、左兼结。治宗前法。上方去苦参、陈皮、半夏，加薤白10g，菖蒲10g，瓜蒌10g，以通阳。

1993年5月22日三诊：前方连进15剂，眩晕未发，急躁易怒、气喘大减，胸中憋闷亦轻，唯下肢沉重无力如故，膝关节酸楚，蹲起费力。前些天去南方游玩，劳累后又感有时心慌，舌质淡、苔白，脉弦滑小数、左兼结。血压：170/90mmHg。此为心脾阳虚之征。治以健脾益气，温阳通脉，散风祛湿。处方：生黄芪15g，炒苍术12g，腹皮子（大腹皮、槟榔）各10g，干姜5g，桂枝5g，瓜蒌12g，薤白9g，当归12g，炒枳实12g，松节15g，鸡血藤15g。7剂，水煎服。

经过3个月左右的调治，心律恢复正常，血压稳定在150/86mmHg，精神大振，身倦乏力，下肢水肿沉重皆消，眩晕未发。改服金匮肾气丸，每次6g，日2次，以进一步巩固。

3. 湿热并重

临床表现：头晕目眩，头昏头重，口苦口黏，口干不欲饮，胸闷脘痞，纳少腹胀，周身酸楚，倦怠无力，便溏尿黄，舌尖红、或边红，苔白厚、或黄腻，脉濡细数。

证候分析：湿热熏蒸，上扰元神之府，故头晕目眩，头昏沉重；湿热阻滞，气机不畅，胃失和降，则呃逆、胸闷脘痞，纳少腹胀；湿邪阻滞，津不上承，湿热炎上，故有口苦口黏，口干不欲饮之症；湿阻热郁，脾气不伸，肌肉、四肢失主，则周身酸酸楚，倦怠无力；湿热下注，便溏尿黄。舌尖或边红、苔黄腻，脉濡细数，为湿热并重之兆。

方药：清热利湿饮（自拟方）：炒苍术、姜半夏、枇杷叶、炒杏仁、茯苓、陈皮、地龙、前胡、黄芩、金钱草、生薏苡仁、黄柏。

方解：方中用杏仁、前胡、枇杷叶、地龙轻宣肺气，清化湿热；炒苍术、姜夏、陈皮、茯苓健脾燥湿；黄芩、黄柏、生薏苡仁、金钱草清热燥湿渗湿。诸药相合，共行清热利湿之功。

病案举例：王某，女，50岁，汉族，已婚，教授。1993年5月23日初诊。

患眩晕8个月。去年9月初，过马路时猛一回头，突感眩晕，天旋地转，视物旋转不定，双目不能睁，并感恶心欲吐。急送北京某医院就医，经内科、耳鼻喉科、神经科各方面检查，头颅CT正常，X片示颈椎骨质增生，其他各项检查未见异常。当时发病后，卧床1个多月，经调治好转，方能起床。8个多月以来，头脑昏昏沉沉不清，无法坚持工作，一直在家休息。昨天又突然发病。现头目眩晕，头后侧沉重，头顶麻木，眩晕甚时恶心欲吐，不能向左侧转动，平时向左侧卧则发病，纳谷一般，睡眠不实，口干喜饮，肩背疼痛，心悸急躁，身倦乏力，下肢尤著，手脚麻木，足跟痛，大便正常，小便频数。有高血压史，血压150/100mmhg。面色暗晦，舌质边红、苔白滑，脉沉细数。

四诊合参，此为用脑思虑太过，而伤脾肾，致运化、蒸化失常，水湿内聚，蕴久化热，使湿热并重。治以清热利湿，健脾和胃，降逆止眩。药用：龙胆草10g，黄芩6g，生薏苡仁15g，竹茹12g，炒白术12g，茯苓15g，车前子包15g，泽泻10g，葛根12g，炒枳实12g，柴胡10g，当归10g。6剂，水煎服。

方中用龙胆草、黄芩、生薏苡仁、竹茹清热燥湿，炒白术、茯苓、泽泻、车前子健脾利湿，葛根生津止渴，柴胡疏肝解郁，炒枳实、当归、宽中降逆，活血通络。诸药相配，共同达到清利湿热、培土胜湿、降逆除眩之功。

1993年5月30日二诊：进前方后，头目眩晕、颈项沉重、口干思饮皆杳。1周以来眩晕未发，精神见振，尿频亦解，心悸急躁减轻，余症尚存，舌淡嫩、苔白滑，脉沉细。仍宗前法，加入养血柔肝之品。上方去黄芩、竹茹，加赤芍、白芍各10g，川芎6g。6剂，水煎服。

1993年6月10日三诊：上方连服10剂，心悸急躁消失，头顶麻木、手、脚麻木好转，肩背疼痛、下肢无力、足跟痛如前。血压：130/90mmhg，舌质淡、苔白，脉沉细。为湿热去而气血虚，肾气不足。治以益气养血，补肾强身。处方：生黄芪10g，当归10g，炒白术10g，赤芍、白芍各10g，川芎6g，鸡血藤15g，茯苓15g，腹皮子（大腹皮、槟榔）各10g，沙苑子12g，枸杞子10g。7剂，水煎服。

先经清热利湿法，在标证得蠲之后，本虚诸症显露，随以益气养血、健脾补肾法续治，使四末麻木消失，足跟疼痛亦解，血压平稳在120/85mmHg左右。精神大振，重新走上工作岗位。后又服人参归脾丸、六味地黄丸，每服各1丸，日2次，以资巩固。2月后来诊，谓眩晕未曾发作。

（五）湿邪中阻证

病机病因：外感湿寒之邪，循经内传，或久居潮湿之地，涉水淋雨等；内以贪凉饮冷，食味过偏，嗜酒浓茶，久伤脾胃，致脾虚失运，水湿内停，阻于中州，清阳不升，浊阴不降，湿邪上犯，而发眩晕。

临床表现：头晕目眩，头目沉重，胸闷太息，胃脘痞闷，纳少腹胀，周身困重，倦乏无力，便溏，小便不利，舌质淡、苔白厚腻，脉濡缓。

证候分析：湿邪中阻，脾阳被制，运行失常，湿困于上，则头晕目眩并沉重；阻于中州，则胸闷太息，胃脘痞满，纳少腹胀，甚者恶心呕吐；脾阳被湿邪所遏，肌肉、四肢无主，故周身困重，倦怠无力；脾虚湿盛，即便溏、小便不利、妇女带下。舌质淡、苔白腻，脉濡而迟缓者，为湿邪内盛之征。

治法：温中降逆，健脾利湿。

方药：温中健脾汤（自拟方）：炒苍术、炒白术、桂技、厚朴、炒枳实、腹皮子（大腹皮、槟榔）、砂仁、茯苓、泽泻。

方解：方中用桂枝、炒苍术、炒白术、砂仁、厚朴温中健脾、燥湿降逆；配枳实、大腹皮、槟榔、茯苓、泽泻下气畅中，利水胜湿。众药相伍，共行温中键脾，利水除湿之功。

加减法：胸闷甚者，加郁金、菖蒲；头痛者，加鲜荷叶、蔓荆子；前额沉重甚者，加白芷；颈项强者，加葛根；胸中憋闷不适者，加炒杏仁、生薏苡仁；恶心呕吐者，加苏叶、黄连。

病案举例：陈某，女，34岁，已婚，工人，1992年5月18日初诊。

患眩晕已10余载，时轻时重，近2天以来加重，发则头晕旋转，双目不欲睁，恶心呕吐，周身倦乏无力，睡眠不实，多梦易醒，脘痞胁胀，不思饮食，腹胀便溏，小便短少，经水延后，量多色暗，行4、5日净，经前腹痛、周身酸楚疼痛，平时带下色白清稀。自发病以来，未间断治疗，效果不明显。在北京市某医院检查，前庭试验：不对称，确诊为"梅尼埃综合征"。平时喜贪凉饮冷，入冬发作频繁，面色黧黑，神疲肢倦，舌质淡、苔白滑，脉沉滑。

四诊辨识，此为长期贪凉饮冷，久伤脾阳而失其运化之职，水湿内停。土壅木郁，肝络失和，阴阳反作，故有上述诸症。治以温中健脾，理气和络。药用：炒苍术、炒白术各10g，茯苓20g，姜半夏10g，腹皮子（大腹皮、槟榔）各10g，桂枝6g，泽泻12g，佛手10g，旋覆花包10g，当归10g，生姜2片为引。6剂，水煎服，日2剂，饭后分2次温服，并忌食生冷、冰糕、饮料等。

1992年5月25日二诊：药后眩晕大减，脘痞胁胀已解，纳谷顿开，饮食见长，小便量亦较前增多；唯腹胀尚存，多梦易醒如故，舌质淡苔滑，脉沉滑。既已生效,仍宗前法。上方去当归、佛手、旋覆花,加炒枳实 12g,远志 10g,炒柏子仁 15g,6 剂,水煎服。

1992 年 6 月 10 日三诊:经治疗眩晕未发,睡眠好转,腹胀亦轻,面色黧明显消退,但感有时腰痛,下肢沉重,舌质淡苔白,脉沉滑尺弱。此属脾肾两虚之候。治以健脾益气、温阳补肾。药用:生黄芪 12g,炒苍术 12g,茯苓 15g,桂枝 6g,川厚朴 10g,腹皮子(大腹皮、槟榔)各 10g,沙苑子 10g,菟丝子 10g,炒杜仲 12g,炒枳实 12g,合欢皮 15g。7~14 剂,水煎服。

从此后经健脾益肾调治,于 8 月初复查,前庭试验正常,10 数载之疾,经 3 个月调理而愈。

(六)湿伤肝脾证

病因病机:外感湿寒之邪,或平素湿邪内盛,木郁土塞,气机失畅,阻滞经络,肝络失和,升降悖逆,致气滞血涩,不能上营清窍,元神失养,而发眩晕。

临床表现:头晕目眩,头痛头胀,胸闷脘痞,太息心悸,心烦急躁,两胁胀满或疼痛,口干不欲饮,神倦乏力,舌质淡或黯,或舌有瘀点、瘀斑,苔滑,脉濡细而涩。

证候分析:肝主疏泄、藏血,令周身气机条达,气血运行通畅,营养脏腑、经脉、肌肉、皮肤、骨骼等,进行正常的生理活动。气为血帅,血为气母,气行血行,气停则血凝。湿为阴邪,其性黏滞,最易阻滞气机,湿邪内聚,阻滞经脉,使肝疏泄失职,气机失调。肝喜条达而恶抑郁,气血与湿邪凝滞,阻于经络,气滞血瘀,以致气血不能正常运行,则头晕目眩,头痛而胀,心悸太息,心烦急躁,口干不欲饮,神倦无力;气失条达,木不疏土,则两胁胀满或疼痛、纳少、不思饮食。舌质淡、苔滑,脉濡者,为湿邪内盛之象;舌黯有瘀斑、瘀点,脉细涩,为气滞血瘀之兆。

治法:疏肝理气,和胃祛湿,佐以活血化瘀。

方药:理中化瘀汤(自拟方):炒苍术、半夏、桂枝、茯苓、郁金、当归、川芎、醋香附、炒枳实、炒杏仁、桃仁、红花。

方解:方中用炒苍术、茯苓、半夏、桂枝温中健脾,宽中祛湿;郁金、香附、炒枳实、杏仁疏肝解郁,理气降逆;当归、川芎、桃仁、红花活血化瘀。从而达到疏肝健脾、理气祛湿、活血化瘀的治疗目的。

加减法:两胁痛甚者,加青皮、陈皮、醋元胡;腹胀痛者,去郁金、桃仁、杏仁,加大腹皮、白芷、甘草;心烦失眠者,去桃仁、炒杏仁、桂枝,加菖蒲、炒柏子仁。

病案举例:李某,男,39 岁,汉族,已婚,干部,1993 年 6 月 16 日初诊。

自患眩晕病以来，已历10载，久治不愈，发作次数增多，日见消瘦，身高1.72m，体重仅35kg，较正常体重相差12kg。现头晕目眩，心烦胸闷，多梦太息，甚时恶心呕吐，腹满胁胀，两目涩滞，视物模糊，自觉眼球转动不灵活，消瘦口苦，纳谷量少，胃脘胀满，大便溏、日1行，小便正常。平时贪凉饮冷，喜饮料，嗜酒，血压：90~85/60~50mmHg，曾作过多项检查，均未发现异常。心情沉闷，郁郁寡欢。舌质淡、两侧有瘀斑，苔白滑，脉弦细涩。

此为肝木抑郁而横逆乘脾，致脾虚运迟，水湿内积；且长期贪凉饮冷，伤及脾阳，使湿邪更盛。湿阻木郁，气机失调，经络不通，气血与湿邪相结，阻滞日深，气血不行，机体失养，生化失常，以致有上述诸症。此属湿邪阻滞、气滞血瘀之候。治以培土抑木，活血通脉。药用：炒白术15g，茯苓20g，炒枳实12g，当归10g，川芎6g，醋香附10g，郁金10g，半夏12g，桂枝6g，炒薏苡仁15g，车前子包15g，红花10g。

6剂，日1剂，水煎2次，合并煎液，分2次服，每次200ml，饭后温服。忌贪凉饮冷，急躁恚怒。

1993年6月24日二诊：服前方后，眩晕、胸中憋闷、太息、心烦急躁大减，自感胸襟开阔，心情舒畅，恶心呕吐已解。唯夜寐多梦，腹满胁胀，舌脉同前。再以前方进退，上方去炒薏苡仁、车前子，加炒柏子仁12g。6剂，水煎服。

1993年7月2日三诊：头目眩晕，两目干涩，胸闷心烦皆杳，夜寐转安。疲劳亦解，精神愉快。血压100/70mmHg。然胃纳未开，腹满胁胀为故。舌质淡，瘀斑转浅，脉弦滑兼涩。仍宗前法，扶土抑木。处方：炒苍术12g，姜半夏10g，醋香附10g，茯苓15g，川厚朴12g，当归12g，腹皮子（大腹皮、槟榔）各10g，青皮、陈皮各10g，谷芽、麦芽各15g。6剂，水煎服。

1993年7月15日四诊，经治以来，眩晕未发，服前药后，胃纳有增，腹满胁胀好转，血压：106/70mmg，舌质淡、苔白，脉弦滑。效不更方，前方再服14剂，2周后，改服香砂养胃丸、舒肝止痛丸，早晚各6g，温开水饭后送服，以期巩固。

九、从湿论治心律失常的经验 [24]

（一）概述

心律失常属中医的"心悸""惊悸""怔忡"等范畴，《黄帝内经》虽无心悸与

---

[24] 注：本文系路志正先生于2007年3月29日国家中医药管理局优秀中医临床人才研修项目培训班授课讲稿，刘宗莲整理。

怔忡的名称,但有"心下鼓""心下澹澹大动""心怵惕",以及脉"三五不调"的记载;《伤寒杂病论》有"伤寒,脉结代,心动悸"用炙甘草汤治疗的记载;一般认为,心悸病机多属气血阴阳的不足,加之痰火、水饮上凌,瘀血阻滞所致。随着人们生活水平的逐步提高,湿邪在心律失常发病中的作用越来越受到人们的重视。

(二)湿邪是导致心律失常的重要因素

湿之来源,有天、地、人之不同。天暑下逼,氤氲蒸腾,或感受雾露雨霜,是天之湿也;久居卑湿之地,江河湖海之滨,或水中作业,是地之湿也;暴饮无度,恣食生冷,或素嗜浓茶,或饥饱失常,肥甘厚味,皆人之湿也。天地之湿伤人,诚为外湿,而人伤饮食,则多为内湿。外湿之邪乘虚而入,内舍于心,扰动心神,而为心律失常。

随着社会的发展,人们的居住环境、工作条件得到了极大的改善,身体素质有了明显的提高,抵御外邪能力明显增强,外湿致病较古代有所减少;但同时工业废气排放增多,导致全球气候变暖;生活和工作场所普遍使用空调,使人汗液排泄不畅,湿郁体内;以及不良的饮食习惯,如嗜食肥甘、酒酪、炙烤之物及吸烟等,均可造成脾胃损伤,湿由内生。

另外,工作紧张,七情不遂,或思伤脾,或怒伤肝而气逆犯脾,致脾失健运而湿邪内生。如《医原·百病提纲论》所说:"思虑过度则气结,气结则枢转不灵而成内湿。"心属火而居上焦,为阳中之阳,主血脉,主神志,湿性重浊黏滞,易伤人阳气,胸阳不展,痰浊中阻,郁滞心脉而血运不畅,亦可导致心律失常。

素体虚弱或大病久病之后,脾肾阳虚,不能蒸化水液,聚而为饮,饮邪上犯,心阳被遏,以致血运不畅;或劳役之后,恣饮冷水,因热伤冷,中阳暴遏,运化失健,寒水为饮,上逆凌心,亦可引起心悸。正如《伤寒明理论·悸》所说:"其停饮者,由水停心下,心主火而恶水,水既内停,心自不安,则为悸也。"

(三)湿邪所致心律失常的特点

1. 湿为阴邪,易伤阳气。

2. 湿为标,心脾气虚为本。

3. 湿邪侵淫心脉,阻滞气机,故患者除常见胸闷、心悸外,还兼见脘痞、腹胀、纳呆、嗳气、口干、口黏不欲饮、大便溏薄不爽,脉濡;化热则见苔黄腻、脉濡数等证候。

4. 湿性黏腻,故病性缠绵不愈。

（四）心律与脉律之关系

心主血脉，心脏一旦病变，其病理变化必然反映在脉象上，正如周学海所谓"有是病即有是脉"，通过诊察脉律的变化，可初步推断患者为何种类型的心律失常，从而为临床正确选择药物打下基础。常见的几种脉象与心律失常的对应关系如下：

1. 数脉　一息脉来五至以上，一般指脉律在90次/分以上，相当于西医的窦性心动过速，多见于高热、甲状腺功能亢进、神经症等疾病。

2. 疾脉　脉来急疾，一息七八至，一般指脉律大于120次/分，相当于西医的室上性心动过速、心房扑动、室性心动过速等。

3. 促脉　脉来急数而有不规则的间歇，一般指平均脉率大于100次/分而有停跳，止无定数，相当于西医的快速心房纤颤及心率快的早搏等。

4. 迟脉　脉来迟缓，一息不足四至，一般指脉率在40~50次/分，相当于西医的窦性心动过缓、病态窦房结综合征、Ⅱ度以上房室传导阻滞、交界区心律等。

5. 结脉　脉来和缓，时见一止，止无定数，相当于西医的缓慢型心房纤颤、心率较慢的早搏（室性、房性、交界性早搏）、Ⅱ度以上房室传导阻滞等。

6. 代脉　脉来一止，止有定数，良久方来，或二动一止、四动一止等，或呈联律，间歇时间长，预后较差，相当于西医的窦性停搏、窦房传导阻滞、各种早搏、心房纤颤、洋地黄中毒引起的Ⅱ度以上房室传导阻滞。

总之，脉率过快或过慢皆属失常，如脉一息一至称为"损脉"，一息二至称为"败脉"，二息一至称为"夺精脉"。这些脉率多在30~40次/分以下，影响心的排血量，常见于完全性房室传导阻滞、心室自主心律等危急证候。在十怪脉中，"雀啄""釜沸""麻促""虾游""弹石"等脉，古人认为是真脏脉绝的表现。心律失常的有关脉象，主要有迟、数、疾、促、结、代以及某些少见的败脉。

（五）湿邪所致心律失常的辨治

1. 外湿侵袭，壅滞心脉

临床表现：心悸胸闷，口黏纳呆，口干不欲饮，恶心呕吐，头重如裹，肢体疼痛而沉重，苔白腻，脉濡缓。

治法：醒脾化湿。

方药：藿朴夏苓汤（《医原》）、三仁汤（《温病条辨》）、茯苓杏仁甘草汤（《金匮要略》）加减：杏仁、薏苡仁、白豆蔻、藿梗、荷梗、菖蒲、半夏、枳壳、黄连、六一散。

2. 湿热中阻，扰动心神

临床表现：心悸失眠，胸部闷痛，口苦而黏或口干不欲饮，大便黏腻不爽、臭秽难闻，小便黄，舌苔黄腻，脉濡数。

治法：清热利湿，宁心安神。

方药：三仁汤化裁：杏仁、白豆蔻、薏苡仁、厚朴、半夏、通草、滑石、竹叶。

3. 脾虚湿重、痰阻心络

临床表现：心悸胸闷，恶心呕吐，痞满纳呆，肢冷便溏，尿少水肿，舌胖苔腻，脉滑或结或促。多见于心脏神经症、冠心病、肺心病、高血压性心脏病所致各种早搏、房室传导阻滞等。

治法：健脾化痰，宁心通络。

方药：十味温胆汤（《证治准绳》）化裁：半夏、茯苓、化橘红、炙甘草、枳壳、竹茹、菖蒲、远志、炒枣仁、白术、苦参。

4. 脾肾阳虚，水饮凌心

临床表现：心悸眩晕，少气懒言，腰痛阴冷，形寒肢凉，下利清谷，或黎明作泄，面浮肢肿，小便不利，甚则水臌胀满，腹胀纳呆，舌淡，苔白腻或滑，脉沉弱或迟或结代。

治法：温补脾肾，利水宁心。

方药：理中丸合真武汤（《伤寒论》）加减：人参、干姜、炙甘草、白术、茯苓、白芍、生姜、炮附子。

5. 湿瘀互结，痹阻心脉

临床表现：心悸怔忡，心胸憋闷钝痛，甚或刺痛，头昏头重，精神不振，便溏，舌紫黯或有瘀斑，苔白腻，脉沉迟结代。

治法：化湿活血，宣痹通络。

方药：三仁汤合血府逐瘀汤（《医林改错》）加减：益母草、泽兰、丹参、蒲黄、杏仁、白豆蔻、薏苡仁、厚朴、半夏、滑石。

（六）治疗宜忌

1. 禁过用寒凉、滋腻。湿为阴邪，"非阳不化，气滞则难消"。治疗以通阳化气、宣畅气机为要。若过用寒凉，则戕伐阳气，致湿邪益盛，郁遏难化。若过用滋腻，则助其湿，阻滞气机，成胶着难解之势。

2. 禁苦寒攻下。在湿热蕴结证中，常出现便溏不爽或便秘证，此乃湿热之邪阻滞胃肠所致。如误认为"热结旁流"或"阳明燥结"，而投苦寒攻下，必损伤脾阳，使脾气不能化湿而反下陷，形成滑脱不止之证。湿热中阻，并非绝对禁下，在上症出现时，当用清下，以行气导滞，清热化浊，缓缓下之。如宣清导浊汤、枳实导滞丸等。或在相应方中，佐入炒枳实、槟榔，或生大黄1~2g

后下。使肠胃通畅，邪有出路，其愈期自速。但苦寒峻攻之品在所当禁。

3. 禁湿地濡衣。此乃《内经》之训，提示人们在治疗的同时，应从生活起居各方面多加调护，避免重伤于湿，以杜其发病之源。

4. 饮食宜忌。饮食不节，过食肥甘冷饮，是湿邪致病的主要因素，注意饮食调护与治疗同等重要。要做到饮食有节，生活有常，不可暴饮暴食，过食寒凉、辛辣、肥腻、黏硬难消之物，以免重伤脾胃，加重病情。

（七）验案举例

1. 宣化湿热治频发室早案

余某，男，45 岁，1983 年 8 月 4 日初诊。患者素喜膏粱厚味，酷嗜烟酒，近 2 年来偶发心前区闷痛，服消心痛即可缓解。2 个月前，突发心前区剧痛，胸膺憋闷，心悸气短，急往某医院，检查诊断为冠心病、频发室性早搏，住院治疗月余，症状有所缓解，但心慌气短，胸部憋闷疼痛，仍不时发作。患者体胖，面浮红，烦躁不安，太息不已，咳声重浊，痰黄质稠，自觉胸憋气闷，心痛振作，心悸气短，动即尤甚，脘闷纳呆，口干苦不思饮，头重如裹，肢体酸楚，神疲乏力，夜梦纷纭，腹胀，大便溏而不爽，小便短赤，舌体胖大有齿痕，质红而绛，苔厚腻浮黄，脉来弦数。

证属烟酒膏粱厚味，熏肺滞胃，肺失清肃，胃失和降，湿热壅盛，阻滞中焦，蒙蔽胸阳，血脉失畅。治宜宣肺化浊，清热除湿。方取甘露消毒丹变通：藿梗后下、荷梗后下各 9g，佩兰 9g，法半夏 10g，黄芩 10g，茵陈 15g，枇杷叶 9g，薏苡仁 15g，芦根 15g，郁金 10g，炒杏仁 15g，六一散包煎 15g。水煎服，每日 1 剂。嘱戒烟酒厚味。

方中藿梗、荷梗、黄芩、半夏、佩兰、薏苡仁清热除湿和胃；藿、佩合用，芳香化浊醒脾；芩、夏合用，苦降辛开；枇杷叶、芦根、杏仁宣降肺气；六一散清利湿热，从小便而解，使邪有出路；郁金、茵陈调达肝木，使其不得犯肺乘脾，兼清化湿热、理气和血。上源得清，下流自畅，脾胃调和，中州健运，湿热秽浊之气无滞留之所，胸阳舒展，心君无受蒙之患，血脉自然调畅。

二诊 3 月 12 日，患者头脑清爽，心痛消失，余症均有好转。气机初畅，湿热渐清，即以石菖蒲之芳香开窍，畅通心脉，换去佩兰，再加谷芽、麦芽、厚朴和胃宽中。如此进退 50 余剂，患者诸症若失，心电图复查正常，遂予生脉饮口服，以资巩固。

2. 芳香化湿治疗心动过缓案

一患者因心动过缓之疾，刚出院不久又复发，曾以温阳化饮之苓桂术甘汤和温肾利水之真武汤投之，效不显著，而约予一诊。患者姓贾，男，51 岁，工人，据述 1 年来经常胸闷气短，心悸怔忡，肢倦乏力，恶心纳呆，阵发性心前区疼痛，于 1976 年 1 月经某医院门诊检查，确诊为冠心病，窦性心动过缓（43~56 次 / 分）、Ⅱ度房室传导阻滞而收入院。经检查：心率 46 次 / 分，血压 120/70mmHg，总胆固醇 7.68mmol/L。心律不齐，未闻及病理性杂音，肝功化验正常。曾用扩冠降脂及配合口服阿托品以纠正心率，并用益气养血、活血化瘀、理气化湿等中药多剂，日见好转，心率提高到 60 次 / 分，心电图大致正常，共住院 100 天，于 4 月 16 日出院。

孰知出院不久，旧病复发，而来我院急诊，心率 55~60 次 / 分，胸闷气短、恶心、心慌、头晕，经给氧和阿托品好转，继来我科门诊治疗。患者除仍有上述症状外，纳谷呆滞，每餐仅 2 两（100g），全身倦怠无力，行走不及百步，即不能行走，每遇阴天、天冷及夜间易于犯病。望其色，面色晦滞而不泽，口唇紫黯，舌体胖嫩，苔白腻，口黏、口干不思饮，脉息沉迟。四诊既毕，揆度病情，显系湿浊中阻，气机不畅所致。

盖湿为阴邪，最易阻遏气机，伤人阳气，湿邪阻滞经络，阳失布运之职，则见肢体倦怠酸楚，步履维艰；湿阻中焦则胸闷呕恶，纳呆运迟；湿邪上蒙清窍则头晕，阻遏心阳则心慌气短，脉来沉迟。湿为阴邪，夜亦属阴，故每于气候阴冷和夜间而发病。

饮虽与水湿同类，但有轻重浅深之不同，饮为阴盛而湿轻。苓桂术甘汤虽有健脾祛湿之功，但偏于温阳化饮，而无芳化散湿之能；真武汤直入少阴，温阳利水，已过病所，故难以奏功。治宜芳香开窍，化浊祛湿。药用：藿梗后下、荷梗后下各 6g，炒杏仁 9g，石菖蒲 12g，郁金 9g，清半夏 9g，云茯苓 12g，路路通 12g，炒苏子 9g，水煎服，5 剂。

6 月 11 日前来复诊，言服药 9 剂，纳谷大增，每日由 6 两增至 9 两，腹满不适得缓、眩晕、恶心、睡眠等均见好转，心率增至 67 次 / 分，血压 128/80mmHg，但仍心慌乏力，口中黏腻，饮食乏味。既见小效，守方不更。

三诊，自述诸症均大好转，饮食每日 1 斤以上，头晕、恶心基本消失，心率 70 次 / 分，心电图正常。遂以原方减去路路通之除湿利水，炒苏子之下气之宽胸，加苍术、白术、白豆蔻后下各 9g，生山药 12g，生姜 9g，赤小豆 30g，以燥脾利湿清热。

7 月 9 日四诊，诸症基本消失，每日进食 1 斤，纳后无脘闷腹胀、精神见充，体力增强，已不需人搀扶单独行走，睡眠、二便正常，心率 79 次 / 分，血压 124/84mmHg。原方再进 5 剂，以巩固疗效。

由此可见湿邪遏蔽心阳，亦可使心脏产生病变。在辨证时同样应从整体出发始克有济,勿为局部症状所拘。

3. 健脾化湿治疗频发室早案

李某,男,31岁。患胸闷、心悸3年余,加重6个月而收入院。1985年7月,在无明显饮食不洁史的情况下,出现腹痛腹泻,里急后重,伴黏液血便,每日10余次,即到某院就诊,经血培养为沙门氏菌感染,给予黄连素等药,服后效果欠佳。1月后开始发热,体温39℃左右,寒战,伴皮肤红疹,心慌,气短,乏力,而住院治疗。检查发现频发性室性早搏,谷丙转氨酶偏高,先后在省级以上多家医院治疗,症状缓解出院。

1988年4月突然胸闷,左侧胸背剧烈疼痛,伴窒息感,确诊为:左侧胸膜炎,少量胸腔积液。经用雷米封、链霉素治疗,2个月后,出现头晕如坐舟车,手足麻木,耳鸣等毒副作用。此时胸腔积液已消,胸膜稍肥厚,右上肺有3个钙化点,遂停用抗结核药,而用肌苷等静滴,以营养心肌,中和链霉素的毒性反应。10天后又现心慌、恐惧感,以夜间为甚,频发室早,呈二联律,服心律平等药效果不显。又因饮食不谨慎,而见右下腹疼痛,剧烈腹泻伴黏液血便,里急后重,寒颤,查大便有红细胞、白细胞,曾用庆大霉素、黄连素等药。

现主要症状:胸闷心悸,头晕乏力,盗汗,四肢厥冷,口干纳呆,腹胀腹泻,日3~4行,且伴有里急后重,舌黯有瘀斑,苔白腻,形体消瘦,脉细弱。诊为心悸(心阳不足)、泄泻(脾肾阳虚),治以温阳益气、健脾通络之剂。治疗多日,大便仍日行3~4次,伴有黏液,心悸频发。

患者形体瘦削,面萎黄不泽,舌质黯,两侧有紫斑,苔薄黄而腻,大便日泻3~4次,里急后重,夹有黏液、为手阳明湿热蕴结,气血失和所致。病程虽久,腑滞未除,仍宜清理大肠湿热,调气和血导滞。药用:葛根、秦皮各10g,白头翁15g,败酱草12g,大黄炭、乌梅各6g,炒白芍15g,广木香后下9g,炮姜、甘草各6g。水煎服。7剂。

药后大便成形,小腹及脐周作痛虽减,仍有微痛,精神不振,早搏每于午饭后增多,舌体胖,苔白厚而黏腻,舌质两侧瘀斑少退,脉细涩。为病久体虚,正气不足,脾胃为湿邪所困而运化无权所致。治宗前法,佐入益气健脾之品。药用:太子参12g,炒苍术、厚朴各10g,葛根12g,秦皮10g,薏苡仁18g,乌梅12g,炮姜6g,水煎,日1剂,分2次服;另以鸦胆子16粒,桂圆肉6g,桂圆肉包鸦胆子吞服,日1剂,分2次,与汤剂同服。经此方为主,稍事加减,并配合中药灌肠。诸症好转,精神见振,室早除,别无不适,于1988年3月25日出院。

本例为湿邪阻滞心脾，气机不利致心律失常案。临床遵循中医自身理论体系及辨证规律，谨守病机，求其所属，不囿西医病名，不被众多的证候迷惑，从中找出湿邪引发心律失常之规律：①湿为阴邪，易伤阳气；②湿为标，心脾气虚为本；③湿邪侵淫心脉，阻滞气机，见症胸闷、心悸（心律失常，以频发早搏为多），兼见脘痞、腹胀、纳呆、嗳气、口黏、口干不欲饮、大便溏薄不爽、脉濡等；④病情缠绵迁延不愈。抓住了矛盾的主要方面，辨病与辨证有机地结合，临证机圆法活，用药丝丝入扣，故能取得满意疗效。

第五节 心（脑）、肺系病证

一、调理脾胃法辨治心痹思维决策基础[25]

（一）理论依据

中医学认为，人是有机的整体，脏腑相关，经络相连，其中心与脾胃的关系十分密切。如《灵枢·经脉》："脾足太阴之脉……其支者，复从胃，别上膈，注心中。"《素问·平人气象论》："胃之大络，名曰虚里，贯膈络肺，出于左乳下，其动应衣，脉宗气也。"即说明在脾胃与肺的共同作用下化生宗气，下贯心脉，使心的气血旺盛，而搏动不息。在五行方面，脾为心之子，心为脾之母。生理上，有心火之热以温脾土的母子相生关系。病理上，有母病及子和子能盗母气，亦能令母实的相互传变关系。因此《难经·六十九难》提出"虚则补其母，实则泻其子"的治疗原则。其次，脾胃在人体生命活动过程中还占有特殊重要的地位。这不仅因脾胃为后天之本、气血生化之源，化气以下贯心脉、生血以充养心血，行津液以布散周身，还在于脾胃为人体气机升降之枢，执中央以运四旁。所以《景岳全书·论脾胃》中说："人之胃气即土气也，万物无土皆不可。"而清·喻昌在《医门法律·胃宜甘温》中指出："胃气强，则五脏俱盛，胃气弱，则五脏俱衰。"都强调了脾胃在人体中所具有的重要作用。

由于心与脾胃密切相关，故病理传变过程中也常紧密相连。一方面，脾胃虚弱，可使宗气匮乏，心血失充，心脉蜷缩发为心痹；或脾胃失和，升降无权，清阳不升，浊气上逆，阴乘阳位，蒙蔽心包；或脾运失司，津液不行，聚而

---

[25] 注：本文李方洁整理，引自《碥石集·第6集·路志正》，邓铁涛主编，北京：中国中医药出版社，2004年，52—70页。

生痰,循经上犯,或痰瘀互结,闭阻心脉均可发为心痹。正如《外台秘要·心痛方八首》指出:"诸藏虚受病,气乘于心者,亦令心痛……足太阴为脾之经,与胃合,足阳明为胃之经,气虚逆乘心而痛。其状腹胀归于心而痛甚,谓之胃心痛也。"关于脾病传心、胃病传心的论述与医案,在历代医籍中有很多记载。如叶天士《临证指南医案·胸痹》中"脉弦,色鲜明,吞酸胸痹,大便不爽"就是其中之一,叶氏认为此由"痰饮凝滞,清阳失旷,气机不利"所致,治以薤白、杏仁、茯苓、半夏、厚朴、姜汁等。综观整个方剂,是以理气健脾、祛湿化痰为主,而以温通为辅。另一方面,心病亦可下传脾胃,这主要表现在阳气的盛衰。心火下达、温煦脾土,是言其常。若心火过盛,下犯阳明,则心胃火炽;若心火不足,心阳式微,则脾土失煦,而虚寒内生。所以明·章潢在《图书编·治脾要法》中指出:"凡脾之得病,必察肝心之虚实而调治之。"《景岳全书·论治脾胃》则进而提出"心邪之犯脾者,心火炽盛,清火可也。心火不足,补火以生脾"的治疗原则。

综上所述,历代医论为运用调理脾胃法辨治心痹提供了殷实可靠的理论基础。

(二)运用调理脾胃法辨治心痹的学术思想和医疗经验

1. 病在心,而不止于心　心痹是心脉蜷缩、闭阻不通的直接病理产物(结果),就此而言,心痹的病位在心。但同时也应当指出,心痹的病位亦不止于心。从中医学基本理论整体观出发,五脏相关,任何一脏功能失调都可累及相关脏腑病变。在五脏之中,由于脾胃所具有的重要地位,及其与心的密切关系,决定了脾胃功能失调是导致心痹的重要原因之一。

我在长期医疗实践中观察到,有一部分脾胃功能失调的病症,常并发心痹,两者并非孤立存在、互不相关,而是在标本先后、轻重缓急等方面,表现出相同趋势。并认为,这是由饮食不节,过食肥甘,或贪凉饮冷,损伤中阳,升降失常,气机逆乱所致。辨别此类心痹的要点是:既有纳化失常,又有心系症状,有的脾胃失调在先,心痹发病在后,或先病心痹,后见脾胃失调。治疗中亦不可固守一端,一味治心,应据证而辨,视其先后缓急、虚实所在而调之。

2. 辨证论治,谨守病机　脾胃与心的生理联系是多层次的,病理传变上也必然是多途径的。以脾胃功能而言,无论是从气从湿、从痰从血、从实从虚、从气机升降,任何一方面异常都有导致心痹的可能性。因此,我认为同是与脾胃失调有关的心痹,也要首先辨清是气虚血虚、饮食停滞,亦或湿浊痰阻、痰瘀互结等,然后再分而治之。

每一种疾病都有自身的规律,在其发生、发展的过程中,既有阶段性,又有连续性,但就总体而言,是一个渐进过程,又因患者的体质差异、气候、社会、生活环境等因素的不同,即使同一种疾病也会表现出错综复杂、千差万别的证候。因此我十分强调辨证论治,主张谨守病机,因人、因地、因时、因证而施,这是提高疗效的关键所在。

在运用调理脾胃法辨治心痹方面,我喜用经方,也用时方。如五味异功散、补中益气汤、黄芪建中汤、十四味建中汤等用于脾胃虚弱、宗气匮乏者;归脾汤用于心脾两虚、心血失充之证;而三仁汤、藿朴夏苓汤有清化湿浊之功,用于清气不升、浊阴上逆之心痹;对于痰浊闭阻,其偏于热的用温胆汤、小陷胸汤或甘露消毒丹,偏于寒的用瓜蒌薤白半夏汤、枳实薤白桂枝汤;对于脾胃阳虚,寒邪上逆者,用理中汤或附子理中汤等。

以上虽为我喜用的方剂,但在具体运用时却很少单纯使用原方,而是灵活变通,据证化裁。如病案举例4中所用处方,即是由小陷胸汤、温胆汤、菖蒲郁金汤三方加减化裁而组成。可谓法中有法、方中有方,充分体现出其以不变(调理脾胃的原则不变)应万变(证变、病机变,则具体治法、处方变)的治疗思想。

3. 调理脾胃,升降为要 经过长期临床观察,并结合前人之论,我认为既然心与胃腑以膜相连,它们的生理功能正常与否,必与膈肌的升降运动有关。如脾胃失调,升降失司,浊气上逆,横膈不降,则阻碍胸中肺气的肃降,进而影响于心,而发各种心病,或促使已有心病的病情加重。对此,提出心痹患者特别是中、老年患者,以其运动较少,消化功能薄弱,更应节饮食、忌肥甘,注意采取"晚饭宜少""宜精宜早"的预防措施,以免损伤脾胃,食积中脘,脘闷腹胀,气壅胸膈,呼吸不利而诱发心痛。

脾胃为气机升降之枢,因而脾胃失调势必导致气机升降失常。在应用调理脾胃法辨治心痹过程中,我十分注意升降药物的运用。在升脾阳方面,如系湿浊为患,阻碍气机,多用藿香、葛根、荷叶、荷梗;若为脾虚下陷者,采用柴胡、升麻、白术等。在和胃降浊方面,多用枳实、厚朴、竹茹、旋覆花。又因肺主治节,有宣肃之用,故时而选用杏仁、枇杷叶、桔梗,以加强其利气祛湿、清肃降逆之功效。

脾升胃降,相辅相成。而药物都有各自的四气五味、升降浮沉特性。在临床实践中,常将两种性味不同的药物组成药对,以利气的升降开阖,气血的顺畅条达,对治疗与脾胃失调有关的心痹,常收事半功倍之效。(见表3)

表3 常用药对举例

药对	特征	主治
荷梗	其性轻清、升脾阳（主升）	湿阻气机，升降失司诸症
藿梗	快气和中、降胃气（主降）	
麦芽	助胃气上行以资健运（主升）	中气虚弱，食积胃脘之纳呆
谷芽	醒脾下气而和中（主降）	
山药	滋养脾阴（主阴）	脾胃虚弱，升降不能诸症
白术	温补脾阳（主阳）	
白术	补气和中（主补）	脾胃运化无力，虚中夹实之证
枳实	行气、破气、消胀满（主通）	
菖蒲	芳香而散，开心孔，利九窍（主开）	气壅胸膈，心胸闷痛
郁金	其性轻扬，上行入包络，下气、破血（主行）	
桂枝（小剂量）	温经通络（主温通）	久病入络之心痛
丹参	功同四物，气平而降，入心包络，破宿血，生心血（主和络）	
木香	为三焦气分之药，通行十二经，升降诸气（主气）	气血不和之心胸刺痛
丹参	同上（主血）	
枳壳	破气行痰（主气）	痰水阻滞，胸中窒闷
旋覆花	下气行水，通血脉，为血中之气药（主血）	
黄芪	补中益气（主气）	气血两虚，心脉失充之心痛
当归	养血和血，为血中之气药（主血）	

（三）师古不泥，知常达变

对于心痹病机的认识，过去一向是遵仲景的"阳微阴弦"，即"本虚标实"。近年来人们生活不断改善，饮食结构发生变化，人群的身体素质明显提高，使疾病谱产生变化。因过食肥甘、嗜烟饮酒，湿浊痰阻为患的心病也在日益增多。因此，我认为现代临床中，心痹的病因病机已不止"阳微阴弦"一途。即使胸中阳气不亏，在饮食、情志等因素作用下，也可发生心痹。

此类心痹既可表现为实多虚少，也可表现为纯实无虚。其病机变化特点是：素体阳盛之人，由于饮食不节，致使纳运不健，聚湿生痰，蕴而化热，湿热熏蒸，上蒙心包，发为心痹。治疗上应重在豁痰达邪，疏通气机，忌用重浊、阴柔、滋腻之品,而慎用补益。

(四)临床研究——调理脾胃法辨治心痹48例临床资料分析

1. 一般资料

(1)年龄、性别、职业、病程

本组48例,其中男18人,女30人,男女之比为1∶1.67;发病年龄在24岁～69岁之间,平均49.6岁,男平均46.5岁,女平均50.9岁,年龄40岁以下10例,41岁～50岁11例,51岁～60岁20例,60岁以上7例;患者职业,脑、体力劳动各占50%;病程5年以下37例,6年～10年5例,10年以上6例。

(2)观察对象

主症:有明确心前区疼痛,可伴或不伴心电图ST-T改变。

兼症:食少纳呆,消谷善饥,脘腹胀痛,嗳气呕恶,饮水异常(口干不欲饮、渴不多饮),口味异常(口淡、口黏、口苦而黏),大便异常。

具有上述主症和兼症2项或2项以上者为观察对象。

(3)辨证:心脾两虚12例,宗气匮乏11例,湿阻气机8例,痰热壅阻6例,其余11例,共48例。其中34例有明显兼夹证候。

(4)心电图:48例中,心电图异常38例,其中ST-T改变25例,房性早搏2例,室性早搏5例,各种传导阻滞5例,左室高电压1例。在ST-T改变的病例中,伴异常Q波、窦性心动过缓、左室高电压、左束支传导阻滞、心房纤颤、频发性室性早搏各1例。同时,在25例ST-T改变的病例中,有23例表现在Ⅰ、Ⅱ、avF导联上。

(5)心痛分级

轻度(+):有疼痛感觉,动作行为不受限。

中度(++):疼痛,动作行为受限。

重度(+++):动作行为不能自主,必须持一定的特殊体位,或已完全不能自持。

(6)腹诊:在本组48例中,对43例进行了初诊腹部诊断观察,即用望、闻、问、触的手段,了解患者脘腹及两胁部是否有压痛、包块、结节,及腹形(蛙状、舟状、膨隆)、腹部声音(叩诊鼓音、振水音)的变化。结果30例有腹诊异常,其中18例表现Ⅰ、Ⅱ、avF导联ST-T改变。

2. 治疗及观察方法

(1)基本治疗方法:按照辨证论治的原则,以主要病因病机为依据,确定辨证要点、治法与基本方药(见表4)。采取汤剂口服,日进1剂。

表4 基本治疗方法

病因病机	辨证要点	治法	基本方药
心脾两虚 （12例）	心胸隐痛或刺痛，心悸气短，食少纳呆，失眠多梦，面色无华，大便干结，舌淡，脉细	益气健脾、补血养心	黄芪、太子参、白术、茯苓、木香、当归、酸枣仁、丹参、谷芽、麦芽
宗气匮乏 （11例）	心胸隐痛或闷痛，纳呆乏力，食后脘胀，面色萎黄，舌淡苍白，脉缓无力	健脾和胃、益气补中	黄芪、人参、白术、茯苓、半夏、山药、木香、砂仁、丹参、谷芽、麦芽
湿阻气机 （8例）	心胸闷痛，脘痞纳呆，头目昏蒙，口干不欲饮，舌苔滑或腻，脉濡缓或滑缓	芳香化浊、和胃降逆	藿梗、荷梗、茯苓、苍术、清半夏、厚朴花、杏仁、薏苡仁、枳实、谷芽、麦芽
痰热壅阻 （6例）	心胸窒闷而痛，纳呆泛恶，口干口苦或口黏，面色晦黯，精神萎顿，大便黏滞不爽，舌苔黄腻，脉弦滑	清热涤痰、和胃降逆	竹茹、清半夏、茯苓、旋覆花、厚朴、枳实、杏仁、薏苡仁、黄连、菖蒲、郁金
气阴两虚 （3例）	心胸隐痛或刺痛，纳呆脘胀，口燥咽干，心中烦热，自汗或盗汗，大便干结，舌淡或红而少苔，脉细缓或细数	补脾益气、养阴清热	太子参、白术、茯苓、麦冬、黄精、柏子仁、丹参、莲子心、枳实、谷芽、麦芽
脾胃虚寒 （3例）	胸中闷痛，背寒肢冷，口淡纳呆，大便稀溏，舌淡，脉迟缓	温中祛寒、通阳散结	人参、白术、茯苓、半夏、干姜、桂枝、薤白、瓜蒌
胃阴不足 （2例）	心中隐痛或刺痛，胃中灼热，知饥少食，口干喜饮，大便干结，舌红少苔，脉细或细数	益胃生津	太子参、山药、白术、茯苓、麦冬、黄精、沙参、玉竹、丹参、佛手
气阻脉络 （2例）	心胸闷痛或刺痛，脘腹胀痛，连及两胁，嗳气，情绪急躁或抑郁，每因情志不遂而心痛加重，脉弦或细弦	疏肝解郁、化瘀通络	醋柴胡、当归、白芍、白术、茯苓、香附、木香、丹参、枳实、谷芽、麦芽
脾肾阴虚 虚火上炎 （1例）	心中隐痛或刺痛，知饥不食，口燥咽干，饮不解渴，大便干结，腰膝酸软，烘热汗出，心烦不寐，舌红少苔，脉细数	益胃生津、滋阴补肾	太子参、山药、茯苓、麦冬、沙参、黄精、生石膏、竹叶、旱莲草、女贞子

（2）兼夹证候用药加减：如前所述，本组 48 例中有 34 例具有明显的兼夹证候，占总例数的 70.8%。对此，采用将有关基本方药加减合用的方法。如宗气匮乏而兼痰热者，以宗气匮乏与痰热壅阻两个基本方加减合用。对于兼心阳不振者，采用基本方药与炙甘草汤加减合用。

（3）特定症状的用药：气机郁滞，闭阻胸阳，胸中闷痛难以缓解者，加菖蒲、郁金。湿阻气机、浊气壅塞，胸脘痞闷不舒，加杏仁、枇杷叶肃肺以助脾胃之升降。气滞血瘀、痹阻心窍而心痛甚者，加木香、砂仁、丹参。

（4）观察方法：自观察之日起，除必要的急救药或依赖性药物外，一律停服其他一切治疗心痹的非观察药物。每周详细记录 1 次病情变化、非观察药物停减情况，4 周复查 1 次心电图。

（5）疗效评定标准：参考《心痹诊断及疗效评定标准》，并结合临床拟定如下。

显效：心痛完全消失或心电图恢复正常。

有效：心痛减轻或心电图改善。

无效：心痛或心电图均无改善。

3. 治疗结果（见表 5~ 表 14）

表 5　总疗效

观察例数（%）	显效例数（%）	有效例数（%）	总有效率（%）
48（100）	20（41.6）	20（41.6）	40（83.3）

表 6　心电图疗效

观察（例）	疗前异常（例）	疗后		总有效（%）
		正常（例）	改善（例）	
25	25	9	8	68

表 7　非观察药物停服情况

疗前服药（例）	疗后服药（例）	停药（例）	停服（%）
13	4	9	69.2

表8 心悸气短、胸闷的变化

心胸症状	疗前(例)	疗后		有效(例)	有效率(%)
		消失(例)	改善(例)		
心悸气短	39	12	21	33	84.6
胸闷	35	13	18	31	88.6
合计	74	25	39	64	86.4

表9 脾胃失调症状的变化

脾胃症状	疗前(例)	疗后		有效(例)	有效率(%)
		消失(例)	改善(例)		
食少纳呆	20	10	9	19	95
消谷善饥	4	3	0	3	75
脘腹胀痛	33	19	8	27	82
嗳气呕恶	22	14	4	18	82
饮水异常	32	11	6	17	53
口味异常	23	5	11	16	70
大便异常	19	13	1	14	74
合计	153	75	39	114	74.5

表10 心痛分级与疗效的关系

心痛分级	显效(例)	有效(例)	无效(例)	总有效(%)
轻	6	4	2	83.3
中	13	15	4	87.5
重	1	20	2	50.0
合计	20	20	8	83.3

表11 辨证与疗效的关系

辨证	显效(例)	有效(例)	无效(例)	总有效(%)
心脾两虚	3	7	2	83.3
宗气匮气	6	4	1	90.9

辨证	显效(例)	有效(例)	无效(例)	总有效(%)
湿阻气机	3	2	3	62.5
痰热壅阻	2	3	1	83.3
其他	6	4	1	90.9
合计	20	20	8	83.3

表12 疗程与疗效的关系

疗程(周)	显效(周)	有效(周)	无效(周)	总有效(%)
2~4	5	9	8	63.6
5~8	5	8	0	100
9~12	4	1	0	100
13~	6	2	0	100
合计	20	20	8	83.3

表13 病程与疗效的关系

病程(年)	显效(例)	有效(例)	无效(例)	总有效率(%)
~5	18	15	4	89.1
~10	1	2	2	60
11~	1	3	2	66
合计	20	20	8	83.3

表14 年龄与疗效的关系

年龄(岁)	显效(例)	有效(例)	无效(例)	总有效率(%)
~40	8	1	1	90
~50	4	6	1	90.9
~60	7	9	4	80
61~	1	4	2	71.4
合计	20	20	8	83.3

4. 讨论与分析

（1）心与脾胃的病理相关及其客观依据：本组资料中，心痹的总有效率为83.3%，脾胃功能失调症的总有效率为74.5%，两者有相同趋势；另有一部分患者常于进食后、胃脘不舒或疼痛后发生心痛，有的患者心痛可因频频嗳气而缓解，表明心与脾胃的病理相关确实存在。在心电图中，Ⅰ、Ⅱ、avF导联ST-T改变是诊断下壁心肌缺血的指征，本组25例ST-T异常的心电图中，有92%（23例）表现于Ⅰ、Ⅱ、avF导联上。分析其原因可能有二：一是脾胃失调，升降失司，膈肌不降，直接妨碍下壁心肌的血脉充盈，产生心脉失充、闭阻不通的病理改变；二是心痹在先，引起膈肌运动失常，继而导致脾胃失调。无论上述何者，都存在膈肌升降失常。据此，可以认为，Ⅰ、Ⅱ、avF导联ST-T改变与膈肌升降异常可能有关。这与我提出的横膈不降引发心痹的观点颇为吻合。

（2）从证候分布的个案差异看辨证论治的必然性：本组资料证明，同是与脾胃失调有关的心痹，却包含了寒、热、虚、实、气、血、阴、阳各种证候（见表2），其间34例还有兼夹证候相伴随，占观察总例数的70.8%。这种高度的个案差异，与感受邪气的性质、方式，患者的年龄、体质、性别、性情，以及病程、气候等因素有关。对此，只有辨证论治才能有的放矢，而不致犯"虚虚实实"之戒。这表明本研究采用辨证论治的观察治疗方法是比较切合实际的。

（3）调理脾胃法治疗心痹的机制及其疗效评价：运用调理脾胃法辨治心痹，源于脾胃为病本（脾胃失调），心痹为病标（心脉痹阻）的指导思想，是一种治"本"的方法，纵观表1"基本方药"一栏中所列方剂，均非同于某些急救药物有开通心脉、缓解心痛的即时效应，而是通过调理脾胃，消除其致病因素，改善整体的功能状态，以达到治疗心痹的目的，是一个从局部（脾胃）到整体，然后再到局部（心）的调节过程。

由于条件所限，本研究没有设立对照组，不能排除其他因素对治疗结果的影响。但根据总有效率（见表5）、心电图有效率（见表6）、非观察药物停服率（见表7）、心悸气短、胸闷的改善与消失（见表1-8），以及脾胃失调症状的改善与消失（见表9），可以看出，各种指标的好转趋势相同。48例中，除8例无效外，无一例病情恶化。从表10还反映出，疗程在4周以上者，其总有效率都在100%，这说明调理脾胃是辨治心痹行之有效的方法。

（4）从影响疗效的因素看最佳疗程的设置：根据统计结果，轻、中度心痛的疗效优于重度心痛；疗程4周以上优于4周以下；病程5年以下优于5年以上；年龄50岁以下优于50岁以上。其原因可能在于病情重、病程长、兼夹证较多,治疗棘手。而年龄大则肾气虚,体质衰,抗邪无力,对药物的反应性也比较差。

在影响疗效的原因中,只有疗程是可控因素,所以选择适当疗程是提高疗效的重要途径之一。从表10可以看出,疗程4周以上者其总有效率均为100%,但其显效率却不尽相同。其中,5周~8周为38.4%、9周~12周为80%、13周以上为75%。表明在显效率方面,8周以上的疗效明显高于8周以下。根据这一结论,可以认为,要取得70%~80%的显效率,疗效设置应在8周以上。如果考虑其他影响因素,疗程应当更长。

(5)脾胃失调与心痹的标本辨析及其鉴别:脾病既可传心,心病亦可传脾。辨别两者,对辨证治疗有一定意义。辨别的方法主要看发病的先后。但是,我们体会到,这种标本先后,往往与临床证候的轻重缓急不一致,因此不论孰先孰后,一律据证而辨,用药应有所侧重。如炙甘草汤是调理心阴心阳的方剂,根据病情需要,与基本方药合用,必要时交替使用,疗效较为满意。

关于心痹与脾胃失调之胃脘痛的鉴别,历代医家曾有很多论述,见解不一,主要分歧在于心痛是否等于胃脘痛。直至明、清时代,认识才趋于统一,指出心痛与胃脘痛实为两种疾病。我们认为,鉴别两者十分重要,故本文中所说"心痛""心中痛"均指心脉痹阻不通而致的心前区(现代含义)疼痛。鉴别心痛与胃脘痛的意义在于区分病性病位,便于治疗。而本组资料表明,两者在症状上很易鉴别,但病机上却可能密切相关。这就是在治疗中应注意到的心与脾胃在病理上的相互转变、互为因果关系。

5. 典型病例

例1　心脾两虚案

李某,女,50岁。患十二指肠球部溃疡8年。近2年渐感左胸不适,经西医诊断为冠心病。5天前因过劳,情志不畅而突感左胸刺痛难忍,头晕气短,恶心欲呕,力不能支而摔倒在地,经急救脱险。此后胸痛日发4~5次,持续时间或长或短,虽用多种西药治疗,仍不能控制病情而来诊。

刻诊:心痛阵作,胸闷气短,口干纳呆,心烦易怒,大便干结。舌尖红,舌体胖大有齿痕、中间有裂纹,舌苔薄白,脉细数。心电图示:Ⅰ、Ⅱ、avF、V2~V6导联有明显ST-T改变。四诊合参,诊为心脾两虚,气阴不足,夹有虚热。法用扶脾益心,通络止痛。处方:太子参12g,生黄芪15g,桂枝1.5g,丹参15g,黄精10g,天冬、麦冬各12g,小麦10g,炒柏子仁12g,生牡蛎先煎30g,菖蒲10g,郁金10g,生首乌10g,谷芽、麦芽各15g,枳实10g。水煎服,日1剂。

服 4 剂后，发作明显减轻，又 14 剂，症状基本消失。查心电图：V4~V6 导联已恢复正常，其余导联明显改善。

本案为素体脾虚，运化无力，气弱血少，心脉失充之心痹。病之日久，气阴两伤，虚火上扰，而见心烦易怒、舌红脉数；脾胃既虚，升降失司，津不上承则口干纳差，大便干结。方用太子参、生黄芪健脾益气；黄精、天冬、麦冬、柏子仁、小麦、牡蛎养阴生津，安神宁心；菖蒲、郁金开郁宣痹；谷芽、麦芽、枳实、生首乌理气消导，润降通便，以助脾健运。除此之外，还注意到久病入络，不通而痛，丹参与少量桂枝合用，取其通阳和络之意。诸药合用，既有补脾益心之功，又有养阴清热、通络止痛之效。

例 2　胃浊上逆案

肖某，女，69 岁。半年来心悸头晕，胸闷时痛，食后尤甚，伴纳呆嗳气，口苦、口干而不欲饮，舌黯苔微黄腻，脉弦缓。此为胃失和降，浊气内生，上蒙心窍。治以和胃运脾，化浊降逆。处方：藿梗后下、荷梗后下各 9g，清半夏 10g，茯苓 15g，竹茹 12g，炒枳实 12g，香橼皮 9g，莲子心 6g，太子参 10g，炒白术 10g，谷芽、麦芽各 15g，炙甘草 6g。服 14 剂后诸症消失。

本患胃失和降，浊气上逆，故心悸胸闷与嗳气纳呆同见，并于食后加重；浊气内生、郁久化热，而见口苦口干，舌苔黄腻。药用藿梗、荷梗、清半夏、茯苓运脾和胃以化湿；竹茹化浊清热；枳实、香橼与谷芽、麦芽合用，理气消导，引浊气下行；莲子心一味以清心安神，使心悸得平；又虑其年事已高，脾气自虚，故方中加入太子参、炒白术益气健脾，培补后天。

例 3　痰热壅阻案

杨某，男，35 岁。素来体健，性情急躁，嗜食肥甘，吸烟饮酒，有时每顿饮酒竟达斤许。曾因左胸闷痛，稍劳则甚而多次查心电图，均诊断为冠状动脉供血不足。发病已 1 年，经多方调治，疗效甚微而来诊。患者形体丰腴，精神萎顿，面色晦黯，下颌部有散在痤疮，舌质黯红、舌苔黄而厚腻；闻之语声重浊；自述常感胸闷气短、左胸疼痛，纳呆泛恶，口黏口苦而不欲饮，便干溲赤，肢体酸重，心情烦躁，夜寐梦多；切之脉沉细涩。查心电图，结果同前。辨证为胆胃失和，痰热蕴结。治以清热涤痰，和胃降逆。处方：竹茹 12g，茵陈 12g，清半夏 10g，茯苓 15g，菖蒲 12g，郁金 10g，杏仁 10g，薏苡仁 20g，忍冬藤 15g，赤芍 10g，旋覆花包 9g，枳壳 10g，甘草 3g。同时投予茶饮方：小麦 30g，绿豆 15g，赤小豆 15g，荷叶 6g，六一散包 15g，枳椇子 12g，水煎后代茶频饮。以上两方为基础，随证增损，经治 3 个月，诸症日见减轻，直至消失，复查心电图正常，追访半年无复发。

本例既害于饮食烟酒，又伤于情志过极，遂积热在中，妨碍气机升降而发病。方以竹茹、茵陈清胆祛热以化浊；清半夏、茯苓、薏苡仁健脾化痰；辅以菖蒲、郁金、枳壳豁痰开窍，亦取其疏气行湿之意；佐杏仁、旋覆花降逆和络；忍冬藤、赤芍以活血通络；甘草、枳椇子调合诸药并解酒毒。诸药合用，共奏清胆和祛痰除热之功。

例4　痰热上扰案

朱某，男，56岁。左胸憋闷疼痛，时轻时重，伴头晕，心悸，汗出乏力，素嗜烟酒，胃纳甚佳，口干喜饮，咳吐白痰，形体丰腴，面色红润，舌黯有瘀斑、苔黄白相间而润，脉轻按细涩、重按沉弦。心电图示：心肌缺血、心电轴–27度。证属痰热中阻，上扰心肺。治用清热涤痰、和胃降逆。处方：瓜蒌15g，黄连3g，清半夏10g，菖蒲10g，郁金10g，竹茹12g，旋覆花包12g，丹参15g，厚朴花10g，谷芽、麦芽各15g，枳壳10g，甘草3g。守上方略事加减，共服28剂，胸痛尽除，余证得减，心电图大致正常。

由上述医案可以看出，两者害于饮食烟酒，病机均为痰热内生，但例3偏于中焦，投以温胆汤加减，例4有痰热上扰，而见咳痰，故方以小陷胸汤为主。另例4尚有舌黯瘀斑，佐以丹参养血和络，其余治法两案略同。在治疗处方中两案最重要的共同点就是方中几乎无一补益药物。

例5　心阳虚兼中气不足案

高某，女，28岁。初诊：诉心悸气短，胸闷时痛，且因极易感冒，经久不愈，而使病情不断加重。近10余日复又鼻塞流涕，恶寒头痛。平素口淡纳呆，不欲饮水，神疲乏力，形寒肢冷，夜寐梦多，动则汗出，大便干而不调。3年前有卵巢畸胎瘤手术摘除病史；又于1年前因感冒而诱发"病毒性心肌炎"，心电图检查证明有频发性室早，心肌缺血。此后即常感心悸气短，胸闷时痛，常于半夜子时因胸部窒闷而惊醒。患病以来一直服用西药心律平，并对此产生依赖性。观其面色萎黄，形体消瘦，舌淡苔薄白，脉沉细无力。查心电图：ST-T改变。

根据纳呆乏力，大便不调、易患感冒等症可知其中气不足，卫阳虚而不固；又外感邪气而诱发心悸、气短等可知其心脾二脏各有所伤。因虑其心悸气短等与表证有关，故先以补中益气，固护卫阳之法，以扶助正气，使邪无继续内陷之机。处方：太子参10g，生黄芪15g，沙参12g，当归10g，升麻3g，柴胡3g，陈皮10g，茯苓12g，炒柏子仁12g，甘草6g。7剂，水煎服。

二诊：服3剂药后鼻塞流涕已止，恶寒头痛减轻。7剂药后，其他症状亦有不同程度减轻。舌脉同前。药已中病，故适当增加剂量。以党参10g，黄芪

15g, 炒白术 10g, 炒枳壳 10g, 升麻 6g, 柴胡 6g, 炒柏子仁 12g, 茯苓 12g, 黄精 12g, 丹参 12g, 甘草 6g, 7 剂, 水煎服。

三诊: 表证已解, 诸症减轻, 唯停服心律平 3 天后使心悸加重, 查心电图: 室性早搏, ST-T 改变。此为心之气阴两虚, 心阳不振, 鼓动无力所致。故以黄芪 60g, 防风 30g, 白术 40g, 紫河车 10g, 共研细面, 每服 3g, 日 2 次, 连服 2 个月, 缓缓调之。并投仲景所设炙甘草汤化裁: 人参 6g, 桂枝 6g, 干姜 6g, 赤芍 10g, 麦冬 10g, 生地 15g, 阿胶珠烊化 10g, 生黄芪 15g, 白术 10g, 炒柏子仁 12g, 炒枳实 12g, 甘草 10g。水煎服, 以平调心阴心阳。

用本方 4 剂后, 胸闷气短减轻, 又 8 剂症状明显改善, 并开始停服心律平。继用上方略有增减, 28 剂, 直至完全停用心律平, 早搏没有复出, 查心电图大致正常。

例 6 脾肾阴虚案

冯某, 女, 55 岁。胸闷常作, 阵发性左胸绞痛反复发作 10 余年。心烦心悸, 头晕乏力, 夜寐多梦, 知饥纳差, 口干多饮, 大便干结, 小便量多。舌红少苔, 脉沉细涩。心电图: ST-T 改变。辨为胃阴不足、心脾两虚。治以益气养阴, 宁心安神。处方: 生黄芪 15g, 当归 9g, 太子参 12g, 麦冬 10g, 黄精 10g, 炒柏子仁 12g, 丹参 15g, 山药 15g, 山茱萸 10g, 桑寄生 15g, 生牡蛎先煎 20g, 佛手 10g。

服 12 剂后, 诸症明显减轻, 唯仍口干喜饮、饮而不解。此为病久及肾, 脾肾阴虚, 虚火上炎, 需加重滋补肾阴之药量, 处方: 沙参 12g, 麦冬 10g, 半夏 9g, 生石膏先煎 15g, 竹叶 6g, 炒柏子仁 12g, 茯苓 12g, 黄精 15g, 制首乌 10g, 旱莲草 12g, 女贞子 10g, 炙甘草 6g。药进 21 剂, 饮水正常, 诸症得平, 心电图大致正常。

本案年逾七七, 肾水始亏, 真阴不足, 气化无力, 二便失司, 而见便干溲多; 胃阴不足, 故口渴多饮, 知饥纳差。初诊治疗重在心脾胃, 复诊以口干不减为据, 治疗重在滋肾阴, 清胃中虚火而收功。

二、肺心病辨治 [26]

肺心病, 属于中医学中之咳喘、痰饮、胸痹、心痛、血证、肺胀、心胀、心悸、心咳、水肿等病证范畴。是常见病、多发病、难治病之一。以中老年人发病较多, 与脾肾关系密切。

---

[26] 注: 本文路喜素整理, 1999 年完稿。

　　肺与心同居胸膈，是两个独立器官，一主呼吸，一主血脉，而实际上气之与血，若影随形，不可须臾相离，以气为血帅，肺朝百脉，气行则血行，肺气中即含营卫二气："营气者，泌其津液，注之于脉，化以为血，以荣四末，内注五脏六腑"；"卫者，水谷之悍气"，所以"温分肉，充皮毛，肥腠理，司开合，此皆卫外而为固也。"（《灵枢·邪客》）说明营卫二气既有营养全身和生化血液之重要作用，又是人体第一道防御疾病之屏障，对人体健康有着举足轻重之功能。而营卫二气实含于宗气之内，故《灵枢·邪客》载："宗气积于胸中，出于喉咙，以贯心脉而行呼吸焉。"同时，还随着肺之肃降而蓄于下气海，注入足阳明之气街，下行于手足。宗气中即有营血存在，而血为气母，是产生气之物质基础。所以，当气病时，同样可以影响到血分，气滞则血行迟滞，气虚则推动血液乏力；反之，血虚则气亦不足，造成气阴两虚，气血不足，肺心两损之局面。

　　肺为娇脏，不耐寒暑，喜润恶燥，更为畏火，说明六淫之邪外袭，均可引起肺系和心病疾患。即使其所喜之湿太过，同样可以引起胸部憋闷，呼吸不利，而影响血脉运行诱发肺心病。据近来研究资料表明：空气中相对湿度增加到88%时，心率便明显增加，外周血管阻力及心搏出量均增加，心肌耗氧量也明显增加。同时，患者也伴有明显的胸部憋闷感、压榨感，导致呼吸急促，喘咳加重而肺心病发作。这与《内经》"湿淫所胜，民病积饮心痛"相一致。反之，空气中湿度低而燥邪偏盛，亦可使肺、心功能失常而发病。故《素问·气交变大论》指出："岁金太过，燥气流行……甚则喘咳、逆气，肩背痛。"

　　心主血，在体为脉，主濡润，营养全身，为君主之官，神明出焉。开窍于舌，其荣在面，合于小肠。心包络，与手少阳三焦相表里，为心主之外卫。《素问·灵兰密典论》"膻中者，臣使之官，喜乐出焉"，与心在志为喜相一致。《灵枢·胀论》曰："膻中者，心主之宫城也。"清楚表明，当心脏受邪时，心包络可代心受邪，有保护心脏不受邪侵之作用。正如叶氏所说："温邪上受，首先犯肺，逆传心包。"在肺心病后期出现之神识昏蒙，四肢厥冷，躁动发绀，舌青脉微等厥脱证，即可从心包来考虑。因此，我们在研究本病时，不可忽视心包络与心脏之间密切相关之作用。

　　从肺、心经脉之循行、络属来看，是相互交叉，联系密切，如"肺起于中焦，下络大肠，还循胃口，上膈，属肺……行少阴君主之前；手少阴心经，起于心中出属心系，下膈络小肠，其支者从心系……其直者复从心系却上肺；手厥阴经，起于胸中，出属心包络……循臑内行太阴、少阴之间"。我们对其经脉循行有了认真了解，对临床辨治有着重要指导作用。

（一）病因病机

本病与肺、心、脾、肾有关。是由久咳、哮喘、痰气交阻，进而心脉瘀滞，亦可由心及肺。

1. 肺卫失司，六淫易侵，引起咳嗽咯痰反复发作，病程缠绵，肺失宣发与肃降，致肺气不足，咳喘、痰饮、水气阻滞气道，咳逆倚息不得卧，治节不行，又不能朝百脉上奉于心，使心气虚衰，运血无力。

2. 脾阳虚弱，痰湿内生，升降悖逆，上渍于肺。

3. 肾阳不足，失于蒸化，上不能承于肺，下不能摄纳，发为喘咳。

本病主要由于肺失通调，脾失转输，肾失蒸化，致水液停聚，为痰为饮，上逆于肺，喘咳不宁，心亦受损；溢于肌肤，发为水肿；甚至水寒射肺，水气凌心；上迷心窍，则神识昏蒙，谵语；引动肝风，出现四肢抽搐，烦躁不安等厥脱危证。

（二）辨证要点

1. 本病是以咳嗽气喘、咯痰、心悸、水肿为主要表现之肺、心疾患；

2. 素有久咳、哮喘、肺胀等慢性病史；

3. 多见于中、老年人；

4. 咳喘系由久咳演变而来，首分虚实，虚喘：咳喘短气，痰质清稀咯吐白色泡沫痰，量少，动则益甚；实喘：喘咳胸闷，咯老痰或黏腻痰，色黄，咯出不易，甚者口唇发绀，张口抬肩。正如《灵枢·本神》："实则喘喝，胸盈仰息"；《灵枢·五阅五使》："肺病者，喘息鼻张"。

5. 水肿 有轻重之分，轻者仅下肢水肿，重者全身水肿。但需与脾、肾阳虚相鉴别，本病系肺失治节，不能通调水道，而影响到脾与肾，而非由脾肾阳虚所引起，病之本在于肺，故先有喘咳而后有水肿；脾肾阳虚者，先有水肿而后有喘咳，无痰多等肺系症状。《明医杂著》指出"先喘而后胀者，主于肺；先胀而后喘者，主于脾"，是最好之鉴别方法。

6. 肺胀 其主要症状是"咳而上气，喘，烦躁，目如脱状"，病机是素有痰饮，因外感引动伏饮而发。如《灵枢·胀论》"肺胀者，虚满而喘咳"；《金匮要略》"咳而上气，此为肺胀，目如脱状，脉浮大者，越婢加半夏汤主之"；"肺胀咳而上气，烦躁而喘，脉浮者，心下有水，小青龙加石膏主之"。

7. 痰夹瘀血，肺心同病 《丹溪心法》："肺胀而嗽，或左或右，不得眠。此痰夹瘀血碍气而病。"这与《灵枢·胀论》"心胀者，烦心短气，卧不安。"之描述基本一致，说明由气及血的演变过程。《奇效良方》明确指出："手少阴心痛，短气不得倚息，季胁坚痛，矢遗无度，胸满烦心。"这里所说之手太阴当属肺无疑,由于肺失清肃,不能制肝而气滞血瘀,出现胸膈满闷,血行不畅,而现烦躁心痛,胁肋疼痛等证。

8. 由心及肺　临床表现心悸气短,胸闷,纳呆,腹胀,恶心呕吐,唇舌发绀,颈静脉怒张,右胁疼痛,下肢水肿等心衰症状。《素问·平人气象论》:"颈脉动,喘疾咳,曰水。"张景岳注释谓:"水气上逆,反侵阳明,则颈脉动,水溢于肺,喘息而痰咳。"此属心脏性喘息,多见于慢性肺源性心脏病。其中以气虚、痰饮、血瘀,本虚标实为主。

（三）辨治举例

1. 肺气以下行为顺　《内经》云:"诸气膹郁,皆属于肺。"若肃降失职,痰气交阻,上逆而喘咳。在治疗时,首先辨明是气虚、气滞、气逆,气虚宜补,气滞宜行,气逆宜降,故善治痰者先治气,"气下则火降痰消"而喘咳止矣。

2. 肺心病多是肺系先病后累及心　肺是相傅之官,当肺胀叶焦,由气及血,气滞血瘀,痰热壅盛,气道不利,痰涌喉鸣,喘急鼻煽,进而出现口唇发绀,脉结代等心衰症状。斯时要抓这一主症,只要喘嗽得平,心衰亦随之缓解。而平喘之法甚多,关键在于缓解气管痉挛,诸如僵蚕、蝉衣、白芍、天竺子、地龙、草河车等品,可根据寒热虚实选用;痰稠黏难出,喘声重浊,大便秘结者,可酌用海浮石、黛蛤散、炙酥皂荚子等,生大黄亦可酌用,冀其糟粕行,腑气通,釜底抽薪,则痰热自清,肺与大肠相表里故也。

3. 痰瘀同治　肺心病久,气血同病,本虚标实,本急则治标之旨,对胸闷刺痛,咳喘不能平卧,痰浊壅盛,或时而带血,面如重枣,唇舌发绀,舌质黯滞,脉结涩者,宜祛痰化瘀,止咳定喘,方如血府逐瘀汤去柴胡、牛膝,加旋覆花、川贝、炒枣仁、胆南星等(桃仁、红花、生地、川芎、赤芍、枳壳、桔梗、甘草);丹溪指出"宜养血以流动平气,降火疏肝以清痰"之治则,主用四物汤加桃仁、诃子、青皮、竹沥、姜汁之类,可供参考。

4. 益气养心　本病系本虚标实,而肺、心气虚在整个病程中,占有重要地位,诊治时万万不能忽视。否则有气虚血亏,出现肺气虚不能生血,又不能运血,而心血瘀滞,血不利为水,呼多吸少,下肢水肿,喘促气急,唇舌发绀,汗出肢冷等心衰证候,如六淫外侵,肺失宣肃,可使水肿加重,病情危殆。其治本宜生脉散(用红参),加黄精、南沙参等气阴双补;治标可酌用葶苈大枣泻肺汤意,去大枣(葶苈宜重用),加桑皮、杏仁、桃仁、冬瓜子等泻肺、强心利水,标本同治;若心肺阳虚,大汗亡阳欲脱,急用参附汤等回阳固脱之剂,以抢救之。

5. 肺心肾阳虚　肺为水之上源,清肃失职,水不化气,既不能通调水道,下输膀胱，又不能朝百脉而上奉于心，心病则不能下交于肾，肾失摄纳蒸化，而水湿潴留。《金匮要略·痰饮咳嗽病脉证并治》："咳逆倚息短气不得卧，其形如肿，谓之支饮。""水在心，心下坚筑，短气，恶水不欲饮"。"水在肺，吐涎沫，欲饮水。""水在肾，心下悸。"证见胸闷气短、呼多吸少，咳喘声细，动则益甚，神疲肢倦，或形寒肢冷，溲少水肿舌质淡，苔薄白，脉细弱或结代。《素问·水热穴论》："水病下为胕肿大腹，上为喘呼，不得卧者，标本俱病，故肺为喘呼，肾为水肿，肺为逆不得卧。"其治宜温经回阳，崇土制水，方如济生肾气丸（炮附子、茯苓、泽泻、山茱萸、炒山药、车前子、牡丹皮、官桂、川牛膝、熟地）加减。

6. 脾肾阳虚　脾居中州，为气机升降之中枢，为肺金之母，后天之本，化生气血之源；《素问·藏气法时论》："肾病者，虚则胸中痛。"王肯堂在《证治汇补》中指出："肾虚羸怯之人，胸胁间每每有隐隐微痛，此肾虚不能纳气也，虚不能生血之故，气与血犹如水也，盛则流畅，少则壅滞……所以作痛，宜用补骨脂之类补肾，芎归之类和血。"《金匮要略·痰饮咳嗽病脉证并治》："水在脾，少气身重。"故肺心病久，无不累及脾肾，而现心悸气喘，不能平卧，四肢厥冷，一身尽肿，下肢尤甚，小便短少，面色灰暗，舌体胖质淡，苔滑腻，脉沉细或结涩。治宜健脾化痰，温阳利水，方选真武汤合五苓散加陈皮、半夏以温化湿痰，车前子以利水。若见喘甚者，酌加黑锡丹（炮附子、沉香、葫芦巴、阳起石、炒茴香、补骨脂、肉豆蔻、川楝子、木香、肉桂、黑锡、硫黄）以温肾阳，散阴寒，镇逆气，定虚喘。若心悸甚，亦可用真武汤去芍药，加黄芪、肉桂、炒酸枣仁、远志、丹参、桃仁、紫石英、车前子等品。胸中闷痛，用温通心阳药效不显者，宜加杜仲、补骨脂、菟丝子等补肾纳气而可奏功。

7. 痰迷心窍　神昏、谵语、嗜睡、昏迷、表情淡漠、呼吸急促、喉中痰鸣、唇舌青紫、脉微细、苔薄白，治以豁痰开窍，方如导痰汤合苏合香丸，药如制半夏、陈皮、茯苓、胆南星、石菖蒲、郁金、竹沥、炒枳实、甘草、天竺黄等，苏合香丸分2次化服。

8. 肝风内动　四肢抽搐，烦躁不安，谵妄，昏不识人，痰壅气粗，脉弦细数，治宜平肝、息风、豁痰、开窍，方如羚角钩藤汤加减（羚羊角可用山羊角代，用量3~60g；桑叶、菊花、钩藤、川贝、生地、甘草）合安宫牛黄丸1粒，分2次化服。若大便干结，口臭，舌质黯苔老黄或黄腻者，宜礞石滚痰丸加减投之。如无安宫牛黄丸，可以紫雪丹代之。

（四）方药运用

1. 常用方剂

（1）小青龙汤

组成：麻黄、桂枝、芍药、干姜、细辛、五味子、制半夏、甘草。

功效：温肺化饮，降气平喘。

适应证：适于寒饮停肺证，咳喘不能平卧，吐白色泡沫痰，经久不愈，受寒加重，或面浮足肿，可见恶寒无汗，舌润苔白，脉弦紧。

加减：咯吐黄稠痰，加黄芩、浙贝母、桑白皮、黛蛤散。

（2）清气化痰丸

组成：瓜蒌仁、胆南星、制半夏、陈皮、云苓、枳实、炒杏仁、黄芩、甘草。

功效：清热化痰，肃肺定喘。

适应证：适于痰热壅肺证，咳喘，胸满闷，不能平卧，痰黄稠，或白黏不易咯出，口渴，身热，便干，溲黄，舌红苔黄腻，脉滑数。

加减：水肿气喘，加葶苈子、车前子、桂枝等。

（3）苓桂术甘汤加味

组成：熟附片先煎9~12g，炒白术9~12g，茯苓10~15g，桂枝6~9g，炙甘草9g，生姜9g。

功效：温阳化饮。

适应证：适于慢性肺源性疾病，证属心阳虚衰、脾肾阳虚者，痰湿水壅者，证见心悸气促，动则为甚，畏寒肢冷，痰多色白，小便不利，足跗水肿，面唇灰暗，苔白滑或灰腻，舌体胖质紫黯，脉细弱。

方解：方中附子温肾壮阳，白术、茯苓健脾利湿，桂枝、生姜通阳利水，炙甘草和中，重用强心，白芍益阴，并制桂枝、附子、生姜之温燥。合之为温肾健脾、强心利水之剂。

加减：咳喘甚者，加麻黄6g，细辛3g；痰多，加炒白芥子、苏子；胸闷，加瓜蒌；水肿尿少，加葶苈子、泽泻；纳呆苔腻，加半夏、陈皮；恶心呕吐，加干姜；汗多，加生龙骨、生蛎牡；有情志异常，加菖蒲、胆南星、远志、磁石；烦躁不安，加黄连、天竺黄。

（4）心咳方

组成：北沙参9g，生石膏先煎9g，牛蒡子4.5g，炒杏仁9g，桔梗1.5g，麦冬9g，半夏3g，茯神9g，远志1.5g，小麦（另包）15g，甘草1.5g。先以小麦煎水再煎余药。

王旭高治心咳，咳则心痛，喉中介介如梗状，甚则咽肿喉痹。心咳一证属心火上逆，始由外感温邪，由肺卫而及心营，震动心包之火，势必上逆，而为咽肿喉痹，前人谓生脉散加茯神、远志，能治心咳，遵用不甚见效，余因参合泻肺经之药,重用小麦煎汤代水,治之乃验。小麦为心之谷,缓心宁气,大有殊功,而从麻黄厚朴汤意化出。

(5)五虎汤

组成:即麻杏甘石汤加细茶叶,送服一捻金。

(6)苏葶丸

组成:炒苏子,葶苈子各等分为细末,蒸枣肉为丸,如麻子大,每服 5~7 丸,淡姜汤下。

(7)苏葶滚痰丸

组成:炒苏子、苦葶苈子各 1 两(30g),酒大黄 4 两(120g),沉香 5 钱(15g),黄芩 4 两(120g)。

(8)葶苈大枣泻肺汤

《金匮要略·痰饮咳嗽病脉证并治》:"支饮不得息,葶苈大枣泻肺汤主之。"肺痈,喘不得卧,本汤主之(《肺痿肺痈咳嗽上气病脉证并治》);肺痈,胸满闷,一身面目水肿,鼻塞清涕出,不闻香臭酸辛,咳逆上气,喘鸣迫塞,本汤主之。本两节所说之肺痈,非"风热壅遏,蓄结壅脓"的肺痈,系指肺气壅塞之"壅"。

方解:葶苈苦寒滑利,能开泄肺气,泻水逐痰,但恐伤正气,佐大枣安中而和药性,这与皂荚丸以枣膏和汤送服同义。

临床指导:葶苈子末 3~6g,每日分 3 次,食后服,并配合对症处理和控制感染,治肺心病并发心衰 10 例,结果药后第 4 日开始尿量增加,水肿减退,心衰到 2~3 周时显著减轻或消失,未见任何副作用。

(9)抗心衰 1 号

组成及用法:葶苈子 30~50g,丹参 10~15g,枳实 10~15g。日 1 剂,分 3 次服。共治 24 例,显效 8 例,有效 12 例,无效 4 例,有效率 83.3%,服药 1~2 小时开始尿量增加,1~2 天咳喘减轻,咳痰减少,水肿渐退,诸证减轻。其他尚有用本方治风心病引起顽固心衰、渗出性胸膜炎等报道。

2. 平喘、止咳、化痰药物的运用

(1)麻黄:辛温微苦,入足太阳,并走手少阴,阳明经,发汗解肌,咳逆上气,痰哮气喘,水肿风肿,麻黄发汗用茎去节,煮 10 余沸,去浮沫。

(2)射干:苦寒,有毒,鸢尾科植物,射干的根茎,入肺肝脾经,降火解毒,散血消痰,去痰消炎药并有泻下作用,主治喉痹咽痛,咳逆上气,痰涎壅盛,瘰疬病结核,痈肿疮毒,内服 0.8~1.5 钱。

射干麻黄汤(射干、麻黄、细辛、紫苑、款冬花、五味子、大枣、半夏、生姜)

治疗寒饮郁肺咳喘证,有镇咳平喘祛痰,增加呼吸道外分泌、与稀释痰液而有祛痰作用;并有松弛平滑肌的作用。

(3)天竺子(南天竺):小檗科常用绿灌木,入药用其果实,酸甘平,敛肺止咳,清肝明目,为镇咳强壮药,并有解热作用,用于气喘症。果实及树皮均含有罂粟碱,叶含氰酸,入药以白色果实为镇咳剂,并治百日咳。其中有效成分有强烈的麻痹呼吸神经之作用(为南天竺碱之一种),用量宜轻,3~4.5g,方书载能治小儿哮喘,百日咳。外感风寒者不宜。

(4)百部:百部科多年生草本植物,用其块根,甘苦微温,入肺经,为镇咳杀虫药。主治咳嗽上气,干性咳嗽,百日咳,哮喘,肺结核之久嗽、咳血,皮肤疥疮,头虱,阴虱,蛔虫。含有罂粟碱、百部碱。内服3~9g。

(5)皂荚:豆科落叶乔木,用其荚果及木刺,辛咸性温,有小毒,入肝、大肠经,开窍、祛风、通大便、净脏腑。《本草求真》:涤垢除腻洁。主治:中风口噤,咽喉肿痛,痰喘胀满等。《金匮要略·肺痿肺痈咳嗽上气病脉证并治》:"咳逆上气,时时吐浊(黏稠浊痰),但坐不得眠,皂荚丸主之。"能治胶痰,而不能去湿痰。适应证:①喘咳胸憋,不能平卧为主。②胸廓圆隆如桶状。③痰浊胶黏难咯,或咯出大量痰后,喘息减轻,服后便溏,日2~4次不等。

(6)地龙:环节动物巨蚯蚓科多环毛蚓的干燥虫体,咸寒,入肠胃肾经,清热,止痉,利尿,解毒,降压。主治:热证惊狂,关节痹痛,半身不遂,惊风,小便不通,痉咳(痉挛性咳嗽)。

(7)胆南星:苦凉,入肺肝经,清热化痰,解痉除挛,镇静镇痉祛痰。主治痰喘抽搐。

(8)僵蚕:蚕蛾科昆虫家蚕感染白僵菌后致死之干燥虫体,有自然和人工感菌两种,辛咸平,入肺肝经,镇惊祛风,化痰散结。主治:中风抽搐,惊痫,头痛,风痰瘰疬,咽喉肿痛。

(9)白芍:毛茛科多年生草本植物白芍的干燥根,苦酸微寒,入肺脾肝经,补血敛阴,养血柔肝,缓急止痛。现代药理提示,解痉镇痛,镇静。

(10)蝉衣:甘寒,入肺肝经,散风热,透气解痉(具有神经节阻断和镇静作用)。

(11)地枯萝:味甘性平,入肺经,利水消肿,宣肺气。主治:水肿,肺痈,解煤气中毒。

(12)旋覆花:辛苦咸温,入肺、大肠经,下气、行水、消痰。治痰壅气逆、顽痰胶结、阴虚燥痰、大便溏泻者勿用。

(13)苦杏仁:苦温有小毒,入肺、大肠经,解肌除痰,下气润燥。主治外感咳嗽,气逆喘满,痰多及肠燥便秘,主要通过祛痰降气,减轻肺气壅塞,使呼吸通畅而有助于止喘。

方如苏子降气汤、三子养亲汤、定喘汤等。

(五)调摄

治疗同时,宜加强心理养生、饮食调摄、劳逸结合、健身导引,以增强体质。

三、肝心痛的源流与现代临床研究进展 [27]

(一)肝心痛的源流

肝心痛作为心痛的一个类证,首载于《灵枢·厥病》:"厥心痛,色苍苍如死状,终日不得太息,肝心痛也,取之行间、太冲。"原文系根据五脏相关理论,将脏腑功能失调、气机逆乱影响于心所致的心痛,称为"厥心痛";其中因肝(胆)功能失调所致者,名以"肝心痛"。该原文不仅对本病病机、证候做了精要描述,并且明确了从肝论治的原则。

1. 秦汉以前 《内经》对肝心痛的发病机制也有散在论述,认为六淫客邪、情志失调、劳伤虚损等均可成为本病的致病因素。

(1)六淫客邪、风邪为主:《素问·至真要大论》:"风厥阴在泉,风淫所性……民病……心痛支满,两胁里急。"盖风主于春、入于肝,风淫肝旺,气逆冲心;或风阳热盛,木火相生,心肝火旺,灼伤阴血,可导致肝心痛的发生发展。所谓"风客淫气,精乃亡,邪伤肝也"(《素问·生气通天论》)。

(2)情志所伤、气血逆乱:对情志失调诱发肝心痛的机制,《内经》虽未明确论述,但有关七情致病理论,已有丰富记载,并初具规模。在贯穿"形神合一"整体观之"心神论""五脏情志论"基础上,认为过度情志刺激可使气血逆乱、脏腑失调、阴阳失调,从而导致疾病的发生。如"怒则气上""喜则气缓""悲则气消""恐则气下""惊则气乱""思则气结"(《素问·举痛论》);"怒伤肝""喜伤心""思伤脾""忧伤肺"、"恐伤肾"(《素问·阴阳应象大论》);"肝悲哀动中则伤魂""心怵惕思虑则伤神"(《灵枢·本神》;"淫气忧思,痹聚在心"(《素问·痹沦》)等,为"七情之由作心痛"(《杂病源流犀烛·心痛源流》)的论点奠定了理论基础。

(3)少阳发病、传为心痛:"少阳所谓心胁痛者,言少阳盛也,盛者心之所

---

27 注:本文系路志正先生在 2002 年 10 月全国中医诊治心病高级研修班上讲稿,杨凤珍整理。

表也,九月阳气尽而阴气盛,故心胁痛也。"(《素问·脉解》);"一阳发病,少气、善咳、善泄,其传为心掣"(《素问·阴阳别论》),阐明了胆心同病,病发心胁痛的机制。即少阳邪盛,相火偏旺,引动君火,致心胆热盛;或阴寒内盛,君相之火为阴所遏;或心胆气虚、血滞脉挛,皆可引发心(胁)痛。

关于治肝之法,《内经》首先提出"酸收""辛散""甘缓"三大原则。即"肝欲散,急食辛以散之,用辛补之,酸泻之";"肝苦急,急食甘以缓之"(《素问·藏气法时论》)。

总之,《内经》对肝心痛的临床特点、病因病机、治疗原则等已有初步的认识,为后世肝心痛的临床研究奠定了基础。

《难经》在《内经》基础上,对厥心痛及肝心痛部分内容进行了阐释和发挥。如第六十难:"其五脏气相干,名厥心痛。"说明了厥心痛为心痛脏腑病机诊断。第十难:"心脉急甚者,肝邪干心也。"提示肝心痛的主脉为心部脉象弦急。对于心肝疾患的治则,又有"损其心者,调其营卫""损其肝者,缓其中"(第十四难)的名言佳句,至今指导着临床。

张仲景《伤寒杂病论》(现行《伤寒论》《金匮要略》)对肝心痛虽无专述,但对一些情志疾病及心肝(胆)病变,已提供了辨证论治的思路和方法。如少阳失和,"胸满烦惊",可与小柴胡汤、柴胡加龙骨牡蛎汤和解少阳、镇惊安神;肝经气滞、络脉瘀阻的"肝着",胸胁满闷或胀痛,主以旋覆花汤疏肝通络;虚烦懊恼,胸中窒,甚或心中结痛者,与栀子豉汤清宣郁热、畅达气机。仲景还创制了疏肝解郁的四逆散、养血缓急的芍药甘草汤、补肝安魂的酸枣仁汤等著名方剂。对心肝血虚及阴虚内热的"脏躁""百合病",痰气交阻的"梅核气",因于惊恐的"奔豚气"等情志疾病,均较系统阐发了其发病机制、证治规律,为后学探索治疗精神情志失调所致的肝心痛,开辟了辨证论治的新途径。

2. 秦汉以后 秦汉以后,历代医家对本病的认识,简要综述如下:

在病因方面,多着眼于情志因素。如宋·陈言在《三因极一病证方论》中强调:"肝心痛者……皆脏气不平,喜怒忧郁所致。"明·王肯堂则认为:"夫心统性情,始由怵惕思虑则伤神,心伤藏乃应而心虚矣,心虚则邪干之,故心主包络受其邪而痛也。"(《证治准绳》)说明情志失调在肝心痛或心痛发病中,起着独立致病因素或诱发因素作用。对病机的认识,大致概括四个方面:

(1)情志不遂,心肝郁结,气滞血瘀,心脉不畅。如清·沈金鳌云:"七情之由作心痛……皆是令心气郁结而为痛。"(《沈氏尊生书》)张璐更明确指出:"肝心痛者,多由木火之郁,病在血分。"(《张氏医通》)

(2)木郁化火,肝火冲心,心痛暴作。如清·陈士铎论曰:"人有心痛之

极……盖因肝气之郁而不舒,木遂生火,以犯心矣……此肝火之冲心,所以直受其害也。"(《辨证录》)

(3)恚怒伤肝,突受惊吓,皆可导致"肝阳上逆,不容升达(《临证指南医案》),气血失和,瘀阻心脉,引发心痛。

(4)久病劳神,气血暗耗,心气虚则鼓血无力,肝气损则疏泄不及,心肝阴亏血少则筋脉失荣而挛急,皆致血滞脉挛、心痛作矣。如《杂病源流犀烛》:"曲运心机为心之劳,其证血少……极则心痛。"《诸病源候论》:"春脉不及,令人胸痛引背,下则两胁胀满。"《圣济总录》:"肝虚受邪传为心痛……拘挛不得太息也。"

在情志因素引发肝心痛过程中,或有郁证出现,所谓"肝心痛,多由木火之郁"(《张氏医通·心痛胃脘痛》),故有人倡导从郁论治。情志致郁,早在《内经》已有散在论述,至元·朱丹溪于《丹溪心法》一书中将郁证作为独立病证专篇阐述:"气血冲和,万病不生,一有怫郁,诸病生焉,故人身诸病,多生于郁。"即说明情志不遂可致气机不畅,气血的郁滞又是导致许多疾病的重要病理变化。朱丹溪并提出了气、血、火、食、湿、痰六郁之说,创立了六郁汤、越鞠丸等著名方剂,成为中医学对郁证认识的里程碑。

关于肝心痛与肝胃痛的鉴别,由于《素问·六元正纪大论》有"胃脘当心而痛"一语,后世医家遂把胃脘痛时称"心胃痛",甚至直呼"心痛",造成心痛与胃脘痛概念混淆,肝心痛与肝胃痛时有不分。如清·陈修园即认为:"心痛即胃脘痛也,心为君主之官,本不受邪,若受邪而痛是真心痛。"(《医学从众录》)明·马兆圣则力辩道:"夫心者五脏六腑之主也,各经之伏邪、逆气、痰血之属,或寒或热,皆足以致痛,如经所云肾心痛、胃心痛之类是也……若胃家积食、留水致上脘作痛,此与心痛悬绝,当从胃治,无混也。"又说:"若夫胃脘当心痛之论,此属胃家,胃之与心经络各异,痛状亦殊,不足深辨。"(《医林正印》)尽管如此,但至明清以前有关心痛与胃痛、肝心痛与胃心痛,始终概念不清,争论不休。在肝心痛治疗方面,一般遵循《内经》从肝论治的原则。如陈士铎曾强调:"如人病心痛,不可止治心痛,必须兼治肝。"(《石室秘录》)心肝郁结者,多数医家倡导从郁论治,如治以疏肝解郁、理气活血、化痰通络法,选用合欢解郁汤、沉香降气汤、金铃子散、失笑散、温胆汤之类;肝火冲心者,陈士铎认为:"治法必须泻肝木之火,更解木气之郁,而少佐安心之剂,则心痛自止也,方用救痛安心汤。"(《辨证录》)若属肝阳上逆、气血失调者,叶氏选用逍遥散去柴胡加钩藤、丹皮,养血柔肝,平肝潜阳(《临证指南医案》);如心肝亏虚,补肝以养心,如陈士铎谓:"盖心气之伤,由于肝气之不足,补其肝而心主

安其位矣,治以心肝双解饮。"(《石室秘录》)

另外,治肝法的研究,历代也有长足发展,特别是清代医家对治肝法的论述,更为详尽。如王旭高《西溪书屋夜话录》阐述治肝30法,费伯雄《医醇賸义》创制治肝20余方等,堪称集治肝法之大成。

（二）现代临床研究进展

近40年来,胸痹心痛的研究大量涌现,但从心肝相关角度探讨本病仅散在可见。近年有学者从心肝相关的病理、生理及证治规律方面探讨本病,也多为理论性或个案报道。其系统研究尚属空白。有鉴于此,1987年我指导杨凤珍研究生,对肝心痛进行了深入的临床研究,并对A行为与肝心痛的关系,作了流行病学调查,经3年的认真研索,紧密结合临证,达到了预期要求,顺利通过论文答辩。为了了解近20年对肝心痛的研究进展仅简述如下:

对本病发病病机的认识,多数学者着眼于精神精志因素,认为心肝同主精神情志,同司气血筋脉。情志不畅,肝气疏泄失常,气血悖逆或筋脉挛急,心脉不畅,是引发肝心痛的主要病机。曹氏体会本病好发于脑力工作者;汪氏调查发现,七情致郁与胸痹心痛发病有密切联系,初步证明精神情志因素在本病发病中的重要地位。徐氏等根据脏腑经脉的联系,探讨了"冠心病"心肝相关的病理机制,认为"冠心病"的发生与以下几方面有关:①肝失疏泄、心脉痹阻,包括肝气郁结和肝气横逆。由此可演变为气郁化火,肝火冲心以及气滞血瘀,气郁痰阻等证。②心肝不足,筋脉挛急,可见肝肾阴虚,阳亢化风;心肝血虚,筋脉拘挛;阳虚寒中,寒引脉缩等不同情况。罗氏还将肝胆湿热内蕴,相火引动君火所致的心胁痛也归为本病讨论范围。

肝心痛的治疗,大多从气滞血瘀、阴虚阳亢论治,常用柴胡疏肝散、血府逐瘀汤、镇肝息风汤之类。然曹氏体会,气火交并,夹痰热瘀血,冲逆壅塞心脉为心痛主要病机。善用平肝泄热、化痰通络法,自制主方致和汤、宣和汤、清宫汤及辅方滋肝潜阳汤、泄热调气饮等10余首系列方剂,形成自己临证特色。金氏认为胸痹心痛心肝失调,实者疏肝、虚者甘缓,以金铃子散加味疏肝泄热、行气止痛,甘麦大枣汤调补心肝、解郁安神。蒲老辅周喜用加味温胆汤、酸枣仁汤、芍药甘草汤及甘麦大枣汤,以治心肝胆气血不足,兼有胆郁痰扰类心痛。邵氏等以加味小柴胡汤治疗心绞痛41例,疗效较佳。认为少阳枢机不利,肝胆疏泄失常,气血痹阻乃心痛发病机制之一,故以和解少阳,疏通气机,作为治疗心痛的一种重要方法。

在探讨本病的证治规律方面,周氏提出"冠心病"从郁论治,将心痛与郁证两者的证治规律结合起来。分为气、血、寒、火、痰、湿郁,倡用合欢解郁汤(药如香附、郁金、合欢皮之类)。徐氏、卢氏、罗氏等在探讨"冠心病"心肝相关病理生理机制后,提出本病从肝论治大法,诸如舒肝解郁、舒肝活血、抑肝平逆、泻肝降浊、清肝化痰、补肝益肾、平肝息风、滋补肝血、暖肝散寒等。徐氏辨治"胆心综合征"(心胁痛),分为气郁化火、湿热内蕴,阳虚气弱、痰湿痹阻,肝胆气结、心脉瘀滞 3 种证候,分别采用舒肝运脾、清利湿热,益气温阳、利胆排石,疏理脾气、活血化瘀等法,并强调抓住治胆是治疗本病的关键。

陈氏认为"肝病繁多,素称"万病之贼",脏腑相干皆可为病。而心的生理特点,与肝胆经脉的络属关系,则首当其冲。他在临床中,以舒肝解郁、舒肝化瘀法治肝郁心痛;补肝安神法治肝虚不寐。涂氏认为①冠心病的发生,与肝主疏泄有关;②心肌缺血、心前区疼痛,与肝藏血、主筋有关。冠状动脉不因血栓而从痉挛引起心肌缺血、缺氧而发生心绞痛者,临床屡见不鲜。其因大致有三:①肝肾阴虚,脉络失养而挛急;阴虚阳亢,肝风内动,常合并眩晕、中风或血压升高;②肝血不足,血不荣络,筋脉拘挛。③阳气不足,寒邪直中,寒主收升,心脉拘挛,血管闭塞,不通则痛。在辨治上,提出从肝论治 10 法:舒肝解郁法、调肝理胃法、疏肝活血法、抑肝平逆法、泻肝降浊法、清肝化痰法、补肝益肾法、平肝息风法、滋补肝血法、暖肝散寒法。后附 2 例住院典型病案,一属肝火夹痰证,一为寒邪直中证,均经治愈,有前后对照检查。

廖氏、侯氏发表了冠心病从肝胆论治的文章。认为肝胆与心在生理病理上关系密切,冠心病虽以心为中轴,然因肝胆失调所致者亦复不少,用疏泄肝胆、运转枢机之法治疗冠心病,是对众多冠心病治法的一大补充。厦门市中医院呼吸研究室何氏,总结"谈'肺心病'治肝"的文章,分别运用疏肝理气、扶正活血、滋补肝血、清肝泻火法治疗肺心病的经验,给我们临证思维拓宽了思路。

于氏治胸痹心痛,从肝论治归为五法:①疏肝理气、活血化瘀法,自拟疏肝化瘀汤;②清肝泻热、化痰行痹法,自拟清肝化痰汤;③平肝息风、滋阴活血法,自拟平肝息风汤;④养血柔肝、宁心复脉法,自拟养血柔肝汤;⑤温经散寒、暖肝通脉法,自拟暖肝通脉汤。徐氏以气滞血瘀、肝阴不足、心脉失养辨治,自拟调肝养血煎,以达到疏肝解郁、益气活血、滋养心脉、肝心同治之目的。孙氏以"和胆胃、理枢机"法,用温胆汤加减治之。

余指导硕士研究生杨凤珍,于 1987 年开始对肝心痛辨证论治进行了深入研究,在病因病机方面分为:六淫客邪,风邪为主;情志所伤,气血失调;劳伤虚损,阴阳亏虚。辨病要点,除疼痛部位,兼见胸胁胀痛,情志、气候变化等诱因外,并采用心电图检查。辨证论治归纳为:"心肝郁结、气滞络阻""心肝火旺、气火冲心""心肝阴虚、气滞血瘀""心肝气虚、心脉阻滞"四证。经过50例肝心痛(并符合冠心病心绞痛诊断)进行上述证论治观察,结果表明,对本病主症心痛及伴随证候显效率达44%、总有效率90%,心电图总有效率76%。实验室部分指标亦表明,具有调整血脂、改善血流变、增强心功能等治疗作用。

为了探讨A型行为与肝心痛的关系,对220例心痛患者(符合中医心及西医IHD双重诊断标准)进行了流行病学调查,表明心痛病A型行为组,肝心检出率明显高于非A型组($P < 0.001$);A型人患肝心痛危险度大于非A型人(RR为1.5,AR为0.28)。从而证明了A型行为与肝心痛可能存在的因果关系。这不仅为中医七情致病理论及情志失调成为肝心痛主要发病因素提供科学的客观依据,而且肯定了《内经》肝心痛分类诊断的科学价值和对临床的重要指导意义。

综上所述,祖国医学源远流长、博大精深,早在《灵枢》中即对肝心痛作出论述,经过历代医家的不断临证观察和研究,总结升华和补充,为心痛的辨治初步奠定了理、法、方、药的基础。特别是近年来一些医家深入探索,积累了不少独到见解和经验,为中医防治心系疾病,提供了广阔的天地,有着重要的应用价值与发展前景。需要我们认真继承,对其病因病机、诊断、证候、治法、方药等制定不同地区的规范标准,发扬与创新。随着心身医学日益被重视,相信中医七情致病学说,在不远的将来,一定能够不断发扬光大,为广大人民的防病保健事业,提供更多更有效的服务。

四、肾心痛证治精要[28]

"肾心痛"是中医病名,始见于《灵枢·厥病》篇,提出:"厥心痛,与背相控,善瘈,如从后触其心,伛偻者,肾心痛也。"本病的发生与心肾阴阳虚衰、精血失于资生、手足少阴经脉失调、水火不能相济有关。其病位在心,病本在肾。本虚标实是发病的基础和条件,其结果是心脉瘀阻,发为肾心痛。笔者着重论述辨治因肾虚所致心痛的临床思路与方法。

(一)定义与范围

因肾阴肾阳虚损,心阴心阳失于濡养温煦,而致心脉痹阻引起心痛者,称之为"肾心痛"。证见心痛彻背,背痛彻心,胸背拘急,畏寒肢冷,腰膝酸软,伛

---

[28]注:本文刊载于《中医药学刊》2002年第20卷第3期266—313页。

偻不伸,足跗水肿;或面色苍白、惊恐不安、冷汗自出等,舌体胖、质淡、或紫黯有瘀点、苔白滑润,脉沉涩、细弱或结代;或头晕耳鸣、咽干、腰酸、五心烦热、夜热盗汗,舌红苔少、或有裂纹,脉沉细小数、或虚大无力。肾心痛相当于冠心病心绞痛的部分临床表现,而兼有肾经证候。

(二)发病机制

1. 肾虚是致病的主要原因 《素问·上古天真论》曰:"丈夫……五八肾气衰,发堕齿稿。六八阳气竭于上,面焦,发鬓斑白。七八肝衰筋不能动,天癸竭,精少,肾脏衰,形体皆极……"。人过中年肾气渐衰、病后失养等皆为致虚的原因。若肾阳虚,心君失于温煦,阳不胜阴,寒凝涩滞,心脉收引挛急,发为心痛。命门火衰致阳不化气,水气凌心,痰凝血瘀,心脉运行失畅,引起心痛。若肾阴虚,气化失职,不能上济心阴,心脉失于濡养,虚风妄动而心脏络脉痉挛而发生心绞痛。若肾精亏虚,精不生髓,髓不生血,血脉失充,心脉失荣而发为心痛。

2. 阳微阴弦是心痛的主要病机 《金匮要略·胸痹心痛短气病脉证治》曰:"夫脉当取太过不及,阳微阴弦,即胸痹而痛,所以虚然者,责其极虚也。今阳虚知在上焦,所以胸痹、心痛者,以其阴弦故也"。"阳微"是本虚,是发病的基础,"阴弦"是结果,是发病的机制。上焦胸阳不振,下焦阴寒偏盛,有如大地雪封冰冻,天空黑云密布之象。下焦水饮痰涎之阴邪上乘阳位,致痰浊、瘀血、气滞、寒凝等搏结,阻塞气机,心脉痹阻而发心痛。

3. 少阴经脉失调是心脉阻滞的关键所在 少阴经循经路线是肾心痛临床表现部位。心肾同属阴经,手少阴心主火,居上焦;足少阴肾属水,居下焦。心肾借经络之通道上下连络,心火下蛰于肾,肾水上奉于心,水火既济,心肾交泰,则心火不亢,肾水不寒,能维持正常机体阴阳水火相对的动态平衡。精生髓,髓生血,肾精虚则血无从所生;血化精,心血虚,精无从所化。血虚则经脉失于流畅,精少则经脉涩滞。手足少阴经脉失于流畅,阴阳偏颇,水火未济,心肾不交,阳虚阴盛,心痛油然而生。

肾心痛发作,临床表现部位与手足少阴经脉的分布密切相关。手少阴心经出心系,络小肠;支脉从心系上夹咽,联目系,至小指末端桡侧,与手太阳小肠经相接。足少阴经从足小趾始,斜走足心,出盘骨粗隆下……支脉出肺,络心,入胸中,与手厥阴心包络经相接。肾心痛临床表现与心肾经所主病候和循行部位有关。如①咽干,咽喉发紧,咽痛(局部无红肿);②肩痛,腋下痛,上肢内侧痛;③胸憋室闷,心痛,背痛,腰脊痛;④气虚善恐,心惕惕,如人将捕之;⑤下肢内侧痛,足踝痛。这些临床特征与现代医学所称变异性心绞痛近似。

4. 惊恐致情志所伤是发病的一大诱因　惊则气散,恐则气下。若肾虚失其封藏固摄之权,突如其来之惊吓恐惧,神明受伤,心脉挛缩而痛。现代医学研究亦证实,精神紧张、恐惧、愤怒、恶梦及突然响声可使肾上腺交感反应明显增加,儿茶酚胺分泌量明显增高,交感活性物质的骤增引起 Q-T 间期延长以及冠状动脉痉挛,甚至引起心肌坏死。

临床还应注意:有部分患者发病时只有轻微疼痛或仅表现为颈部发胀、嗓子发憋、吞咽困难,甚或毫无疼痛,只表现为呼吸困难或恶心欲吐、上腹部胀痛等胃肠道症状。少数患者,特别是高龄老人或体质衰弱者,发病后往往毫无疼痛。故对于无典型心绞痛表现的患者,需要特别注意辨证,以免贻误治疗时机。

(三)辨证论治

肾心痛可由肾虚及心,或心病及肾,心肾同病。肾阴虚不能上济心阴,肾精虚不能化生心血,肾阳虚不能温煦心阳,水火失济,心肾不交。五脏损伤,终必及肾,其病位在心,病本在肾,本虚标实,虚实夹杂。其疼痛多表现在手足少阴二经循行路线部位,并应参考这二经是动、所生病候,并伴见肾阴虚或肾阳虚、阴阳并虚等的兼证。其治以滋肾阴或壮肾阳为主,辅以活血化瘀,或温化痰饮,或燮理阴阳,交通心肾。抓住肾虚的本,兼顾心痛的标,心痛急性发作时治标,缓则补肾、或心肾并调。要特别警惕有部分年老体虚、命门火衰的患者,其心病症状表现不明显,而病情却十分凶险。

1. **肾气虚心痛证**　人体的生长发育到衰老死亡是肾气由盛转衰的结果,这个过程上要通过肾之精气所产生的"天癸"所完成,"天癸"动态变化的过程也是肾气变化的过程。《素问·上古天真论》说:"丈夫……二八肾气盛,天癸至,精气溢泻,阴阳和故能有子。七八……天癸竭,精少,肾脏衰,形体皆极";"女子……二七而天癸至,任脉通,太冲脉盛,月事以时下,故有子。……七七任脉虚,太冲脉衰少,天癸竭,地道不通,故形坏而无子也。"人到中年,肾气渐衰,阴阳俱损,天癸渐少,形体趋于老化,脉络趋于僵化,血流缓慢、滞涩,甚或瘀阻不通,而出现心痛等证候。

临床表现:胸闷不舒,阵发心痛,心悸怔忡,健忘气怯,腰膝酸软,精神萎靡不振,阳痿滑精,畏寒肢冷,或见呼多吸少,喘促汗出,或见睡中遗尿,小便失禁,或见面色苍白,滑精频作,舌质淡、苔白,脉沉细无力、或间歇。

治法:补肾气、滋肾阴、壮肾阳。

处方:右归丸(《景岳全书》熟地黄、山药、山茱萸、枸杞子、菟丝子、鹿角胶、杜仲、当归、肉桂、制附子)加减。气虚血瘀,酌加生黄芪、人参、丹参、桃仁等益气活血，乌药、桑螵蛸等以固摄肾气；滑精加龙骨、牡蛎、莲须、芡实等以固涩肾精。

2. **肾阴虚心痛证** 心阴靠肾阴不断地补充、滋养，才能血脉流畅，维持其正常的功能活动。肾阴虚、心阴失养可出现：①心阴虚，心血津液匮乏，脉道涩滞，心脉瘀阻，心肌失养而发心痛；②心肾阴虚，相火妄动，热炼津亏，血液黏缩，堵塞心脉，血流失畅，引发心痛；③心肾阴虚，相火偏亢，心脉失于濡养，虚风上扰，致心脉痉挛而引起阵发性心绞痛。

临床表现：心胸灼痛，头昏目眩，耳鸣，口干咽干，五心烦热或潮热，或骨蒸劳热，盗汗遗精，失眠，易做惊梦，小便短赤，舌质红少苔或光剥无苔。少数患者阴虚内热伤及血分可伴见齿衄或尿血。肾阴虚夹湿热则伴见膏淋下消（糖尿病性冠心病心绞痛）。

治法：壮水滋肾，清降相火。

处方：左归丸（《景岳全书》熟地黄、山药、山茱萸、枸杞子、菟丝子、鹿角胶、龟板胶、川牛膝）合知柏天地煎（《症因脉治》知母、黄柏、天门冬、生地黄）加减应用。考虑到兼瘀血的病机，可适当加丹参、川芎、赤芍、桃仁、郁金等养血活血药物；伴有眩晕耳鸣，加石决明、灵磁石；遗精加金樱子、覆盆子等收敛固涩药；伴有血尿加女贞子、旱莲草、茜草、阿胶珠等凉血止血药；伴见下消症加黄芪、山药、苍术、枸杞子、玄参等。

3. **肾阳虚心痛证** 肾阳对人体各脏腑起着温煦生化作用，是推动各脏腑生理活动的原动力，正如《难经》所说："命门者，诸神精舍之所舍，原气之所系也。"若肾阳亏虚，不能温煦心阳，致心阳不振，形成心肾阳虚；阳虚则生内寒，胸阳失于温煦鼓动，寒凝心脉，瘀阻不通，不通则痛。如阳虚复感寒邪，阴寒凝结胸中，胸阳不得伸展，心脉痹阻。《素问·调经论》指出："寒气积于心中而不泻，不泻则温气去，寒独留则血凝泣，凝则脉不通。"如阳虚不能化气行水，水湿内聚，致水气凌心；或水湿蕴结，凝为痰浊，阻闭心脉，气血失于正常流通；若命门元阳衰微，心阳失去鼓动的原动力，血流缓滞，则心痛猝然发作。多见于老年体衰患者，心痛虽不明显，但病情险恶，常危及生命，应严密观察，先为防治。

临床表现：心痛彻背，呈阵发性绞痛，心悸气短，畏寒肢冷，神倦阳痿，舌质淡胖，苔白或腻，脉沉细或结代。或面浮足肿，阴下湿冷，或见五更泄，或突然昏仆，不省人事，目合口开，手撒遗尿之脱证。

治法：温肾壮阳，益气活血。

处方：金匮肾气丸（干地黄、山药、山茱萸、泽泻、茯苓、牡丹皮、桂枝、炮附子)合保元汤(《景岳全书》人参、甘草、肉桂、黄芪、糯米)加减。兼水肿者,酌加温阳化气行水之药;兼见五更泄者,酌加四神丸(《证治准绳》补骨脂、肉豆蔻、五味子、吴茱萸、生姜、大枣)以温阳厚肠;若见肾心痛的脱证,先益气回阳固脱,继而中西医结合救治;兼见心力衰竭,脉数疾,气短,口唇发绀等症,属心肾阳衰、水气凌心者,选用真武汤、人参汤、五苓散等方加减;兼见心律失常,病窦综合征者,酌用生脉散、人参养荣汤、麻黄细辛附子汤等;如频发早搏属湿邪阻滞者,在温阳的同时,加用祛湿化浊法,选藿朴夏苓汤、三仁汤灵活加减运用。

4. **肾精虚心痛证** 《素问·六节藏象论》曰:"肾者主蛰,封藏之本,精之处也。"《素问·上古天真论》曰:"肾者主水,受五脏六腑之精而藏之。"肾藏先后天之精,精充则肾气旺。肾精不足,则不能生髓,髓不能生血,心脉失营,而发心痛。

临床表现:心胸隐痛,或阵发隐隐作痛,腰膝酸软,精神萎靡,健忘怔忡,眼花耳鸣,面色黧黑,毛枯发脱,阳痿,早衰,舌淡、苔白,脉多沉细无力、或细数、或结代。

治法:填补肾精,养血活血。

处方:还少丹(《杨氏家藏方》:熟地、山药、山茱萸、牛膝、枸杞子、茯苓、杜仲、远志、五味子、楮实子、小茴香、巴戟天、肉苁蓉、石菖蒲)合四物汤(当归、川芎、白芍、熟地)加减,可酌加紫河车、龟鹿胶、阿胶等血肉有情之物。

5. **心肾不交心痛证** 心主火,肾主水,心火下降,肾水上升,水火既济,心肾交泰;阴平阳秘,精神乃治。如肾阴虚不能上济心阴,致心火独亢于上,反而下及肾水,久则肾阴肾精不足,先天告匮,心阴心血更亏,而形成恶性循环,手足少阴而经脉功能失调,心脉失养,心神不安,心痛频作。

临床表现:心胸憋闷灼痛,心烦懊恼,失眠多梦,腰膝酸软,烘热盗汗,五心烦热,咽干口干,舌红少苔,脉细数等。

治法:交通心肾,养血通络。

处方:黄连阿胶鸡子黄汤(《伤寒论》)合交泰丸(《韩氏医通》黄连、肉桂)、或天王补心丹(《摄生秘剖》生地黄、五味子、当归、天门冬、麦门冬、柏子仁、酸枣仁、人参、玄参、丹参、茯苓、远志、桔梗、朱砂),根据临床不同病情,灵活加减应用。

6. **惊恐伤肾心痛证** 《素问·阴阳应象大论》曰"恐伤肾",《素问·举痛论》曰:"惊则气乱,……惊则心无所倚,神无所归,虑无所定,故气乱矣。恐则气下,……恐则精却,却则上焦闭,闭则气还,还则下焦胀,故气下行矣。"

《素问·宣明五气论》曰:"五精所并……并于肾则恐。"《类证治裁》说:"惊恐伤神,心虚不安。"大惊卒恐,则精神内损,肾气受伤,气陷于下。肾气损则精气怯,致惶惶然不可终日,惕惕然如人将捕之。现代法医,对因受惊吓死亡的人,尸检发现心肌断裂。

临床表现:心痛频作,精神紧张,焦虑恐惧,濒死感,恶闻响声,心悸不安,失眠,恶梦频作,或二便失禁,舌红、苔薄白,脉弦紧小数、或细弦。

治法:对此类证候的治疗,务使患者消除顾虑,使其精神有依托,避免情绪紧张,改善周围环境,避免突然响动及暗示性语言。再治以补益肾气,安神定志。

处方:茯神散(《普济本事方》:茯神、熟地黄、白芍、川芎、当归、白茯苓、桔梗、远志、人参、大枣)酌加珍珠粉、琥珀粉、生龙齿、灵磁石等活血安神药。

(四)病案举例

例1 张某,男,62岁。1993年4月7日初诊。

患者3年来常感心悸,乏力,咽中阵发性紧缩感,曾到多家医院检查,确诊为冠心病,经用药疗效不显。现主要证候:咽喉部反复出现发紧发憋感,同时胸闷隐痛亦加重,伴见心悸怔忡,腰酸痛,精神不振,乏力倦怠,阳痿,肢冷,舌质淡红,苔白,脉沉涩、或结代。心电图示:左束支传导阻滞,频发期前收缩,心肌供血不足。诊断:冠心病心绞痛。中医辨证肾心痛。治以温肾助阳,益精填髓,佐以行气和血。药用熟地12g,山药10g,鹿角胶烊化6g,菟丝子10g,枸杞子10g,制附片先煎6g,仙灵脾12g,当归10g,丹参15g,玉蝴蝶12g,6剂,水煎服。

服上方后,精神好转,嗓子发憋感次数减少,但仍有心悸、乏力、脉搏间歇频作。上方加细辛3g,太子参12g,以益气通阳。在此基础上,先后加减用生龙骨、生牡蛎、肉苁蓉、桂枝尖、炒桑枝、绿萼梅等。共治疗4个月,服药百余剂。临床症状消失,心电图改善。嘱其慎起居,避风寒,节饮食,继以金匮肾气丸善后。

例2 任某,女,53岁。1992年4月15日初诊。

胸闷、阵发性胸痛、水肿3年余,加重5个月。患者于1988年春节间,因突受寒冷刺激,出现胸部憋闷,伴左侧胸痛,并放射至左臂内侧,剧痛难忍,伴窒息感,数分钟后疼痛自行缓解,但周身瘫软,大汗出,因上述现象连续发作而去医院诊治,确诊为:冠心病心绞痛。给予消心痛、心痛定、静脉滴丹参注射液,治疗1月余,症状缓解。此后胸痛连及后背等证间断性发作,伴有面部及下肢水肿,便溏,恶寒肢冷等证。今年春节再度胸痛大发作而住院治疗,经中西医诊治疼痛缓解,患者要求出院来本院门诊求治。现主要证候:神疲乏力,精神萎靡,面部虚浮,语言低微,心悸短气;阵发胸部憋闷,疼痛连及胸痛及左臂腰膝酸软,下肢凹陷性水肿,四末欠温。大便溏,小便频,尿少,舌淡红,质胖,有齿痕,苔白滑,脉沉细或小数。心电图示:下壁心肌梗死,伴心房纤颤,诊断为冠心病心肌梗死,心房纤颤,心绞痛。中医诊断:肾阳虚心痛。治以温肾壮阳,益气健脾。真武汤合四君子汤加减:制附子6g,干姜15g,白芍10g,白术10g,太子参12g,丹参15g,川芎9g,巴戟天15g,桑寄生15g,上油桂粉冲服4g,檀香后下6g。7剂,水煎服。

患者服上方后,胸痛发作次数明显减少,怯冷减轻,水肿消退大半。法契病机,守法不更,继服上方。后在上方基础上加减进退,用西洋参、黄芪、当归、泽兰、杜仲、狗脊等药。共服70余剂,诸证明显减轻,心绞痛未再发作,心电图示:陈旧性心肌梗死。嘱慎防风寒,勿劳累,常服金匮肾气丸或济生肾气丸,以善其后。

五、中医对老年心痹(冠心病)药疗、食疗与心疗[29]

(一)前言

目前我国城乡主要死亡原因的前四位疾病是:第一位心脏病,第二位恶性肿瘤,第三位脑血管疾病,第四位慢性呼吸系统疾病。这四类疾病死亡者占死亡总人数的70%。著名心血管专家吴英恺教授最近指出,北京地区有1000万人口,平均每20分钟就有1人死于心脑血管病。目前北京地区心脏病发病率逐年增加,而且大多是老年人,因此防治心脏病成为一项重要任务。对于心脏病中的心痹(冠心病)的防治,中医在理论和临床上均有独特的优势,本文主要探讨老年心痹的药疗、食疗与心疗。

(二)病因病机

中医认为心痹的发病因素,主要是内伤七情、饮食失节和外感六淫之邪,而重点在于内伤七情和饮食失节。

1. 内伤七情　中医认为肝主怒,过怒则气上,郁怒不止则肝失疏泄而气机郁滞,气滞则血瘀;气滞郁久化火,灼津为痰,痰浊阻于胸中,气血不畅,心脉瘀痹,发为心痹。脾主思,思则气结,忧思过度,脾气郁结,津液不化,结聚为痰,痰阻胸中,心血不畅,发为心痹。

---

[29] 注:本文系路志正先生在1990年北京老年康复医学研讨会演讲稿整理,路喜素、赵志付整理。

2. 饮食失节 近年来我国人民的生活水平大为改善,但又出现了盲目追求西方高消费的倾向,饮食结构上破坏了中华民族传统的合理食谱。特别是在北京地区多有晚餐大吃大喝的不良习惯。过食膏粱厚味,以酒为浆,以妄为常,而多数老年人形体肥胖,痰湿内生,痰湿阻于心脉,日久而成心痹。饮食不节,冷饮冰糕食物不合理的状况,目前已成为一个严重的社会问题。

3. 禀赋薄弱 除上述致病因素外,素体禀赋薄弱也是一个重要原因。老年心痹,大多具有阴阳两亏、心脏易损的家族史。而这些老年人常多为性急易怒,做事认真,急于求成,雄心勃勃,易执己见,人老不服老等性格特点,即所谓"急性子"。这种内在的因素容易导致七情过激,而引发心痹。

（三）老年心痹的中医治疗

中医对老年心痹的治疗方法很多,既有系统的理论和丰富的临床经验,且有众多的养生导引、按摩、太极拳等非药物疗法。我们认为,在治疗上应把辨证论治、辨证食疗和中医心理治疗等结合起来,采取中医之综合疗法,更能提高疗效。

1. 老年心痹的辨证论治

（1）肝郁气滞,心脉挛急:症见胸膺窒闷,善太息,嗳气,脘胀及胁,胸部窜痛,多因情志因素而引发。治以疏肝解郁、缓急止挛。处方:柴胡10g,赤芍、白芍各10g,枳壳10g,川楝子10g,醋元胡10g,郁金（打）10g,丹参15g,青皮、陈皮各6g,合欢皮15g,甘草6g。

（2）瘀血阻络:症见胸部刺痛,痛处固定,口干不欲饮,或但漱水不欲咽。治以活血化瘀,佐以理气。处方:当归10g,生地10g,桃仁10g,红花10g,丹参15g,郁金10g,枳壳10g,赤芍10g,柴胡10g,川芎10g,牛膝10g。

（3）痰湿内阻:症见胸痛胸闷,咳唾痰涎,口黏纳呆,倦怠身重,舌红,苔白厚腻。治以化痰除湿。处方:陈皮10g,半夏15g,茯苓15g,枳实10g,竹茹12g,藿梗后下10g,苏梗后下10g,瓜蒌15g,郁金10g,胆南星6g。

（4）阴虚阳亢:症见胸中闷痛、刺痛,时作时止,头晕头胀,心烦易怒,口干咽干,手足心热,舌红少苔,或舌有瘀斑,脉弦。治以滋阴潜阳,活血止痛。处方:钩藤后下15g,菊花10g,丹参15g,赤芍10g,川芎10g,郁金10g,女贞子10g,旱莲草10g,生地10g,制首乌10g,生龙骨先煎、生牡蛎先煎、生石决明先煎各30g。

（5）气阴两虚:症见胸中闷痛或刺痛,伴心悸气短,疲乏无力,动则益甚,手足心热,咽干口干,舌红或有紫斑。治以益气养阴。处方:太子参15g,麦冬

12g,五味子 6g,丹参 15g,赤芍 10g,制首乌 15g,黄精 10g,旱莲草 12g,生牡蛎先煎 20g。

（6）心阳气虚：症见胸部闷痛或刺痛，时有时止，兼见心悸气短，畏寒肢冷，自汗神疲，遇冷发作加重，舌淡黯、苔白，脉沉弦或结代。治以益气温阳。处方：人参 5g,附子先煎 40 分钟 10g,黄芪 15g,五味子 6g,肉桂 10g,丹参 15g,川芎 10g,干姜 6g。

2. 老年性心痹的食疗 《素问·五常政大论》指出：在治病过程中必须坚持"大毒治病十去其六"、"谷肉果菜，食养尽之"的治则。《千金方·食治》亦提出："食能排邪而安脏腑，悦神爽志，以资血气。若能用食平病释情遣疾者，可谓良工。"即不用药物仅用食疗，怡情悦志而使其向愈，才是最上等的医生，为此采取合理的饮食疗法，防治老年心痹就有着重要的防重于治的意义。

（1）治疗原则

1）饮食要有节制：老年心痹患者不可饮食过量，如经常饮食过量，不仅会使脾胃运化失职，还可使气血流通失常，造成痰浊瘀滞，致使心痹复发。明·龚廷贤《寿世保元》说："食过量则结积，饮过量则成痰癖。故大渴不大饮，大饥不大食，恐气血失常，卒然不救也。"

2）忌肥甘厚味：肥甘厚味、炙煿煎炒之品，多不易消化，损伤脾胃，致痰湿内生，阻滞气机，形体肥胖，气血壅滞。《寿世保元》说："善养生者养内，不善养生者养外，养内者以恬脏腑，调顺血脉，使一身流行冲和，百病不生。养外者恣口腹之欲，极滋味之美，穷饮食之乐，虽肌体充腴，容色悦泽，而腥烈之气，内蚀脏腑，精神虚矣，安能保全太和。"

3）饮食要清淡：《内经》指出"味过于咸，大骨气劳，短肌，心气抑"（《素问·生气通天论》），"多食咸则脉凝泣而色变"（《素问·五脏生成》），说明老年心痹患者应食清淡食物，少进肥甘滋腻和过咸，每日食盐量应控制在 5g 以下。

（2）食物宜忌：老年心痹患者，宜多食水果蔬菜，禽畜之肉尽量少食，可吃些鱼蛋奶类。多食谷类杂粮，豆类之食最佳，油类宜食植物油，忌烟忌烈酒，忌浓茶，宜淡茶淡酒。

（3）辨证食疗

1）肝郁气滞，心脉挛急

处方：香橼浆（《食物与治病》）。鲜香橼 1 个 ~2 个，切碎放入盖碗中，加入等量麦芽糖，隔水蒸数小时，以香橼稀烂为度，每服 1 匙，早晚各 1 次。

2）痰瘀阻络

处方：桃仁粥（《饮膳正要》）。桃仁 100mg,煮熟、去皮尖、取汁，和粳米同煮粥,分数次食之。

3)痰湿内阻

处方:莱菔子粥(《饮食辩录》):炒莱菔子10g,研末,与米同煮粥,服之。

4)阴虚阳亢

处方:海带9g,草决明15g,生藕20g,水煎去渣调味,吃海带及藕,饮汤,每天1次,连服20~30天。大便溏者减量服。

5)气阴两虚

处方:海参25g~50g,大枣5枚,冰糖适量。将海参炖烂后,再加大枣、冰糖炖15分钟,每天早饭前空腹分服之。

6)阳气亏虚

处方:高良姜粥(《寿亲养老新书》)。高良姜10g,高粱米100g,将高粱米用水洗净,将高良姜放入锅内,加水烧开后改微火熬至高粱米烂,分次食之。

(4)食疗单方(老年心痹通用)

1)昆布海藻汤:昆布、海藻各30g,黄豆150~200g,煮汤加入少量调味品食服。

2)双耳汤:白木耳、黑木耳各10g,以温水泡发洗净,放入小碗中加入水和冰糖少量,隔水煮1小时,1次或分数次食用。

3)菊楂决明饮:菊花3g,生山楂片、草决明各15g,放入保温杯中以沸水冲泡,盖温浸半小时,日数次服用。

3. 老年心痹的中医心理疗法

(1)疏泄郁结法:老年心痹患者多有一些遭遇和挫折,造成了情志郁结,此时需要及时使其疏泄出来。医生要以诚恳的态度,引导患者倾吐“真情”,讲出“隐私”,将内心深处的苦痛诉说出来,并予以解释和精神支持,这对心痹具有辅助治疗作用。

(2)说理开导法:《灵枢·师传》说:“人之情莫不恶死而乐生,告之以其败,语之以其善,导之以其便,开之以其所苦。”说理开导法是通过解释、鼓励、安慰等法,从而改变患者的心理,解除抑郁,振奋精神而逐步向愈。

(3)静志养神法:《素问·痹论》说:“阴气者,静则神藏,躁则消亡。”老年心痹患者多有性情急躁,心烦易怒,而躁动不安易引起心痹急性发作。所以要让患者做到心情平静,清心养神,做到“恬淡虚无,真气从之,精神内守,病安从来,是以志闲而少欲,心安而不惧,形劳而不倦,气从以顺,各从其欲,皆得所愿。故善其食,任其服,乐其俗,高下不相慕。”

(4)移情易性法:《素问·移精变气论》指出:“古之治病,惟其移精变气法。"移情易性法是把患者的注意力从疾病上转移到其他方面去,以便减轻病情,使疾病痊愈。

(5)怡悦开怀法:《景岳全书》指出:"若思郁不解而病者,非得情舒愿遂,多难取效。"中医认为只有怡悦开怀,心情舒畅,情思如意,然后配合服药,方能取得良好的疗效,否则心情不畅,情志抑郁,则草木无情,药石无功,服药再多,也收效甚微。因此,老年心痹的患者非常乐于接受这一疗法。

(四)结语

以上介绍了中医对老年心痹(冠心病)的病因病机和治疗。笔者从临床实践深刻体会到老年心痹的治疗,绝不能单打一,要药疗、食疗、心疗相结合,急性期药疗和心疗结合,缓解期可食疗与心疗结合,心疗应贯彻老年心痹治疗的始终。祖国医学对老年心痹的治疗是丰富多彩的,只要我们深入挖掘,认真继承和发扬,中医必将对老年心痹以及其他老年病的防治做出巨大贡献。

六、不寐辨治 [30]

(一)总论

1. 概述 不寐,是指不易入睡,或睡而易醒,甚则彻夜不眠的病证。不寐以不能获得正常睡眠为特点,通常称失眠。

2. 病名考证 不寐名称,见《难经》。《内经》称"目不瞑""不得眠""卧不安"或"不得卧";《中藏经》称"无眠";《外台秘要》称"不眠""不得睡";《圣济总录》称"少睡";《太平惠民和剂局方》称"少寐"。

3. 病因病机 《内经》认为卫气不得入于阴,或胃不和而产生。《素问·逆调论》:"不得卧而息有音者,是阳明之逆也,……阳明者,胃脉也;胃者,六腑之海,其气亦下行,阳明逆不得从其道,故不得卧也。《下经》曰:胃不和则卧不安,此之谓也。"《灵枢·口问》:"卫气昼日行于阳,……阳气尽、阴气盛,则目瞑,阴气尽而阳气盛,则寤矣。"张仲景认为阴虚火旺,脏腑失调。《伤寒论·辨少阴病脉证并治》:"少阴病,得之二三日以上,心中烦,不得卧,黄连阿胶汤主之。"《金匮要略·血痹虚劳病脉证并治》:"虚劳虚烦,不得眠,酸枣仁汤主之。"《中藏经》卷上认为胆冷,指出"胆冷则无眠"。《太平圣惠方·治胆虚不得卧诸方》更阐明胆虚不得寐之因,曰:"夫胆虚不得睡者,是五脏虚邪

---

[30] 注:本文收载于《中国医学百科全书·中医内科学》"不寐""实证不寐""虚证不寐",黄文东主编,上海:上海科学技术出版社,1989年,194—197页;收录本书时增设标题并进行编排。

之气内淫于心。心有忧恚，伏气在胆，所以睡卧不安。"《甲乙经》(《针灸甲乙经》)强调精神情志因素，指出："脏有所伤，及情有所倚，则卧不安。"巢元方主心热，《诸病源候论·虚劳侯》："若心烦不得眠者，心热也。"王焘主心虚，《外台秘要·虚劳下》："心虚不得睡，多不食"。王怀隐主胃气虚，《太平圣惠方》十二卷："胃气虚乏，不思饮食四肢少力，心神烦闷，不得睡卧。"严用和主胆气实热，《严氏济生方·五脏门》："胆气实热不得睡，神思不安"。龚信主痰，《古今医鉴》："有痰在胆经，神不归舍，亦令不寐。"戴元礼主痰涎沃心，心气不足，《证治要诀》："大抵惊悸、健忘、怔忡、不寐、心风，皆是痰涎沃心，以致心气不足。"沈金鳌主心血虚而有热，并认为与五脏相关，《杂病源流犀烛·不寐多寐源流》："不寐，心血虚而有热病也。然主病之经虽专属心，其实五脏皆及之也。"余震主心肾不交，《古今医案按选·不寐》："寐虽由心，必赖肾之上交。"秦景明主火热，《症因脉治·不得卧论》："不得卧之症，诸经皆有，主热者多。"《温病条辨·下焦》汪瑟庵按："不寐之因甚多，有阴虚不受阳纳者，有阳亢不入阴者，有胆热者，有肝用不足者，有心气虚者，有心液虚者，有跷脉不和者，有痰饮扰心者。"归纳起来，以下列数种较为常见：

（1）情志所伤　忧愁思虑则伤心，心血暗耗，心神失养；或恼怒抑郁，久而化火，扰动心神；或卒惊大恐，气陷伤胆，决断无权；或心有所慕，欲念无穷，神驰不收，皆可导致心神不宁而不寐。

（2）外邪所伤　邪气客于五脏六腑，格拒卫气于阳而不眠。邪热在表，气分大热，邪热在里，热入营血，余热不尽，皆致不得卧。

（3）气血亏虚　禀赋不足或久病失养，或误治伤正，或劳倦过度，以致气血亏虚，神失所养，怯而不安，发为不寐。

（4）阴虚火旺　邪热伤阴，心火独盛；或肝肾阴虚，相火上扰；或肾水下亏，心火上炎，心肾不交。阴虚则神失所倚，火扰则神不守舍，以致水火不济，神躁不宁，难以成寐。

（5）胆气失和　胆虚气怯，或痰火扰动，以致胆失清静之性，决断之职，神魂不定，而成不寐。

（6）胃气不和　饮食不节，肠胃受伤，宿食停滞，壅遏中焦，胃失和降，睡卧不安。

（7）水饮内停　脾失健运，聚湿生痰停饮，水饮凌犯心阳，或痰饮聚肺，肺气上逆，致喘息而不得卧，或痰涎内扰肝胆，致不能安卧。

《景岳全书·不寐》说："不寐证，虽病有不一，然唯知邪正二字则尽之矣。"不寐的病因病机，不外正虚和邪扰两端。正虚多涉及心脾肝肾胆等脏腑,邪扰则以火热、痰饮、食滞为多。

4. 分类 《古今医鉴》以虚、痰分为两种;《景岳全书》以虚、实分为两类;《症因脉治》分外感、内伤两类。今临床分为虚证不寐和实证不寐两类。虚证不寐包括血虚不寐、气虚不寐、阴虚不寐、阳虚不寐等;实证不寐包括外感不寐、肝火不得卧、胆火不得卧、心火不寐、痰热不眠、余热不寐、胃不和卧不安、水停心下不得眠、瘀血不寐等。

5. 辨证要点 无邪者,皆虚证。虚证不寐总因正气亏虚,有血、气、阴、阳之别。血虚者,面色苍白,头晕眼花;气虚者,神疲倦怠,少气懒言;阴虚者,烦热盗汗;阳虚者,形寒肢冷。有邪者,多实证。实证不寐是因邪扰心神,有火、痰、食滞、饮、瘀之异。肝火者,烦躁易怒,两胁胀痛;胆火者,心烦口苦,躁扰易惊;心火者,面赤心烦,口苦溺赤;痰热者,头重心烦,胸膈泛恶;余热者,胸膈窒闷,嘈杂心烦;胃不和者,胃脘满闷,不思饮食;有咳逆、气喘不能正偃者;有水停心下者,心下动悸,头晕目眩;瘀血者,胸中闷窒,舌黯脉涩。

6. 病证鉴别 不寐应与癫狂相鉴别。不寐以不能获得正常睡眠为主证;癫狂病虽时有不寐症出现,是因癫狂病变所致,而以神志疾患为主要病症。此外因肺痈、疼痛、瘙痒等原因而致的不能入睡,亦不属不寐病,当以肺痈、疼痛、瘙痒论治,而《内经》中所说的"不得卧",虽包括不寐病,但亦有其他病变,不宜概以"不得卧"为不寐,应有所分析。因被褥冷暖太过,或天时寒热不均,或偶因情志刺激,或睡前饮浓茶、咖啡、吸烟、饮酒等原因,致不能入睡,与本证所论不寐,当有所区别。

7. 治疗原则 不寐的治疗,首先分别虚实。一般而论,实证不寐易治,虚证不寐治疗比较困难,取效亦较慢。虚证不寐治宜扶正,正复则神宁。实证不寐治当祛邪,邪祛则神自安。无论虚证,实证,安神宁心之品皆可随证选用。

虚证不寐有气虚、血虚、阴虚、阳虚的分别,而以血虚、阴虚为常见,治疗应当益气血、调阴阳、补脏腑、安心神,必以养血益气为先务。《景岳全书·不寐》:"无邪而不寐者,必营气之不足也。营主血,血虚则无以养心,心虚则神不守舍,故或为惊惕,或为恐畏,或若有所系恋,或无因而偏多妄思,以致终夜不寐,及忽寐忽醒而为神魂不安等证,皆宜以养营养气为主治。"实证不寐有火、痰、食滞、饮、瘀血的不同,而以痰、火为多见,治疗应当清热泻火、化痰、和胃、蠲饮、祛瘀,配合宁心安神之法,而以清热化痰为要则。若虚实夹杂,因虚致邪者,虽有微痰微火,但当治其虚,气血恢复而诸证自退。凡病后及妇人产后不寐，此皆血气虚而心脾两脏不足，虽有痰火，亦不宜过于攻伐，仍当以补养为主，而略佐清火化痰之药。

8. 护理及预防　不寐的调摄，古人即已注意饮食衣被、睡眠姿势和睡法对促进睡眠有着密切关系。《养生余录》(明·徐春甫)："濯足而卧，睡卧勿覆头。"《寿世保元》(明·龚廷贤)引《千金方》睡诀云："睡则必侧，觉正而伸，早晚以时，先睡心，后睡眼。"《老老恒言》(清·曹庭栋)："愚谓寐存操纵二法，操者，如贯想头项，默数鼻息，近观丹田之类，使心有所着，乃不纷驰，庶可获寐；纵者，住其心游思于杳渺无联之区，亦可渐入朦胧之境。"以上论述始自睡前准备，次而睡眠姿势，终至宁神入眠皆有记载。总之，应消除精神刺激，保持心情舒畅，清心寡欲，防止情志方面的不良刺激。睡前不宜过于看书、思考问题。养成良好的睡眠习惯，早睡早起，睡卧以时，睡则侧卧，睡前洗足。注意饮食，饮食宜清淡，忌肥甘厚味、辛辣、升阳助火劫阴之品，晚饭不宜过饱，睡前不饮茶、咖啡、酒等饮料，不吸烟。加强体育锻炼，参加适当的体力劳动，注意劳逸结合，参加气功、太极拳等体育运动，对治疗具有积极的配合作用。

(二)实证不寐

实证不寐，是指邪扰心神而致的不寐。临床特点是不寐突作，不易入睡，起卧不安，多有烦躁，脉实有力等症。由感受外邪而致的不寐，属伤寒或温病范畴，不在本篇讨论之列。

实证不寐的病因病机，《景岳全书·不寐》认为："皆由内邪滞逆之扰"，有火、痰、食滞、水饮、瘀血等多种原因，而以火、痰所致者为多见。

实证不寐的辨证施治，由于病邪不同，其病证表现有所区别。归纳之有肝火不得卧、心火不寐、痰热不眠、余热不寐、胃不和卧不安、水停心下不得眠、瘀血不寐等。《景岳全书·不寐》："有邪而不寐者，去其邪而神自安也"。治疗主要根据证候特点，分别清热泻火、化痰和胃、蠲饮、祛瘀，佐以安神宁心。

1. 肝火不得卧　见《症因脉治》。症见睡卧不宁，烦躁易怒，两胁胀痛，喜太息，目赤，口苦，小便黄，舌红苔黄，脉弦数有力。是由郁怒伤肝，气郁化火，肝火扰动，神魂不宁所致。治宜清肝泻火，镇惊安神。方用泻青丸、或龙胆泻肝汤，酌加龙齿、珍珠母、磁石等重镇安神之品；若妇人气郁化火，月经不调而不寐者，治宜清热疏肝，可用丹栀逍遥散加减。

2. 胆火不得卧　见《症因脉治》,《严氏济生方》称"胆气实热不得卧"。症见夜不能寐，多梦易惊醒，心烦躁忧，胁肋胀满，口苦，恍惚不宁，舌红苔黄腻,脉弦数。是由于肝胆怫郁,木失条达,或酒食不节,湿热聚胆,郁而化火,火热扰心,心神不宁所致。治宜清胆泻火,宁心安神。方用清胆竹茹汤(《症因脉治》)合左金丸加减。

3. **心火不寐** 见《千金要方》。症见胸中烦热,不易入睡,眠则多梦,口舌生疮,小便短赤,心悸怔忡,面赤口苦,舌红尖绛,苔黄而干,脉数。是由烦劳,心火独亢,心神不守所致。治宜清热养血,镇心安神,治不眠有"清心火为第一要义"之论。方用泻心汤或导赤散,送服朱砂安神丸。有痰者,酌加竹沥汁、胆南星、莲子心等药。

4. **痰热不眠** 见《温病条辨》。症见失眠多梦,胸闷多痰,欲呕泛恶,头重目眩,心烦不宁,口苦而黏,舌红苔黄腻,脉滑数。为脾运不健,或嗜食肥甘,聚湿生痰化热,痰热内扰,心神不安所致。治宜清热化痰安神。可用黄连温胆汤加山栀(栀子)、丹皮。若妇人胖盛多郁不寐者,宜从郁结痰火论治,方用温胆汤加柴胡、炒酸枣仁、半夏曲(猪胆汁炒);若痰湿阻遏,心神不安而不寐者,常兼见呕恶气闷,胸膈不利,可用二陈汤加减;有精血虚耗,而兼痰热内蓄不寐者,可用十味温胆汤加减。

5. **余热不寐** 《症因脉治》称"余热不得卧"。症见坐卧不安,难以入睡,胸膈窒闷,心烦不安,嘈杂似饥,口干,舌红,苔薄黄微腻,脉虚数。是由病后余热未清,扰于胸膈,影响心神所致,治宜清热除烦。方用栀子豉汤、栀子乌梅汤(《类证活人书》)、竹叶石膏汤。

6. **胃不和卧不安** 症见睡卧不安,睡则气逆,胸脘满闷,不思饮食,嗳气吞酸,恶心欲呕,舌苔厚腻,脉滑。是由饮食不节,宿食停滞,胃气失降,浊气上逆所致。治宜消导和胃,顺气化痰。方用保和丸。积滞偏于下焦,大便不爽而不寐者,可用枳实导滞丸。胃气不和而不寐者,可用半夏秫米汤,或二陈平胃散加石菖蒲、海浮石。亦有因痰阻在肺,气道壅塞,肺胃之气不得下降所致者,可见咳嗽,气逆,喘息有声,不得正偃,治宜下气化痰,用苏子降气汤、半夏秫米汤等。

7. **水饮心下不得眠** 见《兰台轨范》。症见失眠,心下动悸,头晕目眩,胸胁支满,呕吐清水痰涎,小便不利,舌淡苔滑,脉弦。是因脾失健运,水饮停聚心下,水气凌心,心神不安所致。治宜温化水饮。方用苓桂术甘汤、五苓散加减。肥人虚烦不眠,多是痰湿水饮为患,可用温胆汤加减。

8. **瘀血不寐** 见《医林改错》。症见夜不能睡,将卧则起,彻夜不宁,胸中闷窒不舒,舌质黯红、有瘀斑,脉沉细而涩、或见结代。是由瘀血阻滞,络脉不通,血不养心,心神不宁所致。治宜理气活血,化瘀通络。方用血府逐瘀汤化裁。

(三)虚证不寐

虚证不寐,是指因正气亏虚而致的不寐,临床特点是不寐渐起,兼见面色不华,心悸怔忡,神疲乏力,四肢不温,或五心烦热等症。

虚证不寐的病因,皆因身体虚弱,正气受损,阴阳不交,神不安舍所致,如禀赋不足,或年高精衰,或病后虚弱,或产生亡血,或思虑太过,或劳倦过度,或化源不足,或情志所伤等。虚证不寐的治疗以扶正养心安神为主,根据病因之血虚、气虚、阴虚、阳虚等不同,主要选用益气血、调阴阳,补脏腑、安心神等法。

1. 血虚不寐 《赤水玄珠》称"血不足不寐",《症因脉治》称"心血虚不得卧",《类证治裁》的"高年血衰不寐"亦属血虚不寐。症见夜卧不宁,难以入睡,多梦易醒,面色苍白,头晕眼花,心悸怔忡,健忘,舌淡苔薄,脉细。是由素体心血不足,或思虑过度,损伤心血,血不养心,心神不宁所致。治宜补血养心安神。方用圣愈汤加炒枣仁、远志,或用益荣汤(《严氏济生方》)。若兼见食少纳呆,倦怠短气等症,是属心脾两虚、气血不足、心神失养而致的不寐,治宜孔圣枕中丹(《备急千金要方》)。若见乱梦纷纭,疑虑恐惧,目视昏花,虚烦而不寐者,是肝血不足、神魂不藏所致,治宜补血养肝、宁心安神,方用补肝汤,或安睡丹(《辨证录》)合酸枣仁汤加减。若病后、汗下后不得眠者,亦有属血虚、心神失养所致,治宜补血益气、养心安神,可用人参、茯苓、炒枣仁、陈皮、麦冬、龙眼肉等。

2. 气虚不寐 症见睡而易醒,心悸自汗,神疲倦怠,少气懒言,食欲减退,喜热恶冷,舌质胖淡、有齿痕,脉虚弱无力。是气虚不养,阳不入阴,阴阳不交,不能成寐。治宜益气健脾,养心安神。方用六君子汤合甘麦大枣汤加炒枣仁、黄芪,或补中益气汤加减。

心气虚不得卧,见《症因脉治》。《中藏经》卷上:"心病……虚则多惊悸,惕惕然无眠。"症见时时欲睡,睡中易醒,目浸神清,气怯倦怠,心战胆寒,喜热恶冷,舌淡,脉弱无力。心气不足,心神失守,故夜卧不安。治宜补气养心安神。方用妙香散(《太平惠民和剂局方》),或用养心汤(《古今医鉴》)加减。若脉散无神,可用人参养荣汤。

胆虚不眠,见《圣济总录》,《古今医鉴》称"胆虚寒不眠",《寿世保元》称"胆虚卧不安",《杂病源流犀烛》称"心胆气怯不寐",《圣济总录·胆门》:"足少阳经不足者,胆虚也,虚则生寒,寒则其病恐畏,不能独卧"。症见恐惧不能独自睡眠,睡而易惊醒,心下澹澹,如人将捕之,头晕目眩,视物晄晄,喜太息,口苦,呕宿汁,舌胖淡,脉细弱而缓。是胆气虚而神魂不安,决断无权所致。治

180

宜温胆益气安神。方用黄芪汤,或千里流水汤(《备急千金要方》)。若肝气虚所致惊悸不寐,症见头晕目眩,寐中易惊醒,肢倦神疲,宜用四君子汤加白芍、炒枣仁。

3. 阴虚不寐 症见不易入睡,甚则彻夜不眠而头晕耳鸣,心烦盗汗,五心烦热,健忘,腰酸膝软,或潮热遗精,舌红少津,脉细数。是由真阴亏虚,阴虚火旺,阴不敛阳,不能成寐。治宜壮水之主,以制阳光,滋补真阴,以敛浮阳,方用左归饮,或大补元煎化裁。若劳心思虑过度,阴虚火旺显著者,可用天王补心丹化裁。心肺阴虚所致百合病,欲卧不能卧,口苦,小便赤,脉细数,可选百合地黄汤之类。若见不易入睡,多梦,头晕目眩,巅顶头痛,心烦易怒,怔忡心悸,卧则魂散不守,腰痠膝软,舌红少津,脉细弦。是肝肾阴虚,肝阳上扰,魂不守所致。治宜滋阴潜阳,重镇安神。方用珍珠母丸(《张氏医通》)加减。若见不易入睡,心烦多梦,心悸健忘,遗精盗汗,咽干口燥,口舌生疮,舌红少苔,脉细数。是心阴不足,心火独亢,心神不安所致。治宜滋心阴,安心神。方用二阴煎。若心烦不易入睡,甚则彻夜不眠,头晕耳鸣,口干咽燥,燥热盗汗,遗精健忘,腰膝痠软,小便短赤,舌红少苔,脉细数,是肾阴亏虚,心火独盛,心肾不交所致。治宜滋肾水,降心火,交通心肾,可用黄连阿胶汤、归芍天地煎(《症因脉治》)。《冷庐医话·卷三》谓:"半夏得阴而生,夏枯草得至阳而长,是阴阳配合之妙也。"用半夏、夏枯草交通心肾。

4. 阳虚不寐 症见寐而不实,眠后易醒,不能再入睡,神疲易倦,形寒肢冷,夜间尿频,舌胖淡、有齿痕,脉沉弱无力。因阳气虚衰,阳入阴而不深所致。治宜温补元阳。可用六味回阳饮(《景岳全书》),或右归丸加减。若伤寒下之后,复发汗,昼日烦躁不得眠,脉沉数,为汗下亡阳不寐,干姜附子汤主之。

若阳虚痰逆,不寐而喘咳多痰者,可早晨服金匮肾气丸,晚服半夏秫米汤。甚者用真武汤以温阳化饮利水。若失眠而见脘腹胀满冷痛,腹中肠鸣,泛恶嗳气,四肢不温,甚则呕吐腹泻,舌淡苔滑,脉弱而迟(见《景岳全书》)。系脾阳衰微不运,中州壅滞,升降失常,阴阳不交所致。治宜温运脾阳。方用五君子煎(《景岳全书》),或附子理中丸加减。

七、多寐的辨治[31]

多寐即一般所谓的"嗜眠症",其特征是不论昼夜,时时欲睡,呼之即醒,

---

[31] 注:本文路京华整理,刊载于《中医杂志》1980年第3期16—18页,收录本书时标题稍作调整。

醒后复睡。这在祖国医学文献中早有记载,远在《黄帝内经》中,即有"多卧"、"嗜卧""多寐"等阐述,《灵枢·大惑论》以问答的方式,对多寐的病因病机进行了探讨。《灵枢·寒热病》篇提出:"阴跷阳跷,阴阳相交,……交于目锐眦,阳气盛则瞋目,阴气盛则瞑目。"说明跷脉有司眼睛开合的功能,如其功能失常或阳虚阴盛则易引起多寐。因阳主动,阴主静,故多寐。以后历代医家在内容上又有了一些充实和提高,如朱丹溪认为脾胃受湿所致。但与内科其他疾病相较,多寐病的脉因证治资料较少。余在多年的临床实践中,对本病有些肤浅的认识,现作一归纳,并附部分医案,以资印证。

（一）病因病机与辨证施治

1. 湿困脾阳　久居卑湿之地,或患者素有茶癖,或暴饮无度致水湿停渍,脾阳式微,而现肢体疲困,沉倦无力,胸痞脘闷,舌苔白腻,脉多濡缓。此即朱丹溪所谓"脾胃受湿,沉困乏力,怠惰好卧"也。治当芳香化浊,燥湿健脾。方如藿朴夏苓汤、胃苓汤等。如湿邪久郁,亦可酿成湿热,宜酌加黄芩、芦根、山栀等清湿热之品。如胖人痰湿素盛者,酌加半夏、胆南星等化痰之味。

2. 脾气困顿　脾气虚则运化失司,证见脘腹胀满,食入则精神昏昧,困倦不能自已(须少睡片刻,精神始振),肢体倦怠,苔白质淡,脉多沉细弱,此即李东垣所谓"脾胃之虚怠惰嗜卧"也。治宜健脾益气,以醒脾困。方如六君子汤加砂仁等。如妇女脾虚气陷,带脉不束,不能化水谷精微以生血,反聚而为湿,带下淋漓,腰膝乏力,少腹坠胀,神困欲寐。治当益气健脾,升阳除湿,方如完带汤等增损。

3. 胆热好眠　胆腑清净,决断所自出,如胆热气实,营卫壅塞,胸膈不利而多痰,口苦苔黄,浊邪上扰,致精神昏愦,昼夜耽眠,脉多弦滑或弦数。治宜清胆泻热,方如蒿芩清胆汤或生枣仁散等。若痰热壅盛者,则应酌加黛蛤散、天竺黄、川贝母、胆南星等清热化痰之品。

4. 气血虚弱　《灵枢·天年》:"六十岁,心气始衰,苦忧悲,血气懈惰,故好卧。"指出病后或高年之人,体质素亏,气血两虚,而致气短懒言,纳少运迟,怯寒肢怠,心神恍惚,沉困欲寐,脉多细弱。《难经·二十二难》有云:"气主煦之,血主濡之。"今气虚失其温煦之功,再加营血不足,失其濡养之能,从而使心神得不到温煦与濡养,故其人倦怠嗜卧也。治当益气养营,调理心脾,方如人参养荣汤、归脾汤等。

5. 髓海不足　肾主骨生髓,而脑为髓之海,所以肾与脑有密切的关系。如肾精不足,则可导致髓海空虚,出现头昏欲寐,思维迟钝,记忆力减退等症,此即《灵枢·海论》所说"髓海不足,则脑转耳鸣,胫酸眩冒,目无所见,懈怠安卧"也。治当填精益肾,补督生髓。但须分肾阴虚、肾阳虚或阴阳两虚,从而选方遣药。如肾阴虚,宜用左归饮、六味地黄丸,肾阳虚,宜用金匮肾气丸、右归饮等,并酌加龟鹿二仙胶、紫河车、鹿茸粉等血肉有情之品一二味,以峻补精血。

至于外感热病和慢性病过程中所出现的多寐,多与病情危重有关,这里不拟讨论。

(二) 病案举例

例1:刘某,女,40岁,干部,已婚。1974年7月12日初诊。门诊病历号:242749。

患嗜睡病2年余,久治不愈。于1974年6月19日在某医院诊为"发作性睡病",同年6月25日在某医院神经内科同前诊断,经用兴奋剂等治疗,效果不著,而来门诊。

患者自1967年起即有原因不明之嗜睡现象,但尚能控制,到1972年因精神紧张,夜寐梦多,而使嗜睡加重,影响工作。每日上午9时至10时半,如不活动则易入睡,尤以看书为甚。头晕且痛,性情急躁,胃中嘈杂,记忆力减退,晨起咳吐黏痰、色灰黑。月经量多,色紫有血块,腰痛,带下色白量多、状如蛋清、无腥味,便干溲黄,神疲面晦不泽,舌质淡红、苔白腻而厚,脉沉弦尺弱。证属肝郁脾虚、带脉不固所致。治宜疏肝崇土,除湿止带,佐以祛痰清热。仿傅青主完带汤意。处方:炒荆芥穗4.5g,醋柴胡6g,苍术、白术各9g,生山药15g,清半夏9g,陈皮9g,黄芩9g,生龙牡先煎(龙骨、牡蛎)各24g,醋香附9g,土茯苓15g,车前子包12g,水煎服,7剂。

以上方为基础,稍事增损,又服14剂,嗜睡好转,腰痛见缓,白带大减。四诊时,因暑热汗多,夜来闷热难寐,日间时而困倦,喉间痰黏,咯出不易,而用清心化痰、分利三焦法,方以加味温胆汤意化裁,用竹茹、半夏、胆南星、天竺黄、杏仁、菖蒲、土茯苓、香橼等,药后即夜寐得安,醒后神清,嗜睡大减,咯痰亦爽。第六诊,因卫气失护,汗多恶风怕冷,足跟及双足踝关节酸痛,遂以益气固卫、补肾通络法,方以玉屏风散合桂枝汤,佐以杜仲、桑寄生、怀牛膝等益肾之品,并嘱配合服用金匮肾气丸,至同年8月31日,嗜睡已基本控制,诸症亦减轻,患者以暑令难耐,愿回当地继续治疗,随处以平补肝肾之剂善后调理。

例2:谷某,男,51岁,已婚,干部。1974年2月11日初诊。门诊病历号:241178。

嗜睡约半年,每日睡眠达16小时左右,吸烟、开会、写字、乘车时均易入睡。素嗜浓茶,每日饮水约 4500ml,喜吸烟,盖欲借此二物以醒神解困,但仍思睡不解,头昏身重,神倦不爽,纳谷呆滞,口黏且干,大便溏薄,日数行,经某医院诊为"发作性睡病"。用多种西药兴奋剂治疗,然效果不甚显著。既往有高血压及心动过速病史。舌质黯红、苔厚腻有裂纹,面色晦滞,脉来右沉而小滑、左沉弱无力。证属湿困脾阳,湿蕴日久而有化热之势,湿浊上扰,影响神明所致。治宜芳香化浊,燥湿醒脾,佐以清热利湿。处方:藿香后下 6g,佩兰后下 12g,半夏 9g,苍术 9g,炒杏仁 9g,草豆蔻后下 3g,干姜 6g,栀子 9g,六一散包 30g,水煎服,6 剂。

以上方进退,又诊治 2 次,至四诊时,嗜睡虽减,而血压偏高,舌质红绛、苔黄腻,脉沉弦带数。说明湿邪虽见渐退,而有化燥生风之势,急用凉肝息风、清热利湿法。五诊时,头晕目眩已除,血压正常,改用健脾利湿,佐以祛痰,并用琥珀粉 1g,每晚临睡前服 1 次(1 周为 1 疗程)。到第六诊,患者嗜睡已基本控制,遂停用兴奋药。至同年 5 月 14 日,先后共诊九次,精神振奋,已能整日工作,此后未再来诊。1976 年"五一"节相遇,告知嗜睡症很少发作,一直坚持工作。

例 3:韩某,女,38 岁,干部,已婚。1974 年 6 月 9 日初诊。

嗜睡已 5、6 年,平时即睡眠较多,近 5、6 年来嗜睡严重,全身乏力,时心悸不安,动则气短,心脏听诊有期前收缩。一有空闲时间,即沉困欲睡,坐公共汽车往往因嗜睡而过站。入睡时,感到头似腾空,寐中易惊,晚间胃中有灼热盛,脘闷纳呆,腹胀便干,溲黄,腰酸膝软,经来量少色淡,曾生育二子。脉右来细弱、左沉弦无力尺弱,面色㿠白,舌体胖、有齿痕、质淡,苔薄白。证属气血两虚,肾精不足所致。治宜益气养血,健脾益肾。处方:太子参 12g,生黄芪 15g,怀山药 24g,炒枣仁 12g,旱莲草 12g,菟丝子 12g,云苓神(茯苓、茯神)各 10g,广木香后下 4.5g,生龙牡先煎(龙骨、牡蛎)30g,补骨脂 12g,甘草 6g,生姜 3 片、大枣 3 枚为引,水煎服,6 剂。

药后夜寐得安,头脑空虚感顿失,纳谷增,嗜睡减,既见小效,方不更张,原方续进 6 剂。三诊时精神见振,疲乏轻减,坐车嗜睡未作,均为佳兆。唯夜来胃中隐隐作痛,醒后即不易再寐,胸闷心悸,兼有咳嗽,咯痰色白,舌质淡红、苔薄白,脉沉弦小滑。为胃纳初开,而脾运不及,聚湿生痰所致。治宜化湿醒脾,温肺祛痰。到四诊时,嗜睡已多日未作,诸症亦基本消失,嘱其续进十全大补丸,河车大造丸缓图收功。

例 4:胡某,男,47 岁。1973 年 7 月 29 日初诊。

患者头晕头痛已 4 年,经常嗜睡,少顷即醒,未予注意。1973 年 2 月在车床工作时,因一时入睡,致右手无名指第 1 节被轧断,而引起重视。曾到某医院诊治,未能确诊,而来门诊。

患者现胸脘憋闷,咽中有物如梗状,自觉有痰难出。纳谷呆滞,食后即沉困欲睡,两胁胀痛,性情急躁,两目干涩,视物模糊,便干溲黄,大便不爽,并夹有白色黏液,夜寐梦多,日间神倦思困,舌质红、苔厚腻微黄,脉来弦滑。素喜浓茶、烟、酒及甜食。盖茶能助湿,甘能满中,日久脾虚湿聚生痰,郁而化热,湿热蕴于肝胆,痰热阻塞气机,郁遏清阳所致。治宜疏泻肝胆,清热化温祛痰。处方:北柴胡 6g,白芍 9g,川芎 6g,黄芩 9g,连翘 9g,炒枳壳 9g,槟榔片 6g,瓜蒌 12g,大豆卷 12g,草豆蔻后下 9g,生(薏)苡仁 18g,清半夏 9g。水煎服,5 剂。

药后胃纳见增,饮食有味,大便得畅,惟头痛时作,夜寐不安,尿少色黄,舌质红、苔仍厚腻,脾运有来复之机,而肝胆湿热有壅盛之势。治宜清泻肝胆,渗湿清热,仿龙胆泻肝汤意。处方:龙胆草 9g,柴胡 9g,黄芩 9g,栀子 6g,生地 9g,生(薏)苡仁 18g,泽泻 9g,车前子包 12g。水煎服,5 剂。

三诊时头痛瘥,眠酣,溲清,苔腻见退。但眩晕时作,舌质仍红,脉沉弦小数。湿热见化,宜防苦寒化燥仿阴,拟养血柔肝、理脾渗湿法。方用四物汤加桑叶、钩藤后下、蝉衣、元参、怀山药、生(薏)苡仁、炒枳壳,茵陈。并以荷叶 60g,分 3 次以开水冲泡代茶饮,以升清降浊。四诊时,嗜睡仅发作 1 次,但为时甚暂,咽中仍痰黏难出,随以肃肺化痰,清胆泻热法治之。至 8 月 25 日共八诊,嗜睡一直未作,于同年 9 月上班工作,经随访 3 年未复发。

(三)讨论与体会

1. 多寐之病机,不外乎为虚实两端。其中胆热好眠为热为实,余则为寒为虚。其病变不论虚实,均与脾肾功能失调有密切关系。盖脾为中土,贯四脏而统六腑,脾虚则百病丛生,肾为先天之本,是元阴、元阳之根,脾阳赖肾阳之温煦与蒸腾,才能健运不息。而湿邪只有在脾虚的情况下才易为患,因湿为阴邪,其性黏停滞,故每易伤人阳气,久而久之,则导致"阳虚阴盛"的转归,引起多寐的发生。当然湿邪化热,亦可引起肝胆蕴热、阻塞气机、上干清窍,产生浊邪壅害清阳的神困多寐,其间机转,与患者素体禀赋有关。至于髓海不足,虽可责之于肾,但肾精之亏,亦可由于后天水谷之精告匮所致。

2. 据初步临床观察,多数系内湿致病。究其故,与患者素有茶癖或暴饮无度致水湿停渍、脾阳受损不无关系。盖茶既有醒神消食泻热之功,又有寒胃助湿生痰之弊。故李时珍曾有"茶苦而寒,阴中之阴……,若虚寒及血弱之人,饮之既久,则脾胃恶寒,元气暗耗,土不制水,成痰饮……,此茶之害也"

之论。因此，对脾虚湿盛、湿困脾阳之多寐患者，除服药调理外，还应嘱其忌暴饮、忌浓茶，俾无碍于脾胃吸收、转输之机，从生活习惯上予以配合，始能提高疗效。

3. 在湿邪为害引起的多寐病的治疗上，自应以脾胃为重点。如脾气困顿者，宜益气扶脾，或节饮食以养脾胃。脾虚湿盛夹痰者，则宜健脾祛湿，脾健则湿祛，湿祛痰自除，二陈汤、六君子汤均可选用。湿困脾阳者，宜温中化湿或燥湿健脾，治疗时当注意，病有标本，治有先后。如脾虚是本，湿邪为标，健脾祛湿当为正治，但当痰湿壅盛、阻塞气机之际，又当以祛痰为先，如所治4案，其中3例有不同程度的咳嗽吐痰，有的在扶正健脾之中，不忘治标，时而佐入祛痰之药，对痰浊较多者，则又须治标为急。何缓何急，总以病情为转移，医贵变通，方是圆机活法。

4. 胆热好眠，前人多主以生枣仁散，取其生用有醒睡之功，李时珍亦谓生用疗胆热好眠。家父在乡间行医时，曾用生枣仁 30g 为细末，1 次顿服，每天 1 次，连服 5~6 日，曾治愈胆热好眠的患者。本人曾选用龙胆草、黄芩、连翘等以清泻肝胆湿热，同样获得良好效果。至于其他兼证，当随其不同，而分别选方遣药。总之，要辨证施治为宜。

八、多寐（发作性睡病）之辨证论治[32]

发作性睡病是一种以睡眠节律紊乱为特征的疾病。过去仅将伴有卒倒症者诊断发作性睡病，目前看来发作性睡病不一定伴随其他合并症，以不分昼夜时时欲睡为主要表现。

（一）临床表现

难以抵制的睡眠发作，或伴有卒倒症、睡眠性麻痹、入睡幻觉，称发作性睡病四联症。

睡眠发作

发作前可预先感到难以抵制的睡意，也可毫无前驱症状便忽然入睡，极少患者睡意可被情绪激动所触发，但通常是在单调刺激情况下易于出现。典型患者可以在与人谈话、走路、工作、进餐时便能入睡，每次发作可延续数分钟到 2 小时，可自动甦醒、醒后倍感精神焕发。1 日内可数次到数 10 次睡潮来袭，部分病例入睡后梦境连篇，也有少数病例每次发作都是鼾睡极深，非强

32 注：本文系路志正先生辨治多寐的经验，收载于《现代中医内科学》，何绍奇主编，中国医药科技出版社，1991 年。

力刺激不足以唤醒,临床称后一现象为醒转困难。有时或被唤醒,短时间内仍呈醉梦状态。病人舌胖质淡或暗、边有齿痕、苔薄白或白腻。部分为白天发作入睡,夜间睡眠障碍,呈多相睡眠、觉醒频繁。舌苔黄白相兼或有裂纹,脉细滑或细弱无力。

1. 卒倒症 表现为突然性全身肌肉或某些肌群张力减退或消失,经常受累的肌群,如颈肌、下颌肌、前臂肌、股四头肌。轻者只感软弱无力,重者发作时可呈眼睑下垂、颈部低垂、不能举臂、不能站立、不能说话,再重者软成一堆而倒地不起。持续高度激动,如大笑、得意、紧张的时候,均可成为诱发因素。病情严重的可自发或因任何种类的运动而发生。卒倒时病人神智清楚,腱反射消失,瞳孔对光反应灵敏,呼吸及脉搏变慢,出汗,瞬间丧失生活能力。每次卒倒历时数秒或数十秒乃恢复,少数卒倒后立即进入深睡眠。昼夜发作1次到20余次。

2. 睡眠性麻痹 与卒倒症相似,只不过后者在清醒时发生,而前者在入睡初或频醒之前发生。每次睡眠性麻痹大约经数秒或数分钟后逐渐恢复或突然恢复。发作时意识清楚、但不能活动,也不能睁眼,所以外观上好像仍在入睡,但病人心情却异常紧张。此时稍与触碰,则能立即醒转并恢复活动机能。

3. 入睡后幻觉(入睡前幻觉) 多在入睡初或刚醒后发生,与梦的体验相近似,出现栩栩如生的视觉或听觉,幻觉极为逼真,以致病人清醒后可绘声绘色地和人讲出。细区分又有分为幻觉体验期、语言和躯体反应期、以及安静期。在第一期内患者可有丰富的幻觉,第二期内患者对幻觉内容表现各种反应,如对话、流露恐惧或高兴情感或合并相应的行动。第三期逐渐恢复平静入睡。

男女发病率大致相当,半数病例有家族史。

(二)诊断要点

1. 多数青春期发病,10~20岁开始,5~8年后方可诊断。

2. 病程较长,经过平稳。

3. 典型的多相性睡眠。

4. 病后某些患者可显示发胖,但没有内分泌机能障碍,可合并头痛和记忆减退。

5. 无颅内压增高。

6. 脑电图发现睡眠波,卒倒时电生理检查为受累肌群紧张性放电消失,可作参考。

典型的发作性睡病诊断不难,首先排除有明显原因的疾病,如脑瘤、脑积水、颅脑损伤、脑炎、中毒等。主要与原发性睡眠增多症做鉴别,后者不是发作性,且日间的嗜睡也不像发作性睡眠那样难以克制。

(三)病机分析

发作性睡病属于中药"多寐"、"嗜卧"的范畴。总括其发病病机,不外乎两个方面的原因,一方面是实邪干扰,如湿浊困脾、胆热内扰、瘀血阻滞;另一方面是正气不足、髓海空虚、神气失养。

1. 湿浊困脾 久居卑湿之地,阴雨连绵,湿邪束表,阳气不宣;或暴饮无度,或素有茶癖(茶有醒神消食之功,又寒胃助湿生痰之弊),或饥饱失时,恣食生冷酒醴肥甘,损伤脾胃、脾失健运、水湿停渍。湿为阴邪,喜燥而恶湿,久之脾阳式微,清气不升,浊阴下降,困阻清窍,使人昏顿欲睡。此即朱丹溪所谓:"脾胃受湿、沉困乏力、怠惰好卧"。

2. 胆热内扰 胆主决断、喜清净,如胆热气实,营血壅塞,胸隔不利,浊邪上扰,致精神昏愦,昼夜耽眠。即《灵枢》讲的胆病多睡之旨。

3. 脾肺不足 思虑劳倦,饮食不节,损伤脾胃,脾气虚则运化失司,腹胀神疲;食入加重脾胃负担,则精神昏昧,困倦不能自主,须少睡片刻,精神始振。此即李东垣所谓:"脾胃之虚怠惰嗜卧"。妇女脾气不足,中气下陷、带脉不束,不能生化水谷精微,水反为湿,谷反为滞,带下淋漓的同时,神困多寐。或外邪袭肺,脾肺之气先后并虚,脾气不升、肺气不敷,复为炎暑所逼,清阳之气难生发,浊气内阻而昏盹欲眠。

4. 气血亏虚 秉赋薄弱及病后失调,或思虑劳心过度,心神耗伤,或劳役不节,伤及心气,神明不精,嗜卧多睡。《灵枢·天年》篇:"六十岁,心气始衰,苦忧悲,血气懈惰,故好卧。"指出病后或高年之人,体质素亏,心肝气血不足,心神失养,沉困欲寐。另外,心火虚衰,不能生土,化源告匮,也可导致嗜睡。

5. 髓海不足 肾主骨生髓,脑为髓海,肾与脑密切相关。如肾精不足,髓海空虚,则头昏欲睡。《灵枢·海论》篇:"髓海不足,则脑转耳鸣,胫痠眩冒,目无所见,懈怠安卧。"

6. 阴盛阳虚 卫气昼行于阳,夜行于阴,行阳则寤,行阴则寐,阳气虚、阴气盛则目瞑多眠。年老久病,肾气衰惫,脾肾不足,阴寒内生。亡血失精,肾阴先亏,阴病及阳,而致阴阳俱虚,多见此证。

7. 瘀血内阻 头窍外伤,或暴怒伤肝,气血并行,上冲于脑,气血悖逆,瘀浊内生,脉络不通,阻塞清窍,神机失聪,而困倦欲眠。

总之,多寐之病机,不外乎虚实两端,其中湿浊困脾、胆热内扰、瘀血阻滞为热为实,余为寒为虚。其病变无论虚实,均与脾肾功能失调密切相关,尤以脾虚湿盛乃发病关键。

(四)辨证论治

1. 睡眠发作 睡眠发作在发作性睡病当中为数极多,需细辨而论之。

因湿浊困脾者,形态肥胖,身体重着,头目昏沉,时有冷感,苔白腻,脉濡或细滑。治以芳香化浊、燥湿健脾;藿朴夏苓汤、和胃苓汤及三仁汤为常用方;常用药:如藿香、佩兰、厚朴、半夏、苍术、白术、茯苓、杏仁、白蔻仁、砂仁、陈皮、枳壳、苡仁。以杏仁宣利肺气,盖肺主一身之气,气化则湿化;白蔻仁、砂仁芳香化湿、行气宽中;苡仁、茯苓甘淡渗湿健脾;藿香、佩兰芳香化浊以醒脾;半夏、厚朴行气以祛湿浊;陈皮、枳实行气以化湿。便溏者,重用苍术以健脾除湿;终日昏昏欲睡,加菖蒲、郁金以化痰开窍醒神;偏寒加干姜、草蔻仁以温中除湿;兼食滞加焦三仙;湿邪郁久、酿成湿热,酌加黄芩、竹茹、茵陈、车前草;胖人痰湿内盛,加重半夏量,再加陈皮、南星、茯苓、泽泻燥湿利湿。

进食方已即精神昏冒、困倦欲卧、懒言、舌淡、舌体胖、舌边有齿痕,脉细弱无力,俗名"饭醉"。以女性病人、中青年多见,属脾虚湿盛、不胜食气所致。如《类经·卷十八·不卧多卧》所说:"今人有饱食之后即欲瞑者,正以水谷之悍气暴实于中,则卫气盛于阴分,而清阳之气有不能胜之耳。"治以健脾益气,以醒神助运。方如六君子汤加山楂、神曲,也可将上药等份,研成细末,于食前服用,1日3次。

长夏季节发病者,昼日不得清醒,口苦而干,饮食无味,大便不调,小便频数,体重乏力,洒淅恶寒,惨惨不乐,面色萎黄。因肺脾不足,内外湿相合,复为暑邪所逼,宜加扁豆、大豆卷、省头草(佩兰)、藿香、荷叶等,与楂曲、六君子汤合用,以祛除湿邪;或用今人之治嗜卧Ⅰ号方:黄芪12g,半夏9g,人参9g,白芍6g,陈皮9g,茯苓9g,柴胡6g,泽泻9g,黄连6g,白芷9g,麦冬9g,升麻6g,甘草6g。此方以健脾祛湿、升阳益气之法而制方。亦可用西瓜翠衣配太子参,以5∶1的药量,煎水代茶,益元气而清暑热。

脾虚肺实,体胖吸粗,时时欲眠,睡后鼾声大作,经常憋醒,痰多难出。拟轻宣肺气、清热化痰祛湿之法,以苍耳子散合二陈汤化裁,加黄芩、黛蛤散、桃仁、杏仁、芦根。

妇女脾虚气陷,带脉不束,带下淋漓,腰膝酸软,神困欲寐,看书尤甚,性情烦急。证为土壅木郁。治以疏肝理脾、除湿止带，以傅青主完带汤为佳。久居潮湿之地、又喜饮茶者，脾胃多寒，神昏怯寒，欲暖卧者，加干姜6~10g，或生姜3片，以温中散寒除湿。除药物调理外，并嘱其忌暴饮、忌浓茶、节肥甘，裨无碍于脾胃吸收和转输之机，从生活习惯上予以配合，始能进一步提高疗效。

年高体弱、阴盛阳虚之人，昏昏欲寐，神疲乏力，腰膝酸软，腰骶部发凉，畏寒喜暖，大便溏薄，五更泄泻，食入难化，小便频数，舌淡苔白，脉沉细或微弱，为脾肾阳虚之候。治宜温补脾肾，可以附子理中合金匮肾气丸加减，或以右归饮进退。肾阳一复，则脾运自健。病情急重者，用四逆加人参茯苓汤；五更泻用四神丸；大便秘结加肉苁蓉、当归，以养血润燥通便；汗多加黄芪、防风、白术，以益气固卫止汗。

瘀血阻滞者，头部或有外伤史，素日头晕沉重，下午夜间明显，精神萎靡，健忘，思维迟钝，昏盹欲眠，眠则持续10分钟左右，日发作数次，舌暗紫、或有瘀斑，脉沉细涩，面色黧黑、或有瘀斑。治当理气活血，化瘀通络。拟复元活血汤加枳壳、川芎、土鳖虫、乳香、没药、炒神曲等。方中柴胡、枳壳调理气机；当归、川芎养血活血，川芎又能引药上行；穿山甲、土鳖虫破瘀通路；桃仁、红花、乳香、没药祛瘀生新、活血止痛；大黄推陈出新、荡涤瘀血；神曲健脾胃；甘草调和诸药。大便干结，也可用黑将军散，即大黄酒炒为末，2~6g/次，清茶调下，饭后服用。

针灸治疗：适用于心脾不足之多寐。取穴四神聪、心俞、内关、脾俞、中脘、足三里；肾气亏虚者，加肾俞、照海。针刺手法用补法，2日1次，2~3周为1个疗程。四神聪乃前人治疗混沌健忘的经验穴，有醒神聪脑等作用；心俞、脾俞能补益心脾；肾俞、照海补肾益精，生髓充脑；足三里健运脾胃，增补后天，以益气血、生化源。

西药苯丙胺类、咖啡因、麻黄素等兴奋剂，在临床上对部分病人有一定疗效，但副作用较多，停药后有反跳现象，故应尽可能不用。

2. 卒倒症　卒倒症多因风邪作祟，脾虚湿盛，气血生化不足，肝失所养，内风一动，夹痰浊上干清窍所致。病程迁延，屡发不愈，发作频繁者，日日卒倒，头晕发沉，脉弦细而滑、或沉缓，舌质淡、舌体胖、苔白腻或黄腻，脘闷纳呆，肢倦神疲。治疗除用前述燥湿健脾、芳香化浊药外，宜加防风、羌活等散风药，以风能胜湿，且能引诸药直至病所。若心烦、口苦、咽干、夜寐不安、胆怯易惊、脉弦滑者，乃胆热气实，致营卫气涩、阴阳不和、神机被困，而成本病。治宜温胆汤加胆星、栀子、瓜蒌、苦丁茶。温胆汤治胆气内壅而痰热上扰;胆星、瓜蒌清热化痰;栀子清心除烦、泄三焦郁热;苦丁茶清肝而祛湿热;共奏清胆和胃、化痰醒神之功。小便黄者加竹叶、茵陈;纳呆者加炒莱菔子以降气泄浊、消食化痰;胃热上扰而卒倒者,可用凉膈散或泻心汤,直折胃中灼热。卒倒多卧,因寒邪束肺,上焦闭而不通,卫气久留于阴而不行者,宜麻黄汤宣发腠理;偏湿用羌活冲和汤;偏热用黄芩汤加荆芥、防风、石膏;兼少阳口苦、咽干、目眩者用小柴胡汤。

针灸治疗:取穴肩髃、曲池、手三里、外关、合谷、环跳、阳陵泉、足三里、昆仑交替使用。也可用头针,取双侧运动区,或在针灸取穴处拔罐,10 天 1 疗程,连续 2~3 疗程。

3. 入睡后幻觉　患者如入梦境,实非睡眠,甚则喃喃梦呓,乃胆热循经扰动心神所致。兼见胸闷,口苦,恶心,舌质红、苔黄腻,脉滑数。治以清胆泄热,用蒿芩清胆汤。方中青蒿、黄芩清泄胆经郁热,竹茹、半夏清化痰热,陈皮、枳壳和胃降浊、宽中畅膈、以泄浊气,赤茯苓、碧玉散导浊从小便出。另用琥珀粉每次 1g,每晚睡前服。痰热胶结、粘滞难咳,酌加黛蛤散、天竺黄、川贝、胆星,以清化热痰。也可用生枣仁 30g 研为细末,清茶调后睡前 1 次服,连用 1 周。

心肺气虚者,嗜睡多卧,睡则多梦,神疲乏力,面色苍白,动则汗出,舌淡红,脉细弱无力。如《金匮要略》之"心气虚者,其人则畏,合目欲眠,梦远行而精神离散,魂魄妄行。"治拟益心气、养心阴、镇怯安神。方以生脉饮加黄精、炒枣仁、菖蒲、磁石、紫石英、夜交藤。梦多用生龙骨先煎、生牡蛎先煎各30g,或以《千金翼方》之镇心省睡益智方:远志、益智仁、菖蒲 3 味等分研细末,每次 10g,入睡前冲服。

4. 睡眠性麻痹　卫气昼行于阳,夜行于阴,阳入于阴则寐,阳出于阴则寤。睡眠性麻痹者,欲醒不得,因气虚湿盛,卫气难出于阴所致。如《灵枢·大惑论》:"肠胃大,则卫气行留久;皮肤涩,分肉不解则行迟。留于阴也久,其气不清则欲瞑,故多卧矣"。当此之时,首先益气养营、调理心脾,方用人参养荣汤、或归脾汤、香砂六君子汤化裁。兼肾虚腰酸、乏力、头晕者,加补肾填精之品,如菟丝子、仙灵脾、女贞子、旱莲草、补骨脂、山萸肉。常用处方:太子参、生黄芪、莲肉、山药、菖蒲、远志、菟丝子、茯苓、木香后下、生枣仁、甘草、生姜、大枣。病情好转后,以十全大补丸和河车大造丸缓图收功。

九、眩晕的辨治[33]

眩晕是以头晕目眩为主症的疾病。患者头晕眼花，如坐舟中摇摇不定，甚则欲倒。并伴有恶心呕吐、汗出等症。

然而眩和晕又有一定的区别，《医学统旨》云："眩者玄也，谓忽然眼见昏乱，少顷方定。晕者运也。谓头目若坐舟车而旋转也。甚至于卒倒而不知者。"因此，眩指视物晃动不定，或称眼花，亦称目眩。晕指运转昏冒、或感身体倾摇不稳。所以"晕"，亦有称"运"者，寓有运动不定之义。由于两者往往同时出现，故临床多以眩晕并称。

眩晕的病因，古籍阐述甚多，《内经》有责之于肝者，如《素问·至真要大论》"诸风掉眩，皆属于肝"；有责于肾髓不足者，《灵枢·海沦》："脑为髓之海……髓海不足，则脑转耳鸣，胫酸眩冒。"对因于气虚，湿邪上逆、木郁不达等皆可发为眩晕，做了详细的论述。

汉·张仲景在《金匮要略》中，对痰饮致眩作了大量的阐发。《诸病源候论》立风眩病名，并指出该病系由"体虚受风，风邪入脑"所致。后世医家根据各自的临床体会和认识，对眩晕的病因又有了新的发挥，如元·朱震亨强调"无痰不作眩"，金·刘完素主张"风火炽盛"，宋·陈言《三因极一病证方论》对七情致眩作了剖析，明·张景岳则认为"眩晕一证、虚者居其八九……"并有"无虚不作眩"之说。到了清代对眩晕的发病认识则更全面更加具体，如潘楫在《医灯续焰》中有："眩晕者多属诸风，又不独一风也，有因于火者，有因于痰者，有因于死血者，有因于虚者……"对死血阻滞经络而致眩晕作了补充。近代临床中以气虚、血虚、肝肾阴虚、风阳上扰、痰浊中阻等引起的眩晕较为多见，现就临证中所见的眩晕分述于下：

（一）阳虚眩晕

或因禀赋不足，或因年老肾气衰惫，或因病中攻伐太过，致命门之火不足、使诸阳不能上会于头而发为眩晕。即明·秦景明所谓"真阳不足，虚阳上浮，亦令人头目冒眩之症。此命门真火不足，而为虚阳上浮眩晕之症也"（《症因脉治·内伤眩晕》）。

病案举例：沈某，男，61岁，干部，1977年10月4日初诊。患者素有高血压、动脉硬化、十二指肠球部溃疡病史。五天前因饮酒数杯致胃疼发作，

---

[33] 注：本文胡兆垣、路喜素、路京达整理，刊载于《黑龙江中医药》1982年第3期1—4页、1982年第4期11—14页、1983年第1期10—12页，收录本书时标题进行调整。

手按则痛止。数日来头痛、颈项板硬、眩晕、耳鸣,血压:188/120mmHg(平时160/100mmHg),畏寒、四肢不温,肩背酸楚,腰膝酸软无力,大便偏溏。脉来虚弦无力、尺弱,舌质淡、苔薄白。此乃肾阳衰惫、阴寒内盛所致。病势重笃、急宜温补元阳,佐以潜镇之品,以敛浮阳。但阴阳互根,故稍加滋补肝肾之品。处方:淡附片先煎6g,肉桂3g,细辛3g,山药15g,当归12g,白芍10g,天麻9g,地龙12g,生牡蛎30g先煎,代赭石15g先煎,葛根15g,5剂。

10月9日二诊:进药后眩晕少定、头痛大减;颈项板硬亦松,肩背觉舒、唯腰膝酸软、四肢不温如故。且夜寐不安。舌脉如前,血压158/100mmHg。既见小效,勿事更张,前方去代赭石,加钩藤后下30g,灵磁石先煎30g,6剂。

10月17日三诊:药后眩晕平,头痛止,耳鸣亦减,颈项柔和,四肢稍温、腰膝酸软见缓,二便均调,夜寐渐安。唯夜来仍有怕冷,左脉虚大无力,右脉弦滑尺弱,舌质淡苔白,血压140/80mmHg,予以阴阳双补,和血通络法。处方:淡附片先煎6g,生黄芪12g,炒白术9g,丹参15g,当归12g,地龙12g,山药15g,生熟地(生地、熟地)各12g,首乌藤30g,灵磁石先煎30g,5剂。

至10月24日,诸症向愈,血压稳定,遂予五子衍宗丸、河车大造丸各15丸,早晚各服1丸,白开水送下,以资巩固。

按:本例畏寒、四肢逆冷,皆为阳虚之候。少阴阳虚则其府太阳经气亦不足,因此《内经》有"头痛巅疾,下虚上实,过在足少阴、巨阳",阳气不得布于肩、背、头项,阴寒自盛,寒性收引,故见颈项强硬或发板,肩背酸楚之症。肾阳不足、诸阳不能上注清窍,而有眩晕、头痛、耳聋耳鸣之苦,阳不交阴则失眠,火不煨土则便溏,腰膝酸软则为下元不足之明证。所以首用桂、附补元阳,归、芍补血养阴通络,佐桂、附补火而不燥,山药补脾以推动后天气血之化源,来填精化气,地龙、天麻散风通络定晕除眩;代赭石,生牡蛎镇敛浮阳,牛膝引药下行,葛根升发清阳之气、令群药布达周身共奏抑阴扶阳归于平衡,而眩晕自定。在肾阳得复后,上下内外气机调畅,血压自然随之转为正常。入夜怕冷,四肢欠温,乃脾肾阳虚,卫阳不振之象,因而三诊时即仿叶天士"建立中宫,以维营卫"之法,增黄芪、白术健脾益气,增丹参配当归补血和血,更加熟地、何首乌以从阴中求阳。张景岳说:"故善补阳者,必于阴中求阳,则阳得阴助而生化无穷。"后以丸药调理巩固。

(二)阴虚眩晕

若先天不足,元阴不充,或房劳太过,施泄无度,致真阴亏损,肾精耗竭,不能生髓奉脑。盖脑为髓海,髓海不足而发眩晕。即《灵枢·海论》"髓海不足,则脑转耳鸣,胫酸眩冒"是也。

病案举例：吴某，女，69岁，1977年4月22日初诊。患高血压多年，血压170/100mmHg，素有头晕目眩，耳鸣健忘，精神萎靡，寐差梦多，性情急躁，腰膝酸软，口干咽燥，五心烦热，纳谷无味，周身乏力，二便尚调，舌质红，舌中根部微有白苔，脉弦细数尺弱。此为肾阴亏虚，髓海不足所致。法宜滋肾阴，益精髓。处方：旱莲草12g，女贞子9g，枸杞子12g，菟丝子12g，楮实子9g，生熟地（生地、熟地）各12g，制首乌12g，山药24g，牛膝12g，豨莶草12g，灵磁石先煎24g，15剂。

5月13日二诊：叠进上方20剂，头晕目眩皆杳，五心烦热亦除，纳佳眠安，口已不干，舌质红、苔薄白，脉沉弦细尺弱，血压150/90mmHg。前法既效，原方进退，上方去豨莶草、磁石、楮实子，加炒柏子仁12g、生牡蛎先煎24g，10剂。

三诊：病情已趋稳定，肾阴得复、精髓见充，治当阴阳双补、气血并调，配以膏滋药、缓缓图治。

处方一：人参18g，太子参30g，黄精24g，冬虫夏草15g，山药60g，炒白术45g，茯苓60g，制首乌30g，汉三七24g，炒枣仁30g，扁豆30g，广木香18g。为细末备用。

处方二：桑寄生45g，仙灵脾30g，菟丝子30g，枸杞子30g，补骨脂24g，仙茅24g，豨莶草45g，夜交藤30g，旱莲草30g，女贞子15g，车前草30g，生黄芪30g，制首乌30g，怀牛膝30g，丹参30g。水煎2次去渣，入上药（处方一）细末，文火缓煎，再加适量蜂蜜收膏，放于阴凉处，每日服2~3次，每次1匙，开水冲服。

1979年11月28日追访，自用膏滋药以来，血压一直稳定、眩晕未作。

按：患者素体阴虚，年臻古稀则阴气大衰，肾虚阴亏，髓海不足，脑失其养，故头晕目眩，腰膝酸软，耳鸣健忘。肾阴为诸阴之本，肾阴既伤，水火失济，虚热扰心，阳不得入于阴，则烦躁、寐差、梦多、性情急躁。至于五心烦热、口燥咽干，舌质红、脉弦细数等，均为阴虚内热之象。盖蒂固则真水闭藏，振摇则上虚眩冒，欲荣其上，必灌其根，故用滋补肾阴之品，壮水之主，以生阴精，略加镇潜之味，以纳浮阳，一投而效。然年迈之人，形体虚弱，气血阴阳已俱不足，而以阴虚为甚。张景岳说："善补阴者，必于阳中求阴，则阴得阳升而泉源不竭。"故宗景岳之旨，在病情稳定后、予膏滋之药，取其"阴阳互根"之理，亦寓"以后天养先天"之意，缓调收功。

（三）肾阴阳两虚眩晕（肾虚眩晕）

由于高年肾虚，阴阳两衰，或久病失治、阴损及阳，或淫欲过度，本元已亏，以致阴不敛阳，肾不纳气，诸气奔逆于上，而引起眩晕，此即《证治汇补·上窍门》所说："肾虚眩晕。人之阴阳，相抱而不离，故阳欲上脱、阴下吸之，若淫梦过度，肾家不能纳气归元。使诸气逆奔于上，此眩晕出于肾虚也。"此外，治疗不当，用药失宜，亦可使肾之阴阳受损，引起眩晕。

病案举例：包某，女，48岁，护士，1975年7月4日初诊。患者于1965年罹"功能性子宫出血"之疾，因感染而连续使用链霉素51g，继则出现眩晕，经常晕倒、耳鸣重听、头痛恶心，经检查为"链霉素中毒后遗症""前庭功能损伤""脑动脉硬化症"。经用西药治疗，无明显效果而转本院诊治。近来头晕、头痛加重，耳鸣失聪，盗汗，自汗，纳呆乏力，寐少梦多，五心烦热，咽干口燥，下肢有轻度水肿，小便常有频数及失禁，脉沉细小数，舌质红、少苔。细审病机，实属肾阴肾阳两虚之证，乃久病阴损及阳，用药失宜所致，治宜滋补肾阴，兼助肾阳。处方：太子参12g，生熟地（生地、熟地）各15g，菟丝子9g，怀牛膝15g、杜仲9g、女贞子9g、旱莲草9g、山药9g、生龙牡先煎（生龙骨、生牡蛎）各30g、仙灵脾9g、制首乌9g、白芍9g、当归9g，6剂。

8月6日复诊：上方加减服30剂后，头晕耳鸣减轻，盗汗已杳，余证亦明显好转，唯摇头时尚觉眩晕，气短乏力，小便频数量多、且经常失禁，舌淡红、脉弦细。此乃肾阴渐复，虚火得敛，而肾阳虚衰，不能温化之征犹存。仿右归饮意化裁。处方：枸杞子9g，杜仲9g，附子先煎6g，肉桂3g，白芍9g，煅龙牡先煎（煅龙骨、煅牡蛎）各30g，甘草3g，6剂。

进药后，尿频失禁等症得以改善，遂以原方稍事增删，续服12剂，诸羔悉平。

按：患者先有崩漏之疾，冲任不固，阴血已伤，复加用药失宜，眩晕乃作。因迁延日久，阴损及阳，而五心烦热、盗汗多梦、咽干口燥、舌红等阴虚火旺之征，虽有自汗胕肿、溲频失禁等阳虚之候，辛热之剂亦不可剧投，故先予二地、二至（女贞子、旱莲草）、首乌、山药以滋补肾阴，牛膝、龙骨、牡蛎以潜降虚火，杜仲、菟丝子平补肾阳，太子参、（当）归、（白）芍益气养血以资化源，待阴复火降之后，再进右归，峻补元阳，是以标本缓急，井然有序，10年沉疴，方得渐愈。

（四）气虚眩晕

景岳云："劳倦过度而运者，有饥饱失时而运者，有呕吐伤上而运者，有泄泻伤下而运者，有大汗亡阳而运者、有目惊心而运者，有焦思不释而运者，有被殴被辱气夺而运者，有悲哀痛楚，大叫大呼而运者，此皆伤其阳中之阳也。"（《景岳全书》）种种原因，皆伤脾气，致使脾的运化功能失常，脾气虚则不能上达,致使头目空虚而发为眩晕。即《灵枢·口问》篇云:"上气不足,脑为之不满,耳为之苦鸣,头为之苦倾,目为之眩。"

病案举例:王某,女,34岁,1978年5月9日初诊。头晕目眩、心悸短气已3、4年,曾注射维生素B$_1$、维生素B$_{12}$,口服谷维素、安定、心得安、乳酶生、维生素B$_6$等不效,而来求诊。近来病情增重,眩晕甚剧,夜间尤著,或伴有恶心呕吐,重则昏厥,腹满而胀,面色㿠白,精神萎靡,少气懒言,血压80/50mmHg,月经不准或20余日1行,或1月2至,纳少脘痞,四肢怠惰,水肿便溏,脉来虚软,两寸虚大按之无力,舌质淡、苔白滑,此为中气不足,脾虚夹湿之候,治以补中益气、健脾祛湿。方以四君子汤合补中益气汤加减。处方:生黄芪15g,党参15g,炒白术15g,茯苓12g,陈皮10g,半夏10g,泽泻10g,柴胡6g,当归10g,山药15g,生姜2片,大枣5枚。6~10剂。

6月19日复诊:头晕目眩、倦怠懒言均有好转,纳谷有增,大便成形,呕吐已除,唯腹胀如故,脉来虚大见缓,舌同前,血压100/60mmHg。前方既见效机,原方继进,上方去陈皮,加川厚朴10g。嘱服10~15剂后,改服人参养荣丸,香砂六君子丸以期巩固,半年后追访患者,病未再发。

按:《素问·五脏别论》:"饮入于胃,游溢精气,上输于脾,脾气散精,上归于肺,通调水道,下输膀胱",说明脾不仅运化水谷精微,还参与水液的代谢。若脾气虚,升清功能失常,水谷精微不能营养五脏六腑,致头晕目眩,少气懒言,精神萎靡,肢倦乏力,血压偏低;脾气虚则统摄无权,阴不内守,故月经频至;气为血帅,气虚血不能上营于面,故面色㿠白;脾气虚则健运无力而湿聚,湿阻中州则脘痞不思饮食,湿盛则便溏,入暮阳微,故眩晕夜甚。

方中(党)参、(黄)芪补脾肺之气,山药、白术健脾益气、培土祛湿,茯苓、泽泻渗湿利水,当归养血和血,陈皮、半夏燥湿化痰、消痞除满,柴胡引药上行,升阳举陷,生姜、大枣健脾益气,使脾气升,浊邪降,诸证自平。此即《玉机微义》所说:"眩晕一证,人皆称为上盛下虚所致……原病之由,有气虚者,乃清气不能上升,或汗多亡阳而致,当升阳补气为治。

(五)血虚眩晕

先天不足或后天失调,使气血生化之源匮乏,营血不足;或失血过多,营阴耗伤;或不能化生营血,致肝无所藏、心无所养。血虚不能上营清窍而发为眩晕。正如《仁斋直指方》所说:"吐衄漏崩,肝家不能收摄荣气,使诸血失道妄行;以眩运之生于血虚之又明点!以至新产之后,血海虚损……皆能眩晕。"寥寥数语便破了本证的病因病机。

病案单例：李某，女，42岁，1979年12月5日初诊。患者4年多来，每逢秋冬季节则头晕如旋，甚则昏厥，经某医院诊断其为"自主神经功能紊乱"，久治不愈。今岁入秋以来，头晕目眩，晨起为甚，入夜始缓，心惊烦乱，失眠多梦，夜间盗汗，察其爪甲不华、舌嫩红而有裂纹、脉细数无力、两尺沉取稍弦。此乃阴血不足，肝失所藏、心神失养所致。治宜养血柔肝，佐以潜镇，予荆穗四物汤加味。处方：当归10g，熟地12g，防风9g，白芷6g，牛膝12g，夏枯草15g，珍珠母先煎20g，10剂。

头晕基本消失，余证亦有好转，既有转机，前法再进，以善其后。处方：荆芥穗6g，当归10g，夏枯草15g，白芍15g，熟地12g，川芎6g，防风6g，白芷6g，蝉衣6g，牛膝12g，珍珠母先煎20g，6剂。

按：血虚则脑失滋荣，可致眩晕；肝藏血，体阴而用阳，性善升发，血虚则阴不敛阳，肝阳上冒而引眩晕。本例则两者兼有。是以秋冬阳宜潜藏，阴虚则阳易浮动，清晨为阳气升发之时，故患者每易秋冬犯病，且以清晨为重，入夜减轻。此即《内经》所说："气之所并为血虚"，"血气离居，一实一虚"。荆芥可入肝经血分，穗在于巅，故善升发，四物汤为养血和血之圣剂。荆芥穗、防风可上行于头部，蝉衣、（白）蒺藜、夏枯草、珍珠母平肝潜阳，得牛膝一味导引下行，其力愈宏。是方升中有降，降中有升，俾逆乱之气血复归于平衡，故服后晕定眩止，效果显著。荆穗四物汤方出《医宗金鉴·杂病心法》，临床治疗血虚头晕，确有良验。

（六）气虚血虚眩晕

由于思虑烦劳过度，损伤心脾，或脏腑虚损，不能化生精微变为气血，气虚则清阳不升，血虚则脑失所养，或失血过多，长期营养不良等，均可引起眩晕。正如秦景明所说"曲运神机，以伤心气……郁结伤脾"，"焦心劳思，忧愁郁结，心脾伤而不能生血"（《症因脉治·内伤眩晕》），都可以导致眩晕。

病案举例：高某，女，46岁，1977年4月26日初诊。夜寐盗汗已6年，时轻时重，经多次胸透未见结核病灶。1975年发现高血压，血压波动于160~140/110~100mmHg之间，经服中西降压药物，未见明显改善。现头晕目眩、面色萎黄、心悸、失眠多梦，周身倦怠，精神萎顿，纳谷不香，二便正常，舌质黯、边有齿痕、苔薄白，脉沉细小数，血压148/108mmHg。此属心脾交损、气血两虚，法宜补益心脾，佐以滋肾，以补精化血，仿归脾汤意化裁。处方：党参9g，黄芪9g，炒白术9g，茯苓9g，当归12g，炒枣仁12g，木香（后下）4.5g，麦冬9g，旱莲草12g，甘草6g，6剂。

5月2日复诊：进上药后，诸症减轻，心悸平，盗汗杳，睡眠转佳，脉舌同前。既见效机，前方续进6剂。

5月8日三诊：前方叠进，眩晕等诸症明显减轻，血压降至130/90mmHg，精神见充，唯睡眠欠佳，手足发干，舌正苔白，脉沉细。仍宗前法，上方加女贞子9g，白芍9g。

患者因血压稳定，诸症减轻，拟返西安，遂以上方增损，继续调治。

按：心主血脉，奉养周身，脾司健运，生化气血，心脾亏损，气血不足，上奉者少，则头晕目眩，面色萎黄。血不养心则心悸少寐，多梦纷纭，气虚则周身倦怠，精神萎顿，舌质淡、边有齿痕、舌苔白，脉来沉细，均为气血虚之候，故以健脾益气，养血治之收功。

（七）肝阳眩晕

由情志不舒，烦劳过度，气郁化火，使肝阴暗耗，肝阳升动，上扰清空而发眩晕，肝肾同源，肾阴亏虚，水不涵木，木少滋荣，肝体不足，肝阳上亢、亦令风阳上扰，发为眩晕。林佩琴（清代）在《类证治裁》中说："良由肝胆乃风木之脏，相火内寄，其性主动主升，或由身心过动、或由情志郁勃、或由地气上腾，或由冬藏不密，或由高年肾液已衰，水不涵木，或由病后精神未复，阴不吸阳，以至目昏耳鸣，震眩不定，甚或心悸舌辣，肢麻筋惕，寤不成寐，动即自汗，起即呕痰、此经所谓'诸风掉眩皆属于肝'也。"

病案举例

例1：李某，男，54岁，干部，1978年4月7日初诊。自1972年起出现头晕目眩、失眠烦躁等症，但未引起注意。1973年9月上述症状有增，在当地医院诊断为高血压，曾服降压灵、路丁、双氢克尿噻，而血压持续在160~130/105~115mmHg，症状时轻时重。于1976年8月感觉手足麻木，胸闷，心悸，夜间盗汗。心电图检查，显示冠状动脉供血不全，左心室高电压，除继服降压药外，又加用潘生丁、烟酸肌醇脂等药，至1978年8月底病情加重，经治疗亦未见明显好转。询其症：头晕时躁，视物昏花，胸痛心悸，失眠盗汗，性情急躁，脸面及下肢水肿，左手足麻木，走路不稳，左手握物常常失落。诊脉弦迟而劲急，舌质黯红无苔，查血压165/110mmHg，尿检（-）心电图：左心室高电压，胆固醇280mg/dl。脉症合参，诊为肝阳上亢、厥少阴亏、痰湿阻络、心脉痹阻之候，即叶天士所谓"阳动莫制，皆脏阴少藏"（《临证指南医案》）。而有风从阳化之势，故先宜养血柔肝息风，化痰活血通络，并稍佐利水消肿之品。处方：桑寄生15g，鸡血藤15g，苏地龙12g，麦冬9g，胆南星9g，天竺黄9g，天仙藤15g，川牛膝12g，白蒺藜15g，炒桑枝12g，豨莶草15g，车前子布包

12g, 白茅根先煎代水 30g, 5~10剂。

5月4日复诊: 进上药10剂, 头痛, 胸痛, 心悸, 失眠等症均见好转, 但仍感头重头晕、面部水肿, 血压155/110mmHg, 脉来沉弦。既见效机, 原方去桑枝、天仙藤、白茅根, 加钩藤后下12g, 丹参12g, 夏枯草12g, 草决明9g, 继进7剂。

5月12日三诊: 药后头晕头重、心悸烦躁、面部水肿均消失, 左半身麻木亦减轻, 行动较前灵便而不蹒跚, 血压150/105mmHg, 脉沉弦, 舌苔少、舌质仍黯。此郁热未尽, 再以清热养阴为治。处方: 钩藤后下15g, 菊花12g, 夏枯草12g, 草决明15g, 白蒺藜12g, 牛膝12g, 珍珠母先煎24g, 夜交藤12g, 生地10g, 旱莲草12g, 制首乌12g, 丹参12g, 7剂。

5月22日四诊: 进上药12剂, 自觉症状消失, 血压维持在150/95mmHg, 病情基本稳定。

按: 本例眩晕, 肝肾阴亏为其本, 肝阳上亢为其标, 但后者为矛盾的主要方面, 胸痛, 面部及下肢水肿, 左侧肢体麻木亦皆为肝阳上亢, 气血乖违, 阴虚郁热, 耗液成痰, 痰湿阻络, 气机失于调达所致, 且肝阳上僭有化风之势, 故于二诊重加平肝潜阳之品, 实急则治标之意, 因收显效。三诊时, 标证得缓, 遂加滋补肝肾之味以固下元, 而诸恙得平。

例2: 师某, 女, 45岁, 1975年5月14日初诊。患高血压多年, 经常头痛、头晕、失眠, 服西药降压过敏, 改服中药后, 血压仍波动在155~165/95~105mmHg之间。近来仍头痛, 头晕, 耳鸣, 五心烦热, 腰膝酸软, 恶心纳差, 颜面有黑色素斑, 脉弦滑细数, 舌质红苔薄微黄, 此乃肝肾阴虚、肝阳上亢、风阳扰胃之象, 法宜滋水涵木, 佐以平肝潜阳、泻肝安胃。处方: 女贞子12g, 旱莲草12g, 制首乌12g, 桑寄生15g, 菟丝子9g, 淮牛膝9g, 双钩藤后下9g, 漂白术9g, 枸杞子9g, 谷麦芽(谷芽、麦芽)各9g, 6剂。

5月20日二诊: 药后头痛、头晕、五心烦热等症均减, 血压160/95mmHg, 唯时有泛恶, 原方加竹茹9g, 6剂。

5月28日三诊: 诸症虽存, 但已轻微, 眠安纳增, 唯仍有泛恶、晨起咽干, 舌红、苔薄白, 脉弦细滑, 乃胃失和降、浊气上逆所致, 原方去菟丝子、枸杞子、钩藤, 加半夏9g, 陈皮6g, 6剂。

6月10日四诊: 药后诸症向安, 已全日工作, 血压145/85mmHg, 再予左归饮加减, 以资巩固。处方: 怀山药12g, 山茱萸9g, 干地黄12g, 云茯苓12g, 枸杞子9g, 怀牛膝9g, 何首乌12g, 白术9g, 桑寄生12g, 10~15剂。

按: 本例亦为肝肾阴亏、肝阳上亢之疾, 但以前者为重, 故前医投以天麻钩藤饮,侧重于平肝潜阳,效果不显。今予滋补肝肾之剂,始得有济。与例1相较,两案皆为肝肾阴虚,肝阳上亢,本虚标实之证,但前者以标实为主,首当以治标缓急为务,后者以本虚为主,故治疗为培本补虚。且本案兼有痰湿阻络、心脉痹阻之候,因佐以化痰渗湿、活血通络之品,本案复见中虚风阳扰胃之征,故兼用泻肝安胃法,两者同中有异,异中有同,标本缓急,虚实补泻,务求其当,方能奏效。

(八)肝风眩晕

由于脏腑阴阳失调,加之忧思恚怒,五志过极,致肝郁气滞,郁久化火,火动则阳失潜藏,阳亢则风自内生,风火相煽,上升巅顶或横窜络道,以致血不归脏,随气火并走于上,直扰清空而发眩晕,此即《类证治裁》所说:"风依于木,木郁则化风为眩、为晕、为类中,皆肝风震动也。""肝阳化风,上扰清窍则巅痛、头晕目弦。"《临证指南》华岫云按:"因精血衰耗,水不涵木,木少滋荣,故肝阳上亢,风自内生……"是谓肝风眩晕。

病案举例:范某,女,80岁,1975年5月15日初诊。素有高血压病史,1973年曾患脑出血,近来头晕目眩,后脑掣痛,头重脚轻,耳鸣如潮,筋惕肉瞤,手足抖动不已,舌强语蹇,口干欲饮,但饮水即呛,便秘,舌质红、苔薄黄,脉弦数有力,血压180~200/100~120mmHg。此肝风内动,有复中之虞。本"急则治标"之旨,先宜平肝息风、清化痰热,仿俞氏羚角钩藤汤意化裁。处方:钩藤后下15g,明天麻9g,广牛角先煎6g,蝉衣6g,竹茹12g,姜蚕蛹(僵蚕)9g,半夏曲9g,佛手9g,黄芩9g,珍珠母先煎24g,川牛膝9g,3剂。

6月25日二诊:后脑掣痛、筋惕肉瞤、手足震颤已瘥,头晕耳鸣亦有好转,然觉痰多,咳出不易,舌质红,脉弦滑,治宜滋阴潜阳、清心祛痰。处方:玄参9g,竹茹12g,半夏9g,胆南星9g,黄芩9g,白芍9g,炙鳖甲先煎12g,夏枯草12g,牛膝12g,天竺黄6g,石决明先煎24g。

按:患者年已八旬,曾有中风史,阴阳既失调,下元本已空虚,致厥阳上冒、肝风夹痰火为患,有风翔浪涌之势,不无复中之虞,故急予镇肝息风,清化痰热,以靖风阳、制其亢逆,继进滋阴潜阳、清心化痰之剂,清上固下,标本兼顾,得以转危为安,后宗上法调理月余,血压降至140/80mmHg,病趋稳定。

(九)肝胆湿热眩晕

素体脾虚,病后伤脾,运化失常,湿邪留滞,久从热化,或平素嗜食辛辣厚味,或以酒为浆,致脾胃湿热内蕴,熏蒸于肝胆,肝之疏泄失职,湿热交蒸循肝经上扰清空,而发眩晕。治宜清利肝胆湿热。

病案举例：李某，男，40岁，1975年4月22日初诊。患者体质素健，平日喜于饮酒，嗜食肥甘，半年来经常头晕，耳鸣，面部及两腿水肿，小便短少黄赤。刻诊见形体丰腴，两眼红赤，面部肿胀发亮，下肢肿胀，按之凹陷成坑，眩晕耳鸣，口苦而干，胁肋胀满而痛，小溲短赤，诊脉弦洪有力，舌质红、苔黄而干，血压154/100mmHg。此乃肝胆湿热循经上扰、清窍被蒙所致。法宜清利肝胆湿热，予龙胆泻肝汤进退。处方：龙胆草12g，黄芩9g，泽泻9g，车前子包12g，木通3g，当归9g，柴胡6g，生地15g，栀子9g，甘草6g，3剂。

4月29日二诊：进药3剂，诸症轻减，黄苔见退，湿邪有将化之机，热邪有渐去之势，唯血压未降，效不更张，依前方加入养血潜镇之品，以抑肝阳。上方加鸡血藤12g，生龙牡（龙骨、牡蛎）先煎各30g，3剂。

5月6日三诊：经投清泄湿热之剂，头晕、耳鸣、目赤、口苦诸症已除，血压降至132/92mmHg，颜面及腿部水肿已退。建议其节制饮食，加强锻炼，原方再进，以资巩固。

（十）气郁眩晕

由于七情所伤，气机逆乱，郁而生涎，上壅清窍，亦可发生眩晕。正如《证治汇补·眩晕》中所说："气郁眩晕，七情所感，脏气不平，郁而生涎……随气上逆，令人眩晕。"

病案举例：李某，女，27岁，未婚，1975年8月6日初诊。患高血压已8月有余，血压波动在160~170/90~110mmHg，服多种中西药物，疗效不著。经常头晕目眩，抑郁寡欢，性情急躁，夜寐不安，两胁作痛，经前乳房发胀，恶心欲呕，厌食油腻，纳谷不馨，时有心悸，腰痛，足跟时痛，舌体胖质红、苔薄白润，脉虚弱无力。此属木郁乘土、浊气上逆所致。法当疏肝解郁、和胃降逆，仿小柴胡与温胆汤化裁。处方：竹柴胡6g，黄芩9g，清半夏9g，竹茹12g，香橼皮9g，云茯苓12g，薏苡仁18g，谷麦芽各12g，地肤子9g，通草8g，6剂。

6月12日二诊：药后头晕减轻，纳谷稍增，诸症有所改善，血压140/88mmHg，脉舌同前，原方再进。上方去通草，加梭罗子以疏肝理气、调畅气机。

6月18日二诊：进药12剂后，头晕大减，夜寐得安，精神见振，饮食增加，余症亦见轻缓，唯足跟仍痛，时而泛酸，血压130/80mmHg，脉来弦细，舌胖质红苔少，为肝郁得疏、气机调畅之佳兆，然肝气郁久，郁而化热伤阴，且腰痛、足跟时痛，为子病及母之候，肝肾同源，益肾而助肝，故拟养血柔肝，理脾益肾为治。处方：逍遥散加谷麦芽（谷芽、麦芽）各 12g，香橼皮 9g，桑寄生 15g，菟丝子 9g。

6 月 30 日四诊：药后头晕未作，血压基本正常，足跟痛等症消失，心情愉快，嘱再服加味逍遥丸 5 袋，以资巩固。

按：肝主疏泄，气机条达，人即安和。

若肝郁不舒，浊气上逆，可发眩晕。《素问·六元正纪大论》曰："木郁之发，甚则耳鸣眩转，目不识人，善暴僵仆。"说明肝气郁滞，横逆犯胃，致使胃失和降，浊气上犯，亦可令人眩晕。肝郁气滞，郁久可化火伤阴，子病而盗母气，故肾阴亦虚，而腰痛，足跟痛等症作矣。脉虚弦无力，为肝肾不足所致。在治疗时，首以疏肝解郁，和胃降逆，继以逍遥散，养血柔肝理脾，加桑寄生、菟丝子益肾，得收全功，始终不离疏肝柔肝，实为治本之图。

（十一）心火眩晕

由于五志过极，心火亢盛，或思虑过度，耗其心血，虚火上冲，可致眩晕。《灵枢·五邪》篇中说："邪在心，则病心痛喜悲，时眩晕，视有余不足，而调之其输也。"指出了对心火亢盛之眩晕当审其有余不足以治之。

病案举例：王某，男，28 岁，1975 年 3 月 28 日初诊。头晕，头痛，两目发干，眼球抽痛，失眠多梦，尿黄量少，尿时痛感，下唇有一溃疡，舌质红少苔，脉弦数有力，血压 156/108mmHg。此乃心火亢盛，上扰清空，治宜清心泻火、导热下行，予导赤散加味。处方；生地 15g，木通 9g，竹叶 6g，甘草梢 6g，黄芩 6g，生龙牡（龙骨、牡蛎）先煎各 30g，3 剂。

3 月 31 日复诊：药后晕痛悉减，小便复常，但睡眠、胃纳欠佳，血压 130/80mmHg，予养心安神、健脾益阴治之。处方：炒白术 15g，生龙牡（龙骨、牡蛎）先煎各 30g，茯苓 9g，薏苡仁 30g，夜交藤 15g，远志 9g，生地 15g，3 剂。

4 月 3 日三诊：诸症悉除，血压 140/85mmHg，唯睡眠仍欠佳，故予补心丹缓图收功。

（十二）痰眩（痰饮、痰浊眩晕）

饮食无节，思虑伤脾，致脾失健运，水湿停留，聚而成饮，致清阳不升，浊阴不降，发为眩晕。正如秦景明在《症因脉治》中云："痰饮眩晕之因，饮食不节，水谷过多，胃强能纳，脾弱不能运化，停留中脘，有火者锻炼成痰，无火者凝结为饮，中州积聚，清明之气，窒塞不伸，而为恶心眩晕之症矣。"痰眩日久，又可化热化火，甚则化风，故临床上又有虚痰眩晕、痰火眩晕、风痰眩晕，不可不辨。

病案举例

例1 黄某、男,40岁,1974年6月28日初诊。半年来经常头晕目眩,发作时如坐舟车中,须闭目卧床,头部不敢转动,伴有耳鸣,听力减退等症,经某医院诊断为"内耳眩晕症"。服用谷维素、菸酸、氯丙嗪等药,依然如故。近日来眩晕头重加剧,由两人搀扶前来门诊。证见胸闷恶心,纳呆便溏,肢体困倦乏力,面色㿠白,语音低钝,夜寐欠安,诊脉濡滑,舌质淡,苔白滑腻。此乃脾虚不运、痰饮中阻、清阳之气失于舒展所致,法当健脾祛湿、温化痰饮,拟苓桂术甘汤化裁:茯苓9g,桂枝9g,白术9g,陈皮9g,半夏9g,薏苡仁12g,党参12g,黄芪12g,甘草3g,6剂。

7月6日二诊:眩晕大减,诸症亦见轻缓,可自行到医院就诊,唯觉喉中痰多。原方减黄芪,加胆南星4.5g,竹茹9g,旋覆花包6g,4剂

7月15日三诊:进药后咳痰量减,眩晕渐平,上方减胆南星,再进6剂。1月后复诊,除尚感倦怠外,余无不适,此乃痰饮之得蠲,中州脾胃之气尚未全复,遂予健脾益气之剂,嘱服1月,以资巩固。

例2 李某,女,43岁。患者半月前于生气后,晨起突然头晕目眩,闭目难睁,耳鸣如潮,恶心,呕吐绿水,口干酸苦,纳呆腹胀,大便1周未行,小便短赤,下肢水肿,西医诊断为"美尼尔氏综合征",经治半月罔效,由四人抬至门诊。察其面赤体丰,气息粗大,舌质红、苔黄厚腻,脉滑数有力。此乃肝气夹痰火上冲所致,法宜化痰泻火、疏肝降逆,予芩连二陈汤化裁。处方:黄芩9g,黄连4.5g,清半夏9g,茯苓15g,青皮9g,旋覆花包9g,代赭石先煎25g,黄柏9g,川芎9g,川军(大黄)后下6g,4剂。另予牛黄清热散3瓶,早晚各服1.5g。

上方服4剂后,诸症轻减,后宗原方进退,连服10余剂而愈。

（十三）小结

1. 眩晕的病因 一般医家多倾向于以风、火、痰、虚为主要原因。中医书籍中虽有"外为四气所感,内因七情所伤",均可引起本病的论述,但四气所感,既与季节时令有关,又多是兼证,因此这里所说之"风"实际上以内风为多见。

2. 在辨证方面,首先应分清外感眩晕和内伤眩晕。外感眩晕必有表证,起病较急,病程较短,是其共同点。风眩则头重项强、无汗或有汗;寒晕则遇冷更甚,两颞冷痛;暑晕则闷热面垢;湿晕则头重如裹,肢体沉困,胸闷欲呕;火晕则眩晕头痛,面红目赤,心烦易怒。内伤眩晕起病较缓、反复迁延,病程较长,多起于气郁劳伤、久病、失血之后,症见头晕目眩,动则为甚,神疲乏

力，面㿠色夭、畏寒肢冷、或五心烦热，腰膝酸软，夜来失眠，梦遗滑泄等证；痰眩则以胸闷呕恶、苔腻水滑为主证。但在临床实践中，有本虚标实者、上盛下虚者，本虚以肝肾不足、气血亏损为主，标实则以风（肝风）、火（包括阴虚阳亢）、痰为主，因此虚实夹杂者为多。

3. 眩晕的治疗，当宗"虚则补之，实则泻之"之旨。虚证主以扶正，可分别选用滋肾、养肝、健脾、益气、补血、育阴、温阳、潜镇摄纳等法，实证当以祛邪为主，分别选用平肝、息风、清火、祛风、蠲饮、豁痰、理气、化湿、升清降浊等原则。对于上盛下虚、虚实夹杂者，在立法、遣方、用药时，则又需虚实兼顾，补泄并施，但必须分清主次，才能使治疗不流于泛泛。

4. 本文所介绍的十二种眩晕，多承内伤致病。其中除心火、肝脏湿热眩晕属实证外，余皆为虚证，然正虚易于留邪，邪盛易于伤正。因此，临床以虚实夹杂为多见，全在医者慧眼，辨析于微细之间。至于外感眩晕，一般较轻浅、又多是兼证，只要表证一解、则眩晕自除，因而未作论述。

5. 本文仅就我们近年来诊治的部分眩晕病例做了初步小结，无论在理论上或是在实践上，尚不能概括眩晕证治的全貌，还有待今后做大量的工作，特别是限于我们的理论水平和业务能力的不足，谬误之处在所难免，请同志们批评指正。

十、早期防治小中风[34]

中风病又称卒中，是以猝然昏仆、不省人事、半身不遂、偏身麻木、言语不利，或猝然口眼歪斜、舌强言蹇、肢体不遂为主症之急危重病。绝大多数发生于中老年人，其发病率、死亡率、致残率高。近年随着我国经济迅猛发展，人民生活水平提高，其发病率有逐年上升、发病年龄提前等趋势，严重危害着中老年人的健康，是我国目前三大主要疾病之一。早期防治小中风是阻止截断真中风发生之关键，是中医上工治未病、预防医学思想之具体体现。

（一）小中风名称之沿革

祖国医学对防治本病具有系统理论和丰富医疗经验。早在《素问·调经论》中即有"肌肉蠕动，命曰微风"之记载，可说是对中风先兆证之最早描述。金·刘河间指出"中风者，具有先兆之证，凡人如是拇指、次指麻木不仁或不用，或肌肉蠕动者，三年之内必有大风至之"论断。元·朱丹溪认为，"眩晕

---

[34] 注：本文系路志正先生写于 2002 年 8 月 28 日。

者,中风之渐也"。清楚表明,朱氏在当时即认识到眩晕发作日久,是中风病之重要先兆。元·王履谓:"凡人年逾四旬气衰之际……多有此疾。"清·沈金鳌明确指出:"小中风者何? 其风之中人,不至如脏腑血脉之甚,止及手足者是也"随着历代医家不断深入临床观察和研究,逐渐充实和发展,至清·王清任在其所著《医林改错》一书中,对中风先兆列举摄生调治方法,对防止真中风之发生具有重要临床价值。前人为了将中风先兆与真中风相区别,因而称之为小中风。近贤王永炎院士通过多年脑病研究,根据王履中风与类中风之论,明确提出中风与类中风不同名称概念内涵与外延,对规范中医命名做出了新贡献。

(二)小中风之病因病机与辨证

风、火、痰、瘀、虚,是小中风患者之主要病因病机。风有内外之分,唐宋以前多主外风,明清以降以内风立论;但是近年研究认为,中风病发作与气候变化有关,气候是其诱发因素之一,可见两者不宜截然分开。火,指肝(胆)火、心火。凡情怀抑郁、精神紧张、曲运神机、忧思动哀、五志过极,皆可化火,耗伤肝阴,肝阴亏虚,下汲肾阴,阴精不足,致水不涵木,肝阳暴张,或龙雷之火失于潜敛而上逆,内风震动,上扰清空;或怒则气上,心肝火旺,气之与血,夹风上旋,上扰神明。痰,是指痰浊,与血搏结,可成痰瘀。如饮食失节,过食肥甘厚味,冷饮烟酒,损伤脾胃,聚湿蕴热酿痰,痰瘀互结,阻滞脉络,以致肢体经络痹阻、麻木不仁等症之发生。虚,指心、肺、肝、脾、肾亏虚(阳虚、阴虚、阴阳两虚),均可使阴阳气血失衡,痹阻经脉而致本病。

小中风之病因病机,虽分为五,但以虚为本,风火痰瘀为标。其治本"急则治标,缓则治本"之旨,分标本缓急,灵活而施。因人是一有机整体,往往虚实兼夹,寒热错杂,互为因果,不能一方一药,忽视辨证。但为摸索防治规律,将行之有效方剂固定下来,不失为总结经验较好方法之一。

(三)对小中风之研究体会

鉴于朱丹溪"眩晕者,中风之渐也"论断,我于1970年代即以此为重点,上自《内经》《难经》及历代诸家,下迄现代有关眩晕的理论和辨治,广搜博采,验诸临床,于1982~1983年发表《眩晕的辨证论治》等文章。其中所治病例,大多伴有高血压或低血压病史。眩晕在中医学内容广泛,病因病机复杂;而西医学具有眩晕症状者,尚涉及耳源性眩晕、前庭神经炎、颅内占位性病变等多种疾病,但以高血压脑病眩晕为多见。1983年即对小中风归纳为三证,制定了统一的诊断和疗效评定标准、固定方剂,进行门诊病例治疗观察。其中,采用自拟"清心通脉方"诊治痰火风动证34例,31例临床主要症状消失,为近期治愈;3例主要症状减轻,为好转;血脂转常率为94.7%。当然,这种临床观察,从现在来看还较粗糙,但足可说明它是从临床长期实践观察而来,有其实用基础。如在此前提下,再按照研制中药新药要求深入进行研究,对防治小中风将有很好的应用前景。为此,将本方献出,为广大中老年患者聊尽绵薄之力。

(四)自拟"清心通脉方"的处方依据

中医学认为:"心者,君主之官,神明出焉……故主明则下安,以此养生则寿,殁世不殆,以为天下则大昌。主不明则十二官危,使道闭塞而不通,形乃大伤,以此养生则殃。"(《素问·灵兰秘典论》)。"心主于血,血之行身,通遍经络,循环脏腑。"(《太平圣惠方·卷七十二》)"心者'新'也,变化而日新也。心主血脉,血脉日新,新新不停,则为平人,否则病矣。"(《医学实在易·心说》)脑虽为元神之府,但无时不需心血之滋养,始能精力充沛,思维敏捷,否则亦病矣。说明心之与脑虽同主神明,中医脑神归属于心,实仍以心为主,故命名曰清心通脉方。以上为拟定本方理论依据。

(五)自拟清心通脉方之组成、功效及适应证

1. 药物组成 石菖蒲10g,郁金10g,僵蚕8g,栀子5g,莲子心4g,胆南星6g,丹皮8g,赤芍10g,地龙10g,菊花10g,葛根15g。

2. 功效 清心祛痰、通脉息风。

3. 适应证 适用于痰热壅结,心火偏盛,夹风上扰清空,阻闭经络之头晕目眩、耳鸣眼花、头痛项强、焦虑烦躁、面红升火、夜寐不安、肌肉瞤动、甚或肢体麻木重着、语言不利、便秘溲黄,舌尖绛红或紫黯,苔黄腻,脉弦滑而数等证。现代医学之短暂性脑缺血发作和轻度脑梗死等见有上述证候者,可参考运用。

4. 服法 水煎服,每周服6剂,星期日停服,1个月为1疗程。服药期间,可对其症状变化进行观察,治疗前后进行对比,以统计疗效。同时,可配合血压、血流变等各项检查,进行治疗前后对比分析。若见效机尚未完全缓解者,可再服1个疗程。

5. 注意事项 服药期间,应调节心身愉快,忌恚怒急躁、焦虑紧张,饮食宜清淡,忌烟酒辛辣、肥甘厚味,生活有规律,保持良好之卫生习惯。高年脾胃虚寒和妊娠妇女忌服。

6. 本证为本虚标实,服药当本"中病即止,勿使过之"原则,标症缓解之后当请医生复诊,再行处置。

7. 方解　菖蒲,辛、温,归心、胃经;功能开窍宁神,化浊祛湿,补肝益心、明耳目,发音声,除痰消积,开胃宽中;以治痰浊蒙蔽心窍而致神志昏乱、健忘耳鸣、胸闷纳呆等证。清·王学权《重庆堂随笔》云:"石菖蒲舒心、畅心情,益心志,妙药也。清解药用之,赖以祛痰秽之浊而卫宫城;滋养药用之,借以宣思之结而通神明。"郁金,辛、苦、寒,归心、肝、肺经,为血中气药;辛能散,苦能降,寒能清热,入血分能凉血行瘀,入气分可行气解郁,为活血行气、舒肝止痛之要药。《本草备要》谓其:"下气、行滞气而不损正,破瘀血又能生新血"。二药合用,相辅相成,共奏行气祛湿、化痰开窍之功,而为君药。

栀子,苦、寒,归心、肝、肺、胃经;泻心肺之邪热,使之屈曲下行从小便出,而三焦之郁火得解,热厥心痛以平。莲子心,苦、寒,归心、肺、肾经;功能清心祛热、止血涩精;主治心烦口渴、目赤肿痛、吐血、遗精。《温病条辨》谓:"莲心由心走肾,能使心火下通于肾,义回环上升,能使肾水上潮于心。"故莲子心起交通心肾之用。僵蚕,咸、辛、平,归肺、肝、胃经;功能镇惊祛风,化痰散结;主治中风抽搐、惊痫头痛等症,既能平肝息风而止痉,又能疏风而化痰,尤善除经络中之风痰。胆南星,苦、凉,归肺、肝经;功能清肺化痰,缓解痉挛;主治热痰壅塞,中风昏迷,小儿急惊风,痰喘、抽搐等症。本品经牛胆汁炮制,其燥烈之性大减,有化热息风之长,而无燥热伤阴之弊。四药配合,共呈泻三焦之郁火,蠲壅结之痰热,而为臣药。

丹皮,苦、微寒,归心、肝经;功能活血通络,凉血消肿,清心除烦;主治痛经,经闭,腹部肿块,瘀血作痛,痈肿疮毒,烦热不安。赤芍,苦、微寒,归肝经;功能清肝泻火,活血祛瘀;主治肝郁化火,目赤胁痛,经闭痛经,斑疹吐衄等症。地龙,味咸、性寒,归肺、脾、膀胱经;功能清热息风,通经活络;用于高热神昏,惊痫抽搐,关节痹痛,肢体麻木,半身不遂等症。三药联用,以加强清热凉血、凉肝息风、通经活络之功,共为佐药。

葛根,辛、甘,性平,轻扬升发,入阳明经;功能解肌退热,生津止渴,滋润筋脉,治项背强急。张元素云:"主治阳明中风,头痛如破。"菊花,甘、苦、微寒,入肺肝肾经;功能疏风除热,清肝明目,而治头晕目眩,头痛目赤。《药性本草》认为:"治头目风热,风眩倒地,脑骨疼痛,身上一切游风,令消散,利血脉。"表明二药具有上行头目,疏风散热,祛周身之游风,通经活络作用,故用之为使。

本方由11味中药组成,共奏清心祛痰、息风通脉之功,以期防治小中风,预防真中风的发生。

第六节 脾(胃)系病证

一、胃阴虚与脾阴虚的区别与联系[35]

近人多重胃阴而略脾阴,或以治胃阴之法统治脾阴,然脾为太阴、为三阴之长,主灌溉五脏六腑,故《素问·平人气象论》有"脏真濡于脾"的记载,由此可见,脾阴至为重要。脾阴有别于胃阴,不仅理论上古有阐发,且能验之于临床。

胃阴乃胃中津液,清代名医高鼓峰论述最为深刻,认为胃阴最为润泽,质地滑腻稠黏、如液如脂、如膏如津。胃主纳、主降,饮食入胃,赖胃阴孺润以纳降、腐熟。脾主运化、升清,能化水谷为精微,输布于周身。脾与胃同居中州,两者以膜相连,脾阴与胃阴既有区别,又有联系。脾为胃行其津液,脾阴与胃阴相互渗灌。若胃之阴津虚少,可使脾阴乏源;脾之阴精不足,又可致胃液枯涸,两者病理相关,病证常常互见。若急性热病、吐利、饮食不节、恣食辛辣、五志化火等易耗夺胃液;而劳倦内伤、久病虚损易伤其脾阴。胃阴不足,津亏胃燥,纳降失职,表现为胃脘烧灼、隐痛,饥不能食,或干呕呃逆,口燥咽干,喜饮而饮量不多。脾阴匮乏,可见脘闷腹胀,食后更甚,便溏或结,唇干口燥,舌红苔少,脉来细数。若脾阴亏少,累及于心,则表现为心悸、失眠、多梦;累及于肺则见干咳少痰,或痰中带血,咽干喉燥;累及于肝可见眩晕,耳鸣,两目干涩,视物模糊,胁痛隐隐,筋脉不利,累及于肾则腰膝酸软,五心烦热,溲赤,便结。脾主四肢,脾阴不足,肌肉失养而消瘦,皮肤干燥,肢体萎弱,甚至痿废不用;阴损及阳则见精神不振,肢体倦怠等症。

临床上对胃阴虚,余多用甘寒、甘凉法,佐以酸甘柔润或酸甘温润之品。药如沙参、麦冬、石斛、玉竹、扁豆养阴益胃,白芍、甘草酸甘合化,乌梅生津敛阴,佐以玉蝴蝶、预知子理气调血而无壅滞之弊。理脾阴宜甘平、甘淡之味,如山药、莲肉、粳米、生谷芽、生麦芽、太子参、西洋参、沙参、葛根、荷叶等以顺其升清之性。同时,在组方遣药过程中,还应注意阴中求阳,刚柔相配,补气化津,又是疗脾阴之一大法门。

---

[35] 注:本文刊载于《中医杂志》1990年第7期第5页。

二、淡养脾胃法治疗脾阴虚证与胃阴虚证 [36]

脾 阴 虚 证

证候：食入不化，或饮食不思，脘闷腹胀，四肢乏力，肌肤干燥，肌肉瘦削，身时烘热，口干思饮，饮而不多，大便干结，面色苍黄，两颧潮红，脉沉涩或细数。

病机分析：脾阴，是脾脏运化水谷、化生营血津液等物质，具磨谷消食，营养肢体，濡润九窍等功能。若脾阴不足，中气匮乏，不能运化水谷，则腹胀纳呆；津不上承，则口干唇燥、烘热、口渴心烦；营阴亏乏，不能濡润肠道，故便难，脉来沉涩或细数等证。

治法：甘淡濡润，甘淡滋脾。

方药：方如中和理阴汤（吴澄《不居集》）、慎柔养真汤（胡慎柔《慎柔五书》）、麦冬养营汤（唐宗海《血证论》）加减：

五爪龙，太子参，南沙参，炒白术，石莲肉，生山药，麦冬，五味子，白芍，生甘草。

煎服法要求弃头煎，服2、3煎，取清补。

慎柔养真汤方歌：养真汤中生脉饮，芪术山药石莲斟；再加芍药与甘草，清补脾阴寓意深。

胃 阴 虚 证

证候：口淡无味，饥而不食，干呕作呃，胃中有灼热感，口燥咽干，咳声重而痰少，心烦低热，便燥溲黄，舌红少苔，脉细数。

病机分析：胃阴虚，多见于温热病后期、慢性疾病迁延、误治、偏嗜辛辣等所致。

治法：滋养胃阴（甘寒养阴，复以酸味）。

方药：酌选竹叶石膏汤、麦门冬汤、叶氏养胃汤，我常用致和汤（王士雄《霍乱论》）加减：

北沙参，麦冬，石斛，枇杷叶，石莲肉，木瓜，甘草，陈仓米，绿萼梅，乌梅。余如花粉、玉竹、生山药等亦可选用。

致和汤方歌：致和沙参麦石斛，石莲杷叶木瓜扶；仓米甘草竹叶入，酸甘

---

[36] 注：本文系路志正先生2012年"名老中医学术思想研修班"演讲提纲手稿整理。

化阴胃津复。

张锡纯先生的一味薯蓣饮，重用山药 4 两（120g），有时加元参 3 钱（9g），甘寒与咸寒同用。

近年来脾胃病之现状，老中青幼发病广泛，饮食不节，喜嗜生冷、辛辣、肥甘（以及情志不和为其主要致病原因），余提出"持中央，运四旁，调气机，重升降，顾润燥，和血络，怡情志，纳化常"的治疗思路。

脾阴虚证与胃阴虚证，前人创制了不少新方，以适应临证客观之需，诸如麦门冬汤、竹叶石膏汤、六神散、甲己化土汤、一贯煎、连梅汤等，均可酌情选用，但在运用甘凉濡润、淡养胃气之时，须知脾胃是一整体，阳动阴静，治有刚柔，既防滋腻碍脾，又避阴柔壅胃，故甘凉濡润之中，佐辛香微苦流动之品，以达到补脾阴而不碍胃阳，培中宫而不燥津液，宣通窒滞绝无刚燥之弊，而有助运和通降之能，兹如八月札、绿萼梅、玫瑰花等。

至于阴虚挟湿、挟瘀，久病入络，糜烂性胃病，则又宜参入芳化湿浊、和血通络等味，不再一一列举。平时宜多读书、多临证、多读案，汲取先贤成果，以应无穷之变。

三、"顾润燥"在脾胃病中的运用[37]

《素问·灵兰秘典论》云："脾胃者，仓廪之官，五味出焉。"脾与胃受纳转输、协调升降、温煦濡润，协同完成饮食吸收及精微输布，从而充养元气、化生气血、濡润脏腑四肢百骸，为"后天之本"，又称气血之源、升降之枢。金元·李东垣《脾胃论·脾胃虚实传变论》云："元气之充足，皆由脾胃之气无所伤，而后能滋养元气；若胃气之本弱，饮食自倍，则脾胃之气既伤，元气亦不能充，而诸病之所由生也。"故内伤脾胃，为百病之源。

世论脾胃者，肇始于《黄帝内经》，详于东垣，及至清代叶氏胃阴说、吴澄之理脾阴法，补东垣之未备，使脾胃学说日臻完善。我在总结前贤经验的基础上提出"持中央，运四旁，怡情志，调升降，顾润燥，纳化常"十八字诀作为调理脾胃之准则，本文仅从"顾润燥"在脾胃病中的运用加以阐述。观临床取法东垣温燥升提者众，文献立论气虚湿阻者多，故本文阐述详于润（燥）而略于燥（湿），临证时尚需因人、因时、因地制宜，不拘常法，灵活机变。

---

[37] 注：本文系路志正先生在 2012 年"名老中医学术思想研修班"讲稿，周育平整理，刊载于《中国中医药报》2012 年 11 月 21 日第 4 版、22 日第 4 版。

(一)润燥相合,生化之源

脾胃同居中焦,五行属土,脾为阴,喜燥恶湿,以升为要,化生万物。其中脾阴者,在《中医名词术语选释》中释为脾本脏的阴精,在《中医大辞典》中释为存在于脾脏的阴液(包括血液、津液等)。《素问·生气通天论》曰:"脾气不濡,胃气乃厚。"清·唐容川云:"脾阳不足水谷固不化,脾阴不足水谷仍不化也。"(《血证论》)可见,脾阴乃脾脏之阴津,能够充养脾气,温润脾阳,是运化水湿及水谷精微的必须物质。

与脾相对应,胃为阳,喜润恶燥,以降为顺,受纳饮食。清·陈修园在《医学三字经》中云:"如膏如脂,叠积胃底,即胃阴也。"可见胃阴是胃中固有的阴液,是腐熟水谷的物质基础,也是胃阳功能活动的物质基础或动力源泉。

因此,润与燥是脾胃的共同生理特性,相生相克,矛盾统一,唯有兼顾润燥,燮理阴阳,方具冲和之德。顾润燥即在强调脾胃温补升发基础上,不忘甘淡濡润,以顺脾胃之性。

(二)辨鉴润燥,施治中州

脾阳、胃阳、脾阴、胃阴虽各有属性,又是一个彼此联系的整体。然观近世,治疗脾胃病多重甘温健运、辛燥升散,其原因当为辨证。临证之际,当察其不足,审其有余,鉴别阴阳润燥,为施治之关键。

清·吴澄《不居集》云:"脾胃之元气虚者,多因思虑伤脾,或因劳倦伤脾。"脾阴虚大多为慢性病迁延不愈所致,故多病程长、病位深、病情重。或是反复感受外邪而引起的暑邪、燥火、温邪、湿邪化热等灼伤脾阴;或是饮食不节,过食辛辣食物,导致胃阴津液损伤,火从内化,损伤脾阴;或是医药误治,大汗、大吐、大泻等损伤脾阴,也有因手术后失血过多,夺其阴液,使阴精暗耗,伤及脾阴;或是忧思过虑、劳倦过度伤及脾阴;或是先天不足的五脏阴虚,他脏腑阴液不足而致脾阴损伤。

《不居集》云:"脾热者,轻手扪之不热,重按至筋骨又不热,不轻不重在轻手重手之间,乃热在肌肉,遇夜尤甚。其症心烦,怠惰嗜卧,四肢不收,无气以动。"《蒲辅周医疗经验》有云:"脾阴虚,手足烦热,口干不欲饮,烦满,不思食。"脾阴是脾脏磨谷消食、运化水谷、化生营血津液、营养肢体、濡润九窍的重要物质。若脾阴不足,中气匮乏,可表现出饮食不思,食入不化,口干思饮、饮而不多,脘闷腹胀、四肢乏力,肌肤干燥,肌肉瘦削,身时洪热,大便干结、面色苍黄,两颧潮红,舌体瘦小,舌红少苔,脉沉涩或细数。

饮食不节,长期过食辛辣、煎炸、火烤食品,热积胃中,胃失濡润,导致胃阴枯竭;或吸烟饮酒过量而耗阴化热,耗伤津液,导致胃阴损伤;或外感燥邪太过、暑热汗出过多,温热病邪致使胃阴被灼;或久病致使五脏六腑阴液亏耗,如肝肾之阴虚,引起胃中阴液不足,造成胃阴虚损;或中药误治使汗吐下过度,以及过量服用辛温燥烈之药物,使胃阴耗损。另外,七情不遂,气机郁结,郁久化热,郁热犯胃,也可灼伤胃阴。

《不居集》又云:"胃中热则消谷,令人悬心善饥,脐上发热。"清代叶天士对胃阴虚的症状是这样描述的:"知饥少纳,胃阴伤也"(《临证指南医案》),"舌绛而光亮,胃阴亡也"(《温热论》)。因此胃阴虚证可表现为胃失受纳腐熟,胃气失降,阴虚内热,常见口淡乏味、饥而不食,干呕作恶,口燥咽干,咳嗽声重,痰少而黏,低热心烦,胃中灼热,便燥溲赤,舌红少苔,脉细数。

(三)脾胃分治,燮理润燥

明·缪希雍有云:"胃气弱则不能纳,脾阴亏则不能消,世人徒知香燥温补为治脾之法,而不知甘凉滋润之药有益于脾也。"(《先醒斋医学广笔记》)故脾阴虚证当治以滋养脾阴,取法甘凉濡润。前人创制不少新方,以适应临床客观之需,目前临床常用如慎柔养真汤、中和理阴汤、麦冬养营汤、六神散、甲已化土汤等,均可酌情选用。

慎柔养真汤,出自明·胡慎柔《慎柔五书·虚损门》,为"损病六脉俱数、声嘶、口中生疮、昼夜发热无间"之脾阴虚所设,是临床上治疗脾阴虚证的有效方剂之一。原方药物组成为人参、甘草、茯苓、白术、黄芪、山药、莲子、白芍、五味子、麦冬(方歌:养真汤中生脉饮,芪术山药石莲子,再加芍药与甘草,清补脾阴寓意深)。在临床应用中可以太子参易人参,益气养阴;生黄芪用量宜少,防其辛热升散、耗伤脾阴,或改以五爪龙益气而不燥、养阴而不腻。

中和理阴汤,出自吴澄所著《不居集》,主治脾阴虚损,中气虚弱,脾胃大亏,饮食短少,痰嗽失血,泄泻腹胀,由人参、燕窝、山药、扁豆、莲肉、老米成方。阴虚火泛者加海参,失血者加丹参、荷叶,热盛者加丹皮、地骨皮。

六神散,出自宋·陈无择《三因极一病证方论》,方以四君子汤加干山药、白扁豆组成,主治小儿表里俱虚,气不归元,而阳浮于外,所以发热者。临床施治时多去白术,加玉竹、乌梅。

药物如山药、茯苓、莲子肉、芡实、扁豆、薏苡仁、粳米等均为甘平濡润之品,扶脾养阴。其中山药为补阴之良药,其性平和,不似黄芪、白术之燥。《本草纲目》云:"山药入手足太阴,补其不足,清其虚热。"张锡纯《医学衷中参西录》谓:"山药,能滋阴又能利湿,能润滑又能收涩,是以能补肺肾兼补脾胃。"更创制一味薯蓣饮,重用生山药四两,取其滋阴又能利湿,滑润又能收涩之性,临床运用时可加用元参一两,甘寒与咸寒同用,取其滋阴清热之能。

　　张锡纯《医学衷中参西录》言:"慎柔和尚治阴虚劳热专用次煎。取次煎味淡,善能养脾阴也,夫淡气归胃。《内经》曾言之,淡能养脾阴之义。"因此临床运用时还需煎去头煎,服二、三煎,取其清补脾阴,甘淡滋脾之意。

　　胃阴虚证当治以滋养胃阴,取法甘寒养阴,辅以酸味。处方可选麦门冬汤、竹叶石膏汤、叶氏养胃汤、一贯煎、连梅汤等。我在临床中喜用王氏致和汤(《霍乱论》)加减化裁,取北沙参、麦冬、石斛、枇杷叶、石莲肉、竹叶、木瓜、甘草、陈仓米(方歌:致和沙参麦冬斛,石莲杷叶木瓜块,竹叶陈仓甘草入,酸甘化阴胃津宽),并酌情使用绿萼梅、乌梅、花粉、玉竹、生山药等。因此证犹如炉烟已熄,灰中有火,治疗中要养阴与清热兼顾,单用养阴则邪热复炽,单用清热则阴气耗伤。

(四)燥润相因,中正平和

　　脾为太阴湿土之脏而主运化水湿,得阳气温煦则运化健旺;胃为阳明燥土之腑而主受纳腐熟,得阴柔滋润则通降正常。故清·叶天士云:"太阴湿土,得阳始运,阳明燥土,得阴自安,以脾喜刚燥,胃喜柔润也。"(《临证指南医案》)然阴阳互根,相互为用,太阴脾脏之阴,既能滋养脾气脾阳,又能济阳明胃腑燥土之阳,使无燥热偏胜之弊;阳明胃腑之阴,即能济太阴脾土之阴,有助脾胃之阳,使无寒湿困阳之厄。因此,运用甘凉濡润、淡养胃气之法时,须知脾胃为一整体,阳动阴静,治有刚柔,既要防滋腻碍脾,又须避阴柔壅胃,故甘凉濡润之中,佐以辛香、辛苦流动之品,以达到补脾阴而不碍胃阳,培中宫而不燥津液,宣通滞涩而无燥之弊。

　　脾升,主输布精微于周身;胃降,主受纳腐熟,推陈致新。清升浊降,则中气旺盛,化源充足,如清·黄坤载《四圣心源》云:"中气旺则胃降而善纳,脾升而善磨,水谷腐熟,精气滋生,所以无病。"脾升胃降既互相矛盾,又相反相成。如明·周慎斋所云:"胃气为中土之阳,脾气为中土之阴,脾不得胃气之阳则多下陷,胃不得脾气之阴则无转运。"(《慎斋遗书》)概括了两者的辩证统一关系。临证中虽升麻、柴胡、葛根、防风等,能鼓舞下陷之清阳,助脾气之升发,但此类药偏向温燥,易伤阴助火,故在临证中可选荷叶、生麦芽等轻清芳香之品,有升举清阳之功而不伤阴助火,既顾护了脾胃阴津,又达到升发脾之清阳的作用。消食导滞之品又宜以谷芽、麦芽、山楂、神曲、鸡内金等为主,同时以八月札、绿萼梅、玫瑰花等理气解郁,以生发脾胃之气,复其升降,增其化源。

　　至于阴虚夹湿、夹瘀,久病入络,则又宜参入芳化、和血、通络药味,不再一一列举,要在平时多读书、多临证、多读案,汲取前贤成果,以应无穷之变。

（五）淡养胃气，药食并重

胡慎柔首先提出"淡养胃气"之说，他在《慎柔五书》中云："煎去头煎不用，止服第二煎、第三煎，此为养脾阴秘法也。……煎煮去头煎则燥气尽，遂成甘淡之味。淡养胃气，微甘养脾阴。师师相授之语，勿轻忽焉。"临床中淡养胃气之法体现在辨证施药、煎煮方法、食物调养等方面，不可偏废。

中药学认为淡附于甘，《素问·至真要大论》云"五谷入胃，各归所喜"，《素问·宣明五气篇》云："五味所入：酸入肝，辛入肺，苦入心，咸入肾，甘入脾。"故补益脾胃尤宜甘淡之品。脾阴虚损，治以甘平濡润；胃阴不足，治以甘凉濡润；脾胃阳虚，又当辛甘化阳、酸甘化阴。治疗脾胃病时重用甘草，甘草味甘守中，使生化之源不竭，营卫气血有本，虚损才有恢复之机。甘草与酸味药物配伍，如芍药、乌梅等，以养脾胃之阴，除五脏之浮火；甘草与辛味药物配伍，如桂枝、干姜等，以温脾胃之阳，除中焦之湿邪。

《内经》云："大毒治病，十去其六；常毒治病，十去其七；小毒治病，十去其八，谨和五味，食养尽之。"明·裴一中在《言医》中示"长病与高年病，大要在保胃气，保全胃气，在食不在药，万不可专攻于药而妨于食；倘甚，能食时所当食，宁可因食而费药，不可因药而废食。"因胃气伤，虽对病之药，皆不能运化而取效，反生他病。吴澄也认为滋养脾胃药补不如食补，如山药、扁豆、莲肉、紫河车、燕窝、猪腰等能顾护胃气，作用缓和，可以久用，对于脾胃虚损日久，免受虚不受补之嫌。张锡纯亦倡食疗组方遵循取药性化合，借彼药之长以济此药之短的原则。食疗中尤以糜粥为剂者，如珠玉二宝粥将山药、薏苡仁等分，甘淡并用清补肺脾。当代名医魏长春尤擅食疗治病，曾治一老妪，胸痛久治不效，形瘦神倦，纳呆便溏，脉濡无力，舌红而光，苔白糜，诊为胃气大伤，病呈危象，遂停苦药，饮食代之，以甘蔗汁、梨汁、鲜藕汁适量加白糖少许开水冲服，以猪肚、火腿、鲜萝卜炖汁饮汤，并将扁豆、茯神、生薏苡仁、沙参、麦冬、生谷芽、建兰叶、玫瑰花蒸汽取露饮用，滋阴而不碍胃，健胃而不伤阴，通郁滞而开胃。诸症得减，后以鸭子、淡菜入罐内隔汤炖取清汁养胃，药物以生脉饮加燕窝等品而收工。其中淡菜是贻贝科动物的贝肉，味咸，性温，入肝、肾经，其气味甘美而淡，性本清凉，故能补肝肾，益精血，助肾阳，消瘿瘤，调经血。燕窝性平味甘，归肺、胃、肾经，养阴润肺、开胃润肠、补而能清。此外，牛肉甘平，归脾胃二经，能补脾胃，益气血，强筋骨，也是临床中常用的食物。

至于胡氏所言之煎煮方法，又当结合临床实际情况，嘱患者头煎少饮，二煎、三煎多饮为宜。

（六）病案举例

20世纪80年代，余曾治一患者席某，男，39岁。2年来脘腹胀闷微痛，纳差，呃逆，便溏。近日来进食稍多则干噫食臭，且脘部形成包块，数日不能消失，有时胃部有灼热感，口干不思饮，午后微觉头晕，大便2、3日一行，但不干燥，常有自汗，舌质淡、边有齿痕、舌尖红、中有龟裂、苔薄白，脉细数。经钡餐检查和胃液分析后，诊断为萎缩性胃炎（空腹游离酸为0，注射组胺后亦为0，空腹总酸10单位，注射组胺后12单位）。综观上述诸症，脘腹胀痛且有烧灼感，纳差口干，舌中龟裂，脉细数，为胃阴亏虚之征；食后化艰，自汗，舌淡边有齿痕，均为脾虚之候。脾之清气不升则午后微感头晕，胃失和降则干噫食臭，大便2、3日方得一行。胃阴既虚，脾气亦不足，故升降失司。治宜养胃阴，益脾气，升清以降浊。选用沙参、玉竹、石斛、白芍、天花粉养阴益胃；西洋参、太子参、黄芪、山药、白术、扁豆、甘草健脾补气，并用葛根鼓舞胃气，合上药有从阳长阴之用。乌梅配合甘润之品以养胃生津，取其酸甘化阴之意。且佐以佛手、香橼、甘松、绿萼梅、川楝子、草豆蔻等药，理气和胃、芳香悦脾，并加谷麦芽、稻芽、山楂等消导之品，以助纳运。

初诊即见小效，其后治疗大法皆不出上述原则，处方遣药也不外在上述药物中进退，胃纳日增，精神充沛，诸症亦见改善，前后共诊20余次，历时不到5个月，则诸恙皆平，且在9个月后进行胃液分析，亦大有好转（空腹游离酸为0，注射组胺后亦为18单位，空腹总酸14单位，注射组胺后28单位）。最后又以养阴和胃，健脾益气，消食助运之品制成丸剂，以资巩固。

本病为胃阴既伤，脾气亦虚，重施甘凉濡润之剂，则有伤脾腻膈之弊，过用辛香温燥之品，则有竭阴耗液之虑，处方用药必须十分审慎。本例治疗中选用的养胃生津之品如沙参、石斛、玉竹、花粉等，性味大都甘平或甘凉，无伤阳之虞；补气健脾之太子参、山药、白术、扁豆等，亦非温燥之剂；芳香悦脾、理气和胃之佛手、香橼、甘松、绿萼梅等，皆温而不热，香而不燥，除甘松外，其味皆酸，有开胃生津之妙，唯有草豆蔻是辛温香燥之品，但将其并入大队甘平、甘凉濡润之剂中，刚柔相济，则无香燥耗阴之弊，且因其有芳香健脾、开郁行气之功，配合其他理气药，动静结合，俾滋补之剂而无壅滞之害。

另外，治疗本病采取了酸甘柔润与酸甘温润相结合的方法，"阳生阴长"之意寓于其中。且在治疗过程中密切观察疾病的转归，随时注意调整阴阳的平衡。如在四诊时，发现患者口干喜饮、小便微黄、有伤阴化燥之势，随即减少了温补的药物，而加重了养阴的药物；十六诊后，胃阴已复，病情趋于稳定，方放手用西洋参、黄芪等温补之品，十七诊后，食增纳馨；脘舒便调，脾气已充，方加入麦冬、黄精等滋补之味，标本缓急，层次井然。

第七节　肝（胆）、肾系病证

一、胁痛辨治漫谈 [38]

胁痛主要与肝胆疾病有关，亦可因其他脏腑病变而引起。正如《景岳全书》所言："胁痛之病，本属肝胆二经，以二经之脉，皆循胁肋故也。""然则心肺脾胃肾与膀胱，亦皆有胁痛之病，此非诸经皆有此证，但有邪气在诸经，气逆不解，比以此相传，延及少阳、厥阴，乃致胁肋疼痛。……病在本经者，直取本经，传自他经者，必拔其所病之本，辨得其真，自无不愈矣。"

辨胁痛要领有二：首辨在气在血，次辨虚实寒热。病在气分者，多见憋闷胀痛，走窜不定，时作时止，且疼痛范围较广，乃邪气壅滞、气机疏泄不利所致；病在血分者，多见痛有定处，固定不移，或疼如针刺，或绵绵钝痛不绝，一般范围较小，多为经脉瘀涩、血行不畅而来。实证疼痛，病势急迫，触之痛剧，或有癥块、硬结；虚证疼痛，痛势较缓，病程较长，其痛隐隐或有下坠感，得揉按则舒。虚证疼痛，胁痛常连及少腹，甚至延及腹股沟，疼痛而有拘急感，得温热则痛减，遇寒凉则加剧；热证疼痛，常有烘热、灼热感，得寒凉则痛缓，食辛辣之物痛增。

（一）病在气分

又可分为肝气郁滞、肝经郁热、寒滞肝脉、湿热蕴结、肝胆气虚、水饮停蓄六证。肝气郁滞者，多因情志抑郁，或怒气伤肝，致肝气疏泄失调，经脉气机不畅。其特点是胁痛而胀，或有拘急感，痛无定处。疼痛每因情绪变动而增减，常伴有嗳气、胸闷、胀气、纳呆等症状，舌质黯、苔薄白，脉多沉弦或沉伏，妇女可见乳房胀痛，月经不调。肝经郁热者，多因气郁化火，火热内蕴，经脉不舒，症见胁肋灼痛或掣痛，口苦口干，烦躁目赤，寒热时作，便秘溲黄。寒滞肝脉者，多因素体阳虚，又逢外受寒邪，侵及肝胆，寒凝气滞，经脉不通，症见胁痛暴急，胁肋少腹拘急而痛，不得俯仰，得温熨则舒，甚则面青肢冷，口吐涎沫，巅顶疼痛，脉沉紧或沉迟。正如《严氏济生续方》所云："气遇寒搏，则胁

---

[38] 注：本文李连成整理，收载于《中医痛证大成》，国家中医药管理局医政司中医急症胸痹协作组编，苏诚炼、沈绍功等主编，福建科学技术出版社，1993 年，426—430 页。

肋骨痛，下连少腹，上引心端。"湿热蕴结者，多因湿热外侵或脏腑失调，湿郁肝胆，蕴久化热，致湿热郁阻，疏泄失常。症见胁肋胀闷热痛，甚则有重着感，口干黏苦，脘痞纳呆，恶心呕吐，目赤，便秘溲黄，舌质红，苔黄腻，脉弦数或滑数。肝胆气虚者，多因久病体虚而致。症见胁肋坠痛，悠悠不止，甚则延及腹股沟，或睾丸坠胀不适，善恐易惊，目视晃晃，肢倦神疲，气短乏力，舌淡苔白，脉细弱。水饮停蓄者，多因脾肾阳虚，水饮停蓄，逆于胸胁，脉络受阻。症见胸胁胀满疼痛，呼吸不利，咳唾清稀，转侧时胁痛加剧，畏寒肢冷，面色苍白或垢晦，口干喜热饮，舌淡苔水滑，脉沉弦或沉紧。

（二）病在血分

一般为瘀血内阻和肝血亏虚。瘀血之成或内外伤闪挫，或气病不已，久而入络，致瘀血内阻。疼痛多见于一侧，范围较局限。气病及血者，可见两侧疼痛，但多以一侧为甚。症见胁肋刺痛、凝痛、痛如锥刺，痛处不移，入夜尤甚，甚则胁下出现癥块，舌质紫黯或有瘀斑，脉沉涩。肝血亏虚者，乃因失血过多，或久病体虚，劳欲过度，致肝血亏耗，不能充盈濡养经脉而致。症见胁痛隐隐不休，爪甲色淡，视物不清，夜来失眠，筋脉缓纵不收，舌淡神疲，脉沉细或虚弦。若肝血虚进一步发展，则肝阴不足，而见夜来虚烦，口燥咽干，五心潮热，舌红少津，脉细数。正如《金匮翼·胁痛统论》所说"阴虚则脉细急，肝之脉贯膈布胁肋，阴虚血燥经脉失养而痛"也。

（三）肝郁气滞

治应疏肝解郁、畅达气机，方用四逆散加青陈皮、醋元胡、旋覆花、八月札。症见心烦脉数，乃气郁化火之兆，加豆豉、栀子；病程迁延，痛有定处，日夜不休者，多有气结络瘀之变，可于前方中酌加玫瑰花、绿萼梅、红花等和血通络。

（四）肝经郁热

治应清肝泻火，方用清肝散加减。药用：当归、白芍、黄芩、栀子、丹皮、柴胡、青黛、甘草。若肝火过亢，反侮肺金，胁肋胀痛，咳喘气急，咳痰不爽者，可用小柴胡汤去人参、姜、枣，加栀子、丹皮、白芍、桑白皮、地骨皮以清金制木。

（五）寒滞肝脉

治应辛散温通、流气逐寒，方用逐寒流气饮（经验方）。药如：高良姜、香附、吴茱萸、公丁香、乌药、桂枝、当归、川芎、木香。水煎频服，不拘次数，中病即止。痛止寒散之后，往往虚象毕露，此时当辨证论治，以"拔其所病之本"，杜其复发。

（六）湿热蕴结

治应疏肝利胆、清热祛湿，但应分清湿与热孰轻孰重。湿重者用藿香正气散或三仁汤加减；热重者宜当归龙荟丸；湿热并重者用龙胆泻肝汤或甘露消毒丹；若湿热煎熬，结成砂石，阻滞胆道，症见胁痛上攻至右肩者，宜加鸡内金、金钱草、大黄、醋莪术、醋元胡、川楝子等利胆消石。

（七）气虚胁痛

治应补肝健脾、畅达气机，方用四君子汤合四逆散加减。

（八）水饮停蓄

治应温阳逐饮，方用苓桂术甘汤或逐饮通经汤（经验方）。药用：白芥子、葶苈子、桂枝、细辛、苡米、半夏、茯苓、生牡蛎、旋覆花。兼小便不利者，加车前子；如脾阳虚明显者，加干姜、白术；肾阳虚较著者，加附片、肉桂。待水饮消除大半，改用温阳补肾、健脾利水之剂。

（九）瘀血内阻

治应活血化瘀、通经止痛。如为外伤闪挫而致者，多属新瘀阻滞，方用复元活血汤或膈下逐瘀汤，重在化瘀通经，瘀血去则胁痛自除。还可佐入七厘散少许冲服或醋调外敷。如为气病不已，久而入络者，方用旋覆花汤加玫瑰花、绿萼梅、八月札、川楝子、醋元胡等。龚延贤所制之疏肝散亦有殊功，药如：柴胡、当归、桃仁、红花、川芎、白芍、枳壳、炒黄连、青皮。若胁下有癥块者，应加软坚散结之品，如鳖甲、山甲珠、生龙骨、生牡蛎等。

（十）肝血不足

治以补血养肝、育神安魄，方用补肝汤。药如：熟地、白芍、川芎、当归、炒枣仁、木瓜、炙草。肝阴虚者，用一贯煎加玫瑰花、丹参。兼虚阳上扰，头晕目眩者，加制首乌、旱莲草、菊花、石决明、白蒺藜，以平肝潜阳，清头明目。

肝体阴而用阳，职司疏泄，恶抑郁，喜条达，主藏血，一有怫逆则诸郁生焉。郁则气滞，滞则不通，不通则痛，初病在经，久则入络。故治胁痛，初期固宜用疏肝解郁、行气止痛之剂，但应注意理气而不伤阴，行气破气而不耗血，更不宜过用多用，中病即止，以行气药多辛燥香窜，易耗气伤血故也。

总之，胁痛之病，临床颇为常见。涉及西医之急、慢性肝炎，肝硬化，肝寄生虫病，肝癌，胆囊炎，胆石症，胆道蛔虫症，肋骨外伤，肋软骨炎，肋间神经痛，胸膜炎，胸腔积液，自主神经功能紊乱等多种疾病，临证时，不应囿于西医病名，应根据疼痛的性质、部位、涉及的范围、病势的缓急、病程的久暂，所兼症状，详细辨证，灵活论治，自能收到良好效果。

二、消补兼施治疗老年胆石症的体会[39]

老年胆石症患者多不能接受攻下疗法而停止治疗,余有鉴于此,乃勤求古训,博采诸家,潜心研讨,少有心得。现将个人一点见解整理如下,以资交流。

(一)老年与壮年体质不同

"总攻排石疗法"属中医下法范畴,施予年壮体盛、肝脾不和、湿热蕴结所致的胆石症则收效恒多。然施予老年体弱的胆石症患者,则不尽适合,正如徐灵胎所言:"天下有同此一病,而治此则效,治彼则不效,且不唯无效,而反有大害者,何也? 则以病因人而异也。"(《医学源流论》)中医治病一贯重视体质因素,而人之禀赋不同、强弱各异,故临证因人为先,因证次之,其治法自应有别。老年体弱患者所患的慢性胆囊疾病和结石症,与年壮体盛患者的病因病机和临床表现迥然不同,不可概以总攻排石疗法而犯虚虚实实之戒。

(二)老年胆石症以正虚为本

凡年事已高或体质虚弱的患者,其脏腑功能自然衰退,特别是肝胆的生理功能更是薄弱。如《灵枢·天年》说:人到"五十岁,肝气始衰,肝叶始薄,胆汁始减。"《素问·上古天真论》也说:"七八,肝气衰,筋不能动。"老年体虚之人,肝胆之气不足,疏泄功能减弱。胆汁乃"肝之余气所化",肝气衰,肝叶薄,胆汁的生成、分泌与排泄不畅而逐渐蓄积,郁而蕴热,清汁被灼,日久成石。年高体弱之人,脾胃虚弱,运化无力,加上运动量相应减少,饮食稍一不慎,如偏嗜辛辣肥甘、贪凉饮冷、嗜饮浓茶、恣饮酒浆则脘腹胀闷,胁胀疼痛,嗳噫食气,或呕吐腹泻等症相继而至,逐渐形成中州痞塞,土壅木郁之候,使胆以"通降为顺"的功能受到阻抑,亦可形成结石。老年胆石症主要涉及肝胆脾胃两脏两腑,以脏腑功能衰退为本,而湿热蕴结为标,常表现为虚实相兼的病机特点。肝脏体阴而用阳,肝叶薄,肝血亏,胆汁少,肝气衰,疏泄无力,故木虚而郁,多见胁肋隐痛不止、窜及肩背;脾胃气虚,运化不及,大便溏薄;湿热蕴结为标,故见发热、口干口苦、口黏腻而不欲饮、大便不爽、小便短赤等症。

(三)胆石症治以清补消三法

老年胆石症既然以脏腑虚衰为本,湿热蕴结为标,治当以益气健脾为主,而清化湿热、疏肝利胆、消石散结之法,应在扶正的基础上灵活运用。

---

[39] 注:本文任竞学整理,1983 年完稿。

老年胆石症初期，虽有虚象亦不宜骤补，而以清利为先。凡发热、黄疸、口苦口黏、心烦尿赤者，宜先清利湿热、舒肝利胆治其标。常用藿朴夏苓汤、三仁汤、甘露消毒丹等加减，酌增金钱草、败酱草、郁金、香附、柴胡、枳实等以加重利胆消石之力。虚象显著者，可稍佐补益，待湿热渐清，肝脾虚象显露，则转以健脾益气、柔肝养血为主。常用四君子汤、归芍异功散等化裁，胁胀痛加香附，钝痛用醋元胡，刺痛增醋莪术，病久入络宜旋覆花、橘络、丹参，湿热未尽加金钱草、茵陈、六一散等味。寓消于补之中，补中有清化之味，待肝脾气旺，疏泄运化功能恢复，结石可消散或排出。一般在脾胃功能得到基本调整，症情比较稳定的情况下，再加消石散结之品。自拟消石散，加服此药后，结石多可消除。

（四）病案举例

例1 仝某，男，69岁，住院病历号118680。

患者于1982年8月2日经门诊诊为："胆石症合并感染"收入院治疗，入院后诊断同前。患者自诉右胁隐痛4月余，于同年4月初始觉右胁部持续性隐痛并可扪及索条状硬块，在当地医院治疗，经B超检查诊断为胆石病，胆囊炎。建议用中药治疗，即予总攻排石中药10余剂。进药3剂后，晚间10时许，突觉右胁疼痛，至夜间零点开始寒战高热，巩膜黄染，经急诊收入院，西药治疗1周，症状缓解出院。后至7月底以前，病情反复发作数次，于7月25日到京，先后在北京医院、首都医院就诊，诊为胆石病，建议手术治疗。患者年事已高，不愿手术，经介绍前来诊治。

四诊所见：右胁隐痛4月余，低烧3月余，现以晨起为甚，伴恶寒自汗，有时头晕，性情急躁，口干不欲饮，晨起口苦、口黏，纳呆，口淡无味，脘痞腹胀，小便微黄量少，大便略干，面色萎黄无泽，巩膜轻度黄染，舌体胖大舌质略黯，舌苔腻而微黄，脉弦滑小数，右脉沉细无力。患者年近古稀，运化失健，湿热内蕴久而化热，湿热之邪郁结肝胆脾胃，宜先宣畅气机，清利湿热之剂治其标。方用藿朴夏苓汤加味：藿香后下9g，厚朴9g，半夏9g，赤茯苓15g，薏苡仁20g，炒杏仁后下9g，白豆蔻后下4.5g，猪苓9g，泽泻9g，败酱草15g，黄芩9g，金钱草12g，六一散包12g。藿香芳香化浊，行气悦脾；杏仁苦辛轻开上焦肺气；白豆蔻芳香苦辛，行气化湿；薏苡仁甘淡，渗利湿热；半夏、厚朴行气散满，除湿消痞；赤苓、猪苓、泽泻、金钱草、六一散清利湿热，引湿热从小便而去；黄芩、败酱草清热燥湿，解毒散瘀。全方共奏通宣气机、渗利湿热之功。

上方加减共服20剂，患者恶寒、自汗等症消失，低烧蠲除，纳食大增。但仍感右胁疼痛，午后腹胀，矢气多，便溏乏力，舌黯苔白腻，脉弦滑。8月21

日复查 B 超：右季肋部有大如梨形回声区，边缘清楚，大小约 10.6cm × 4.8cm 至脐平，其内有小的光团，但未见声影，肝外胆管扫查不满意。提示胆囊肿大，胆石症。至此，湿热之标象已缓，转用健脾益气，佐以疏肝利胆之法治其本。方拟：党参 12g，苍术 10g，薏苡仁 20g，半夏 12g，鸡内金粉分冲 4g，炒谷芽、炒麦芽各 20g，醋香附 10g，柴胡 12g，茯苓 15g，厚朴花 10g，炙甘草 6g。

此方连续服用 2 个月余，并从 9 月份开始加服散剂：鸡内金 15g，白矾 9g，郁金 12g，三七 15g，醋莪术 6g，元明粉 6g，共研细末，装胶囊，每服 1g，日 2 次。

到 11 月初，患者自觉病情大有好转，右胁已不疼，纳食好，二便调，精神佳，唯感晚上轻微腹胀，舌质淡红苔白，脉弦缓。11 月 1 日复查 B 超示：胆石症消失。

例 2 陈某，女，69 岁，门诊病历号 117635。

患者于 1982 年 1 月初出现进食后呕吐，每周 2 次左右，伴剧烈胃脘部疼痛，持续约 1 个月，每次发作均服止痛药而缓解。2 月 8 日食炸酱面后，呕吐苦水，胃脘剧痛，自己在胆囊区摸到一小鸡蛋大肿块。经本市 4 家医院 B 超检查，确诊为"胆囊炎""胆石症"，建议手术治疗。患者不愿手术，一直服用中西药物，疗效不佳，前来诊治。现症：周身疲乏无力，饮食无味，饭量减少 1/3，时有恶心呕吐，胃脘部不适，右胁时疼，口苦咽干不欲饮水，失眠，大便黏滞不爽，小便深黄色，舌质黯红、舌苔中心黄腻，脉沉滑。

此为正气虚弱、湿热蕴结肝胆所致，治以清热利湿，兼以扶正。处方：太子参 12g，柴胡 6g，枳实 12g，藿香后下 9g，炒杏仁后下 9g，郁金 9g，鸡内金粉分冲 6g，薏苡仁 20g，茵陈 12g，半夏 9g，茯苓 12g，金钱草 15g。以上方为主，有时根据症状稍作加减，连续服至 4 个月后，患者体力精神明显好转，诸症基本痊愈，经本市 3 家医院做 B 超复查，胆石症消失。

（五）体会

1. 寓攻于补，扶正达邪 余认为，治疗老年胆石症，不宜单纯为消除结石而追求各种排石方法。中医治病并非单独强调祛除病邪，而是更注重于调整人体脏腑气血阴阳的偏颇，达到治愈疾病的目的。对于老年和体弱胆石症患者，采取以健脾益气、养血柔肝法为主，其用意就在于此。通过补益肝脾，益其生化之源，脏腑功能恢复正常，就能有力地祛除这些对自身有害的物质。故此法对老年和体弱的胆石症患者较为适宜，上面 2 例就是很好的印证。

2. 与其峻攻，不如渐磨 胆石症的形成，并非一朝一夕而致。因此，在治疗过程中不可急于求成，毕其功于一役。治疗原则确立之后，应守法守方，才能取效。用药方面,在辅助正气的前提下,祛除结石宜用渐磨渐消的药物,《内经》云"坚者削之",《圣济总录》亦云:"凡使气血沉滞留结而为病者,治须渐磨溃消,使气血流通,则病可愈。"实践证明,用此法治疗老年胆石症是行之有效的。

3. 药疗为主,食疗为辅 老年胆石症在治疗及善后调理方面,除服用药物外,还必须忌恚怒、悦情志、注意饮食宜忌,一般来讲,应禁食辛辣炙煿、肥甘厚腻及浓茶醇酒等物。并适当加强运动,以增强体质。这样,不仅对恢复脏腑功能、消除结石有促进作用,而且可以有效地防止结石的再度形成。

4. 对于年事虽高,而禀赋素厚,体质壮实,湿热壅盛者,则总攻排石法亦可应用矣。

三、关于胆石症"化石"方药的研讨 [40]
——结者散之、坚者削之

中药排石疗法治疗胆石症的广泛研究和应用,已取得了可喜成果,但此法对于过大结石(直径 3cm 以上者)、泥沙状结石以及较大胆囊结石的排出率仍不尽人意。因此对胆石症的治疗更多地转向了中药"化石"或溶石方面的探索。

胆石症的形成,中医认为不外情志失调、饮食不节、外感湿邪三方面的因素。长期情怀不舒可使肝郁气滞,疏泄失职,胆汁通降不利。暴饮暴食,饥饱失常,恣食辛辣炙煿、肥甘厚腻、浓茶冷饮,损伤脾胃,化湿生热,煎熬胆汁。地处潮湿,起居失宜,感受寒湿或湿热,影响脾胃运化,土壅木郁,胆气郁滞不通。以上三因均可造成胆汁淤积,久而成为结石。结石的产生,可阻碍气机,瘀滞血行,内生痰湿,这是本病的共同特点。在治疗上,我们认为与其峻攻不如渐磨,逐渐消磨之法,更适用于老年及体弱患者。

《内经》中早有"结者散之""坚者削之"的原则,为消法的立论依据。《医学心悟》对消法亦有精辟论述:"消者去其壅也,脏腑经络肌肉之间本无此物,而忽有之,必为消散,乃得其平。"消即是通过消导和散结的方法,以使有形之邪得以渐消缓散,诸如:消食化滞,消痞化积,消水祛湿,消痰化坎,消散瘀结等。胆汁能助小肠化食,若胆汁瘀结,化食之力薄弱,自然可导致饮食停滞。消法常选用鸡内金、山楂、槟榔、木香、枳实、大黄、郁金、莪术、乌药、元胡、茯苓、白术等药物。在运用消积、行气、散瘀治法时,还应根据患者体质予

---

[40] 注:本文李平整理,刊载于《中医杂志》1991年第3期第4页。

以健脾益气之品,寓消于补之中,以免克伐太过,损伤正气,肝气愈虚,疏泄乏力,不仅不能消散,反而加重病势。

本病病位在肝胆,累及脾与胃,病理上肝胆气郁、肝胆湿热常有,证候上湿阻中焦最为突出,临床上宜辨证用药。如右胁部胀痛牵及右侧肩背不适,或胃脘痞满胀痛,时恶心欲吐,口干而苦,不思饮水或饮量不多,大便溏薄,食油腻之物更甚,小便色黄,舌质红或黯红、苔黄白相兼、根部厚腻、或为黄腻苔,脉滑数或弦滑数者,为湿热中阻、土壅木郁之候,治宜化湿清热,培土畅中,方用平胃散合黄连温胆汤加茵陈等,痞一除则肝气自调,而右胁胀痛消失。

若右上腹钝痛,纳呆,吞酸,嗳气,腹胀,舌淡红、苔薄白或白腻,脉沉弦或弦数者,为脾胃失和、木郁化火之候,宜泻肝和胃,调气和络,方用左金丸、苏连饮,合柴胡疏肝散加瓦楞粉、玫瑰花、谷芽、麦芽、金钱草等治之。我们在辨证治疗的同时,常以仲景之硝石矾石散加山甲珠、鸡内金、醋莪术、芒硝等,配成粉剂口服,1~3次/日,每服1.5~2g,白开水送下。汤散并用以收荡涤与渐磨的综合效果。

总之,我们所谈的化石法,是以辨证论治为基础、消法为主的治疗方法,方从法立,以法统方,灵活遣药,以期达到结石变小、减少或消失的目的。

四、水肿辨治 [41]

现代医学之肾炎,从临床证候来看当属于中医学水肿病范畴。早在公元前2、3世纪的《内经》中,对本病的病因、病机、证候、治则有了较确切的叙述。《灵枢·论疾诊尺》载:"视人之目窠上微壅,如新卧起伏,其颈脉动,按其手之上,窅而不起者,风水肤胀也。"与急性肾炎水肿极其近似。

本病在《内经》称为"水",《金匮要略》称为"水气",《华氏中藏经》则称为"水肿"。当然,中医所称之水肿范围较为广泛,除肾炎水肿外,还包括心脏性水肿、肝硬化以及营养障碍等疾患所出现的水肿,但有独特的鉴别诊断方法。

在分类方面,《内经》曾按证候分为风水、石水、涌水。《金匮要略》从病因脉症而分为风水、皮水、正水、石水;又按五脏的证候分为心水、肝水、肺水、脾水、肾水。到元代朱丹溪总结前人的理论与经验,将水肿分为阴水与阳水两大类。后人在阴水、阳水两大类的基础上加以分证,对辨证有了进一步认识。

---

[41] 注:本文路志正授课手稿整理,1985年完稿。

在治疗上,早在《内经》就采用了"平治于权衡,去宛陈莝……,开鬼门,洁净府"的方法与原则。汉代张仲景在《内经》汗、下、利三法的基础上提出了"腰以上肿当发其汗,腰以下肿当利小便"。此后,随着对水肿的认识有了新的发展,在治疗上又增加了健脾、益气、温肾的方法,特别是近年来中西医结合工作的开展,把活血逐瘀法用于治疗肾炎,取得了一定的成绩。在总结前人经验的基础上,可概括为:汗、下、渗(淡渗利湿)、清(清热解毒)、燥(燥脾祛湿)、温(温肾扶阳利水)、益气、健脾、活血等,须随证灵活运用。

(一)病因病机

1. 风、寒、暑、湿、燥、火等异常气候的变化产生之六淫

(1)风邪袭肺、肺气不宣。肺主气,司呼吸,外合皮毛。如肺为风邪侵袭,则肺气不能通调水道,下输膀胱,致风遏水阻,风水相搏,溢于肌肤,发为水肿。《景岳全书》:"凡外感毒风,邪留肌腠,则亦能忽然浮肿。"

(2)居处卑湿或涉水冒雨,水湿之气内侵,使脾失健运,不能运化水湿,而泛于肌肤,发为水肿。《素问·六元正纪大论》:"湿气降,地气腾,雨乃时降,寒乃随之,感于寒湿,则民病身重、胕肿、胸腹满。""湿甚则水闭胕肿",如湿郁化热,湿热交蒸,而小便不利,亦可形成水肿。《王旭高医案》:"内有湿热生疮,外受风寒浮肿。"

2. 皮肤疮疡、血热 《医学入门》:"阳水……由疮痍所致。"《沈氏尊生书》:"有血热生疮,变为肿病。"

3. 情志剧烈的变动和各种精神刺激因素 如恐、悲、怒、忧等引起人体气血阴阳失调,脏腑失和。

4. 生活不谨或不节制

(1)劳倦伤脾,兼之饥饱不调,致脾虚日亏。脾主为胃行其津液,散精于肺,以输布全身;今脾不能蒸化水液,停聚不行,一旦土不制水、泛滥横溢,而成水肿。

(2)房劳伤肾,肾气内伤,肾虚则开合不利,膀胱气化失常,水液停积,以致泛滥肌肤,形成水肿。

以上说明,内伤外感均可引起,但外因必须通过内因而起作用。故《灵枢·百病始生》说:"风雨寒热,不得虚,邪不得独伤人。此必因虚邪之风,与其身形,两虚相得,乃客其形。"《诸病源候论·水病诸候》:"水病无不由脾肾所为,脾肾虚则水妄行,盈溢肌肤而令肿满。"

凡因风邪外侵、雨湿浸淫、皮肤疮疡、感染等因素而成者多为阳水;其因房劳伤肾、劳倦伤脾、情志内伤,致脾肾阳虚而成者多为阴水,但阳水日久迁

延不愈,致正气日衰,水湿日盛,亦可转为阴水。

（二）阳水辨治

临床以急性的全身性水肿、少尿、血尿及高血压等为特征。一般来势较急,八纲辨证属热、属实,病位在表;脏腑辨证为肺气失宣,脾虚失运。水肿分类属于阳水,相当于现代医学中之急性肾炎。古人在长期的临床观察中,已认识到急性水肿常并发血尿,如宋·《圣济总录》中载:"治水肿盛满,气急喘咳,小便涩赤如血者,泽漆汤方。"元·《证治要诀》中也提到:"小便血与通身水气颓茎俱肿者"的并发症状。《丹溪心法》云:"凡遍身肿,小便赤涩,大便闭,此属阳水。"《医宗必读》:"阳证必热,热者多实,弦浮为实,色红气粗为实,……阳邪急速,其来也暴,每成于数日之间……"对急性水肿做了精辟地论述。

中医学认为阳水多因外感风邪、湿热、疮毒感染等致肺气失宣、脾失健运,累积肾气而肿满。湿热结于下焦,热迫血络而尿血;肾关不固不能分清泌浊,出现泡沫样小便。肾阴不足,肝失濡养,故头痛眩晕,发为惊厥。肝阴不足又可下汲肾阴,阴损及阳,使肾之开合失司,导致清阳不升、浊阴不降而少尿、尿闭,所以在临床上对急性水肿多按阳水、血尿及肝阳上亢等进行辨证施治。

1. 风水证

主要证候:先从眼睑水肿,继而四肢及全身皆肿,来势迅速,并见小便不利,肢体酸重或疼痛,甚至腰酸腰痛,兼见恶风发热,头痛或咳嗽喘急等证,苔薄白,脉浮。

治法:宣肺利水。

方药:越婢加术汤加减。

方中麻黄、石膏宣肺清热,白术健脾利水,使肺气宣、水湿下行,则风水自退。热不甚重者,去石膏;表证明显者,加羌活;咳嗽,加桑白皮、前胡、杏仁;咽喉红肿疼痛,加双花(金银花)、蒲公英、板蓝根等。

若表证已解,身重而水肿不退,可用五苓散、五皮饮加减;

若汗出恶风,卫阳已虚者,则宜助卫气而行水湿法,用防己黄芪汤加味(黄芪、防己、白术、生姜、甘草、大枣)。

2. 风热证

主要证候:除水肿、尿少外,并见发热不恶寒或微恶寒,咽喉红肿(单双乳蛾)、喉痛,尿黄赤,或见颌下颈部淋巴结肿胀作痛等,脉浮数或滑数。

治法:辛凉解表,清热利水。

方药：银翘散合四苓散。

银翘散辛凉解表，轻清宣达，清热解毒力较强。牛蒡子、桔梗以开泄肺气、清利咽喉，用荆芥、薄荷、豆豉以疏散风热，芦根、竹叶、甘草合四苓散则清热生津利尿之功更宏。如咳嗽，可加前胡、杏仁、桑白皮以宣肺止咳；咽喉红肿疼痛，加蒲公英、板蓝根、马勃，以清热解毒消肿。

3. 湿热疮毒证

主要证候：皮肤有湿疮、痈疖或脓疡，尿少色赤、或色如浓茶，有血尿，肢体水肿较轻，皮肤润泽光亮，或兼见发热、头痛、神烦等，舌质红、苔黄腻，脉濡数。

治法：清热利湿，凉血解毒。

方药：小蓟饮子加减（生地、小蓟、滑石、木通、蒲黄、藕节、竹叶、山栀子），或五味消毒饮（野菊花、蒲公英、紫花地丁、紫背天葵、金银花、甘草）加白茅根、芦根。

方中以生地、小蓟、藕节、蒲黄、山栀凉血解毒，佐以活血祛瘀之当归，则凉血而无壅滞之弊，木通、滑石、甘草，佐以清心之竹叶、清热凉血之芦茅根（白茅根、芦根），则更加强清热利湿之效。

4. 寒湿证

主要证候：肢体水肿，尿少，体重而困倦，以腹部及下肢为甚，按之没指，胸闷，纳呆，泛恶，苔腻，脉濡或沉缓，起病一般较缓，病程较长。

治法：通阳利水。

方药：五苓散合五皮饮，二方合用利水消肿之力更大。或用五苓散与麻黄加术汤、胃苓汤。

加减：如上半身肿而喘再加麻黄、杏仁；如苔腻口淡，神倦脘胀，下半身肿甚难行者，去桑白皮加厚朴、椒目、防己以行气化湿。如湿盛阳微，怯寒肢冷，脉沉迟等，加干姜、附子，以助阳化气而利水湿。若水湿郁之化热，湿热壅盛，烦热口渴，小便短赤，大便秘结，苔黄腻，脉滑数，当以利湿热，轻用已椒苈黄丸，重者用疏凿饮子（商陆、泽泻、木通、赤小豆、椒目、茯苓皮、大腹皮、槟榔片、生姜、羌活、秦艽）。

5. 兼证与恢复期

上述四证，若并见眩晕、头痛、血压升高、面红烘热等，可在前方基础上加钩藤、夏枯草、黄芩、菊花、牛膝、桑寄生、草决明等，以平肝潜阳。

水肿基本消失，但尿检仍有少量蛋白、红细胞者，系余邪未清，肾气不固，可用六味地黄丸合当归赤豆散加减。

若面色㿠白，纳呆便溏，舌质淡体胖，脉细弱等，可用补中益气汤升提固涩。

若肾阳不足，出现肢冷身倦等，可用桂附地黄丸，以温肾益阴。

（三）阴水辨治

阴水指发病缓、病程较长、大多由阳水转来，临床多呈现不同程度水肿，并有虚寒证表现，即水肿辨证属里、属虚、属寒。元·朱丹溪《丹溪心法·水肿》有"若遍身肿，不烦渴，大便溏，小便少，不涩赤，此属阴水""面色惨白或肿或退，小便时闭"的描述。明·戴思恭《证治要诀》说："遍身肿……小便虽少而不涩赤，此为阴水……小便多少如常，有赤时有不赤时，晚则微赤，却无涩滞者，亦为阴也。"明确地将水肿、尿量以及尿之色泽作为诊断阴水的根据。明·李中梓《医宗必读》载："脉微细为虚……色悴声短为虚……若是虚证……日积月累，其来也渐，每成于经月之后。"用四诊八纲对水肿病的虚实进行了辨证。从以上引述的部分资料可以看出，中医所谓之阴水，与现代医学的慢性肾炎类似。

本病临床见证较多，以水肿、脾肾虚弱的全身症状、蛋白尿及肾功能不全等4项为主要表现，特别是到了后期，证情复杂往往虚实夹杂、寒热交错。因此属于中医学"阴水""心悸""腰痛""虚劳""眩晕""肝脾不调"等范畴。

对于肾炎的慢性过程和易反复的特点，古代已有认识。《难经·十四难》指出的五损证候和治疗大法，阐述了虚损与五脏的关系。因此，肾炎发展到五脏受损、气血虚弱、阴阳失调的阶段，应按虚劳进行辨证。《圣济总录·水肿门》较为明确的指出了肾炎反复发作的特点："若患所疾，肿亦不常定，或先手足面目浮肿，或先腰肋微肿，或先手足心肿，其候或消或甚，三、五日稍愈，或三、五日再发，亦以小便通涩为候……重者一年、二年方死，有一月两月死者。"充分说明古人在长期与疾病斗争中，对本病进行了认真而细致地观察。

1. 病因病机　本病的发生，是由于"外邪侵袭，内伤脾肾"，但外因必须通过内因而起作用，所以主要是由于脾肾的功能失调，气阳虚损，使体内水精散布、气化发生障碍，甚则发生水肿。《诸病源候论》说："水病无不由脾肾虚所为，脾肾虚则水妄行，盈溢皮肤则令身体肿满。"

中医学认为，人体内水精散布的机制是以肺、脾、肾（膀胱）、三焦等脏腑为主体，而其中以肾阳起着气化功能的主导作用。

肺主治节、司呼吸，外和皮毛，主一身之气，《素问·经络别论》说："饮入于胃，游溢精气，上输于脾，脾气散精，上归于肺，通调水道，下输膀胱，水精四布，五经并行……"说明机体中精微物质的输布和水液代谢，是靠各个脏腑相互协作而完成的。而肺具有通调水道、下输膀胱的作用，才能使多余的体液排出体外。如肺气失宣，则不能通调水道而成肿。

脾为后天之本，主运化水谷精微和水湿之气，与胃相表里。受纳腐熟水谷是胃之功能，而运化水谷精微则靠脾来完成，故《内经》有"脾主为胃行其津液"之论。如脾失健运，则水湿潴留，轻者聚湿生痰、成饮，重者为肿。《内经》："诸湿肿满，皆属于脾。"《诸病源候论》："脾虚不能制水，故水气盈溢，渗溢皮肤，流遍四肢，所以通身肿也。"

肾主水，司开合，主气化，总司一身之体液，有管理和调节机体水液平衡的作用，而这种作用全靠肾阳（命火）的蒸化，所谓"气化则水行"，如肾脏功能失调，命火衰微，则开阖失度，溲便不通。《素问·水热穴论》说："肾何以能聚水而生病？……肾者，胃之关也，关门不利，故聚水而从其类也，上下溢于皮肤，故为胕肿"。

三焦，其功能主要是津液的气化与水道的流通。故《素问·灵兰秘典论》有："三焦者，决渎之官，水道出焉。""膀胱者，州都之官，津液藏焉，气化则能出矣。"张景岳阐释："决，通也，渎，水道也。上焦不治则水泛高源，中焦不治则水留中脘，下焦不治则水乱二便。三焦气治，则脉络通而水道和，故曰决渎之官。"（《类经》）

总之，人体内水精散布的机制，主要靠肺气之通调，脾气之传输，肾气之开合，三焦之决渎，膀胱之气化等，而其中以肾阳起着气化功能的主导作用。肾主下焦，膀胱为府，开窍于二阴，肾气化则二阴通，肾气不化则二阴闭，闭则胃上满，故肾者胃关。若肾阳衰微，则开合失变，溲便不通。明代张景岳在总结前人经验的基础上指出："凡水肿等证乃脾肺肾相干之病，盖水为至阴，故其本在肾，水化于气，故其末在肺，水惟畏土，故其治在脾，今脾虚则气不化精而化为水，脾虚则土不治水而反克肾，肾虚则水无所主而妄行，水不归经，则逆而上泛，故传于脾而肌肉浮肿，传于肺则气息喘急。"

一般在脾阳虚偏重时，临床表现为水湿逗留，肾阳虚偏重时，临床表现为水湿泛滥，部分脾肾阳虚的病例可逐渐发展至"阳损及阴""肾病及肝"，而致肝肾俱病，临床表现为"下虚上盛"，肺脾肾三脏由虚入损，逐渐使肾的分清泌浊功能丧失，脾的运化输布功能衰退，从而使机体的整个气化功能逐渐衰惫，临床上表现为"正虚邪实"。

肺为水之上源，当寒水射肺、或水气凌心、或本病伴有外感、或并发心力衰竭时，常出现一系列心、肺症状，使本病加重，需予以重视。

慢性肾炎水肿的产生，主要在肺、脾、肾、三焦的功能失常，而尤以肾为主,若其中的任何一脏腑功能失调,就会发生病变。肺不布化,则玄府致密,汗液不泄;脾不运化,则水湿潴留;肾不化气,则聚水而肿。慢性肾炎除急性发作外,多兼有表证,故肺不布化问题,在早期是次要的。在脾肾方面,中医认为水液虽制于脾,实则统于肾,故《素问·水热穴》有:"故其本在肾,其本在肺,皆积水也",又说:"故水病下为胕肿,大腹,上为喘呼,不得卧者,标本俱病也;故肺为喘呼,肾为水肿,肺为逆不得卧。"因此,肾虚实为慢性肾炎最主要的病理机制。

此外,尿毒症之病因、病机、临床表现、治疗和预后,历代医家都有不少的描述,大多散见于"关格""癃闭""小便不通"等各篇中。明·李用粹在《证治汇补》中说:"关格者,……既关且格,必小便不通,旦夕之间,陡增呕甚,此因浊邪壅塞三焦,正气不得升降,所以关应下而小便闭,格应上而生呕吐,阴阳闭绝,一日即死,最为危咳。"晋·王叔和在《脉经》上说:"病人足肤肿,呕吐头重者死"。说明古人对此病的危重性已有所认识。

2. 辨证论治 水肿为本病的主要症状,水肿可轻可重,或面浮肢肿,或遍体皆肿,按之凹陷不起,病程较长。且见面色㿠白,形容憔悴,神疲肢倦,畏寒肢冷,大便溏,溲短少,舌体胖质淡,脉沉细或濡细。八纲辨证属寒、属虚,病位在里,脏腑辨证为脾肾阳虚,水肿分类为阴水。

(1)脾阳虚,水湿轻证:本证以脾阳虚弱、水湿中困为主。包括现代医学的肾病型水肿期和无水肿期。

主要证候:面色微㿠,略有形寒,神疲乏力,水肿较轻,但持续较久,同时并见脾阳虚的全身症状,为脘闷、纳呆、便溏、恶心、嗳气,舌质淡苔腻,脉濡细。

治法:益气健脾利水。

方药:黄芪补中汤加减(李东垣方:人参、白术、苍术、黄芪、陈皮、泽泻、茯苓、猪苓、甘草)或实脾饮、胃苓汤加减。

方析:方中五味异功散配黄芪,大补中气以健脾,用陈皮理气使补而不滞,苍术燥脾祛湿、与四苓散配合则健脾利湿之功更甚。

(2)脾肾阳虚、水湿重证:本证以脾肾阳虚、水湿内盛为主,相当于现代医学的肾病型水肿期。

主要证候:周身重度水肿,可伴有胸腔积液、腹水、尿少。同时伴有脾肾阳虚的全身症状,如面色㿠白,神萎倦怠,形寒肢冷,腹胀纳呆,呕恶,甚则上气不能平卧,苔薄白或白腻,脉沉细。

治法:温阳利水。

方药：真武汤加味（白术、茯苓、附子、白芍、生姜）。

加减：

1）虚寒：加葫芦巴、巴戟天、肉桂以温补肾阳；

2）喘息自汗不得卧：加人参、炙甘草、五味子、煅牡蛎、蛤蚧粉以防喘脱；

3）复感寒邪、恶寒无汗：加麻黄、细辛以温经散寒。

方解：本方温阳利水，使阳气得复，小便自利，则肿自退。人体内制水在脾，主水在肾，肾为胃关，聚水而从其类，倘肾中无阳，则脾之枢机虽运，而肾之关门不开（脾阳来自肾阳），故泛滥妄行而引起水肿，用附子之辛热，壮肾气之阳，则水有所主；白术之苦燥建立中土，则水有所制；生姜之辛散，佐附子以补阳，于主水中寓散水之意；茯苓之淡渗，佐白术以健脾，于制水中寓利水之道；而尤炒白芍之酸收，使阳根于阴，收敛浮阳。

外治利水法：大田螺4个，大蒜去皮5个，车前子9g，共研细成饼，敷贴脐部，以布敷之。

（3）肝肾阴虚、下虚上盛证：本证为阳虚未复，阳损及阴，肝肾阴虚，肝阳上亢，相当于现代医学的高血压型。本证水肿尿少表现不太显著，或有或无。

主要证候：面红升火，眩晕头痛，心悸失眠，腰酸遗泄，耳鸣耳聋，舌质偏红苔薄白，脉弦细，血压升高。

治法：养阴益肾，平肝潜阳。

方药：地黄饮子加减（熟地、巴戟天、肉苁蓉、肉桂、附子、石斛、山茱萸、菖蒲、远志、茯苓、麦冬、五味子）。

方析：病由肾虚，真阴失守，孤阳发越，故见面红升火，眩晕、耳鸣、耳聋等证。方用熟地以滋肾阴，巴戟天、肉苁蓉、肉桂、附子以返真元之火，石斛安脾秘气，山茱萸温肝而固精，菖蒲、远志、茯苓补心而通肾，则心悸、失眠得平，麦冬、五味子保肺以滋水源，使心肾相交，水火归其真元，则水能生木，木不生风，而肝阳自平。

加减：如肾阴偏虚，肝阳偏亢者，加生地、元参、桑寄生、怀牛膝育阴以潜阳，去桂枝、附子、巴戟天；加钩藤、夏枯草、丹参活瘀平肝以息风，或用杞菊地黄丸。

（4）正虚邪实证：本证相当于现代医学氮质血症及尿毒症期。本证为脾肾由虚入损，阴阳两虚，日久又可因虚致实。阳虚则湿浊上逆，胃气不降，浊阴凝聚，郁阻中焦；阴虚则肝阳偏亢，痰火上扰，心肝俱病，甚至迫血妄行。由于邪实与正虚之间往往互为因果，使病情不断恶化，终至阴阳俱损，以致阴阳离决，发生虚脱。

诊查要点:早期出现疲乏无力,头痛厌食,恶心呕吐,皮肤干燥等症状,小便或多或少,以致尿闭。晚期见证复杂,常见呼吸急促深大,口腔发炎,口中常有尿臭,呕吐腹泻,皮肤瘙痒,以致皮肤有霜析出,鼻衄牙衄,或消化道出血,重则昏迷抽搐,亦可出现纤维性心包炎,高血压性心脏病,高血压脑病。

1)湿阻中焦证

证候:恶心呕吐,食少或得食即吐,胸闷脘胀,畏寒,口中有尿臭味,尿少或闭,大便不爽,或下青绿溏便,面色灰暗,面浮肢肿,神倦嗜睡,苔多白腻,舌质淡而胖,脉濡细或弦细。

治法:温阳泄浊。

方药:温脾汤加减(党参15g,或人参9g,附片6g,白术9g,茯苓12,生姜3片,姜半夏9g,陈皮6g,大黄9g)。

加减:

①腹胀痛,便溏,苔白滑或白腻,寒浊偏盛者,去大黄、生姜;加干姜3g,川朴4.5g,苍术9g,吴茱萸2g。

②尿少色黄,口臭,苔黄腻,湿浊有化热表现者,加川黄连1g,竹茹3g。

③呕吐恶心,胃气上逆,加旋覆花包6g,代赭石先煎18g,或另用玉枢丹0.6g吞服。

④尿少或闭,去姜夏,加泽泻、猪苓、车前子。

⑤神智昏迷、嗜睡,加菖蒲,另用苏合香丸1粒化服。

结肠透析、保留灌肠方:

方一:大黄、牡蛎、贯众各30g;

方二:生大黄、生地榆各30g,广木香9g;

水煎保留灌肠,日1次。

2)风阳痰火证:头昏腹痛,目眩,手足颤动,抽搐或肢体拘急,心烦不安,或神昏狂躁,恶心呕吐,唇干齿垢,苔淡黄,脉细弦数。

治法:清火息风,化痰开窍。

方药:天麻、钩藤、石决明、黄连、山栀、龙胆草、菖蒲、郁金、胆南星、天竺黄9g。

加减:

①阴伤内热,迫血妄行,口、鼻、大便出血,去菖蒲、胆南星、龙胆草,加麦冬、生地、石斛、元参、丹皮;

②尿少色黄或闭,小腹胀,加白茅根30g、滋肾丸包9g;

③神智昏迷,另用至宝丹1粒化服;火盛可用安宫牛黄丸;如烦躁惊厥,

用紫雪丹1.5g化服,日2次;

④头痛剧烈,手足抽搐,用羚羊角粉0.6g分吞。

3)虚脱证:面色苍白,口开目合,鼻鼾,手撒,遗尿,汗多,心悸怔忡,呼吸低微,手足逆冷,舌质淡,脉微细者为阳虚欲脱。若舌质红,口干为阴气亦竭。

治法:回阳救阴固脱。

方药:参附汤合生脉散加减(红参9g,附片4.5g,麦冬9g,五味子、炙甘草各4.5g,煅龙骨25g,煅牡蛎30g)。

加减:呼吸低微,汗多者,加黄芪15g、山茱萸9g;

针灸方法:

①尿少尿闭:加肾俞、中极、阴陵泉;

②神志不清:人中、涌泉;

③四肢抽搐:曲池、阳陵泉、太冲。

(5)脾肾两虚证:本证为脾肾阳虚,气血不足,或水湿之邪虽去而正气未复。包括肾病型无水肿期、隐匿型及缓解期。

主要证候:面白少华,神疲肢倦,头晕耳鸣,腰酸膝软,纳谷不香,不肿或微肿,苔薄,脉软弱无力。

治法:健脾益肾,气血双补。

方药:大补元煎加减(人参、当归、熟地、山药、杜仲、枸杞子、山茱萸、甘草)。

方析:肾为先天之本,故用熟地、枸杞子、山茱萸、杜仲补肾益髓;中焦受气取汁变化而赤是为血,为水谷所生,故用山药补中以健脾;气为血帅,血生于气,故用人参以补气,佐当归以活血生血,甘草配山药以加强健脾之功。

(6)反复发作

1)卫虚不固,重用黄芪以益气固卫,兼用沙参、百合、麦冬等以养肺阴,注意阴阳平衡。

2)有久病阳虚未复,又见阴虚之候,水肿反复发作,精神倦怠,头晕耳鸣,腰痛遗精,牙龈出血,为阳损及阴,阴虚不能涵阳,虚阳扰动所致,治宜扶元阳,滋阴液,利小便以祛水邪,可用大补元煎合济生肾气丸同时并进。

(7)病情稳定处理:病情一般较好,稳定或已缓解者,以丸剂为宜。

1)气血虚者:八珍丸;

2)肾阳虚:金匮肾气丸、大菟丝子丸、右归丸;

3)肾阴虚:六味地黄丸、知柏地黄丸、河车大造丸、右归丸;

4)肾阴阳两虚:五子衍宗丸;

5）轻度水肿：济生肾气丸、两仪膏（人参3g，熟地6g，浓煎收膏，每服）

6）巩固疗效、防止复发：黄芪3g，紫河车1.5g，为细末饭后吞服；补肾粥：桑椹6g，枸杞子15g，薏苡仁30g，煮粥服。

（8）蛋白尿、尿检红细胞问题

1）蛋白尿

①肾元不固、精气内亏者，宜温肾固精以节流，药为鹿角霜、巴戟天、补骨脂、枸杞子、菟丝子、仙灵脾、金樱子、覆盆子。

②脾气虚弱、失于统摄者，宜健脾以开源，药用山药、莲子肉、芡实、薏苡仁、谷芽、麦芽、炒扁豆、参苓白术散等。

③同时注意脾肾双补法，注意阴阳平衡，方为芡实合剂：芡实、金樱子、莲子肉、白术、茯苓、山药、菟丝子、黄精、百合、枇杷叶、大蓟、小蓟。

2）尿检红细胞

①血热者，宜凉血清热，药用大蓟、小蓟、茜草、生地、藕节、芦根、茅根、槐角、地榆、地锦草。

②阴虚有热者，宜滋阴清热，药用旱莲草、女贞子、制首乌、龟板、丹皮、白芍、阿胶、仙鹤草。

③血瘀者，宜活血祛瘀，药用赤芍、蒲黄、丹参、桃仁、红花、益母草、泽兰、山楂。

④气血虚加补益；脾失统摄者，宜益气健脾，药用人参、白术、山药、炮姜等，再加血分药。

（9）饮食宜忌：宜戒忿怒，远酒色，适寒温，禁食盐、醋、虾蟹及生冷等食物。

忌盐问题：在水肿消退3个月后，尿量尚多的恢复期，可吃炒盐少许，但须定量定时。或用开盐法：鲤鱼、食盐各等分同煮，待水煮干，再将鱼烘干，研细末代盐用之。

注意营养：千金鲤鱼汤、鲫鱼汤，加赤小豆、白术、葱、桑白皮，对脾虚水肿者较宜，可增加蛋白质，有醒胃利水作用。冬瓜、赤小豆、藕粉，有凉血止血、解毒利水作用；特别是西瓜可每日食之，但要看脾胃功能，尚可食西红柿、芹菜、葱、蒜有通阳利气作用；牛肉健脾开胃，羊肉温肾，但有热者、急性期不宜用，可增加蛋白质。总之，饮食有节，对房事始终控制，预防感冒，积极防治急性肾炎，是防止慢性肾炎由急性而来的主要措施。此外要避免受冷、受湿、过度疲劳及过用对肾脏有损害的药物，对本病的预防也有一定的作用。

(四)小结

肾炎水肿的发生是由多种原因造成的。按中医学分析,初步认为肾炎病与外感热病、烂喉痧、喉蛾、水肿、血尿、虚劳、癃闭、眩晕、腰痛等病都有一定的关系。在患病的脏腑上主要是肺脾肾,其次是心肝胃、三焦等。其总的病因多由平素肾气衰弱,加之外感时邪而发病,其主要病机是肺气失宣、脾失健运,肾气开合不利,最后三焦气化受阻,水精散布气化功能失司,水湿壅盛,浊邪陷入心包,所以临床见证为水肿、血尿、眩晕、心烦、肢冷、面色苍白、发狂、惊厥等症。针对以上复杂病情,临床采取宣肺、凉血、清热解毒、补肾、健脾、燥湿、化浊、逐瘀等法。这些方法在临床上有时交替使用,如清热解毒、补肾、健脾法用于反复发作的患者。有时单一措施,或补肾、或健脾,常用于相对稳定的患者。有时顿挫性的方药,常用于病理矛盾由量变到质变的过程中,如水肿消退后阴虚的症状逐渐出现,方中也应该随着病理的特征逐渐抽调利水药,加入滋阴药,如白术易熟地、鳖甲、地骨皮;冬瓜皮、白茅根、车前子易枸杞子、百合、肉苁蓉等。总之,应根据客观的病理变化,选择治疗原则和方法,决不能主观臆断,因为这是辨证施治规律所决定的。

(五)体会

1. 在慢性肾炎中,始终要重视胃气,多见脘闷、纳呆、呕吐、腹胀、便溏等症状,应首先用温中和胃、化浊、降逆、渗湿等以解除这些症状,确实对整个病程中起着重要的作用,并可取得较显著效果。此即孙思邈所说"补肾不如补脾"之说。

2. 肾为水脏,恶燥而喜润,用药既不宜偏于辛燥,又不宜过于阴柔滋腻,以调整其偏盛为要务。同时要注意其湿热情况,即使到后期,酌加黄柏、土茯苓等清热燥湿,恐其炉烟虽熄,灰中有火也。

3. 汗为心液,尿亦为人体体液之一,故汗法、利尿剂要中病即止、以防伤阴,特别是后期,容易由阳损及阴,应注意即使慢性新感诱发急性发作,也不易过用风药解表。临床并见到虽用解表药而不汗出者,此属于营阴不足、不解作汗,宜用滋阴解表法;同样利法亦为此,故仲景有猪苓汤之设,利水而不伤阴也。

4. 张仲景说过:"治肿者,必先治水,治水者必先治气。"故治水肿总离不开利水,但利水有宣肺利水、通阳利水、健脾利水、清热凉血解毒利水、温肾利水、逐瘀利水等不同,一般来说,阳水宜宣、宜通、宜清,阴水宜温、宜补、宜补泻兼施。

5. 本病到了后期，往往证情复杂，寒热错综，应密切注意观察病情，即使见效，应随证变法更方，始能适应其变化，不可效不更方。

（六）病案举例

例1：包某，男，16岁。

4天来畏寒发热，周身酸楚，咳嗽，咽喉肿痛，昨晨目窠微壅，入暮足踝上肿，小便短赤，舌质红、苔薄白，脉浮数。西医诊断：急性肾炎；中医诊断：风水。系风邪袭肺，肺气失宣，不能通调水道所致。宜宣肺利水，越婢加术汤为治。处方：麻黄6g，生石膏先煎30g，杏仁6g，连翘12g，板蓝根15g，桑白皮9g，生白术9g，赤小豆30g，车前子包15g，水煎服。

例2：金某。

风湿相搏，一身悉肿，咽痛发热，咳而脉浮，拟越婢法：麻杏甘石加赤苓、大腹皮、通草。

例3：孙某。

疮疖平面浮起，渐至腹满，胸闷气塞，小便不利，肿势日甚，水湿之气，一无出路，证成疮臌，胸闷气急。发汗而利小便是两大法门。处方：麻黄、杏仁、葶苈子、通草、车前子、四苓散、川厚朴、姜皮。

复诊：肿势已平，小便通利，前方加减。

例4：杜某。

风水相搏一身暴肿，上则咳嗽，咳有痰声，下则泄泻，小便不利，发汗而利小便，是其大法。计不出此，迁延盈月，节近清明，天气温暖，肺胃久蕴之风，从中暗化为热，反服肾气汤，方意欲通阳化水，阳未通而阴先劫，水未化火反起矣。于是舌燥、唇焦、齿黑、心烦、囊缩、胸腹肤红，危险之象，已造极中之极。勉拟清肃肺胃，存阴泻热，以冀转机为幸。处方：生石膏、北沙参、麦冬、川贝、杏仁、通草、丹皮、茯苓皮、芦根、鲜薄荷根，水煎服；绿豆煎汤代水。

复诊：肺得热而不降，肝有火而上升，胃居于中，受肝火之冲激，欲降不能而反上逆，由是呕吐不纳矣。昨用清金以通决渎，幸水道已通，高源得清肃之令；然中焦格拒，似宜转运其中；但肝火炽甚，徒运其中无益也。当清肝之亢，以衰木火之威，胃不受肝之克，而中气得和，则呕可以宁矣。处方：川黄连姜汁炒、黄芩姜汁炒、竹茹姜汁炒、山栀、枇杷叶、川贝、芦根、半夏、泽泻、陈皮、茯苓皮，水煎服；当归龙荟丸9g，绿豆生姜汤下。

按：此风水坏证。

例5：何某。

内有湿热生疮，外受风寒水肿，风湿相搏，症成疮臌，防加喘急。羌活、防风、荆芥、桔梗、杏仁、桑叶、通草、赤茯苓、大腹皮、橘红、川厚朴。

病例6：王某，女，成人。

3月前咳嗽，继而全身水肿，右乳部亦小肿，腹胀如鼓（腹围98cm），肢肿如桶，阴部亦肿，动则咳呛气急，舌质红、苔薄，脉细。肺脾肾三经俱病，水邪弥漫，侵肺为咳，在脾为肢肿，在肾为阴肿，标急为治（西医诊断：慢性肾炎）。处方：麻黄3g，桂枝6g，椒目4.5g，大腹皮15g，带皮茯苓30g，猪苓15g，木防己15g，陈葫芦瓢30g，黑白丑各4.5g，十枣丸3g（分3次吞），泽泻9g。

二诊：服通阳利水剂，水肿能减，但自觉疲乏不堪，水邪过于壅盛，脾肾之阳气不足以蒸化，致水分滞留，未能充分排泄。再拟前法，以冀进步。原方去麻黄、泽泻，桂枝改4.5g，加桂心4.5g，商陆根9g，生姜皮4.5g，川厚朴3g。加肉桂以助膀胱之气化。

（七）单方草药

1. 血尿 白茅根60~120g，益母草120g，地锦草60g，马鞭草60g，大蓟根30g，水煎服。

2. 尿白细胞多 萹蓄。

3. 血压偏高 玉米须60~120g，牛膝15g，水煎代茶饮；或草决明30g，海藻15g，水煎代茶饮；或鲜车前草120g，水煎服。

4. 退肿利尿 灯心草、河白草、荔枝草、龙芽草（萹蓄）、白毛夏枯草、小叶石苇。可选用1、2味煎服。

5. 调理善后 葫芦瓢60g，红枣6枚，水煎服；或胡萝卜90g，烧汤每日做点心。

五、治淋不宜囿于"忌补"之说 [42]
——用温补法治疗肾结石

泌尿系结石，属于祖国医学中之"砂淋""石淋""血淋"等范围。其病因病机较繁杂，而主要多为肾虚而膀胱热。因下焦湿热蕴蒸，灼烁津液，久而使积结在津液中之杂质成砂成石，或在于肾，或在膀胱，或在尿道，小者可从尿中排出，大者则排出不易，如嵌顿或梗阻于输尿管下段狭窄处，则易引起患侧肾区或腹部剧烈绞痛，甚者可有冷汗、呕吐以及血尿等症状。

近年来治疗本病，多以清热利湿淡渗之排石汤、或八正散等治之，药如萹

---

[42] 注：本文路喜素整理，收载于《医话医论荟要》，中医研究院广安门医院编，北京：人民卫生出版社，1982年，242—245页。

蓄、冬葵子、石韦、海金沙、白茅根、芒硝，并重用金钱草等。施于湿热蕴结者收效固多，而施之年老体弱、脾肾阳虚者，则效果较差，有的不仅难以排出，甚或变证丛生。

盖"肾者，至阴也，至阴者，盛水也"，"膀胱者，州都之官，津液藏焉，气化则能出矣"。水非阳不能化，非温不能通。刘宗厚（元代）有言："淋闭有寒热之殊，人之所禀，虚实受病不同"；罗知悌（元代）有"主寒"之论，且水与湿同类，仅程度之不同。设患者素是阳旺之躯，湿与热合，固可酿成湿热，蕴蒸久而成石，用清热利湿排石法，自可获效；如患者素禀不足，脾肾阳虚之体，湿则易从寒化，水为阴，寒则凝，与肾内停留之杂质相合，同样可以促使结石的产生，则治当温通，若再以清利投之，等于霜上加冰，难以奏功。

1978 年 9 月 19 日，诊得王某，男，45 岁，据述半月前突然腰部左上缘疼痛，汗出恶心阵作（约 10 分钟发作 1 次），因到某医院门诊，经用止痛针剂及针灸未能缓解，至下午腰痛加剧，伴有尿频、尿少，少腹坠胀，恶心，水米不入，而到某医院急诊. 内科检查无异常，遂转外科，血常规检查；白细胞 16400/mm³（16.4×10^9/L），淀粉酶 16IU；尿检红细胞 10~15（/HP），白细胞 0~1（/HP），蛋白极微量；触诊：侧肾脏未触及，有压痛及叩击痛；经 X 线拍片，左侧肾盂有块状阴影，因而确诊为肾结石，给予排石汤，药后腹泻数次，腰痛未得缓解，反见胃脘痞满，恶心不欲饮食，头晕，肢倦乏力，而来我院门诊。

患者除具有上述见证外，并伴有大便溏薄，形寒怕冷，眼睑有沉重感，舌质淡、苔白水滑，脉来弦滑，四诊合参，显系脾虚气陷、肾阳虚衰所致。治拟建中益气，温阳利水排石，仿仲景黄芪建中汤合真武汤意。药用黄芪，桂枝，白芍，炒白术，茴香，乌药，官桂，川断，桑寄生，丹参，土茯苓，金钱草。诊毕，一进修同志曰：古人有"淋证忌补"之说，石淋系湿热蕴蒸而成，而今用建中益气、温阳利水排石法，与古人治验岂非背道而成？余告之曰：淋证忌补之说，在医籍中确有之，但其所指系"小肠有热，小便痛者，忌用补气之剂"，亦即对实证而言。盖"气得补而愈胀，血得补而愈涩，热得补而愈盛"，因而忌之。推而广之，若肾阴不足，阴虚火旺者，同样忌用升阳益气之剂，否则，龙雷不潜，孤阳上越莫制矣。今患者尿虽少而不痛，尿虽浑而无灼热感，其非实也，热也，明矣；加之药后脘闷腹胀，少腹下坠，便溏肢倦，形寒怕冷等一派中气下陷、肾阳式微之候，用建中益气尚恐不及，故又以官桂、乌药、茴香、桑寄生等温肾通阳之品继之，以期斡旋中气，温阳救逆，逆流挽舟，补之、温之，何忌之有？

然辨证是否正确，选方遣药是否得当，要以患者药后证候的增减来评定，亦即通过实践来检验,越三日,患者来复诊,言进药3剂,胃痛止,腹泻除。纳谷有加,但腰痛延及背部如故,脉沉滑,舌质淡苔白。为脾阳见复,而下元寒湿未蠲之征。予以温中回阳,益肾祛湿法,方用附子汤加减主之。第三诊,腰痛已缓而尿量仍少,下肢水肿,少腹仍有下坠感,总系肾阳不足,不能化气行水,水湿壅遏之候,但迭遇温阳利水,宜防伤阴,故师金匮肾气丸意,加入丹参、桃仁等以消瘀排石。至1978年10月14日,先后共五诊,腰痛止,腹胀平,体征消失。同月9日X线摄片,未发现块状阴影,不知何时结石已排出。12日在某医院肾图报告:双侧肾功能正常,继予肾气丸增删,以资巩固。

近重读明·孙一奎《赤水玄珠》淋闭余论,其中一段极有见解,曰"今之治淋者,动手辄用五苓、八正之类,皆淡渗利窍之剂,于病未尝远也,而底绩不树何也? ……淡渗过剂,肾气夺矣"。说明"肾主五液","膀胱者津液藏焉",渗利太过,不仅阴津受伤,即肾之气化亦受严重损害,而影响疗效。此确系长期临证经验之谈,不仅对当时医生有针砭作用,即对今天治淋亦极有参考价值。况当前治淋证,何止于淡渗一途,而复有泻下、消瘀、破积等药物者,致患者正气大伤,排石无力。为此,必须掌握患者不同情况,辨证施治,始能提高疗效。

六、同病异治、异病同治、圆机活法治淋证

临床辨病与辨证相结合的方法,为仲师(张仲景)所首创。缘一病之中有不同证,数病之中在某一阶段可出现同一证候,故有同病异治、异病同治之设。然证之临床,由于患者禀赋有厚薄,体质有强弱,地域有五方,病因病机有不同,病程有短长,症状表现有轻重,精神情志有哀乐,病势有进退等差异,往往寒热错杂,虚实兼夹,其治绝非一方一药所能收功,须三因治宜,伏其所主,先其所因,知常达变,机圆法活,方能提高疗效,兹举淋证述之。

(一)清补兼施治膏淋

徐某,女,39岁,1975年8月19日来诊。

主诉:尿频、尿急、尿痛40余日。

现病史:患者尿频、尿急、尿痛40余日,自觉无明显诱因,经北京医学院(现北京大学医学部)第一附属医院诊为"泌尿系感染",经抗生素治疗效果不明显而转我院门诊。现腰酸作痛,小便淋漓不畅、有不尽感,小腹坠胀,尿后阴道灼热,小便浑浊上浮油脂,心烦意乱,头晕目眩,两目干涩难睁,视物昏花,语言无力,两足轻飘无根,经来提前、量少色黑,两颧黑斑加重近1年,舌体瘦、质暗红、苔薄白,脉沉细小数。

辨证分析：患者主诉为尿急痛，病位在下焦肾与膀胱，病因为湿热交结，气化不利，故尿频、尿急、尿痛、小便不畅；腰为肾之腑，足太阳经行于腰背，二者相为表里，肾气虚故腰脊酸痛；《望诊遵经》谓："两颧为肾之所主"，两颧黑斑多为肾阴肾精不足；水不涵木，肝失所养，则两目干涩，视物昏花；下元不固，则阴精下流，而尿中浮有脂膏；经来前期，量少色黑，均为肝肾亏损，冲任失调所致。总之，肾精亏虚为本，湿热蕴结膀胱为标。

治法：急则治标，先清热渗湿，少佐补肾之剂。仿萆薢分清饮化裁。

处方：川萆薢 12g，土茯苓 15g，白花蛇舌草 15g，净连翘 12g，龙胆草 12g，桑寄生 12g，乌药 9g，怀牛膝 9g，6 剂，水煎服。

禁忌：忌食辛辣肥甘，饮食宜清淡，服药 2 小时内忌饮茶。

方解：本方以萆薢为君，分清泌浊；龙胆草清泄肝胆、清热利湿为臣；土茯苓、蛇舌草、连翘清热利湿解毒为佐；少佐寄生、怀牛膝，滋阴补肾，以防上药过利伤阴；乌药辛温，上入脾肺，下入肾经，直达病所，以温散膀胱冷气，而止小便频数，以为之使，更防连翘、龙胆草之苦寒，起相辅相成之用。

1975 年 8 月 25 日二诊：进药后，尿频、尿急、尿痛、尿后烧灼感均有好转，腰痛见缓，唯夜寐不安，两目干涩，腹胀矢气频作，排出不畅，畏热，口干不欲饮，但为利尿而强饮，苔脉如前。既见效机，治宗前法，佐以肃肺坚肾之品，盖肺为水之上源故也。前方去龙胆草、连翘，加炒杏仁 9g，枇杷叶 12g，芦根 24g，6 剂，水煎服。

1975 年 9 月 1 日三诊：药后少腹坠胀作痛、尿频、腰痛等症明显好转，尿色清长、已无油脂，但小便后余沥不尽，夜寐不安，肢倦神疲，行走无力，腰部发冷，舌胖、质暗、舌光少苔，脉细弦尺弱。为患者标证已蠲、本虚始露之征，宜益气补肾、养阴利湿。处方：太子参 10g，玉竹 12g，石斛 9g，生山药 12g，莲子肉 12g，炒杜仲 12g，旱莲草 12g，地骨皮 6g，猪苓 10g，阿胶烊化 6g，泽泻 9g。14 剂，水煎服。

1975 年 9 月 22 日四诊：药后诸症明显好转，仍有口燥咽干，不欲饮，排尿偶有灼热，为气化不及，津不上乘，余热未清所致。以上方加益智仁后下 6g，以助气化，15 剂，2 日 1 剂，水煎服，以巩固之。

（二）益气阴、补脾肾治劳淋

高某，女，44 岁，1976 年 4 月 3 日初诊。

主诉：腰痛，尿频尿急，间断发作已 4 年，加重 20 天。

现病史：4 年前，突觉腰痛，尿急尿频，少腹坠胀，曾到医院检查，诊为"泌尿系感染"，经服药基本控制。但每因外感、受凉、劳累、情绪激动、饮食不谨等诱因而反复发作,颇以为苦。20日前因劳又作,尿液检查:蛋白±,红细胞2~3/HP(行经期),白细胞20~30/HP。现症:腰脊酸软,少腹坠胀,尿频尿急,淋漓不畅,口干、口渴喜饮,心悸气短,语言无力,手指麻木,纳谷不馨,肢体倦怠,畏冷,自汗不止,白带量少、但有腥味,面色㿠白,舌体胖、质淡、苔中部白腻,脉来细弱尺甚。

辨证:气阴不足,脾肾两虚,夹有湿热。

治法:益气养阴,健脾补肾,佐清湿热。

处方:南沙参15g,石斛10g,麦门冬12g,炒白术12g,炒山药12g,淡附片先煎6g,炒菟丝子12g,熟地9g,炒白芍9g,土茯苓15g,鸡冠花12g,仙灵脾9g。7剂,水煎服。

方解:肺为水之上源,汗为心之液,方中南沙参、麦冬、石斛等益肺气,养心阴,以澄源流又能止汗;脾为水之堤防,取炒白术,山药等以健脾助运,堤防固则水道利;肾与膀胱相表里,肾阳不足气化不利,则小便不畅,故用淡附片、熟地、菟丝子、鸡冠花以清渗湿热。全方之意,重在益气阴、温补脾肾,肺之气阴足,则清肃之令行,通调水道,下输膀胱;脾肾阴充,少佐清渗,则气化复而水道利。

1975年4月11日二诊:药后腰酸痛,小腹下坠,畏冷自汗,口渴,心悸气短等症均缓。唯尿后仍有余沥,神疲指麻,纳呆寐差,虚烦不安如故,舌质淡、苔薄白,脉细弱。为气阴见复,而气血两虚之征。宗上法,原方加减,上方去南沙参、土茯苓、熟地、鸡冠花,加生黄芪15g,当归9g,桂枝10g,夜交藤15g,炙甘草6g,生姜2片,大枣3枚为引,14剂,水煎服。

1975年5月15日三诊:进上药,腰痛带下、心悸、指麻等症均杳,夜寐得安,胃纳见开,前天月经来潮,量质正常,虚烦亦随之消失。唯小腹仍有下坠感,舌质淡、苔薄白,脉细弱。既见效机,宗方续进14剂。其后以此方少事增损,迭经15诊,以归脾丸、金匮肾气丸缓图,历时3月余而告愈。

(三)益气阴、滋肝肾治气淋

张某,女,48岁,1976年4月3日初诊。

主诉:尿频、尿急、涩痛反复发作4年。

现病史:患者尿频、尿急、涩痛,少腹胀满,经常反复发作已4年,每于生气、劳累、心情烦躁而诱发。曾在医院诊为"慢性肾盂肾炎",经用西药治疗效果不著而来我院门诊。近因家务琐事生气又作。现口干咽干,五心烦热,心烦失眠,少腹坠胀,腰酸痛,小便涩滞,余沥不尽,伴两胁胀满,神疲肢倦,纳谷呆滞,便秘量少,舌体瘦、质暗红、苔少而燥少津,脉细弦小数尺弱。

辨证：肝郁气滞，化火伤阴，肾虚而膀胱热，为气阴两虚，肝肾不足之候。

治法：益气养阴，滋肾柔肝以治气淋。

处方：太子参 12g，天冬、麦冬各 9g，石斛 12g，炒山药 15g，生白术 10g，熟地 12g，制首乌 12g，当归 12g，炒白芍 15g，盐知母、盐黄柏各 3g，醋香附 12g，川楝子 9g，炙甘草 6g。7 剂，日 1 剂，水煎服。

茶饮方：南沙参 12g，百合 15g，小麦 20g，绿萼梅 9g，玫瑰花 10g，八月扎 9g，生谷芽、生麦芽各 15g，甘草 3g。7 剂，2 日 1 剂，水煎代茶饮。

方解：太子参、天冬、麦冬、石斛为君，以益气阴；熟地、制首乌、山药、白术、当归、白芍滋肝肾，调脾胃为臣；金铃子散行气消胀、活血止痛为佐；盐知母、盐黄柏入肾而清膀胱湿热为使。共奏益气阴、滋肝肾、行气血、缓急止淋之功。茶饮方，除益气养阴外，用小麦以养心除烦，利溲通淋；绿萼梅、玫瑰花柔肝醒脾，行气开郁，标本兼治。

1975 年 4 月 13 日复诊：药后小便淋漓见畅，小腹坠胀、胁胀、神疲、心烦易怒、口干咽燥诸症减轻，唯纳呆不饥，夜寐不实，腰酸，小腹坠胀时作，尿后余沥不尽，舌脉如前。病程既久，涉及心脾肾多脏腑，虚实兼夹，寒热错杂，非短期治疗所能愈。既稍见机转，宗前方加乌药 6g，以直入肾经，暖膀胱，止小便频数为反佐，14 剂，日 1 剂，水煎服。

1975 年 5 月 3 日三诊：进上药诸症大减，胃饥思食，但恶油腻，夜寐见酣，精神见振，腰酸痛少减，尿后仍有余沥，舌质嫩红，苔淡白，脉细弦尺弱。为气阴渐复，肝肾得滋之佳兆。宗上方加减。上方去天门冬、熟地、川楝子、盐知母、盐黄柏，加桑寄生 15g，炒杜仲 12g，茯苓 15g，益智仁 6g，女贞子 12g，炒枳壳 12g，14 剂，日 1 剂，水煎服。茶饮方，加生谷芽、生麦芽各 15g，以助生升之气，疏肝和胃。

1975 年 5 月 20 日四诊：药后诸症明显好转，饮食增进，精神日充，腰酸、少腹坠胀、尿后余沥亦见减轻，面转润泽，舌质红活，苔薄白，脉来细弦。既见效机，乘胜再进 14 剂。此后迭经 18 诊，以上方增损，继以金匮肾气丸、加味逍遥丸、河车大造丸等丸药巩固，历时 3 月余，终获收功。

以上三案，都有尿频、尿急、尿痛、少腹下坠、尿有余沥等症，均属中医淋证范畴，例 1 病程较短，正值壮年，舌脉表现偏实为多，故初以清热渗湿泌浊法；例 2 病程较长，气阴已伤，且伴有神疲乏力、脾肾阳虚、气阴不足之候，其治益气养阴、健脾温肾之剂；例 3 病程亦长，涉及心肝肾等多脏腑，重在益气阴，滋肝肾之阴。临床症状错综复杂，虚实兼挟，不可拘泥于一法一方，须知常达变，灵活变通，始得中医辨证论治之精髓。

第八节 气血津液病证

一、口渴辨治[43]

(一)概述

口渴,是指口中干燥,喜饮水浆,饮不止渴,或渴不多饮,或口干不欲饮的病证。

1. 病名考证　口渴,见《慎斋遗书》(明·周慎斋)。《内经》称"渴";《伤寒论》所称之"消渴"是指口渴,《伤寒论·辨太阳病脉证并治》:"太阳病,发汗后……若脉浮,小便不利,微热,消渴者,五苓散主之。"《诸病源候论》称"渴病"。

口渴是临床常见症状之一,在辨证上具有重要意义。临床常以口渴与否、饮水多少、喜热饮或冷饮,作为病位在表、在里,病性属寒、属热,疾病是虚、是实的重要鉴别之一。《伤寒论》以"发热而渴不恶寒"作为温病的诊断依据。饮病以"欲饮水"为疾病向愈的预后转归标志。张景岳把"渴"列为十问之一。

2. 病因病机　《内经》认为感受外邪,入里化热,或脏腑内热,或多食咸味等,都可以引起口渴。历代医家各有发挥。巢元方主热伤津液,《诸病源候论·渴病候》,"若脏腑因虚实而生热者,热气在内,则津液竭少,故渴也。"并指出饮酒太过,或金疮、产后失血等也能致渴。赵佶主阴虚,《圣济总录》卷五十九:"人因劳伤府藏,或大病后未复,荣血不足,阴虚于内,则生内热,热则津液燥少,故渴而引饮。"刘完素主燥热和津亏,《素问玄机原病式·燥类》:"夫燥渴之为病也,多兼干热。"又"如病寒吐利,亡液过极,则亦燥而渴也。"朱丹溪主里热,《丹溪手镜·渴》:"渴,热也,在里也。"朱棣主胃热,《普济方·胃热渴》:"夫胃气实则生热,热则土气内燥……故渴而引饮。"李梴主暑,《医学入门》:"夏月大渴好饮者为暑。"唐容川主瘀血,《血证论·瘀血》:"瘀血在里,则口渴。"归纳起来以下几种较为常见:

(1)热邪炽盛:外感六淫之邪,入里化热;或肺胃素有蕴热,热灼津伤,发生口渴。

---

[43] 注:本文收载于《中国医学百科全书·中医内科学》"口渴""暴渴""久渴",黄文东主编,上海科学技术出版社,1989年,206—207页;录入本书时增设标题和进行编排。

（2）阴亏津少：大病久病之后，或汗下太过，损伤津液；或失血过多，汲取胃津自救；或阴虚火旺，虚火煎灼，均致津少而口渴。

（3）脾虚痰湿中阻：脾虚不能转输津液；或脾虚不运，积湿生痰，痰湿阻滞，津液不能上承，发生口渴。

（4）瘀血阻络：跌打损伤，或气滞血瘀；瘀血阻滞经络；津液不能循经上布于口，发生口渴。

（5）阳虚水不化气：肾阳不足，气化不利。肾水不能上济，故见口渴。

口渴的分类，一般按起病情况，分为暴渴和久渴两大类。

3. 病证鉴别　口渴应与消渴鉴别：渴与消渴本为二病，始于《内经》。但古代文献口渴与消渴时有混杂而论者，如《伤寒论》以口渴、小便不利、能消水者，亦称消渴。口渴为津液耗伤，或津液不能上承，小便少；消渴多为水谷精微从小便而泄。（后者）症见口渴多饮，多食易饥，形体消瘦，小便频数，味甘量多，如脂如膏，故不难鉴别。天暑，或劳累汗出，偶见口渴、饮水渴止者，是正常生理需要，非病态。

4. 辨证要点　暴渴，起病急暴，多为外邪化热伤津，初起多属实证热证；久渴，起病缓慢，多由内伤阴虚，阳不化气，或痰湿血瘀中阻，津液不能上承而致。但暴渴有因，津液大伤而致者属虚；久渴因瘀血、痰湿阻滞而致者多属实。口渴而有外感症状，邪热内传而出现者为外感口渴，多属暴渴；内伤饮食，劳倦久病而出现口渴者为内伤口渴，多属久渴。《内外伤辨·辨渴与不渴》："外感风寒之邪，三日已外，谷消水去，邪气传里，始有渴也。内伤饮食失节，劳役久病者，必不渴，是邪气在血脉中有余故也。初劳役形质，饮食失节，伤之重者必有渴，以其心火炽，上克于肺金，故渴也。"内伤口渴若喜冷饮，则属实热，喜热饮则属中寒。《景岳全书·传忠录》："凡内热之甚，则大渴喜冷冰水不绝而腹满便结，脉实气壮，此阳证也。凡口渴喜热不喜冷者，此非火症，中寒可知。"

5. 治疗原则　暴渴，以实热为主者，治宜清热泻火；津伤脉虚者，治宜清热生津养液；大失血为主者，治宜补气养血。久渴，以阴虚为主者，治宜滋补阴液；阳虚为主者，治宜温阳补肾；瘀血为主者，治宜活血化瘀；痰湿为主者，治宜健脾化痰利湿。

口渴，渴欲饮水，宜少少与饮之，不宜暴饮过量，当防水停饮聚为害。饮食宜清淡，忌肥甘厚味、咸食。

（二）暴渴

暴渴，是指口渴突然而起的病证。临床特点是起病急骤，口渴喜冷饮，身热烦躁。暴渴出自《圣济总录》。暴渴的产生，多由热盛津伤所致。《圣济总录》卷五十九："暴渴缘热甚腠理开，汗大泄而津液暴燥，故暴渴而引饮。"暴渴多属实证热证，但热病后期热退津伤、或失血等原因，可致暴渴，当属虚证。也有虚实夹杂者，不可不辨。

暴渴日久失治，亦可成久渴之证。

1. 胃热渴 见《诸病源候论》。症见暴渴饮冷，身热烦躁，嘈杂易饥；口臭，尿赤便结；舌红苔黄，脉数，甚则牙龈肿痛。为脾胃蕴热，火炽津伤所致。治宜清热泻火。可选用调胃承气汤、增液承气汤。热甚汗多者，宜白虎汤；寒热错杂者，宜黄连汤。

2. 伤寒烦渴 见《外台秘要》。症见暴渴饮冷，壮热烦躁，大汗出，舌苔黄燥，脉洪数。为感受寒邪，入里化热，热盛伤津而成。治宜清热生津止渴，方用白虎汤加减。

3. 暑渴 见《丹溪心法》。症见夏月受暑，暴渴饮冷，身热汗出，烦躁，头痛，背微恶寒，舌红苔黄，脉虚洪而数。为感受暑邪，汗出伤津耗气而致。治宜清暑益气，生津止渴。方用白虎加人参汤，或竹叶石膏汤、清暑益气汤加减。若暑邪夹湿，渴不多饮，胸脘痞满，舌红苔腻，脉濡数。治宜祛暑利湿，宣气达邪。方用香薷饮合藿香正气散加减，或白虎加苍术汤。

4. 湿温口渴 症见口燥而渴，渴不多饮，胸闷，溺赤自利，舌红苔黄腻，口黏，脉濡数。为湿热阻滞，津液不能上承而致。治宜宣气利湿清热。方用甘露清毒丹加减。湿热留恋三焦，宜选用三仁汤加减。

5. 燥渴 见《素问玄机原病式》。症见口燥咽干，渴而引饮，皮肤燥热，舌干津少，脉细数。为燥热伤津所致。治宜润燥生津止渴。方用沙参麦冬汤、或益胃汤加减。

6. 血虚发渴 见《血证论》。症见暴渴起于大失血之后，面色㿠白，头晕眼花，烦躁不宁，舌淡苔白，脉芤或细数。吐衄、产后大失血，气血两虚，引胃津以自救，属津涸致渴。治宜补气养血。方用当归补血汤或圣愈汤等加减。

7. 病后口渴 大汗出、呕吐、泄泻之后，或热病身热已退，津液耗伤，骤见口渴欲饮，心烦，舌红少津，脉细少力。治宜养液生津止渴。方用五汁饮或增液汤加味。余热未尽者，用竹叶石膏汤、或玉女煎；若泄泻之后而口渴者，因脾湿使津液不能上输，则应燥脾利湿为主，方用三仁汤、平胃散等。《侣山堂类辨·消渴论》："试观泄泻者必渴，此因水津不能上输，而惟下泄故尔；以燥脾之药治之，水液上升，即不渴矣。故以凉润治渴，人皆知之，以燥热治渴，人所不知也。"

（三）久渴

久渴，是指口渴起病缓慢的病证。临床特点是起病缓慢，口渴渐来而不甚，或渴不多饮，但欲漱水不欲咽。久渴的产生，多由内伤正虚，有津液亏损、阳虚不化津液之分，多属虚证；但内伤瘀血、痰饮，津液不能上承所致口渴，当属实证，或虚实夹杂，不应但以久渴为虚。

1. 阴虚口渴　见《罗氏会约医镜》(清·罗国纲)。症见口渴夜甚，口燥咽干，渴欲饮水，饮不能多，虚烦不眠，舌红少苔，脉细。为阴虚精亏，水不上承所致。治宜滋阴补肾。方用六味地黄丸。若见阴虚火旺，治宜滋阴泻火，方用大补阴丸、知柏地黄丸加减。

2. 阳虚口渴　症见口渴喜热饮，饮水不多，面色㿠白，胃脘觉冷，大便溏薄，苔薄腻，舌质偏淡。为脾阳亏损，中寒内盛所致。治宜健脾温中散寒。方用理中丸、小建中汤、大建中汤等加减。若腰酸腿软，形寒肢冷，小便清长，或淋沥不尽，舌淡、苔白而润，脉沉弱而迟。为脾阳虚衰，水不化气，津液不能上承所致。治宜温阳补肾。方用金匮肾气丸。阳虚水肿、口渴者，可用真武汤。

3. 脾虚口渴　症见口渴喜热饮，稍饮即止，饮而不多，少气懒言，腹胀便溏，肢体困倦，舌淡有齿痕、苔白，脉濡弱。为脾虚不能转输津液所致。治宜健脾助运。方用七味白术散、或黄芪建中汤加减。若症见渴不欲，胸闷纳呆，腹胀肢肿，小便不利，舌淡苔腻，口黏，脉濡细。为脾虚湿困，湿阻中焦，升降失常，津不上承所致。治宜健脾利水。方用三仁汤、胃苓汤或五皮饮加减。湿化后自宜健脾益气之法。

4. 饮酒烦渴　见《广济秘籍》。症见口渴欲饮，饮水不多，心烦脘闷，恶心欲呕；舌苔黄腻，脉濡数。嗜酒蕴湿积热，湿热阻胃，水津不布而致口渴。治宜清热利湿。方用五豆汤（《普济方》）加减。

5. 瘀血发渴　见《血证论》。症见渴欲饮水，但欲漱水不欲咽，唇萎，舌紫黯，脉涩。为瘀血阻滞经络，水津不能上承所致。治宜活血祛瘀。方用小柴胡汤加丹皮、桃仁，或血府逐瘀汤。若夹热蓄血者，用桃核承气汤；夹寒瘀滞者，用温经汤。

6. 痰饮口渴　症见口渴不欲饮，或水入则吐，胸闷，心悸气短，泛恶吐涎，舌苔白腻水滑，脉弦滑。为痰饮阻滞，津液不能上承所致。治宜健脾温阳化饮。方用苓桂术甘汤或二陈汤；小便不利者用五苓散、猪苓汤。

二、漫话消渴 [44]

糖尿病属于祖国医学"消渴"的范围,最早的记载见于《黄帝内经》,如《素问·奇病论》曰:"肥者令人内热,甘者令人中满,故其气上溢,转为消渴。"并有肺消、膈消、热中、消中、消瘅等病名,亦系指消渴而言,其症状为:"饮一溲二","善食而瘦""苦渴数饮""热中善饥"等。究其病因,不外五端:①精神因素:精神过用,五志化火伤阴;②饮食因素:过食厚味肥甘或嗜酒生湿,而致郁火内发,伤阴耗津;③房劳过度,伤阴耗液,肾虚精亏;④药石因素:久服芳草、石药等辛香刚烈之品,助热而消阴;⑤体质因素:五脏皆柔弱者或大病后气损血衰,亦可发生消渴。

至于消渴一病的辨证施治,《内经》言之甚略,就字面而言,似有肺寒、胃热、阴虚火旺之分,论其治疗,仅有"治之以兰"一语,指导临床,确嫌不足。自金人刘完素以三消立论之后,历代医家,各有发挥,但总不出清火壮水两途,故叶天士集前贤之大成,概而论之曰:"三消一症,虽有上中下之分,其实不越阴虚阳亢、津涸热淫而已。"惟张景岳精于岐黄之术,立论亦高人一筹,提出"消有阴阳,不得尽称为火证",认为阳胜固能消阴,阴胜亦能消阳,阳衰则气虚,火衰不能化气,气虚不能化液,故饮水少而溺浊多,遂成饮一溲二之消渴,主以右归(丸)、八味(地黄丸)。明·戴思恭认为是气虚所致,他在《证治要诀》中指出:"三消得之气乏,实血之虚也,久久不治,气极虚则无能为力矣。"近世则根据历代医家的论述,参阅《金匮要略》治疗消渴病的白虎加人参汤、文蛤散、肾气丸三方的主证,并结合临床,将消渴分为气阴两虚、阴虚热盛、阴阳两虚等证,后又加瘀血一证,以便于临床治疗和总结。

我个人认为,任何一个事物的发展过程都有阶段性,在每个发展阶段中各有其矛盾的特殊性,消渴病的发生、发展过程也同样如此。上述分证方法,虽然在不同程度上也反映了消渴病的阶段性,但尚欠全面和准确,这就使我们难以针对消渴病发展过程中的各个阶段不同特点进行治疗,处方遣药必然失于精当。对中医来说,仅仅辨别阴证用阳药,阳证用阴药是不够的,还必须进行脏腑经络辨证,才能恰到好处。众所周知,同是一个阴虚,但脏腑辨证不同,则投药迥异。如肾阴虚用六味地黄丸,肝阴虚用一贯

---

[44] 注:本文胡兆垣整理,收载于《医话医论荟要·路志正医话医论》,中医研究院广安门医院编,北京:人民卫生出版社,1982年,260—284页;录入本书时进行校订。

煎，而胃阴虚则用益胃汤。脾胃互为表里，脾阴虚、胃阴虚用药虽有相似之处，但终有分别，如山药、石斛偏养脾阴，麦冬、玉竹则偏养胃阴。诸如此类，不胜枚举。而上、中、下三消辨证的优点，就在于能与脏腑密切结合，较能准确地反映出消渴病发展过程中不同阶段的特殊性来，从而加强治疗的针对性。

《内经》云："谨守病机，各司其属。"我们只有洞悉了消渴病的病机，才能掌握三消各自的特殊规律。喻嘉言说："消渴之患，常始于微而成于著，始于胃而极于肺肾……"始于胃者，因胃中水谷之气与胸中天真灌注环周，乃得清明在身。若有所劳倦，伤其大气宗气，则胸中之气衰少，加之醇酒厚味，酿热伤津，致使脾胃失和，则胃中谷气不盛，而胸中所伤之气愈加难复，不能克行，于是谷气留于胃中，水谷之气不得上充而内郁为热，热气熏入胸中，形成鬲（膈）虚胃热的局面。胃热则消谷善饥，脾热则不能散精，鬲（膈）虚则难以开发宣五谷味，熏肤充身泽毛，是以饮食不为肌肤，加之热盛耗阴伤营，故而消瘦，精微走注于下，故而尿甜，中消之病遂成。胃以其热上输于肺，则子受母累，燥热内燔，损伤肺阴。肺为水之上源，今肺为内热熏灼，治节失权，津液无气管摄，高源之水又为内热所逼，故素蕴水精合外饮之水，建瓴而下，以致口渴引饮，小便频多。肾为水之下源，上源既告匮乏，必然求救于下，加之肺胃之热下传于肾，或以石药耗其真，女色竭其精，阳强于外，阴不内守，致使肾阴亏虚而相火亢盛，则肾之摄纳不固，约束无权，水谷精微从尿而出，故溲如膏油，频数量多，此为阴虚火旺之下消。阴虚既久，必损及阳，气化不利，津液难以上充则口渴，水精失于统摄则溲多，出现饮一溲二的金匮肾气丸证，此为肾阳虚衰之下消。

由此观之，本病初起于中焦（中消），次及于上焦（上消），后累及下焦（下消），日久天长，三焦俱病则三消合一。因肺肾同为水之二源，上源不足则难以施露于下，下源告竭则无力蒸腾于上，肾火上熏华盖，肺热下迫水府，互为因果，恶性循环。脾胃既病，五脏不得水谷之精微，则更难康复，所以成病虽缓，病愈则难。

鉴于三消辨证能充分体现脏腑辨证的特点，并能较准确地反映出消渴病的病理机转及其发展过程中各个阶段矛盾的特殊性，所以如能与近世惯用的辨证结合起来，则会相得益彰，收到更佳的临床疗效，我们不妨这样辨证，按初、中、末、晚四期论治：

中消（初期）——胃脾燥热证。主证：消谷善饥。次证：形体消瘦，大便秘结，舌苔黄燥，脉象滑实有力。

上消(中期)——肺胃热盛证。主证:烦渴多饮,善饥。次证:小便频数,口干舌燥,舌边尖红,舌苔薄黄,脉象洪数。

下消(末期)——胃肺热盛、肾虚火旺证。主证:尿多如脂,口渴,善饥。次证:腰酸腿软,口干舌红,脉象细数。

下消(晚期)——肾阳虚衰证。主证:饮多而小便清长。次证:气短,阳痿,畏寒肢冷,舌淡质润,脉沉细无力。

舌质黯紫或有瘀点的瘀血证可做为一个兼证对待。

以上四证的共性是:气阴两虚、津涸热淫(第四证热势大衰或水胜火湮而成阳虚之候)。

对于本病的治疗,可宗程钟龄之说:"治上消者宜润其肺兼清其胃……治中消者宜清其胃兼滋其肾……治下消者宜滋其肾兼补其肺。"实践证明,生脉散、增液汤、地黄汤、大补阴丸、四君子汤、白虎汤分别具有滋阴润燥、养营益气、清热生津之功。故上消可选生脉散、白虎汤为基础,意在润肺清胃,使胃火不致伤肺;中消以白虎汤、增液汤为基础,意在清胃火不致伐肾,相火不致攻胃,阳明热盛腑实者,亦可用调胃承气汤釜底抽薪,急下存阴以治其标,再用清胃养阴之剂以治其本;下消以地黄汤(或大补阴丸)、生脉散为基础,意在滋肾补肺,俾金水相生而水源不竭。若病程缠绵,久而不愈,正气虚衰,汗出乏力,气弱神疲,则应配以四君子汤,助脾益气,以资化源,尤为必要。若日久阴损及阳,导致肾阳虚衰,则应予金匮肾气丸,温补元阳,以振气化。对于兼证的处理,亦应得当,渴甚可加葛根、天花粉;潮热、出血加地骨皮、丹皮;腰膝酸软加玉竹、枸杞子;消瘦加苍术、鸡内金,山药以益后天生化之源;血瘀加当归、川芎、赤芍、益母草等。

消渴就正气而言,始于胸中大气衰少;就邪气而论,发于胃中燥热炽盛,而热盛不但伤阴耗液,又可戕伐元气,即所谓"状火食气",故益气扶正是治本之法,应贯穿于本病治疗之始终。这在古医书中也不乏记载,如用人参治疗消渴,可见于《金匮要略》中的白虎加人参汤、《小儿药证直诀》中的钱氏白术散等;用黄芪治疗消渴,可见于《千金方》和《石室秘录》中的消渴方;《类证治裁》中的玉泉丸、《太平惠民和剂局方》的清心莲子饮、刘河间的宣明黄芪汤等,则是参、芪并用。张锡纯在滋膵饮中重用黄芪,他认为黄芪能引轻气上达于肺,与吸入之养气相合而化水,又能鼓舞胃中津液上行,且能统摄下焦气化,则小便不致频数,论述颇为精当,足以借鉴。另外,由于阳明为燥土之腑,易于邪从燥化,燥化则伤阴耗营,热盛则消谷善饥,阴伤则口渴;太阴为相傅之官,热伤肺气,治节失权,则溲多而渴;少阴为水火之脏,阴阳之宅,易于从寒从热,邪从热化,烁阴损液,阴亏则火动,肾关开合失司则多溲,故阴虚燥热是消渴病的又一共性,养阴清燥增液则为治疗消渴的又一大法。但必须注意的是,治疗消渴不可过用寒凉,特别是在末期,尤应忌用苦寒之品,否则乃致水胜火湮,渐成肿满不救,此又不可不知。

三消辨证,言之虽易,用之则难,在消渴的不同阶段间,既有区别,又无截然的界线,尤其在三焦俱病,"三多"并见之时,若要分清孰轻孰重,确非易事。但只要辨证不乱方寸,立法不越规矩,就可以执简驭繁,通权达变矣。

三、活血化瘀法简介 [45]

活血化瘀法,是中医常用方法之一。它是针对气滞血瘀、血行失度的基本病机,而选用行气化瘀、活血通脉的药物,以改善血液循环,消除血中瘀滞,达到血行调畅,病不得生之目的。

中医学认为,气、血、精、津是构成人体生命的重要物质。其中气血周行于全身,养脏腑,充血脉,灌四肢百骸,环周不休,无处不到,维持着人体新陈代谢的平衡。气之于血,有着相辅相成的关系,即气是推动血液在脉道中运行的动力,而血是产生气的功能源泉。所以有"气为血帅,血为气母"之论,只有气血调畅,才能血液循环正常,保障人体健康。

当人体受到六淫之侵、内伤脏腑、情志抑郁、饮食失调、失血、跌仆金刃所伤等因素,均可使气血逆乱,发生病理变化,导致血行涩滞,久成瘀血,而现多种疾病。早在《内经·灵枢》中即有:"夫脉者,血之府也……涩则心痛。""若内伤忧怒……凝血蕴里而不散……而积成矣。""人有所堕坠,恶血留内。""寒气入于经而稽迟,客于脉中则气不通,故卒然而痛。""阳络伤则外溢,阴络伤则内溢。"等记载。隋·《诸病源候论》明确提出了"瘀血"的病证名称,汉·许慎《说文解字》对瘀的解释是:"瘀,积血也。"清·《段氏说文解字》进一步说明:"瘀,血积于中之病也。"所以历代医家无不重视气血"流行不止,环周不休""血脉流通,病不得生"的重要作用,并深刻认识到瘀血对人体的严重危害性。清·唐容川在《血证论》中说:"其离经而未出者,是为瘀血,既与好血不相合,反与好血不相容,或壅而成热,或变而为痨,或结癥,或刺痛,日久变证未可预料,必逐为消除,以免后来之患。"

新中国成立后,我国政府对中药学实行了继承与发扬的政策,随着人民

---

[45] 注:本文路志正先生手稿,1988 年完稿。

生活水平的提高,冠心病、心绞痛等疾病日渐增多,于20世纪60年代中期,即对活血化瘀法进行了临床和实验研究,不仅对冠心病等取得了较好疗效,且有预防脑卒中的作用。通过长期的深入研究,其适应范围亦日渐扩大,不仅应用于内、外、妇、儿、皮肤、五官等科的多种疾病,尤其在防治心脑血管病、胶原性疾病和一些顽疾久病及感染性疾病等方面,出现了可喜的苗头,取得了令世人瞩目的成绩,有着广阔的应用前景。

关于活血化瘀方药的实验研究表明,这些方药,大都具有抗血小板黏附、聚集及血栓形成的作用;以及扩张、保护心肌和降低心肌耗氧量等作用。从而为活血化瘀方药的治疗机制,提出客观依据。有力表明中医药学的科学性,经得起现代科技手段的检验。

应当指出的是,由于人之禀赋不同,体制强弱各异,所处地域、气候环境、生活习惯、心理、社会等因素不一,发生瘀血的脏腑经络,证候表现有别,因此,其治亦殊。如气虚推动血液运行无力而致者,宜益气以活血,王清任之补阳还五汤为其代表方。血虚而运行涩滞者,宜补血生新,血充自能血行调畅;若兼有血瘀者,再少佐活血之味,而不宜加入大量化瘀之品,因以虚致瘀故也。血热者,热毒炽盛可迫血妄行,阳络伤则血外溢,阴络伤而血内溢,而成吐、衄、下血等证,其治宜凉血散血,方如犀角地黄汤,热去则血自循常道;若身现斑疹(阳斑),舌有瘀点或斑块者,宜化斑汤等加减。因寒所致者,宜温经散寒,和血祛瘀,方如当归四逆汤、温经汤加减。因湿和痰所致者,湿郁久可酿热生痰,阴盛之躯,易成水饮、湿痰,其治以温化,健脾祛湿,湿去则痰自蠲;阳盛之体,易从热化而成热痰,宜肃肺和胃,清热化痰,两证均可加桃仁、杏仁、旋覆花等活血和络之品。肝气郁结,气机悖逆,气滞血瘀者,宜行气活血化瘀,气机调畅,则血运正常,方如丹参饮、冠心2号、复元活血汤等均可选用。气阴两虚夹有瘀血者,宜益气养阴,少佐活血化瘀之品,方如生脉散加减。余如肺胃阴虚、肝肾阴虚、阴虚阳亢等,总以辨证论治为宜,不再一一枚举。

至于顽痰死血,痰瘀互结所致癥瘕积聚、肿瘤癖块、肝脾肿大者,其治宜消癥逐瘀,补泻兼施,或软坚散结、涤痰通络,方如桂枝茯苓丸、鳖甲煎丸、大黄䗪虫丸、下瘀血汤等,均可酌为加减选用。此外,王清任之膈下逐瘀汤、血府逐瘀汤等5个方剂,均为临床所常用,不可等闲视之。

总之,运用活血化瘀法,应首先辨明脏腑经络、虚实寒热、瘀血的轻重程度、患者体质强弱等,通过四诊,而选用不同的活血化瘀方法,始能提高疗效。盖法无定体,应变而施,药不执方,合宜而用为宜。

四、中医对瘀血的认识和治疗[46]

(一)定义

瘀,瘀浊的水,不能流行畅通。瘀血,血液停积,不能流通。汉·许慎《说文解字》"瘀,积血也"。唐·颜师古《急就章注》"瘀,积血之病也"。清·段玉裁《说文解字注》"血积于中之病也"。《灵枢·水胀》"恶血当泻而不泻,衃以留止"。衃,即淤血或瘀血。

(二)瘀血的别称

瘀血,除《内经》称作恶血、衃,《伤寒杂病论》中称蓄血、干血。如《伤寒论》:"阳明证,其人善忘者,必有蓄血,所以然者,本有久瘀血,故令善忘"。《金匮要略·妇人产后病脉证治》"产妇腹痛……此为腹中有干血蓄脐下"。而"留血"(《巢氏诸病源候论》)、"死血"(元·朱丹溪)、"血积"(清·尤在泾),亦指瘀血。此外,中医文献中的"老血""败血"等,也指出血较久的瘀血而言。

(三)源流

《神农本草》载有很多活血化瘀的药物,如大黄、桃仁下瘀血、血闭,破癥瘕积聚;地黄、芍药治血痹;当归、芍药治金创;川芎用于血闭无子;当归用于妇人漏下绝子;牡丹皮除癥坚、瘀血留舍胃肠;水蛭逐恶血、瘀血,破血瘕;虻虫逐瘀血,破血积。

《内经》中亦载有不少瘀血的资料。对瘀血开始有了普遍的认识。

《伤寒论》列载了很多血瘀辨证的治疗方药,为中医活血化瘀的治疗方法奠定了基础。

(四)血的生理

1. 血的生成 《灵枢·营卫生会》"中焦亦并胃中,出上焦之后,此所受气者,泌糟粕,蒸津液,化其精微上注于肺脉,乃化而为血,以奉生身";《素问·决气》"中焦受气取汁,变化而赤是谓血"。

2. 生理功能 《灵枢·本脏》:"血和则经脉流行";《素问·五脏生成》:"肝受血而能视,足受血而能步,掌受血而能握,指受血而能摄。"华佗云:"血脉流通,病不得生"(引《三国志》);《景岳全书·血证》:"灌溉一身,无所不及,故凡为七窍之灵,为四肢之用,为筋骨之和柔,为肌肉之丰盛,以至滋脏腑,安神魂,润颜色,充营血,津液得以通行,二阴得以调畅,凡形质所在,无非血之用

---

[46]注:本文李方洁整理,1989年完稿。

也。是以人有此形,惟赖此血"。

3. 血的运行 《素问·痿论》:"心主身之血脉";《素问·脉要精微论》:"夫脉者,血之府也";《灵枢·经水》:"经脉者,受血而营之";《灵枢·痈疽》:"夫血脉营卫,周流不休";《素问·举痛论》:"经脉流行不止,环周不休"。

4. 血与气的关系 《灵枢·营卫生会》:"血之与气,异名同类";宋·杨仁斋《直指附遗方论·血营气卫论》:"盖气为血帅也,气行则血行,气止则血止,气温则血滑,气寒则血凝,气有一息之不运,则血亦有一息之不行"。唐容川《血证论》:"载气者血也,而运血者气也"。《血证论·阴阳水火气血论》:"运血者即是气,宗气者即是血",《血证论·吐血》"气为血之帅,血随之则运行,血为气之守,气得之则静谧,气结则血凝,气虚则血脱,气迫则血走,……血瘀气亦滞"。

(五)瘀血的病因

1. 因于气 《素问·调经论》:"五脏之道,皆出于经隧,以行血气,血气不和,百病及变化而生"。《灵枢·经脉》:"手少阴气绝则脉不通,脉不通则血不流,血不流……,血先死"。《灵枢·百病始生》:"若内伤于忧怒,则气上逆,气上逆则六输不通,温气不行,凝血蕴里而不散,津液涩渗,著而不去,而积皆成矣。"《诸病源候论》:"血之在身,随气而行,常无停积。若因堕落损伤,即血行失度……皆成瘀血"。

2. 因于寒 《素问·痈疽》"寒客于经络之中,则血泣,血泣则不通"。《灵枢·贼风》:腠理"其开而遇风寒,则血气凝结,与故邪相袭,则为寒痹"。《灵枢·百病始生》:"血溢于肠外,肠外有寒,汁沫与血相搏,则并合凝聚不得散,而积成矣"。《素问·举痛论》"人之五脏卒痛,……经脉流行不止,环周不休,寒气入经而稽迟,泣而不行,客于脉外则血少,客于脉中则气不通,故卒然而痛"。

3. 因于热 《伤寒论》:"发热七八日至六七日不大便者,有瘀血也"、"太阳病不解,热结膀胱,其人如狂,血自下。""伤寒有热,少腹满……为有血也"。《格致余论·痛风》:"彼痛风者,大率因血受热已自沸腾,其后……寒凉外搏,热血得寒,污浊凝涩,所以作痛"。《医林改错·积块论》"血受寒则凝结成块,血受热则煎熬成块"。

(六)古代医家对瘀血的辨证施治

1. 汉·张仲景

(1)实热瘀血:《伤寒论·辨太阳病脉证并治》:"太阳病不解,热结膀胱,其人如狂,血自下,下者愈。其外不解者,尚未可攻,当先解其外。外解已,但少腹结者,乃可攻之,宜桃核承气"。

(2)热瘀下焦,经水不利:《伤寒论·辨太阳病脉证并治》:"太阳病六七日,表证仍在,脉微而沉,反不结胸,其人发狂者,以热在下焦,少腹当鞕满,小便自利者,下血乃愈,所以然者,以太阳随经,瘀热在里故也,抵当汤主之"。

(3)热入血室:《伤寒论·辨太阳病脉证并治》:"妇人中风,发热恶寒,经水适来,得之七八日,热除而脉迟身凉,胸胁下满,如结胸状,谵语者,此为热入血室也,当刺期门,随其实而取之"。

(4)血结为癥:《金匮要略·疟疾脉证并治》:"病疟以月一日发,当以十五日愈,设不差,当月尽解,如其不差,当云何? 师曰:此结为癥瘕,名曰疟母,急治之,宜鳖甲煎丸"。

(5)瘀血胀满:《金匮要略·惊悸吐衄吐衄胸满瘀血病脉证治》:"病人胸满,唇痿,舌青,口燥,但欲漱水不欲咽,无寒热,脉微大来迟,腹不满,其人言我满,为有瘀血。病者如热状,烦满,口干燥而渴,其脉反无热,此为阴伏,是瘀血也,当下亡"。

(6)血瘀成痈:《金匮要略·疮痈肠痈浸淫病脉证并治》:"肠痈者,少腹肿痞,按之即痛如淋,小便自调,时时发热,自汗出,复恶寒,其脉迟紧者,脓未成,可下之,当有血。脉洪数者,脓已成,不可下也,大黄牡丹皮汤主之"。

(7)脐下干血:《金匮要略·妇人产后病脉证治》:"产妇腹痛,法当以枳实芍药散,假令不愈者,此为腹中有干血著脐下,宜下瘀血汤主之"。

综上所述,仲景对瘀血的辨治重在血分。

2. 晋唐以后 历代医家将活血化瘀的辨治用于多种疾病,如噎膈、胃痛、积块、心脾痛、胁痛、腰痛、内伤、痛痹、肿胀、吐血、下血、淋闭、阴病、遍身痛、酒糟鼻、暴盲、伤寒、热病、发狂、黄疸、痞、郁、经闭、经行不止、产后恶露、痞积、跌仆、脚气、痈疡等(《名医类案》)。

3. 清代王清任、唐容川对瘀血的辨治

(1)王清任《医林改错》

1)通窍活血汤

组成:赤芍、川芎、桃仁、红花、葱、姜、大枣、麝香、黄酒。

主证:脱发,目痛,目珠红,糟鼻,耳聋,白癜风,牙疳,口臭,妇人干劳,男子劳病,小儿疳。

2）血府逐瘀汤

组成：当归、生地、桃仁、红花、枳壳、赤芍、柴胡、桔梗、甘草、川芎、牛膝。

主证：头痛，胸痛，头不任物，胸任重物，夜睡梦多，天亮出汗，心里热，瞀闷，急躁，呃逆，饮水即呛，不眠，小儿夜啼，心跳、心忙（心悸），夜不安，肝气，干呕。

3）膈下逐瘀汤

组成：五灵脂、当归、川芎、桃仁、丹皮、赤芍、乌药、元胡、甘草、香附、红花、枳壳。

主证：积块，小儿痞块，痛不移处，卧则腹坠，肾泻，久泻。

（2）唐容川《血证论》

1）瘀血攻心

方药：芎归失笑散加琥珀、麝香。

主证：心痛，头晕，神志昏迷、不省人事。

2）瘀血乘肺

方药：参苏饮（人参、苏木）。

主证：咳逆喘促，鼻如烟熏，口目黑色，凡吐血即时毙命者。

3）瘀血在经络脏腑

方药：佛手散（当归、川芎）加桃仁、红花、血竭、续断、秦艽、柴胡、竹茹、甘草。

主证：周身作痛。

4）癥瘕积聚

方药：九气丸（姜黄、香附、甘草），抵当汤，下瘀血汤，代抵当汤（大黄、莪术、山甲珠、红花、桃仁、丹皮、当归、牛膝、夜明砂），大黄甘遂汤（大黄、甘遂、阿胶）。

主证：癥瘕积聚。

5）干血（痨）

方药：大黄䗪虫丸，月华丸（天冬、麦冬、生地、山药、百部、川贝、茯苓、白菊花、沙参、阿胶、三七、桑叶、獭肝）。

主证：干血（痨）。

五、现代中医对瘀血的认识和辨治

(一)病因病机

瘀血既可以作为一个独立的疾病,也是人体阴阳气血失调的结果,为疾病之"标"。

1. 气滞血瘀　情志不畅,肝气不舒,五志过极等导致气机壅滞而不行,气不行则血亦不行,则形成瘀血。

2. 气虚血瘀　先天不足,后天失养,或大病之后气血双虚,气虚无力,不能推血运行,血瘀脉道。

3. 寒凝血瘀　寒邪(内寒、外寒)主收引、凝滞,可致脉道挛急,血液凝滞,寒凝致瘀。

4. 血热炼液为瘀　热邪灼伤津血,煎炼成瘀(常伴有出血,因血热妄行)。

5. 血虚血瘀　血虚则气亦虚,气虚血少则脉道空虚,滞而不行,则形成血瘀。

综上所述,气滞、气虚、血寒、血热、血虚均可引起瘀血的病理变化。

(二)辨证施治

瘀血是病之标,气滞、气虚、血虚、血寒、血热均常为病之本,因此,辨治瘀血分为"治标"与"治本",急则治其标,缓者治其本,或根据病情标本同治。

1. 治标——活血化瘀的代表方剂

(1)胸中血瘀,血府逐瘀汤。

组成:详见前述。

方解:当归、川芎、赤芍、桃仁、红花活血祛瘀,牛膝去瘀血、通血脉,并引瘀血下行,为主药;柴胡舒肝解郁,升达阳气;桔梗、枳壳开胸行气,使气行则血行;生地凉血清热,配当归养血润燥,使祛瘀而不伤阴血;甘草调和诸药。

主证:胸中血瘀,胸痛,痛如针刺,痛处固定不移,或心悸失眠,急躁善怒,入暮渐热,或舌质暗红,舌边有瘀斑,或瘀点,脉涩或弦紧。

(2)血瘀头面,通窍活血汤,详见前述。

(3)血瘀膈下,膈下逐瘀汤,详见前述。

(4)血瘀经络,身痛逐瘀汤。

组成:秦艽、川芎、桃仁、红花、甘草、羌活、没药、五灵脂、香附、牛膝、地龙、当归。

主证:肩痛,腰痛,腿痛,或周身疼痛,经久不愈。

（5）外伤瘀血，复元活血汤。

组成：柴胡、天花粉、当归、红花、甘草、穿山甲、大黄、桃仁。

主证：跌打损伤，瘀血留于胁下，痛不可忍。

（外伤瘀血亦可用七厘散：血竭、麝香、冰片、乳香、没药、红花、朱砂、儿茶。）

（6）血瘀作痛，失笑散。

组成：五灵脂、蒲黄。

主证：瘀血停滞的月经不调，少腹急痛，痛经，产后恶露不行。

2. 治本——调补气血的代表方剂

（1）气滞血瘀，丹参饮。

组成：丹参、檀香、砂仁。

主证：气滞血瘀，互结于中，胸胁胃脘作痛。

（2）气虚血瘀，补阳还五汤。

组成：赤芍、川芎、当归尾、地龙、黄芪、桃仁、红花。

主证：气虚血滞的半身不遂。

（3）冲任虚寒之瘀血，温经汤。

组成：吴茱萸、当归、芍药、川芎、人参、桂枝、阿胶、牡丹皮、生姜、甘草、半夏、麦冬。

主证：冲任虚寒，瘀血阻滞之月经不调，傍晚发热，手心烦热，唇口干燥，或小腹冷痛，或久不受孕。

（产后气虚血寒之瘀血腹痛，可用生化汤：川芎、当归、桃仁、干姜、甘草。）

（4）血热致瘀，小蓟饮子。

组成：生地、小蓟、滑石、木通、蒲黄、淡竹叶、藕节、当归、山栀子、炙甘草。

主证：下焦热结，消灼津血，炼液为瘀，并热邪迫血妄行的血淋尿血，小便频数，赤涩热痛，舌红，苔薄白，脉数。

（5）血虚致瘀，桃红四物汤。

组成：川芎、当归、熟地、白芍、桃仁、红花。

主证：血虚之瘀的月经不调，崩漏不止，心悸气短，头晕乏力，舌淡，脉细等。

第九节 风 湿 病 证

一、风湿病(痹病)概述与病因病机

风湿病又称痹病,是以肢体关节肌肉疼痛、痠楚、重着、麻木及关节肿胀、变形、屈伸不利等临床表现为主症的疾病。痹病,旧称"痹证"。1987年中医学会内科分会痹证学组通过深入的讨论,一致认为痹证内容丰富,分类细致,是中医的特定疾病,将其病名改为痹病较切合实际。痹证学组也随之改为痹病学组。1989年10月在江西庐山召开的第5次痹病学术讨论会,升格为痹病专业委员会。

痹病的病名,早在马王堆汉墓出土的竹简《足臂十一脉灸经》中就有"疾畀"之称。在《内经》中更有大量的论述,并列有痹论、周痹等专题讨论。《素问·痹论》说:"风寒湿三气杂至,合而为痹","其热者,阳气多,阴气少,病气胜,阳遭阴,故为痹热。"分为行、痛、着、热痹。还根据四时的差异、受邪及发病部位等,分为五体痹;久而不愈,或复感于邪,内舍于脏腑,而成五脏痹。张仲景在《金匮要略》中详细论述了湿痹、血痹、痰饮夹痹、历节等病,创制了甘草附子汤、乌头汤、桂枝芍药知母汤等治痹名方。《诸病源候论》把痹病分作"风湿痹"、"风痹"、"风不仁'","风四肢拘挛不得屈伸"等症,对其临床表现,预后都有了进一步的认识。

唐代有"白虎病",认为是毒邪所致,如《外合秘要·卷十三》:"白虎病者,大都是风、寒、暑、湿之毒,因虚所致……其疾昼静而夜发,发则彻髓,痛如虎之齿。"金元时代的朱丹溪提出了"痛风"之名。《格致余论》说:"彼痛风者,大率因血受热,卫自沸腾,其后或涉冷水或立湿地,或扇取凉。或卧当风,寒凉外搏,热血得寒,汗浊凝涩,所以作痛。"并认为痹病有血虚、血热、风、湿、痰、瘀之异。在《丹溪心法》中进一步认识到:"肥人肢节痛,多是风湿与痰饮流注经络而痛;瘦人肢节痛,是血虚"的体质与病邪的关系。使祖国医学对痹病的认识有了新的发展,对后人产生了很大的影响。

明·张景岳通过长期观察,提出了"鹤膝风"之名,"凡肘膝肿痛,腿胻细小者者,名为鹤膝风……风寒湿三气流注之痛也。"并认为痹病虽以风寒湿合而为痹为大则,但须分阴证、阳证(阳证即热痹),"有寒者宜从温热,有火者宜从清凉"。对热痹,清·《顾松园医镜》中进一步阐述曰:热痹不仅可感受湿热之邪而起,就是"风寒湿痹"邪郁病久,风变为火,寒变为热,湿变为痰"亦为热痹。提出通络活血、疏散邪滞、降火、清热、豁痰等治疗大法。叶天士继承《内经》的基础上，认为湿热有"暑喝外加之湿热，水谷内蕴之湿热，"并提出痹有在经、在络之别，初起在经，久病入络，"外来之邪著于经络，内受之邪著于腑络"。治疗倡用虫类拨剔之品宣通络脉，补充了前人之不足。王清任《医林改错》特别强调了瘀血致痹说，书中身痛逐瘀汤等方，在治痹方中别具一格。唐容川《血证论》，张锡纯《医学衷中参西录》继之而起，对痹之属瘀者亦多有阐发。

我们从 1980 年专题研究痹病，内科分会 1983 年 9 月在山西举行专题学术讨论会，制订了诊疗标准和科研协作计划，开始了全国协作研究。随后从1984 年至 1989 年分别在宁波、北京、兰州、庐山召开交流会，成立"全国痹病专业委员会"组织全国协作攻关，已编出《痹病论治学》专著。痹病被列入国家科研攻关课题。

本病之发，风、寒、湿、热、燥、毒诸邪侵袭是其主要方面。但"不得虚，邪不能独伤人"，故正气虚弱、气血失调、营卫不和，是发病的内在因素。如《济生方》所示："皆因体虚腠理空疏，受风寒湿气而成痹也。"

（一）外邪入侵

久居严寒之地，常行风雪之中，经年野外作业，冲风冒雨，居处卑湿，睡卧当风，汗出入水等，都可导致风寒湿邪外入，浸淫肌肉，阻滞经脉，闭塞关节，痹病乃成。其风邪盛者为行痹；寒气盛者为痛痹，湿气盛者为着痹。

高温作业，天暑下逼，燥气过盛，毒热猖獗，或失治、误治，风寒湿邪化热化燥，都可导裂热痹、燥痹的形成。

（二）正气虚损，阴精不足

素体虚弱，正气不足，则外邪易侵，此即所谓"正虚邪入"；实痹久治不愈，过服苦寒、温热、攻逐之品，致邪气未除，正气已伤；先天不足，肝肾亏虚；大病久病之后（产后、亡血、失精等），气血耗伤，阴虚津枯，致筋脉、关节失养、虚痹由是而生。

（三）脾胃失调

脾胃素弱，过食寒凉、油腻，运化迟滞，湿邪内生，湿积日久则蕴而生痰，血行不畅瘀血乃成，痰瘀互结，闭阻经络，深入骨髓，则关节肿胀、变形，是久痹、烦痹形成的主要因素。

总之，外邪侵袭者为实，起病急，变化快，疼痛较重；正气不足者为虚痹，病程长，发展缓，时作时止，疼痛较轻。久痹、烦痹者乃痰瘀阻滞，深入骨髓，多有关节畸形。

二、辨治风湿病经验[47]

中医风湿病是临床上常见多发的一类难治病。过去习惯上称为"痹证"或"痹病"，在 1993 年第 7 次全国痹病学术研讨会上，将"痹病"改为"风湿病"。1994 年 12 月，中国中医药学会风湿病学会正式成立。我多年来研究风湿病，积累了一定的经验，现介绍如下。

（一）风寒湿痹证治

风、寒、湿三气单独为患者较少，多"合而为痹"。但人的体质不同，感邪程度不一，故邪有偏胜，病证有所不同。

1. 风痹（行痹）　风为阳邪，善行而数变，多伤人上部，故以上肢肌肉、腕、肘、肩、颈、背部疼痛，游走不定为特点。初起多兼发热、恶寒等表证。治疗以祛风解表为主，佐以散寒祛湿，方用刘河间之防风汤。但宜微汗不宜大汗，对卫气虚，自汗出者，便宜轻轻宣散，以免过汗伤阳；营卫不和者，佐入桂枝汤调和之；往来寒热者，加小柴胡汤和解之。值得注意的是，在运用风药的同时，宜加适当血分药，以风药多辛燥，易伤津燥血，亦即"治风先治血，血行风自灭"之意。虽说通治三痹，而临床上对行痹效果较好，尤其是其加减法，符合临床实际。如寒胜加附片（附子），湿胜加防己，痛甚加荆芥、去独活，有化热征象去桂枝、加黄柏，不无随证加减之妙。

2. 寒痹（痛痹）　寒主收引，其性凝滞，易伤阳气，使经络、筋脉拘急，气血滞涩、阻闭。故关节冷痛如掣，痛有定处，局部或全身有冷感，得热则缓，遇寒加重为其特点。治疗应以宣散、温通为大法。方如张仲景之甘草附子汤、附子汤及《千金》小续命汤。兼瘀者，加当归、川芎、桃仁、红花、鸡血藤；兼痰凝者，加白芥子、胆南星、半夏。治疗不宜过用川乌、草乌等大热剧毒之品，量大久服易于中毒。即使暂用，也当从小剂量开始，以知为度，中病即止。如出现舌麻、头晕、心悸、脉迟或歇止等中毒反应，则应立即停服，并采取解毒措施。

3. 湿痹（著痹）　湿为阴邪，重浊黏腻，易阻气机，且弥漫无形，外而肌肤，内至脏腑，无所不至。既有内湿、外湿之分，又可内外合邪为患。外湿入侵，困阻脾胃而生内湿，湿邪内蕴，脾胃虚弱，又易感受外湿。故湿痹除以肢体关节疼痛重着、屈伸不利、肌肤麻木、手足沉重为主要特点外，多兼脘痞、腹胀、

---

[47] 注：本文引自《中医湿病证治学》第 3 版，路志正主编，北京：科学出版社，2015 年，录入本书时进行了修订。

纳呆、大便黏滞不爽、苔腻、脉濡缓等症。湿痹与风痹、寒痹均不同，正如《医碥》所云：湿痹"不如风胜者之游走，但著而不移；亦不如寒胜之痛甚，但略痛，或麻木不仁；盖湿如水而寒如冰，腠理松滑与紧涩有异。"

湿痹的治疗，当有内、外之分。外湿胜者，治应祛风胜湿、散寒通络，方用羌活胜湿汤或除湿羌活汤（《杂病源流犀烛》）。风湿在表者加白芷、桑枝；寒邪偏重者加桂枝、细辛；有化热趋势者，去独活，加萆薢、二妙散。脾湿素盛，又感外邪者，治以健脾化湿，祛风散寒，方用薏苡仁汤。但祛湿须分三焦。上焦湿郁者，加藿香或藿梗、苏叶或苏梗、杏仁；中焦湿阻者，加苍术、厚朴、半夏；下焦湿蕴者，加泽泻、猪苓、车前子；脾胃虚弱者，加太子参、白术、莲子肉、山药、白扁豆、茯苓等。

治湿痹之要诀在于行气，行气则必先宣肺，肺主一身之气，气化则湿亦化。药如杏仁、桔梗、牛蒡子、藿梗、苏梗、荷梗等，次如佛手、木香、厚朴等流动之品，亦是行气除湿常用之药。通经活络之品更是常用，如上肢宜用秦艽、威灵仙；手臂者，片姜黄；下肢宜加松节、防己、萆薢、晚蚕砂、海桐皮；夹瘀者，配桃仁、山甲珠、当归、赤芍；有化热征象者，忍冬藤、鸡矢藤、豨莶草等。治疗湿痹，不能操之过急，贵在守方，以湿邪重浊黏腻，难以速去故也。还应在守方的基础上灵活化裁，随证加减，以"湿为土气，兼挟最多"故也。

（二）热痹证治

热痹有湿热痹与热毒痹之别，其临床特点和治法、方药亦有所区别，不宜混淆。

1. **湿热痹** 湿热痹多由暑湿浸淫，或素体湿热较盛，或寒湿不解，过服辛温刚燥之剂，郁久化热，湿热交蒸，阻于筋脉关节而成。其特点为多发于下肢，关节局部红肿热痛，有沉重感，且麻木痿软，兼见口渴不欲饮，烦闷不安，舌质黯红苔黄腻，脉濡数。治疗以清热利湿为主，方用当归拈痛汤或宣痹汤。兼风者，加秦艽、忍冬藤；热势较重者，加黄柏、生石膏、知母；寒热夹杂者，当寒热并用，以桂枝芍药知母汤加减。

2. **热毒痹** 热毒痹又称白虎历节、痛风，乃感受疫疠之气，或湿热之邪失于表散清解，热蕴成毒而成。其特点是起病急，变化快，病情重，关节红肿灼热，漫肿憋胀，疼痛剧烈，状如虎啮，昼轻夜重，同时有发热、不恶寒，喜冷畏热，口渴欲饮，心烦，舌红苔黄，脉滑数。毒在气分者，治疗以清热、解毒、通络为法，方如清瘟败毒饮或白虎汤，加银花藤（忍冬藤）、栀子、连翘、蒲公英；热盛伤阴者，佐入增液汤；热毒入营，深入骨髓者，可合入犀角汤（犀角用水牛角粉代）；夹痰夹瘀、关节肿硬者，用上中下通用痛风汤（《丹溪心法》）。

(三)燥痹证治

《素问·阴阳应象大论》说:"燥胜则干"。燥痹的主要病机是阴血亏虚、津枯液涸。其表现为肢体关节隐隐作痛,不红不肿,屈伸不利,口舌干燥,肌肤干涩,燥渴欲饮。

成因有三:①气运太过,燥气横逆。如《素问·六元正纪大论》曰:"天气急,地气明,阳专其令,炎暑大行,物燥以坚,淳风乃治,风燥横逆,流于气交,多阳少阴。"感而受之,燥痹乃成。②寒湿痹过用大热辛燥之品,耗伤津液,使筋脉失濡。正如《温病条辨·燥气论》所说:"经谓粗工治病,湿证未已,燥证复起,盖谓此也。"③素体肝肾亏虚,阴津不足,筋脉、关节失于濡养,"不荣而痛"也。

外燥致痹多兼风热之邪,其治当滋阴润燥、养血祛风,方用滋燥养荣汤(《赤水玄珠》当归、生地、熟地、白芍、秦艽、黄芩、防风、甘草)加减;内燥血枯,酌用活血润燥生津散(《汤头歌诀》当归、芍药、熟地、麦门冬、天门冬、瓜蒌根(天花粉)、桃仁、红花)加减。因误治而成者,既有津血亏耗,阴虚内热,又多兼湿邪之证。其治较为棘手,滋阴则助湿,祛湿则伤津,故应以甘凉平润之品为主,佐以芳香化浊、祛湿通络,方用玉女煎去熟地,加生地、玄参、藿香、茵陈、地龙、秦艽等。素体阴亏者,当滋补肝肾、健脾益气,以"肾主五液""肝主筋""脾胃为气血生化之源"故也,方用一贯煎加减,何首乌、肉苁蓉、鸡血藤、怀牛膝、山药、白扁豆等药,可随证加入。

要之,燥痹以阴血亏虚、津枯液涸、筋脉关节失濡则为主要病机,治疗当以滋阴润燥为急,即有兼夹之邪,也应在滋阴润燥的基础上佐以祛邪,不可喧宾夺主。正如《六因条辨》所说:"燥邪一解,湿开热透,经络畅通,痹痛乃除也。"

(四)虚痹证治

痹病有虚实之分,以往论痹多注重于实。近年来,人们通过大量的实践观察,已逐渐开始注重虚痹的问题。虚痹乃指正气不足、筋脉失养所致的痹病,以及实痹久治不愈,过服温燥、苦寒、攻逐之品,损伤正气,而形成的虚实兼夹痹。其特点是病程长,反复发作,在肢体关节疼痛麻木、僵硬变形的同时,又有一派气血阴阳亏虚的表现。治虚痹不能与治实痹同日而语。虚痹,正气损伤是其主要方面,决定病变转归,只有正气强盛,人体才能在药物的协同下驱逐病邪。如果一味逐邪,不但邪不能祛,反而更伤正气,邪踞更深。正如吴鞠通所言:"实者单病躯壳易治,虚者兼病脏腑、夹痰饮腹满等证则难治。"(《温病条辨·中焦篇》)《医宗必读·痹论》更进一步论述道:"治外者,散邪为急;治脏者,养正为先。"所以,必须从整体着手,缓缓为之,以扶助正气为本,佐以祛邪通络之药物。如表现阳虚为主,除虚痹的共同特点外,症兼面色苍白,畏寒肢冷,腰膝酸软,尿多便溏,脉沉细迟弱者,主以济生肾气丸,加鸡血藤、伸筋草、威灵仙;如以阴虚内热为主,症兼午后低热,五心烦热,夜热盗汗者,方用秦艽鳖甲汤,去乌梅、柴胡,加银柴胡、桑枝、海风藤、首乌藤;如以气虚湿盛为主,症兼面色萎黄,气短懒言,纳呆食少,肢体沉重者,以升阳益胃汤,加秦艽、鸡血藤、豨莶草;如表现为气血双亏,症兼面色少华,周身乏力,头晕短气,心悸失眠者,则用仲景之黄芪桂枝五物汤,加太子参、茯苓、桑枝、威灵仙、夜交藤;如以肝肾亏虚为主者,症兼腰膝酸软,耳鸣头晕,视物不清者,以独活寄生汤,加木瓜、松节、枸杞子等加减。

(五)顽痹(尪痹)证治

顽痹(经全国中医风湿病学会讨论,改为尪痹)是虚痹的进一步发展,证见脏腑功能日下,正气损伤日剧,邪气盘踞日深,经脉闭阻日甚。血滞生瘀,湿凝为痰,痰瘀胶结,由经入络,由筋入骨。其特点是:面色黧暗,神疲乏力,肌肉瘦削,关节肿大僵硬,甚则骨质破坏,关节畸形,痛如针刺,固定不移,局部可见痰核、瘀斑,肌肤干燥无泽,舌紫黯,有瘀点、瘀斑,脉细涩。顽痹的治疗,历来意见不一,有的主张涤痰搜风,活血通络,方用桃红饮、活络效灵丹、大活络丹等;有的主张滋补肝肾,填精益髓,活血蠲痹,方如焦树德教授之补肾祛寒治尪汤、朱良春主任医师之益肾蠲痹丸等,经多年临床观察、研究,均获得较好疗效。我对此证,多从补气血、滋肝肾、健脾胃、利关节入手,方如补血汤、独活寄生汤、黄芪桂枝五物汤、桂枝芍药知母汤等,均可化裁运用,酌加白花蛇、乌梢蛇、露蜂房、山甲珠、地龙、蜣螂等虫类药,以及活血止痛之乳香、没药、鸡血藤等,亦收效恒多。特别是产后之"鸡爪风",更宜大补气血,峻补真阴,濡润筋脉,通利关节,不宜过用刚药。但须一定时日,不宜急于求功,否则事与愿违。脾胃虚弱者,用虫类药须慎重,须佐入健脾和胃之品为宜。

(六)治痹病应注意的问题

1. 治痹病不可单用风药 在治痹方中,祛风药是不可缺少的,不仅行痹用之,寒、湿、热痹中亦常佐入。它不仅能祛风疏表,还有胜湿、散寒、通络止痛之功,当热邪内郁时,亦当用风药以宣散、发越之。所以,人们在治痹方中常大量使用。但祛风药,其性温热、刚燥,能灼津耗液,用之过度,不仅耗泄正气,还可使风变为火,寒化为热,由实而虚,加重病情。所以,风药不能单独过多地使用,要根据病情适当配伍些血分药、阴分药,一方面可节制其刚燥之性,另一方面亦即"治风先治血,血行风自灭"之意。

2. **注重痰瘀燥毒** 治疗痹病,人们往往只注意风、寒、湿、热诸邪,对痰、瘀、燥、毒易于忽视,致使疗效不佳,病症时作时止。余通过多年实践认识到:在痰、瘀、燥、毒存在的情况下,必须佐入祛痰、活血、润燥、解毒之品,方能提高疗效,缩短病程。痰与湿同出一源,但表现不同,湿未成痰时,关节多见漫肿,按之柔软。湿凝成痰者,按之较硬,关节局部可有痰核出现。瘀血内阻者,关节亦可肿硬,但局部皮肤黧暗,并可出现瘀斑,舌质紫黯。燥邪偏盛时,除见关节隐痛,屈伸不利等症外,并有口干咽燥、涎液减少、两目干涩等一派"燥胜则干"的症状。痹病之兼毒热者,关节多焮红、灼热、漫肿憋胀、疼痛剧烈,并有发热口渴、喜冷心烦等症,临床上当运用一般疗法效果不佳,或反复发作时,应考虑到痰、瘀、燥、毒的存在。当详审细辨,随证施治,不可一味祛风散寒、清热除湿。

3. **痹病用药的加减** 痹病的辨证虽论述于前,但同一痹病,所病的部位不一,用药当有加减,因为中药除了性味功能以外,尚有归经的特点,每药物都有其善走经脉与部分。

(1)手臂疼痛者,加片姜黄、桑枝、秦艽、威灵仙、山甲珠、桂枝。

(2)下肢疼痛者,加松节、木瓜、牛膝(风寒者用川牛膝,肾虚者用怀牛膝),属风湿证者加防己、川木通、黄柏、晚蚕砂。

(3)颈背部疼痛者,加羌活、独活、葛根、蔓荆子、防风。

(4)腰部疼痛者,加独活、麻黄、狗脊、杜仲、桑寄生。

(5)小关节疼痛、郁久化热者,加丝瓜络、忍冬藤、鸡血藤、天仙藤。

(6)有痰阻者,加白芥子、僵蚕、胆南星、黄芩。

(7)有瘀血者,加桃仁、红花、乳香、没药、片姜黄、赤芍、泽兰。

(8)骨质破坏关节变形者,加骨碎补、自然铜、生牡蛎、补骨脂。

(9)番木鳖(马钱子)一药,味苦性寒,有大毒,入肝、脾经,功能祛风活络止痛、散瘀消肿,强筋起痿。但含有番木鳖碱等剧毒成分,对急、慢痹病有一定效果,用量先从小量开始,逐渐加量,一般用0.6g~1g为宜,最好是按《药典》规定用量。孕妇、体虚者忌服。

4. **治痹病应重视脾胃** 脾胃功能的强弱与痹病的疗效、转归、预后有密切关系。不论实痹、虚痹、尪痹,只要脾胃健旺,则疗效明显,预后较好。这是因为"五脏六腑皆禀气于胃""脾为后天之本",而且"脾主肌肉四肢",脾为气血生化之源,主运化水湿。无湿则无痰,无痰则少瘀。脾胃强健则五脏六腑俱旺，气血充盈则筋脉关节得以濡润，四肢肌肉有所禀受也。

5. 痹病后期之治，应注意培补肝肾 痹病后期，邪气多已由肌表、经络深入筋骨，盖邪盛正衰，病邪乘虚而入之故。因肝主筋、肾主骨，筋骨既赖肝血、精血的充养，又赖肾阳之温煦，肝肾精亏，肾阳虚弱，不能滋养温煦筋骨，使筋挛骨弱而留邪不去，痰浊瘀血逐渐形成，遂致痹病迁延不愈，甚或关节变形。因此，痹病后期，应注重培补肝肾，使阴充阳旺，以增强驱邪外出之力、御邪再侵之功。

6. 虫类药运用注意事项 痹病日久，正气虚馁，邪气深伏，入于经络，伏踞筋骨，痰瘀胶结，顽痹遂成。此时宜加化痰逐瘀之法，然又非草本之品所能宣达，必借虫蚁之类搜剔窜透，方能浊祛凝开，经络气血通畅，伏邪外达驱除。因顽痹尚有正虚一面，又虫类药性多燥烈、易伤阴耗血，味多腥膻、易碍胃滞脾，故使用时宜加入养血柔肝或补肾滋阴药，更宜时时顾护胃气，阴虚火旺及脾胃虚弱者宜慎用。

7. 加强综合疗法 治疗痹病除上述诸法外，还应采取综合疗法。包括针灸、推拿、理疗、熏洗、外敷、涂擦、药浴、食疗等措施。下面介绍本人常用的几种疗法。

（1）热敷法：①陈醋1500ml，煎3、4沸，再入葱白250g，煎1沸，滤去。纱布数层，蘸药汁热熨之。②芫花、椒目、桂心、桑皮、防风、防己各30g，米糠或麦麸60g。先炒前6味，热后加米糠或麦麸，炒热后加醋500g，拌匀，分作2份，以布裹熨之。

（2）外贴法：牛皮胶30g，水溶成膏，云薹子、安息香、川椒、附子各15g为细末，拌入膏液中，摊于布上，贴于患处。

（3）熏洗法：透骨草、马鞭草、追地风、络石藤各30g，红花15g，加水2000ml，煎沸5~8分钟，先熏后洗。

（4）涂擦法：麝香3g，研烂贮好勿泄气，蓖麻子90g去油，活地龙7条去土，甘草、甘遂各30g，俱为末，生葱、鲜姜各30g，捣烂，包患处；次用姜汁化此药，蘸药如鸡子黄大，擦半小时许。

（5）针灸法：除按针灸书上的辨治方法外，再介绍一种治关节变形的针刺法：

在肿大变形的关节两侧进针，针尖斜向关节，中等刺激，留针15~20分钟，并在肢体远端的趾、指甲两侧，点刺放血，隔日1次。如在熏洗或局部热敷后施针，则疗效更佳。

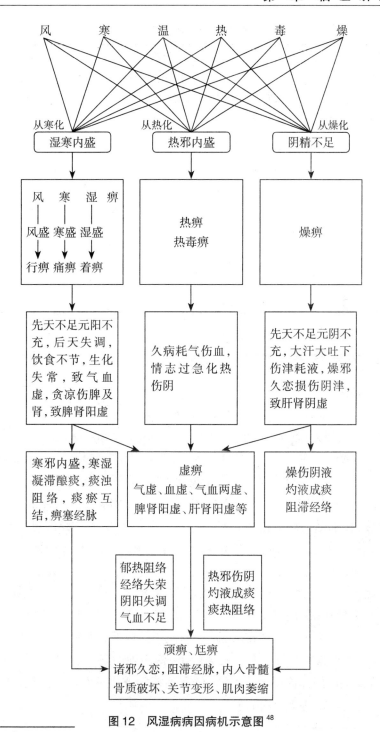

图 12 风湿病病因病机示意图 [48]

————————

[48] 注：风湿病病因病机示意图由路喜素绘制。

表15　痹病常用药物

治法	药物
疏风祛湿	羌活、独活、防风、防己、秦艽、威灵仙、豆卷、白芷、千年健、追地风、海桐皮、五加皮、老鹳草、豨莶草、海风藤
温经散寒	川乌、草乌、细辛、附子、肉桂
强筋壮骨	狗脊、杜仲、寄生、川续断、骨碎补、补骨脂
通经活络	络石藤、伸筋草、鹿含草、白毛藤
清热通络	丝瓜络、忍冬藤、木通、天仙藤
活血止痛	当归、川芎、赤芍、桃仁、红花、乳香、没药、血竭、三七、苏木、鸡血藤、五灵脂、蒲黄、水蛭、虻虫、生大黄
搜风剔邪	全蝎、蜈蚣、蜣螂、地龙、山甲珠、乌梢蛇、白花蛇、露蜂房
养肝补肾	生地、熟地、当归身、白芍、枸杞子、何首乌、桑椹子、沙苑子、菟丝子、女贞子、旱莲草、夜交藤、鹿角胶、鱼鳔胶珠、豺狗骨、透骨草

三、辨治燥痹与产后痹心得[49]

(一)燥痹

《素问·阴阳应象大论》曰"燥胜则干"，燥痹的主要病机是阴血亏虚，津枯液涸。其表现为：肢体关节隐隐作痛，不红不肿，伸屈不利，口舌干燥，肌肤干涩，燥渴欲饮。成因有三：①气运太过，燥气横逆，如《素问·六元正纪大论》曰："天气急，地气明，阳专其令，炎暑大行，物燥以坚，淳风乃治，风燥横运，流于气交，多阳少阴。"感而受之，燥痹乃成；②寒湿痹过用大热辛燥之品，耗伤津液，使筋脉失濡。正如《温病条辨·燥气论》所说："经谓粗工治病，湿证未已，燥证复起，盖谓此也。"③素体肝肾亏虚，阴津不足，筋脉、关节失于濡养，"不荣而痛"也。

外燥致痹多兼风热之邪，其治当滋阴润燥、养血祛风，方用滋燥养荣汤(《赤水玄珠》)加减；内燥血枯，酌用活血润燥生津散(当归、芍药、熟地、麦门冬、天门冬、瓜蒌、桃仁、红花)加减。因误治而成者，既有津血亏耗，阴虚内热，又多兼湿邪未净之证。其治较为棘手，滋阴则助湿，祛湿则伤津。故应以甘凉平润之品为主，佐以芳香化浊、祛湿通络。方用玉女煎去熟地，加生地、玄参、藿香、茵陈、地龙、秦艽等。

---

[49] 注：本文路喜素整理，1992年完稿。

素体阴亏者，当滋补肝肾，健脾益气，以"肾主五液""肝主筋""脾胃为气血生化之源"故也。方用一贯煎加减，何首乌、肉苁蓉、鸡血藤、怀牛膝、山药、白扁豆等药可随证加入。

总之，燥痹以阴血亏虚、津枯液涸、筋脉关节失濡为主要病机，治疗当以滋阴润燥为急，既有兼夹之邪，也应在滋阴润燥的基础上佐以祛邪，不可喧宾夺主。正如《六因条辨》所说："燥邪一解，湿开热透，经络畅通，痹痛乃除也。"

（二）产后痹

早在唐代《经效产宝·产后中风方论》中即有："产后中风，身体疼痛，四肢弱不遂……"的记载。广义的说，凡属产后或产褥期发生的痹证，均称"产后痹证"。狭义指妇女在产褥期或产后，出现肢体疼痛、酸楚、麻木、重着以及关节活动不利等症，为"产后痹证""产后痛风"或"产后关节痛"，临床以风寒湿三痹为多见。《医方类聚》云："夫产后中风，筋脉四肢挛急者，是气血不足，脏腑俱虚，日月未满，而起早劳役，动伤脏腑，虚损未复，为风邪所乘，风邪冷气初遏于皮肤经络，则令人顽痹不仁，疲乏少气，风气入筋脉，挟寒则挛急也。"若日久不治或失治误治，每可致顽证痼疾，经久不愈。今之临证，误治者不鲜，每使后治者棘手。

盖产后气血大伤，经脉空虚，肌肉、关节以及其他各个组织器官均处于濡养不足状态。故出现"不荣则痛""营不和则不仁"等病机变化，病邪多由内生，即使杂以风寒湿等外邪，亦与一般痹证有别。一般痹证不是发生在产后期，均有明显风寒湿等邪乘虚侵袭之因。而产生痹证在妊娠期间，大量气血濡养胞胎，四末百骸即呈空虚或不足状态，瓜熟蒂落后，气血伤失，腠理空疏，肌肉、关节及筋脉失荣，疼痛、酸楚、麻木等症随之可见，若稍有风寒湿等邪侵袭，即可使痹证重于一般。然此时孟浪从事，祛风除湿等药杂施，参以补虚化瘀之味，辨证不清，施治无则，方药杂乱，鲜有效果，犯虚虚之弊，枉费心机。

1. 产后痹辨证论治 辨证论治虽说与内科痹证有别，但也不应泥于产后"虚"与"瘀"之病机，应知常达变。

（1）气血大伤、筋脉失荣：素体禀赋不足，脾胃虚弱，产后因大量失血，血海空虚，血虚生风，而致遍身疼痛，肢体酸楚麻木，头晕目眩，心悸失眠，面色㿠白，皮肤干燥无泽，舌淡红少苔，脉细弱无力。肝主筋，心主神明，肝藏血，心藏神，血虚内不养心肝，外不荣肢节，则肢体疼痛、惊悸不安。治应益气养血，柔肝息风。予补血荣筋汤（自拟方）：太子参、麦冬、生黄芪、炒白芍、炒白术、丹参、旱莲草、地龙、夜交藤、怀牛膝、海桐皮、防风、防已。慎用辛温燥性药，以防伤津耗血。

余 1989 年 12 月 21 日治一戈氏患者，年 31 岁，北京某商场职工。3 年前生产，其后半月因受风寒使遍身关节疼痛，经延医久治无效。症见恶寒怕风，历节疼痛，小关节变形，腰痛，肢体活动不利，遇寒加重。汗出心悸，胸闷烦燥，纳可，便溏，月经周期延长，今已有 5 月未至。舌淡红、边尖齿痕，脉细弱无力。证属气血双亏，筋脉失荣。治以补气血、祛风湿、通络止痛，前方加减连续 27 剂，诸病悉除，复以人参养荣丸善后。

（2）肾虚骨节失养：素体瘦弱，月经期腰腿酸困，产后腰脊冷痛更加明显，乏力，足跟痛甚，舌淡红，脉沉细。治当补肾强腰，佐祛风散寒。用补肾壮腰汤（自拟方）：当归 10g，杜仲 10g，川断 10g，桑寄生 12g，肉桂 6g，狗脊 10g，淡附片先煎 9g，秦艽 9g，独活 10g，防风 10g，防己 10g，甘草 6g，谷芽 15g，麦芽 15g。

余 1990 年 2 月 12 日治朱姓患者，年 26 岁，北京某厂工人。症见产后半年尾骨节引腰背部疼痛，腰腿酸困乏力，不耐行走，甚则脚跟作痛，两膝稍肿，神疲，怕冷，便干，舌体胖、质色淡、苔白腻，脉沉迟无力。理化检查结果：抗"O"1：300，血沉 40mm/h，体重 43kg。瘦弱之躯，肾虚而血亏，正虚邪袭，3 年未愈，给予温肾壮阳、散寒止痛之补肾壮腰汤，加肉苁蓉 30g，前后加减用药 30 余剂，关节痛去。复施以"健步虎潜丸"善后。有关各项检测均已正常，告愈。

（3）风寒湿痹阻：周身关节疼痛，宛如锥刺屈伸不利，或痛无定处，剧烈难忍，或肢体肿胀麻木重着，步履艰难，遇寒加重，得热则舒，舌淡、苔薄白，脉细缓；痛肿骤作不止，风寒湿皆重也。治宜养血祛风，散寒除湿。予风寒湿痹汤（自拟方）：防风、防己各 10g，川芎 10g，细辛 3g，制附片先煎 6g，生姜 3 片，甘草 6g，片姜黄 6g，桂枝 6g，当归 12g。若寒湿邪入而化热，证见关节痛的同时，肿胀明显，甚则咽痛，发热，心烦，可用桃仁、杏仁各 10g，桔梗 10g，黄芩 10g，防风 10g，防己 10g，芦根 15g，车前草 15g，佛手 9g。治湿热痹之要诀在于清热祛湿行气，行气则必宣肺，肺主一身之气，气化则湿也化，故以杏仁、桔梗等为主药组成方剂，用之屡收效验。

1990 年 1 月 5 日治刘姓患者，年 25 岁，北京某公司职工。症见：历节疼痛，腰膝痛楚，足踝痛楚肿胀，按之凹陷，伴见咽痛，体温 38.7℃，血沉 70mm/h、时，尿常规（－）。经某医治（用祛风止痛中药及抗感染、抗风湿西药）月余不效，细询病史。于 1989 年 11 月 17 日顺产一男婴，满月后沐浴，随即出现历节疼痛，汗出畏风冷，小便少、大便干，舌黯红有瘀斑，脉细数。证属产后气血不足，复感外邪，肺失宣肃，风寒湿痹阻，日久蕴热，治以清肺宣肺，祛邪通络。

方用风寒湿痹汤加减 12 剂,病愈上班。

(4)瘀血阻滞经络:产后身痛,按之更甚,四肢关节屈伸不利,或伴小腹疼痛,恶露不下或下而不畅,舌质紫黯、或有瘀斑,脉沉涩。治当养血活血。予产后逐瘀汤(自拟方):当归 10g,川芎 9g,桃仁 10g,益母草 12g,路路通 10g,炮姜 10g,没药 10g,阿胶珠烊化 10g,鸡血藤 12g。如关节肿者,加松节 10g;也可用偏方泡酒内服,以红花 15g,乌梅 15g,川芎 15g,草乌 15g,白酒 500ml,浸泡 7 天,每次 5ml,每日 3 次,效果很好。

1985 年 4 月 20 日诊治王姓患者,年 25 岁,产后 2 月余周身肌肉关节疼痛不止,经多方延治未愈。症见肢体活动不便,时有小腹刺痛,恶露净后数日复下缠绵不去,色暗量少,复见寐差汗出,舌质黯滞,脉细涩。辨证属于产后瘀血阻滞经络。治宜活血逐瘀通络。方拟产后逐瘀汤化裁:当归 10g,川芎 9g,桃仁 10g,益母草 15g,路路通 10g,没药 10g,炮姜 10g,阿胶珠烊化 10g,鸡血藤 15g,红参另炖兑入 6g,炒枣仁 10g,3 剂后疼痛顿减,汗止寐安,前后加减共服 21 剂告愈。

2. 产后痹证治疗有以下几个特点

(1)发病以冬春季节严寒时分娩者多见,尤其是北方寒冷区域,发病率极高。

(2)该病产褥期内多见,乘邪浅病轻之时及早治疗,若失治误治,可延至数月乃数年不愈,甚至丧失劳力,终身残废。

(3)一般用药不能偏寒偏热,寒则冰伏血瘀,热则伤津动血,宜性平之药,调补气血为先。

(4)重视脾胃,脾胃强健则五脏六腑俱旺,气血充足则筋脉关节得养。

(5)发病比较突然,疼痛骤作,即可使肢体活动受限,病情变化有时错综复杂,反复正常,治当随证变法,遣方配药,随机应变。

(6)产褥期及超过产后 1 个月以上为 2 个阶段。产褥期多以正虚为主,可用功专力宏的补药;产后 1 个月或更长不愈者,经络不通为主,治宜侧重化瘀通络,选活血养血之品。

四、燥痹(干燥综合证)养阴为本[50]

干燥综合征,其以侵犯外分泌腺为主,临床表现复杂,多有口、眼、皮肤及外阴干燥等一系列津液亏损之病症,同时可见关节肿痛、猖獗齿等,病情缠绵

---

[50] 注:本文张华东整理,2012 年完稿。

难愈，严重影响了患者的生活质量。《内经》云："燥胜则干"。刘完素提出："诸涩枯涸，干劲皴揭，皆属于燥"。可知燥之为病，阴虚津亏是病之根本。痹者，痹阻不通。脉道不通，气血不行则痛；血瘀于内则发为肿。结合临床患者燥与痹相合，余以为干燥综合征，可将归于中医"燥痹"范畴。

(一)阴虚津亏，为燥痹之本

气血津液是人体赖以维持生命活动必不可缺少的重要物质。《灵枢·决气》云："上焦开发，宣五谷味，熏肤，充身，泽毛，若雾露之溉，是谓气"；"中焦受气取汁，变化而赤是谓血"；"腠理发泄，汗出溱溱，是谓津"；"谷入气满，淖泽注于骨，骨属屈伸，泄泽，补益脑髓，皮肤润泽，是谓液"。《灵枢·五癃津液别》说："温肌肉，充皮肤，为其津"。血与津液皆为阴液。血为精微物质所化，随脉道流行于全身，有濡养之功。津液，是机体一切正常水液的总称。其以水为主体，有很强的滋润和濡养作用；布散于肌表，则滋润皮毛肌肤；流注于孔窍，保持眼、鼻、口等滋润通利，注于脏腑骨髓，则可充精养髓。《灵枢·邪客》说："营气者，泌其津液，注之于脉，化以为血"。津液与血互相转化，通过气的推动作用，流至周身，补充、营养、滋润机体各组织器官的功能，在内则充补脏腑、脑髓，在外则滋养四肢百骸、筋骨、肌肉、皮毛。

女性以阴为本，燥易伤阴，故燥痹之害女性多于男性。或因六淫、疫气入侵，或因七情内伤致病，体内阴液不足，日久不愈，气无所托，阴损及阳，阳气亏虚，进而导致气阴两虚，甚则阴阳俱虚，形成血瘀、痰浊、虚热，以致经脉不通，关节、筋骨、络脉失养，形成关节痹证。故而燥痹总因阴虚津亏为病之根本。

(二)五脏六腑，燥有所伤

津液的亏损，轻者可有全身皮毛肌肉不养之麻木、瘦痛、干燥，或仅仅表现为口干、眼干等阴液的不足，重者可累及五脏六腑。

干燥综合征以口眼干燥为最为常见。《诸病源候论》曰："目，肝之外候也……若悲哀内动腑脏，则液道开而泣下，其液竭者，则目涩。又风邪内乘其腑脏，外传于液道，亦令泣下而数欠，泣竭则目涩。若腑脏劳热，热气乘于肝，而冲发于目，则目热而涩也，甚则赤痛。"肝气郁滞，或疏泄太过，或肝阴亏虚，则见目胀、目赤、目涩等干眼之症。"手少阴，心之经也，其会通于舌。足太阴，脾之经也，其气通于口。腑脏虚热，气乘心脾，津液竭燥，故令口舌干也。"心脾有热，则见口舌干燥，甚则起疮的表现。

津液生化输布与各脏腑皆有关联，津液亏虚于各脏腑均有表现，五脏皆可为燥。肺无以润则见干咳、少涕；脾燥则少涎；心阴不足则烦躁、少汗；肝阴血耗而少泪；肾水亏损，少唾。胃肠津液干涸，三焦气化失司，以致外有经脉气血痹阻，五脏所主皮毛、筋骨、肌肉失于濡养，导致皮干、发焦，关节肌肉疼痛，筋节拘挛，此皆五脏六腑内有津亏液燥、脏腑阴精不足之表现。

（三）养阴为本，兼顾五脏

审其病因，燥痹多因燥成痹。故燥为本，痹为标。《内经》"燥者濡之"，为我们提供了治燥之大法。滋阴润燥生津，要贯穿于疾病治疗的始终。津液输布于各个脏腑，治疗需得兼顾五脏。同时谨守病机，兼顾阴阳的平衡、气血的通畅，灵活运用补气、养血、活血、清热、祛风、温阳、通络等法。

脏腑津液亏虚表现不同，用药亦有所不同。脾肺津亏者可用胡麻仁、麦冬、阿胶、杏仁、枇杷叶、沙参、生山药、石斛、玉竹、天冬、天花粉、芦根等滋润脾肺；津血同源，心肝阴血不足则用生脉饮、生地、熟地、白芍、阿胶等养血生津；肾阴损伤则可用首乌、黑芝麻、枸杞子、黄精等。

（四）蠲痹润燥，顾护津液

燥痹病日久，可形成血瘀、痰浊、虚热等病理产物。在清热祛湿、活血化瘀的药物中，不乏味苦辛燥，甚至有毒者，或损伤津液，因此在治疗燥痹的过程中，若非实热之证，慎用大苦大寒之类。若桂枝、附子、川芎等，其量宜小，以免阴液未复而再度耗伤。风善行而数变，用药宜选甘辛平、甘辛或辛苦平等风药中的润剂，则无伤阴之弊，又符合"辛以润之"的经旨。久痹病情严重者，需选用上述药物，要特别注意配以生津养阴之品，以顾护津液。

患者董某，女，42岁，2009年11月26日初诊。3年前即诊断为干燥综合征。就诊时见：口干舌燥，外阴干燥，缺少分泌物，双下肢无力，怕冷，双髋关节疼痛酸胀，双眼干涩，活动后心悸、胸闷气短，睡眠可，喜进食细软食物，大便偏干，小便可，闭经4年余。舌嫩红而暗，舌体胖大，舌面细小裂纹，苔薄白而少，脉细弱。诊断为燥痹，证属阴阳两虚。中药治以益气养阴，行气活血，温肾健脾。药用：太子参12g，西洋参先煎10g，麦冬12g，黄精12g，石斛12g，生山药15g，炒白术12g，当归10g，炒白芍12g，制首乌12g，肉苁蓉15g，桃仁、杏仁各9g，生谷芽、生麦芽各30g，炒神曲12g，佛手9g，炙甘草6g。7剂，水煎服。配用茶饮方：北沙参12g，天冬10g，百合15g，绿萼梅10g，玫瑰花9g，五味子5g。每日冲泡饮用。

患者服药3个月，诸症缓解，无不适症状而停服所有药物。随访3月，病未复发。

按：患者中年女性，肾气渐衰，肾水渐枯，天癸将绝，经闭不行。阴精不足，日久成燥，五脏虚损，诸窍失于濡养，症见口舌、外阴干燥、双目干涩，肠燥便干。体内阴液不足，气无所托，日久气耗，导致气阴两虚，于心则悸动不安，于肺则见胸闷气短。肾主骨，肾精亏虚，髓不充骨，不荣则痛，可见下肢无力，双髋关节疼痛痠胀。阴损及阳，脾肾阳虚，则怕冷。舌红嫩而暗，舌体胖大，舌面细小裂纹，苔薄白而少，脉细弱，皆为病久阴阳两虚之候。方中太子参、西洋参、生山药、炒白术药性温和，健脾益气生津，以顾津液生化之源，补而不热；北沙参、百合、杏仁、麦冬、石斛，制首乌、黄精以润五脏之燥，当归、桃仁活血润肠，通利关节之痹，配以肉苁蓉温肾助阳，兼以润燥，药达五脏六腑而去燥热之苦；生谷麦芽、炒神曲，消食化滞，助脾胃之运化；白芍、佛手，养肝解郁，理气和中；白芍、炙甘草，酸甘化阴，缓急止痛。辅以代茶饮敛阴生津，以助药效。

余经多年诊病思考，体会治疗干燥综合征时应谨守病机，平衡阴阳，兼顾五脏，润燥生津，注重调动脾胃的运化功能，配以行气活血之药调理气机，用方虽重用滋阴之品而不滞，津液得以输布全身；选药方面亦当讲究，可取酸甘化阴之首乌、甘草；取当归、桃仁滋而不腻，取太子参、西洋参补而不燥，兼顾活血养血以去痹，行气理气而助行，故而能在临床上达到很好的效果。

五、对狐蜮病的认识与临床运用[51]

狐蜮病以口腔、咽喉、眼及前后二阴等部位多发性溃疡为主症，是一个独立的综合性疾病。本病始见于《金匮要略》一书，张仲景对认识和治疗狐蜮病做出了重要贡献。狐蜮病临床变化较多，症状缠绵难愈，容易造成误诊。治疗常有反复，至今仍属于疑难病症之一。因此，有必要进一步研究《金匮要略》，探讨狐蜮病的辨治规律。

（一）张仲景对狐蜮病的认识和贡献

《金匮要略·百合狐蜮阴阳毒病脉证治》篇指出"狐蜮之为病，状如伤寒，默默欲眠，目不得闭，卧起不安。蚀于喉为蜮，蚀于阴为狐，不欲饮食，恶闻食臭，其面目乍赤乍黑乍白。"又说："病者……初得之三、四日，目赤如鸠眼；七、八日目四眦黑。若能食者，脓已成也……"从上述原文看，张仲景认为狐蜮病的主要临床表现有三方面，即咽喉部损害、阴部损害和眼部的损害。在公元200年左右，首次提出，咽喉口腔、二阴、眼部的蚀烂溃疡之间具有内在的联系，是一个独立的综合性疾病，并命名为狐蜮病。

张仲景把狐蜮病和百合病在一篇中进行讨论，是有一定寓意的。对于我

[51] 注：本文路志正先生手稿，1989年完稿。

们理解狐惑病的原文,探讨其病机多有裨益。如百合病中即有"如寒无寒,如热无热"的描述,可以佐证狐惑病的"状如伤寒",不一定有恶寒发热的体征,而是一种自我感觉。百合病有"意欲食,复不能食,常默默,欲卧不得卧,欲行不能行,饮食或有美时,或有不欲闻食臭时"等症状,二狐惑病中亦有相似的记载。由此可知两者的临床见证,在精神情志和饮食两个方面相近似,在病机上多属于热病后期,余毒未尽,也有共同之处。

狐惑病的治疗,《金匮要略》有内治法和外治法。内治法以甘草泻心汤为主方,脓成者用赤小豆当归散以排脓。外治法又分熏、洗两种,即张仲景所谓"蚀于下部则咽干、苦参汤洗之。蚀于肛者,雄黄熏之"。

狐惑是中医病名,与西医的白塞氏病相似。白塞氏病以口腔复发性溃疡、虹膜睫状体炎、生殖器部位的疼痛性溃疡,以及结节性红斑样皮疹和痤疮样皮疹为主症,并可累及血管、神经、消化系统。目前,西医对该病病因尚不十分清楚。虽然有感染、感染过敏、自体免疫等学说,惜都未被完全证实。治疗用抗生素、肾上腺皮质激素、免疫抑制剂等药物,有一定疗效,但很难根治。近年来患者常在西医确诊后来中医求治,从而促进了中西医在本病上的合作。因此,临床辨治狐惑病可以中西医合参,按中医狐惑病的理论治疗白塞氏病,充分发扬中医中药的优越性,是提高治愈本病的关键所在。这里需要特别指出的是张仲景在公元200年左右,对于本病已经有较详细的论述,认识到尽管咽喉、眼、二阴部位不同,却是一个独立的综合性疾病;既有治则与方药,又主张内外合治,至今仍有很高的治疗效果。较之西医对本病的认识早,在世界医学史上是首屈一指的,他对狐惑病的治疗同样也做出了重要贡献(表16)。

表16 狐惑病与BEHCET综合征比较表

病名		狐惑	BEHCET综合征
年代		公元204年	公元1937年
病因		湿热	病毒
症状	眼部	目赤如鸠眼,目眦不得卧,四眦黑,脓已成	混合充血,结膜炎,角膜炎,前房积脓,视网膜脉络膜炎
	黏膜	蚀于阴为狐,蚀于喉为惑,蚀于上部则声喝	生殖器、肛门、口腔、上呼吸道黏膜复发性溃疡
	皮肤	其面目乍赤乍黑乍白	结节性红斑,脓疱疹,面部痤疮,湿疹

病名		狐䘌	BEHCET综合征
症状	神经系统	状如伤寒，默默欲眠，目不得闭，卧起不安	头痛，发冷发热
	消化系统	不欲饮食，恶闻食臭	食欲不振，便秘与腹泻交替出现
	泌尿系统		尿道炎　附睾炎
治疗		甘草泻心汤，苦参汤，赤小豆当归散	激素疗法，意见不一

（二）有关狐䘌病机制的探讨

狐䘌病是涉及人体几个脏腑的综合性疾病。其临床表现可分为局部和全身两组症状。在判断本病时两者并非居于同等部位，局部症状是确诊本病的基本条件。咽喉、口腔、眼、前后二阴的损害互相联系、不可分割。局部损害有时呈单一性，有时同时出现，或此愈彼现，反复发作。大抵病轻可单见，病重可同见，始病常单见，久病多同见。全身表现常见"状如伤寒，默默欲眠，目不得闭，卧起不安""不欲饮食，恶闻食臭""脉数，无热微烦，默默但欲卧，汗出"等，虽不像局部症状那样具有特殊性，但在反映其病机上却有重要意义。临床凡见一处局部症状兼有全身表现者即应考虑本病；凡见两处以上局部症状兼有全身表现者可确诊本病。

应该指出，狐䘌病不仅仅见于伤寒热病后期，亦有由于内伤杂病发展而来者，临床并不少见，不宜概谓狐䘌必为伤寒而致。如素体阳盛之躯，外受湿热邪毒，两阳相搏，火热上攻，可见"目赤如鸠眼"。如失于治疗，热度亢盛则易腐而成脓。

狐䘌病的病因病机，《金匮要略》一书未明确论述，除通过其临床表现和治疗方法进行推断外，还应参考后世医家的见解和我们自己的临床实践来综合分析。如《诸病源候论》说：狐䘌病"由湿毒气所为也"，《千金方》亦说："此由湿毒气所为"。我认为本病由湿热邪毒所致，多侵犯肝、脾、胃等脏腑。肝经为足厥阴之脉，起于大趾丛毛之际，入毛中，过阴器，循喉咙之后，上于颃颡，连目系，环唇内；脾经为足太阴之脉，起于大趾之端，挟咽，连舌本，散舌下；胃经为足阳明之脉，起于鼻之交頞中，还出挟口环唇下交承浆，循喉咙。肛为阳明之下口。故湿热邪毒，蕴积日久，则蒸腐气血，化为瘀浊，循肝脾胃经，上则蚀于咽喉、口唇、舌、目，下则蚀于二阴。肝开窍于目，眼胞属脾土，面部属阳明，故见目四眦黑、目赤如鸠眼、其面部乍赤乍黑乍白等症，古人以其状如虫蚀，上下同病，故成为狐蜜。若病久不愈，而湿热蕴结，多损肝肾之阴。肝主筋，开窍于目，肾藏精，主骨生髓，肝肾阴亏，其临床表现常见咽干口燥，两目干涩，视力减退，筋脉失养，神志恍惚，虚烦不安，腰酸骨楚等症。若病变后期，阴损及阳，或湿热伤阳，病从寒化，可见脘腹胀满，神疲食少，形寒肢冷，小便频数清长，大便溏薄等症。

（三）狐蜜病的辨证施治体会

狐蜜病是独立的综合性疾病，其不同的发展阶段临床表现不同，反映出来的内在病机亦有所区别，临床仍应注意辨证施治，遣方用药宜恰中病机，才能取得预期效果。本病在临床并不少见，而是多被忽视，或诊为口疮，或以为目疾，或按阴疮治疗，易造成误诊，贻误病情，治疗而鲜有疗效。临床治疗狐蜜病宜根据病因病机区分不同阶段，采用不同方法。

1. 湿热蕴积 以湿热为主而化燥伤阴不明显者，溃烂部位渗出物多，甚至有膜状物覆于溃疡之上，常兼见口苦而粘，不欲饮水，便溏尿赤，苔腻，脉濡而数。治疗宜清热解毒燥湿为主，内外治法兼施。内服药以调理脏腑功能，祛除病邪，用甘草泻心汤化裁，常加苦参、黄柏、败酱草、土茯苓、地肤子、炒槐角、密蒙花、草决明等药。甘草泻心汤以甘草为君药，取其性味甘凉，清热泻火解毒；配合黄芩、黄连之苦寒，以清热泻火而燥湿；干姜、半夏辛温，以开窍散结除其郁结之湿热；大枣、人参性温味甘，虑其助热留湿，多弃而不用。苦辛杂用，寒热并投，共奏苦辛通降、清热解毒燥湿之功。如苦参、黄柏、败酱草、土茯苓之属以增强其清热泻火、祛湿解毒之力。前阴溃疡加用地肤子，肛门溃疡加用炒槐角，眼部损害明显加用密蒙花、草决明等药。苦参味极苦而性寒，具有清热燥湿杀虫的作用。《名医别录》称其"安五脏""利九窍""疗恶疮"。其清热燥湿的功效与黄芩、黄连、龙胆草相近，而其苦愈甚，其燥尤烈，其力直达诸窍，一般医家多畏其味苦难服，亦嫌其峻烈，过去多外用而很少如煎剂内服。但毒疮恶癞，非此莫除，如辨证准确，其功效甚捷，诚为治疗狐蜜病的要药，不单外用，内服亦佳。外用药以作用于局部，其力专一而直达病所，先以苦参汤加黄连、白矾、马鞭草、桃仁、甘草之属，水煎熏洗阴部，再以冰蛤散外敷患处，以清热燥湿，止痛敛疮。口腔溃疡可外用冰硼散或锡类散。

例1：焦某，女，22岁，病例号237826。初诊日期1974年4月15日。

患者自1966年患"口腔溃疡"，始则肿痛起疮，继则脱皮溃烂，形成溃疡，疼痛异常，靠"封闭"暂止，反复发作，始终未愈。1967年见面部红肿，红肿消退后遗留块块白斑。1968年发现前阴、眼睑、鼻腔黏膜等处溃疡发生。1972年见消化道溃疡。经北京医院、协和医院、友谊医院诊断为"白塞氏综合征"。

多方治疗效果不佳,而来我院求治。证见口腔、阴部溃疡蚀烂疼痛,伴头晕、视物模糊、畏寒、低热(T:37~38℃),咽干而痛,眠差多梦,心悸而烦,不思饮食,右胁隐痛,下肢水肿,倦怠乏力,大便微溏,小便黄赤。检查见口唇、舌、上颚、鼻黏膜有小片状溃烂多处,浅在性溃疡,表面附有灰白色渗出物,妇科检查见大阴唇、阴道口有3处豌豆大小的深溃疡,边缘不整,无明显红晕,表面有坏死白膜覆盖。舌质稍红、苔薄腻,脉弦细、左脉兼小滑。诊断:狐惑病(白塞氏综合征)。证属湿热化浊,阻遏脉络,气滞血瘀,上下相蚀。治法:苦辛通降,清热解毒燥湿。方用:甘草泻心汤化裁。甘草10g,干姜6g,马尾连6g(因无黄连),黄芩10g,半夏10g,败酱草12g,土茯苓24g,草决明10g,5剂,水煎服。

二诊至五诊:守方不变,随证增损,增加苦参、川楝子、黄柏、地肤子、炒槐角,服药共20剂。外用:苦参30g,马尾连10g,白矾6g,桃仁10g,地肤子15g,水煎熏洗阴部。

六诊:药后上部溃疡减轻,分泌物减少,大阴唇溃疡缩小。仍畏寒、低热、不思饮食、心悸、右胁隐痛、膝关节痛,舌红、苔黄腻,脉细数。病有转机,原方加减,稍减清热解毒药量。处方:生甘草10g,川黄连6g,黄芩6g,半夏10g,干姜6g,紫草6g,败酱草10g,川楝子10g,枳壳10g,焦三仙各15g;外用:苦参30g,当归12g,桃仁12g,马鞭草30g,甘草12g,水煎熏洗阴部,然后外敷冰蛤散;口腔外敷冰硼散。

七诊:症状减轻,原方照用。

八诊:药后自觉症状消失,溃疡愈合,嘱停用外用药,仍予前内服药6剂,以巩固疗效。

随访:1975年9月24日,已愈8月余,未复发。1978年1月26日患者来告:去年10月生产1男孩,宿疾无复发。特来看望道谢。去年追访,一直上班工作(补注:30年后追访与联系,愈后结婚生子,其子已是博士生,体质强健,母子特来看望)。

2. 久病伤阴,肝肾不足　若病变经久不愈,见咽干口燥、两目干涩、视力减退、腰酸脚软、舌红而干,脉细弦而数,是湿热蕴久化燥,损伤肝肾之阴所致,治疗宜有所变化。应以养肝血、益肾阴为主,稍佐以清热利湿之品,可酌情选用一贯煎、杞菊地黄丸等方加味;若病至后期,阴损及阳,脾肾阳衰,而见形寒肢冷,脘腹冷痛胀满,神疲食少,小便清长而频数等症者,亦应首先顾其阳气,法随机转,可选用理中汤、肾气丸等方加减变化,切勿专事清利一法,而贻害于人。

例2：伍某，男，33岁，技术员，住北京西郊。初诊：1983年10月21日。

主诉：左半身瘫痪，左眼视物模糊，口疮舌烂，项强4个月。

病史：今年5月，因修房而居无定处，情绪不畅，着急失眠，使素有的口腔溃疡加重，经某医院诊断为"高度神经衰弱"。6月12日，突然失语，半身瘫痪，嚎叫。在某医院做腰穿未见异常，心电图正常，脑电图轻度异常，脑血管造影确诊"CNS血管细"，经某医院做CT，考虑"白塞氏病"成立。曾在某院住院治疗，给予罂粟碱，山海棠片、地塞米松（最大剂量30~49mg）等药物治疗。症状有所缓解，但反复发作，时轻时重，于1983年10月21日来我院门诊。

据述口腔溃疡反复发作20年余，1978年外生殖器曾有溃疡，已愈。28岁结婚，生有一女。后患口腔溃疡，家族其他成员无类似疾病。现走路摇晃，站立不稳，颈部僵硬，神志清楚，左眼视物模糊，畏光，记忆减退，纳可，睡眠尚佳，二便调畅，痰黏不易咳出，语言欠流畅，面色浮红，口腔溃烂，舌体歪斜，右边溃烂缺损，舌质红、前半部光红无苔、舌中有裂纹、中根部舌苔黄腻，脉沉滑。辨证：证属肝郁气滞，郁久化火，长期失眠，心阴受损，进而影响脾胃功能，升降失常，聚湿蕴热，上下相蚀，而成狐惑之病。由于失治，心肝之阴俱伤，肝开窍于目，主筋；心主血脉、藏神，故目视昏渺，神志时有欠佳。且久病及肾，肾主骨，故站立不稳。诊断：狐惑病。治则：养心阴，肃肺气，养血柔肝，佐以益肾。处方：沙参15g，麦冬9g，玉竹9g，炙杷叶12g，百合15g，生地12g，杏仁9g，旋覆花包9g，白芍10g，山药15g，川贝3g，怀牛膝10g，5剂。此后，宗上法进退2个多月，诸症有所好转。

1984年1月6日：症见眩晕，恶心欲吐，走路不稳，视力差，纳谷，二便尚可，全舌溃烂、有裂纹，苔花剥色黄，脉沉弦小数。前方去杏仁、旋覆花、川贝、玉竹，加竹茹12g，半夏9g，夜交藤15g，炒砂仁后下12g，5剂。

1984年1月23日：中心性视网膜炎已愈，原方加黛蛤散包6g、枸杞子10g。为内外并治，1984年2月17日予漱口方，药用：金银花30g，薄荷9g，月石（硼砂）9g，甘草10g，3剂，水煎漱口；用珍珠粉1g，冰硼散1管，青黛1g，锡类散2瓶，混合为末，漱口后外敷于口腔溃疡处。继以滋补肝肾，佐以清肃肺气为主，以一贯煎、二至丸加减治疗。

至1984年3月12日，口腔溃疡基本痊愈，舌红苔薄黄。之后，口腔溃疡复发2次，但很快得到控制。

1984年7月13日，据辨证为肝肾阴亏、夹湿蕴热，拟三才封髓丹、甘露饮加减，药用：沙参12g，麦冬10g，枇杷叶12g，茵陈15g，连翘9g，知母10g，黄柏6g，砂仁后下4g，生地12g，竹叶6g，水煎服。

上方服用 1 个月,在诸症好转、湿去热除之后,1984 年 9 月 5 日改为以"地黄饮子"加减:熟地 12g,麦冬 10g,菖蒲 10g,远志 9g,五味子 6g,佛手 9g,肉苁蓉 15g,巴戟天 10g,旱莲草 12g,怀山药 15g,首乌藤 15g,水煎服。

1984 年 9 月 24 日,自述病情大有好转,左半身瘫痪已经恢复,行走自如,口腔溃疡痊愈,数月未发,纳谷尚馨,唯晨起双目干涩,两眼眵多,眼周不适,夜寐多梦,二便正常,舌红少苔,脉细小数。治以清肝明目,养阴益肾。处方:桑叶 6g,菊花 9g,密蒙花 9g,木贼 10g,生地 12g,赤芍 10g,元参 10g,知母 9g,制首乌 12g,旱莲草 12g,枸杞子 9g,7 剂,水煎服。龙胆泻肝丸 5 袋,与汤剂标本同治。

本病病程长达 20 年,肝肾受损,气阴两虚,影响到心、肺等脏腑功能,治疗不易,须有方有守、坚持治疗始能获效。经过 10 年追访,已经痊愈,一直上班工作。

(四)结语

本病就诊患者多迁延日久,病程逾年,反复发作。临床所见病症有达 8 年以上的,患者倍受其苦,而医者根治又属不易。宜早认证,早治疗,以减少患者痛苦。狐惑病病程长,病症顽固。故治疗本病不但要有法方,且贵在恒守。临证见患者用药杂乱而效果较微,坚持用药精专则病有转机,而终于痊愈。故守法、守方是治愈本病必不可少的条件之一。《内经》云:"病为本,工为标。标本不得,邪气不服。"医者必须向患者说明病情,以增强战胜疾病的信心,使其坚持治疗,不轻试则止,反复更医。医患密切配合才能提高疗效。本病治疗后期,应注意勿过用苦寒,化燥伤阴。患者症状全部消失后,不宜立即停药,仍应嘱其服药一个阶段,以资巩固,预防复发。

通过对本病的临床观察和研究,深深感到对待中医学不能因其病名冷僻或怪异,不符合现代要求,即轻易摒弃,而应通过临床验证,看其理论能否指导实践? 运用其方药是否有效? 以此作为衡量存废的标准,而不应单纯从病名怪异、不通俗,作为认定其不科学的借口。当然,我们在继承前人的成果基础上,还应遵照中医基础理论和患者的具体病情,按照自身学术规律向前发展,而不能抱残守缺、固步自封,中医学术才能跟上时代步伐前进。

六、系统性红斑狼疮证治

系统性红斑狼疮,是一种多发于青年女性的自身免疫性疾病,可累及多脏器,属于炎症性结缔组织病。中医文献虽无此病名,但根据其全身症状看,与中医所称"温毒发斑""阴阳毒"等有关;有人从皮疹特征出发,称之"蝴蝶丹"。由于本病可累及周身,多关节疼痛,故称为"周痹",属于风湿病范畴。若有肾炎、肾功能损害属"水肿";有肝脏损害属"黄疸""胁痛";有急性心内膜炎、心肌损伤者属"心悸";有胸腔积液者,属"悬饮"范畴等。

(一)病因病机

红斑狼疮病起于先天禀赋不足,肝肾阴亏,精血不足,加之情志内伤、劳倦过度、六淫侵袭、阳光暴晒,导致皮肤受损,瘀血阻络,血脉痹阻,逐渐累及关节、筋骨、脏腑而成本病。

1. 先天不足 本病多有先天禀赋不足,阴阳失调,肾阴亏耗,女子体阴而用阳,阴常不足,少妇、少年正值气火旺盛之时,多有阴虚内热,致外邪乘虚而入,"邪入于阴则痹",痹阻先在阴分,阴虚为本,血虚有火;若房事不节,相火妄动,水亏于下,火炎于上,消烁真阴,阴血暗耗,阴损及阳,气阴两虚,甚则阴阳两虚。

2. 六淫外伤 风、暑、火、燥为阳邪,阳热亢盛,消灼阴液,是其主要外因,冬春风寒外袭,由腠理而入,与气血阻滞脉络,化热则伤阴;盛暑则阳光灼人,暑热由皮肤而入,暑多兼湿,湿蕴化热,酿成热毒;秋有燥气伤津,津亏液涸而口眼干燥,气血痹阻则关节酸痛。风寒暑湿燥火,外能伤肤损络,内能波及营血、脏腑。

3. 瘀血阻络 血热则瘀,血寒则凝,不论真阴不足,水亏火旺,还是外感六淫,郁而化热,血热交结,阻塞脉络,故本病瘀热为多,瘀寒为少。瘀热阻塞机体脉络,则双手瘀点布满,五心烦热,甚至肢痛难忍。瘀热阻塞上焦,水道不能通调,水得热郁而为积饮,心肺受损;瘀热阻滞中焦,脾胃受损,生血不足,精华流失,血虚有火,热逼血行,血不循经,溢于脉外,则衄血紫斑,月经不调,或见血尿。瘀热郁滞下焦,肝肾受损,精华大量流失,则腰酸、水肿、腹水、贫血;瘀热上入巅脑,则神志呆滞、偏瘫、瘛疭。

本病基本病机是素体虚弱,真阴不足,热毒内盛,痹阻脉络,内侵脏腑。病位在经络血脉,以三焦为主,与心、脾、肾密切相关,可涉及肝、肺、脑、皮肤、肌肉关节,遍及全身多个部位和脏腑。

本病的性质是本虚标实,心、脾、肾阴虚血热为本,郁热、火旺、瘀滞、积饮为标。

本病初病在表,四肢脉络痹阻,先表后里、由表入里,由四肢脉络入内而损及脏腑脉络。在内先在上焦,由上而下,渐至中焦,再及下焦,由轻渐重,由浅渐深。在表在上较为轻浅,在里在下较为深重,若表里上下多脏同病当为重症;如再由下而上弥漫三焦,五脏六腑俱损,上入巅脑最为危重。

（二）辨证论治

本病慢性活动期,患者以阴虚内热为最常见,可贯穿在整个病程各个证候中。阴虚内热常与血热、瘀热相互交结,较易为外邪所诱发而急性发作。急性发作病例,以气营热盛证为主,待高热退后,邪向阴虚内热转化。狼疮性肾炎的中晚期伴有低蛋白血症、肾性高血压、肾功能不全者,常由阴虚内热转为气阴两虚、脾肾两虚、阴阳两虚。

1. 阴虚内热证

证候:长期低热,手足心热,面色潮红而有紫褐斑片,口干咽痛,渴喜冷饮,目赤齿衄,关节肿痛,烦躁不寐,舌质黯红、少苔或苔薄黄,脉细数。相当于系统性红斑狼疮慢性活动期。

治法:养阴清热。

方药:玉女煎、增液汤加减。

生地 30g,生石膏_{先煎}30g,麦冬 12g,玄参 12g,黄芩 15g,生薏苡仁 30g,知母 12g,羊蹄根 30g,忍冬藤 30g,虎杖 30g,川牛膝 12g,生甘草 3g。

加减:关节痛者加海风藤、木防己;低热加青蒿、地骨皮;口干加石斛、鲜芦根;脱发加制首乌、熟地等。

2. 气营热盛证

证候:高热,不恶寒或稍恶寒,满面红赤,红斑红疹,咽干,口渴喜冷饮,尿赤而少,关节疼痛,舌红、苔黄,脉滑数、或洪数。相当于系统性红斑狼疮急性发作期。

治法:清热泻火。

方药:三石汤、清瘟败毒饮加减。

生石膏_{先煎}30g,寒水石_{先煎}30g,滑石包 30g,生地 30g,玄参 12g,金银花 12g,知母 12g,黄芩 15g,炒薏苡仁 30g,丹皮 15g,赤芍 9g,人中黄 9g。

加减:高热不退,加牛黄粉、羚羊角粉或紫雪散,以加强清热泻火之力;关节痛,加忍冬藤、桑枝、防己宣痹通络,又有清热之力;衄血、尿血,加藕节炭、白茅根、水牛角粉清热凉血;如有头痛、呕吐、寒战,舌苔转黄厚,有热毒之象者,加黄连、黄柏、大黄、贯众、板蓝根等清热解毒;有神志不清者,需服用安宫牛黄丸。

3. 热郁积饮证

证候:胸闷胸痛,心悸怔忡,时有微热,咽干口渴,烦热不安,红斑丘疹,舌红、苔厚腻,脉滑数、濡数、偶有结代。相当于系统性红斑狼疮引起心脏损害,表现为心包炎、心肌炎、心瓣膜炎及胸膜炎等。

治法：清热蠲饮。

方药：葶苈大枣泻肺汤、泻白散加减。

葶苈子包 30g，桑白皮 30g，知母 12g，生地 30g，沙参 12g，黄芩 12g，生薏苡仁 30g，猪苓 12g，茯苓 12g，郁金 12g，杏仁 12g，枳壳 12g，甘草 6g，大枣 6 枚。

加减：积饮多、体壮实者，可用甘遂末吞服，以攻逐水饮，但泻即止，不可多用；发热，加生石膏加强清热之力；畏冷、或白痰多者，加桂枝、白芥子，以通调水道，反佐化饮；心悸、脉结代，加玉竹、五味子、丹参、龙齿养心宁神；咳痰加象贝、炙百部清肺止咳；气急胸闷加炒苏子、瓜蒌皮、川厚朴宽胸顺气。

4. 瘀热痹阻证

证候：手足瘀点累累，斑疹斑块暗红，两手白紫相继，两腿青斑如网，脱发、口糜、口疮、鼻衄、肌衄、关节肿痛，月经衍期，小便短赤，有蛋白血尿，却无水肿，低热或自觉烘热，烦躁多怒，舌红苔薄、或舌光红刺、或边有瘀斑，脉细弦涩数。本证相当于系统性红斑狼疮慢性活动期中手足血管炎、关节炎为主，并出现狼疮性肾炎、蛋白尿。

治法：清热凉血，活血散瘀。

方药：生地黄散（《素问病机气宜保命集》）加减。

生地 30g，玄参 12g，知母 12g，黄芩 15g，红藤 30g，丹参 30g，川芎 9g，落得打 30g，六月雪 30g，接骨木 30g，川牛膝 12g，甘草 6g。

加减：若肌衄鼻衄、血小板减少，加制首乌、茜草、生藕节、生地榆、水牛角；雷诺现象严重，寒热错杂者，加桂枝、红花活血通络，温凉并用；闭经，加当归、益母草活血通络；关节肿痛，加忍冬藤、岗稔根、马钱子粉清热祛风、活血通络。

5. 脾肾两虚证

证候：面色不华，但时有潮红，两手指甲亦无华色，神疲乏力，畏寒肢冷，时而午时烘热，口干、小便短少，两腿水肿如脱，进而腰股俱肿，腹大如鼓，舌胖、舌偏红或偏淡、苔薄白腻，脉弦细、或细数、或细弱。见于狼疮性肾炎、低蛋白血症、肾性高血压、肾功能不全。

治法：滋肾填精，健脾利水。

方药：济生肾气丸加减。

生地 30g，熟地 30g，麦冬 12g，龟板先煎 12g，黄芪 12g，白术 12g，猪苓 15g，泽泻 12g，赤小豆 15g，黑大豆 15g，大腹皮 15g，石龙芮 30g，脱水草 30g，枳壳 12g，川牛膝 12g。

加减：面色不华，血红蛋白、白细胞下降，加黄芪、女贞子、制首乌；膝酸腰痛，加杜仲、川断、桑寄生，面部升火潮红，加知母、黄芩；畏冷、舌淡、脉细弱，加桂枝、附子；蛋白血尿，加猫爪草、六月雪、接骨木；胃纳不振，大便溏薄，加山药、芡实、鸡内金、山楂；头晕头痛，血压升高者，加菊花、钩藤、白蒺藜、天麻；恶心呕吐，二便俱少者，加生大黄、元明粉、木香、川厚朴；出现慢性肾衰竭、氮质血症或尿毒症，必须及时利尿通便，也可用桃仁承气汤灌肠。

6. 气血两亏

症状：血细胞减少为临床突出表现。

治法：益气养血、补肾填精。

方药：生地 30g，熟地 30g，首乌 12g，女贞子 30g，山茱萸 9g，茜草 12g，藕节 30g，黄芪 12g，白术 12g，知母 12g，白芍 12g，陈皮 6g，生甘草 6g。

加减：鼻衄，加阿胶、枳壳、旱莲草；红细胞减少，加当归、鹿角片、阿胶；血小板减少，加羊蹄根、花生衣，重用首乌；白细胞减少，加生黄芪、白术、女贞子。

7. 脑虚瘀热

症状：突出表现为轻度脑损害。

治法：健脑化瘀。

方药：生地 30g，枸杞子 12g，麦冬 12g，首乌 12g，知母 9g，天麻 9g，白蒺藜 30g，蔓荆子 12g，赤芍 12g，川芎 9g，泽兰 12g，茯苓 12g，半夏 12g，陈皮 6g，甘草 6g。

加减：头痛严重，加全蝎、蜈蚣，白蒺藜加至 60g，神志不清，加安宫牛黄丸；癫痫样抽搐，加钩藤、制南星、石菖蒲。

8. 瘀热伤肝

症状：低热绵绵，口苦纳呆，两胁胀痛，月经提前，经血暗紫带块，烦躁易怒，或肝脾肿大，皮肤红斑、瘀斑，舌质紫黯或有瘀斑，脉弦。实验室检查可发现肝功能有异常。

治法：活血养肝。

方药：柴胡 6g，郁金 12g，生地 30g，女贞子 30g，黄芩 30g，知母 12g，败酱草 30g，蒲公英 30g，茵陈 30g，生大黄 3g，猪苓 15g，茯苓 15g，甘草 3g，大枣 5枚，枳壳 6g。

加减：便秘，加生大黄；腹水，加脱水草、龙葵。

第十节 男科病证

阳痿证治杂谈 [52]

阳痿,又称"阴痿",是指阳事不举或举而不坚,不能进行正常性生活为特征的一种疾病。是男科临床的常见病、多发病。前人对此既有系统理论又有丰富临床经验。余悬壶医林数十载,有感阳痿一病,虽非危急重证,但经中医辨治,而挽家庭破裂重归于好,或救夫妻离异而幸福如初,或愁眉苦脸而破涕为笑,或因此无子而得弄璋之喜者,不可胜数,岂可谓之小疾哉!

(一)阳痿之病因病机

1. **精神心理因素** 早在《素问·痿论》中,就有"思想无穷,所愿不得,意淫于外,入房太甚,宗筋弛纵"的记载。《景岳全书·阳痿》曾精辟地指出:"凡思虑焦劳,忧郁太过者,多致阳痿。"《杂病源流犀烛》中指出:"又有失志之人,抑郁伤肝,肝木不能疏达,亦致阴痿不起。"其次,惊恐伤肾等均可引起。说明悲伤、忧郁、恐惧、紧张、用脑过度等不良情志,在本病发生中的重要作用。因"阳明总宗筋之会,……若以忧思太过,抑损心脾,则病及阳明冲脉……气血亏而阳道斯不振矣"(《景岳全书·阳痿》)。

2. **湿热太盛,阴湿伤阳** 肝经经脉绕阴器而过,湿热循经下注,阴盛伤阳,则肝失疏泄,宗筋不利,而致阳痿。《素问·痿论》指出:"湿热不攘,大筋緛短,小筋弛长,緛短为拘,弛长为痿。"《景岳全书·阳痿》:"亦有湿热炽盛,以致宗筋弛纵,而为痿弱者。"

3. **房劳伤肾,命门火衰** 历代医家认为,本病之主要原因是恣情纵欲、房事过度、元精亏虚、元阳亦亏,致阴精与命火不足所致。《杂病源流犀烛》:"凡人色欲过度,精髓耗伤,伤于肾气,遂致阴痿不起。"韩善徵(清代)在《阳痿论》中明确指出:"气曰阳气,精曰阴精。审是则阳不痿者皆其火盛,而痿者必系其火亏。"

他如跌扑坠堕,瘀滞精窍;或精出非法,忍精不泄,少年不良习惯手淫,均可诱发本病,但常与遗精、滑精(白淫)、早泄等同时出现,若先天性所致之"天阉",则不属本病范围。

综上所述,古人对阳痿病因的认识主要包括两个方面:情志失和与脏腑

---

[52] 注:本文系路志正先生于1987年在北京市西医学习中医班的讲稿整理。

功能失调。我们在长期临床实践中体会到，本病是在心理、生理、病理等复合因素作用下面产生的一种身心疾患，它以生理功能障碍为主要表现，但却与心理因素密切相关，现今社会人们生活节奏加快，体力劳动减少，脑力劳动增加，使得情志过极这一心理因素成为本病发病中不容忽视的原因之一。

（二）辨证论治，必求于本

首应分清虚实、实火虚火，始能准确辨证立法、组方遣药.凡阴精亏虚，宜益精生髓。证见阳事易举，举而不坚，腰膝酸软，头晕耳鸣，五心烦热，心悸易惊，唇红颧赤，虚烦失眠，甚则骨蒸盗汗，遗精早泄，脉来细数或弦数无力，舌红少津，为肝肾阴虚、相火妄动所致。治宜滋阴降火、益肾填精。方如左归饮（《景岳全书》熟地、山药、枸杞子、云茯苓、山茱萸、炙甘草），三才封髓丹（《卫生宝鉴》人参、天冬、熟地、黄柏、砂仁、甘草），大补阴丸（《丹溪心法》知母、黄柏、熟地、龟板、猪骨髓），虚者加血肉有情之品，如紫河车、肉苁蓉、龟鹿二仙胶等。

阳气素亏，命门火衰，亦是阳痿病因之一。证见阳痿，遗精早泄，精液清稀，腰疲膝软，肢倦神疲，腹胀便溏，素日怕冷，四末不温，面色㿠白，唇淡口和，舌质淡苔白，脉微细尺甚，乃阳气不足、命门火衰所致，治宜温阳益肾。方为右归饮（《景岳全书》熟地、山药、枸杞子、山茱萸、炙甘草、杜仲、肉桂、制附片），或参茸卫生丸、壮火丹（《辨证录》人参、巴戟天、白术、熟地、山茱萸、肉苁蓉、枸杞、附子、肉桂、破故纸、茯苓、北五味、炒枣仁、炒柏子仁、山药、芡实、龙骨）、火土既济丹（《辨证录》人参、白术、山茱萸、菟丝子、山药、巴戟天、肉桂）。

思虑过度，曲用神机，致心脾两虚，亦可诱发阳痿。证见心悸气短，神疲懒言，健忘失眠，夜寐梦多，纳谷不馨，脘闷腹胀，舌质淡红，脉来濡缓等，治宜补益心脾。方如归脾汤、七福饮（《景岳全书》人参、当归、熟地、白术、炙甘草、炒枣仁、远志）。

由于突受惊恐，心肾气结，而致阳痿。如阳痿骤起于惊恐之后，恐则气下伤肾；或欲望不遂而抑郁寡欢，渐至阳痿，心怀恐惧，举而不刚，精神紧张，闻声易谅，心悸怔忡，夜来不寐，胸肋胀满，善太息，时呵欠，骨酸痿厥，面色晦黯不泽，苔薄白或黏腻，脉细弦或沉涩，为惊恐所伤，心肾气结而致，治宜怡悦情志、安神定惊。方如宣志汤（《辨证录》茯苓、菖蒲、甘草、白术、生枣仁、远志、柴胡、当归、人参、山药、巴戟天），达郁汤（《杂病源流犀烛》升麻、柴胡、川芎、香附、桑白皮、白蒺藜），启阳娱心丹（《辨证录》人参、远志、茯神、菖蒲、甘草、橘红、砂仁、柴胡、菟丝子、白术、生枣仁、当归、白芍、山药、神曲），余以为逍遥散、柴胡疏肝散等均可选用。若夹有痰浊,可加清心涤痰之品,胆南星、天竺黄、黄连温胆汤等均可借鉴。

湿热下注,宗筋纵弛,而致痿弱者,证见阳痿不举,或举而易泄,烦躁易怒,小便热赤,肢体疲困,下肢尤甚,舌苔黄腻,渴不欲饮,口苦口干、口黏,或阴囊出汗,脉弦数,为肝肾湿热内盛而来,治宜清利肝胆湿热,方如龙胆泻肝汤。若肝肾阴虚夹湿者,宜滋肾丸(《兰室秘藏》又名通关丸:黄柏、知母、肉桂)合二至丸加减。

对堕坠跌扑,瘀血内阻而致阳痿者,治以通瘀利窍,可用虎杖散(《证治准绳》虎杖、麝香)、合桂枝茯苓丸加山甲珠、路路通、川牛膝等药治之;外用亦可活血祛瘀、通络止痛药熏洗;针灸有良好效果,可配合应用。

我认为治疗上须从两方面入手。一是要调节脏腑功能,二是要调畅情志、疏通气机。在调节脏腑功能方面,应重在肾与脾胃。因肾为先天之本,主藏精为人体生长、发育、生殖之源,而脾胃为后天之本,气血生化之源,不仅能补充肾之先天,且"主润宗筋""总宗筋之会"。所以我们认为,肾与脾胃在调节人体性与生殖这一生理功能上起着相辅相成的作用。在调畅情志方面应抓住"肝"这一重要环节。众所周知,肝主疏泄、性喜条达而恶抑郁,凡精神情志的调节功能均与肝密切相关;而肝藏血,肾藏精,精血互生,肝肾同源,若肝血虚,必耗伤肾精;肝主筋束骨利机关,故宗筋之痿必责之于肝;而且肝的疏泄功能失常还可导致其他脏腑功能失调而致阳痿。如肝血虚宗筋失养,可直接导致本病;又可耗伤肾精使得肾精亏耗发为阳痿;若因情志不遂,肝失疏泄则出现木郁克土、肝郁脾虚、肝气犯胃等病理变化,进而影响脾胃功能,间接导致本病发生。因此应将调理脾肾、疏通肝气作为治疗本病的最基本法则,并结合患者的体质、病程的久暂、病证的虚实等进行辨证论治,方能收到满意疗效。一般而言,患者体质盛年而壮、病程较短者,多为实证,病本主要在肝,治以调肝缓急为主;体弱年长、病程较长者,多为虚证、或虚实夹杂,治宜调理脾肾、补益精血为主。

(三)病案举例

例1 患者张某,男,32岁。主诉临房阳事不举,或举而不坚1年余,患者平素工作繁忙,常感精神紧张,过用脑力,渐至头晕乏力,神疲倦息,腰酸膝软,时有心烦难寐,近因婚后3年无子而倍加烦恼,于1年来渐发阳痿,久之家庭关系紧张思想负担较重,病情逐渐加重。察患者,形体瘦弱,面色少华,舌淡红,苔薄白,脉沉弦而细,双尺弱。四诊合参,属脾肾两虚,精血方耗,肝郁气滞之证。拟以调补脾肾、养血疏肝法治之。方用:黄芪15g,茯苓15g,山药 12g, 黄精 10g, 熟地 10g, 黑料豆 12g, 紫河车粉冲服 5g, 制首乌 10g, 菟丝子 12g, 仙灵脾 12g, 柴胡 6g, 佛手 6g。水煎服, 日服 1 剂。连续服用 3 个月后阳事复常, 次年其妻生一健康男孩。

患者虽值壮年, 但工作繁忙, 精神紧张劳累, 久之心血暗耗, 心脾两伤, 累及于肾, 故而出现头晕乏力、腰酸膝软、形体消瘦、面色少华、脉沉细弱等, 此属虚证无疑。故方用黄芪、山药、茯苓等补脾益气, 而用黄精、熟地、黑料豆、紫河车、首乌、菟丝子、仙灵脾等滋补肝肾。患者心理负担较重, 以及心烦难寐、脉弦细等, 断其必有肝郁不舒, 郁而化热, 灼伤肝阴之变, 故又加入适量柴胡与佛手, 不仅取其疏肝理气之意, 更使本方具有滋而不腻之特点, 使之久服而无妨脾碍胃之弊, 渐渐收功。

例 2 李某, 男, 28 岁。患者形体丰腴, 性情急躁, 素嗜烟酒肥甘, 婚后 2 年未育, 近 3 月临房阳事举而不坚, 不能完成正常性生活, 并伴气短乏力、肢体困重, 头晕心悸, 口中黏腻, 大便不爽, 小便短黄, 察其舌质黯, 苔黄腻, 脉弦滑。四诊合参, 属肝经郁热, 脾被湿困之证。治以清肝解郁, 健脾祛湿。方用: 太子参 15g, 白术 10g, 茯苓 12g, 枳实 10g, 陈皮 10g, 清半夏 10g, 荷梗 10g, 杏仁 6g, 黄芩 9g, 茵陈 12g, 甘草 3g。水煎服, 日 1 剂。以本方加减 2 个月, 性功能完全恢复; 后得子, 喜相告。

患者壮年体盛, 又嗜烟酒肥甘, 性情急躁, 湿从热化, 困遏脾土; 郁怒伤肝, 久而化热, 肝气横逆, 克犯脾土等病理变化交相存在, 致其肢体困重, 口中黏腻, 大便不爽, 小便短黄, 舌黯, 苔黄腻, 脉弦滑, 而其气短乏力, 头眩心悸则并非气虚而来, 是因脾被湿困, 气机阻遏, 阳气不伸, 浊气上犯所致。肝脾失调, 久而久之, 宗筋失润, 弛纵不收而渐致阳事举而不坚。故方中未用补益肝肾之品, 而以太子参、白术、茯苓、半夏、陈皮、荷梗等健脾化湿, 升清降浊; 枳实、杏仁疏理气机, 肃肺理脾以化湿; 而黄芩、茵陈以清肝经湿热, 诸药合用, 共奏解郁清热、益脾化湿之功, 使其肝气得舒, 阳明脉通, 宗筋得养而收功。

例 3, 张某, 男, 27 岁, 1979 年 10 月来诊。据述遗精、阳痿 2 年, 头晕眼花, 腰腿酸软, 疲乏无力, 舌红苔薄白, 脉弦细。脉证合参, 认为证由生活不节, 思虑过度, 阴精暗耗, 元阳亦伤所致。患者虽一派虚象, 但舌红, 脉细中有弦, 即景岳所谓: "独处藏奸" 是也。故当阴阳平补, 补中兼清。遂处以: 沙苑蒺藜、莲子肉、芡实各 12g, 生龙骨先煎、生牡蛎先煎各 21g, 栀子、川黄连各 3g, 五味子、生地各 6g, 麦冬 9g。服 2 剂。复诊, 阳痿已近痊愈, 遂投原方以巩固疗效。

本例阳痿实源于遗精，而遗精之生，系君相二火之妄动，故以黄连、生地泻南补北，栀子通泻三焦之火；龙骨、牡蛎镇心安神止遗，是谓"治其本，清其源"；而沙苑蒺藜为甘温之品，张石顽称之为"精虚劳要药"，最能固精；莲子肉甘淡而涩，汪昂称其能交水火而媾心肾，安靖上下君相火邪；芡实味涩而固肾，补下元而益肾精。诸药合用，补肾无燥热之偏；固精无凝涩之害，清火无苦寒之弊，方以平淡无奇，而确能中病。张景岳云："善补阳者，必于阴中求阳，则阳得阴助而生化无穷；善补阴者，必于阳中求阴，则阴得阳助而泉源不竭。"可谓得补阴、补阳之秘诀矣。余治疗本证，遵《内经》"阴平阳秘"和景岳"阴中求阳，阳中求阴"之旨，强调当于水中补火，或补中有清，寓清于补，水火得其养，龙雷安其宅，则肾气可复矣。切不可不加辨证，徒事鹿茸、肉桂、附子、韭菜子、淫羊藿等壮阳之品，致相火愈旺，真阴愈竭。余按先贤之训，立阴阳平补、清补并施，每获良效。

（四）几点体会

阳痿一证是一种身心疾患，表现为慢性病理过程，因而在治疗用药方面也应加以研究。我们在临床用药中有如下几点体会。

不宜峻补、呆补，而宜缓补、平补。本病虽多为脾肾不足所致，但因其发病缓慢、病势渐进，故治疗也非短期所能奏效。如若峻补非但不能收功，反致杂证丛生，过用滋阴有滋腻不碍脾之弊；若峻补元阳可有火偏盛，阴精受灼之危；若以呆补则脾胃难以受纳，药反为滞，而生中满。因此，必须缓补、平补。所谓缓补，即是用药不可过热或偏寒，如温肾阳多选菟丝子、仙灵脾等，而少用桂、附等大辛大热之品；滋肾阴多选山药、黑料豆、枸杞子等，而少用熟地、女贞子等滋腻碍胃之品。所谓平补，不仅指用性味平和的药物，还应包括在用药过程中注意阴阳平衡，如"阳得阴助而生化无穷，阴得阳升而泉源不竭"即是此意。故在助阳时勿忘补阴，在滋阴时勿忘温阳，同时少佐调气流动之品，只有如此才能阴得阳助、阴平阳秘、以平为期，而取得疗效。

现代医学中有很多疾病，可以继发阳痿，如甲状腺功能低下，前列腺的急慢性炎症、泌尿系感染等均可继发本病，其治应先治其原发病。如急、慢性前列腺炎和泌尿系感染，可参考"五淋""浊证"等进行辨治。一般热淋、血淋、石淋多急、多实；而劳淋、膏淋则多虚。浊证分清浊与溺浊两大类，同样分虚实久暂，急者多嗜食辛辣厚味，湿热内蕴，其治宜清利；思虑太过，劳倦伤脾，脾虚气陷者，宜健脾祛湿、壮阳举陷为治；肾元亏损，年老久病体弱者，治宜补益肾气，但应补中兼清，清中兼补，阴阳并调，滋阴潜阳为宜。

性功能低下，并非全是虚证。临床以虚实兼夹为多，也有以实证为主者，为肝郁化火、痰浊、湿热等可直接或间接影响肝、脾、肾功能，表现阳事不举或举而不坚，遗精、早泄者并不少见。因此，疏肝清热、清心安神、祛湿等亦是治疗本病的重要法则。

阳痿并非不治之证，但患者思想负担过重，又碍于传统观念，羞于告人，甚致讳疾忌医而不求治，久之则影响夫妻和睦，矛盾丛生，小则导致家庭破裂，大则影响社会安定团结。为此，除针药治疗外，尚宜怡悦情志，思想开朗，振奋精神，树立战胜疾病的信心，与医生密切配合，适当体育锻炼（太极拳、八段锦、内养功等，不可急于求成、运动剧烈），夫妻暂时分居，互相关怀体贴，均有很大的辅助治疗作用，万勿忽视。

第十一节　中药与中成药

一、中药与中成药琐谈[53]

中医与中药，自古一家，有如鱼水关系，密不可分。直到现在四川、广西、广东等省市，依然有中草药门诊部，为广大人民和少数民族防病保健，起着重要的作用。随着中医药的不断丰富和发展，才逐渐分为两个独立的体系，但其理论是一致的，是互相联系，互相促进，共同发展的。

中药既是中医赖以治病的有效武器，必须熟练掌握，才能娴熟在胸，灵活运用。所以历代一些名医大家，无不对中药学下很大功力，其著作中相当大一部分是中药，通过长期观察临床运用，对其产地、性味、功能主治、归经等方面，诸多发挥，各有得心应手之药。因它是方剂中的基本组成单位，也就是说，方剂是由单味中药经过长期临床实践，在中医理论指导下，逐步筛选组合，按照处方配伍原则——君、臣、佐、使的规律，在不断提高疗效的基础上而总结出来的。因此，作为一个中医，首先要打好中药学的基本功，否则难以提高疗效。故金元四大家之一的李东垣说过"用药如用兵，多多益善"，明确指出中医应尽量多熟悉和掌握中药的品种和性能、越多越好的重要性。

近年来，因某些企业单纯追求产值利润，致使一些伪劣药品投放市场，严重影响了治疗效果，不仅给中医造成不良的信誉，对中药的发展也带来极坏的后果。过去我们治病处方遣药后，可以预告患者家属之病情转归，而现在则不敢预测，以处方虽善而药品不真所致。为此，提出辨药，清·周岩《本草

---

[53] 注：本文路志正先生手稿，1990年完稿。

思辨录》说："人知辨证之难，甚于辨药；熟知方之不效，由于不识证者半，由于不识药者亦半。证既识矣，而药不当，非特不效，抑且贻害，读仲圣书而不先辨本草，犹航断港绝漠，而望玉于海也。"真是一针见血，语重心长，说明中医同样应该识药、辨药。

中医讲求四气、五味、升降、浮沉、归经、七情和合等基本规律。但有的中药书籍对功能主治叙述过于简略，不讲药物归经。个别临床医生对中药不认真学习，用药忽视中医理论指导的倾向，如处方药味庞杂、用量过重、用药过偏、毫无法度等，甚至按化验单或现代医学病名用药，这不仅造成药物浪费，而且也必然影响疗效，甚至产生不良后果，进而危及中医药信誉。我认为用药宜讲辨证法，要根据中医理、法、方、药为指导，按君、臣、佐、使之原则组方遣药。药不在多而在精，量不在大而在中病，贵在轻灵活泼，恰中病机，才能很好的发挥药效。

（一）同中求异，选药要准

中药品种繁多，《神农本草经》收药 365 种，《本草纲目》收入 1892 种，而江苏 1975 年出版之《中药大辞典》达 5767 种，这还不包括近年各地普查发现的一些新品种。新中国成立以来，中医院校的中药教材，为便于学习，易于掌握，按照药物性味、功能相似者整理归类。如辛温解表药，将气味辛温、具有解表功效归为一类，余如寒痰温化药等皆是。中药的类别反映了药物的共性，也就是药物的共同作用。如解表药，都有发散表邪、祛除表证的作用，但"解表药"仍是较笼统的大致归纳，因解表之中，既有辛温与辛凉之别，又有益气解表与滋阴解表之异。要区别两个相近事物，就要了解它们的个性，更要了解每味药的特殊性。以防风为例，虽为辛温解表药，但它为风药中之润剂，能治四肢挛急、金疮疼病（如外伤后破伤风），祛风湿之仙药，故玉屏风散、玉真散中用之。当前，临床用药之所以繁杂，其重要原因，就是没有准确的掌握药物的个性和特殊性，因而不解同中求异，准确的选用适当药物。如黄连、黄芩、黄柏、龙胆草、知母、木通等都具有苦寒清热泻火的作用，由于归经侧重点不同，黄连则清心火，黄芩清肺火，龙胆草泻肝火，知母清肾火，黄柏泻膀胱之火，木通泻小肠之火，即是相同之中有差异；葛根、藁本、白芷、柴胡、苍术、细辛、吴茱萸等同治头痛，但归经不同，所治有别，葛根治阳明头痛，藁本用于巅顶头痛连脑者，白芷用于额面眉棱骨痛，羌活用于太阳头痛，柴胡用于少阳头痛，阳明热盛用石膏，太阴头痛用苍术，少阴头痛用细辛，厥阴头痛用吴茱萸。再如寒郁气滞之腹痛，宜用祛寒理气药，但疼痛却部位不同，用药亦有区别。痛在大腹为病在太阴，宜用厚朴、干姜、砂仁等脾经药；痛在少腹而牵引睾丸，为病在厥阴，选用吴茱萸、盐茴香、荔枝核、橘核、香附、青皮等肝经药。同时，由于配伍之不同，其主治亦因之而异，如苏叶与砂仁相配，则下气安胎；与藿香相配，则温中止痛；同木瓜、厚朴，则散湿解暑，治霍乱脚气；与桔梗、枳壳相配，则利膈宽胸，与杏仁、莱菔子相配，则消痰定喘降气。

（二）中药炮制要讲求

中药一般多是生药，但有的因有毒或性质剧烈，不能直接服用；有的则易于变质，不能久藏；有的则需除去杂质和不适用部分，方能使用；有的需要炮制其药效始著等。所以一定要经过炮制加工，才能使用，始能达到不断提高其疗效和安全用药的目的。这是中医经过长期临床用药经验总结，是中药学中的重要组成部分，值得我们认真地继承和发扬。当前，中药质量之所以下降，主要是采集不按季节，贮藏不善（发霉变质），该炮不炮，该炙不炙等因素，不能不引起我们的高度重视。即使同一药物，由于生熟不同，其药物之功能主治亦有所改变，如生姜辛温，发表散寒，止呕降逆；煨姜辛平，和中止呕；干姜辛热，温经散寒（回阳救逆）；黑姜辛苦大热，除胃冷而守中，去脏腑沉寒痼冷，去恶生新，温中止血；姜皮辛凉，和胃利水。葛根生用则升阳生津，治项背强几几（shu），熟则鼓舞胃气，故胃虚作渴，七味白术散用之。黄芪生用则固表，炙则补中气、温三焦、壮脾胃、排脓托毒、为疮痈圣药。元胡醋制，始能提高其止痛之效；当归甘温，补血活血，润肠通便，但土炒之后，则滑润之性去，而独具补脾养血之功。

其次，在保持中药饮片质量的前提下，煎药方法亦需讲求，要根据医生处方先煎、后纳等要求，予以另包，以利单煎、水浸；更需注意火候——文火、武火亦很重要，这些均需注意，否则就影响了药效的充分发挥。

中成药生产应讲究质量，"修和无人见，存心有天知"，同仁堂正是以此为操守，保证中药质量，保持在中成药行业的领先优势，并远销世界各地。

中成药是在方剂学的基础上，通过长期临床观察，确有疗效的前提下，根据急、慢性疾病的不同证情，而分别由国家药局制成各种制剂以供急需。如宋·《太平惠民和剂局方》，就是宋代官府设立的"药局"，专门掌管药材和药剂的经营业务，其将各地所献医方经试用有效后，再依方制药贩卖，以便于患者及时服用。制好的中成药具有携带方便，易于贮存、运输，服用及时，便于急救，对于慢性病，更有药性缓和（救急中成药例外）、作用持久、疗效卓著等优点，故千百年来历久不衰，深受广大人民的喜爱。后来一些著名中药店，根据所在地区的气候、生活环境、发病特点等，吸收当地名医之医疗经验，精心配成具有适合当地发病情况、独特疗效的成药（包括处方、工艺流程、包装等），籍以保持其信誉，驰名本地区，如北京之同仁堂、天津之达仁堂，杭州之胡庆余堂等。

新中国成立以来，随着党的中医政策和人民生活水平的提高，对中成药的要求，诸如防病治病、青春美容、乌发黑发、滋补壮身、健康长寿等方面，特别是近年来，我国对外开放政策的实施，中医药国际学术交流亦得到很快的发展。由于一些现代疑难疾病和药源性疾病的增多，许多国家纷纷把注意力转向我国中医和天然药物上，寻求解决办法，因而出现了"针灸热""中医热""气功热"的热潮。中成药也有不少向国外出口，但在美、法等国家，大多是以保健品或是食品才能获得出口权，而不是药物，究其原因，除华侨有服中药和中成药的习惯外，一般西方对中医药毫无了解，中医学术尚未被其承认，是中成药迟迟不能打入国际市场的重要原因，当然，中成药还存在着如下问题：

1. 古方中成药中，有一些方剂药味较多，主治范围太广，重点不够突出。

2. 药品品种较繁杂，有的一味药就有 10~20 多个（包括产地不同），其质量标准难以稳定，进而影响疗效。

3. 未与中成药功能主治紧密结合。

4. 水丸、半糊丸服量较多，服用不便。

5. 生产工艺有的尚未达到精细程度，有的不如日本。

面对以上情况，各省、市药材公司曾采取过许多积极措施，在继承前人制剂基础上，研制新产品，进行剂型改革，如冲剂、糖浆、胶囊（微型胶囊）、流浸膏、中药超声气雾剂、局部喷雾剂、各种速溶滴剂丸、肌注针剂、静注针剂、嚼化剂、各种栓剂等，取得了很多的成绩。但由于中药成分复杂，而中成药又是复方，尽管不少过去前店后作坊，逐渐形成了中小型中成药专业厂，有的在生产环节上，不同程度地实现了机械化、半机械化，有些生产工序实现了一条龙的连续化，仍存在一些问题，有待解决。突出问题是：

1. 新产品有的没有与中医理论和临床结合，片面从药理药化研究，如治感冒一些中成药，有的单从抗病毒出发，而无解表作用，影响疗效。

2. 经不起时间的检验，而过早地夭折。

3. 冲剂含糖量高，对某些疾病患者不宜。

4. 一病一方，不符合中医的辨证论治精神。

5. 中药粉碎加工机械化，由于电力摩擦面温度过高对中药之花、茎、草有效成分不无破坏。

6. 有的质量不合国外规定标准，一是国外对中医药知识不了解，二是确实有的含有毒成分。

医药结合,共同研究,向着系列化发展,是今后中成药的正常道路。中医治病离不开中药,中药离开中医则无所谓药而成草,所以,中医与中药,应紧密结合,共同发展和振兴,发挥各自优势,通过科研设计,认真观察、发掘、整理有效的系列方剂,以利于对某种疾病尽量符合辨证论治的思维方法,打破过去一方治一病的简单做法,当然对于专病专方,具有很高的疗效的单、复方例外,古人有"单方一味,气死名医""藕皮散血,起自庖人;牵牛逐水,近出野老。饼店蒜虀,乃是下蛇之药;路边地菘,而为金疮所秘"。却不能无视民间验方,应予重视,认真挖掘。但更重要的是与广大中医特别是名老中医的密切合作,因他们行医数 10 年,积有丰富的经验,再进一步研究,就可收事半功倍之效。如中华全国内科学会痹病学组与脾胃病学会,与辽宁本院第三制药厂合作,通过全国 27 个省、市、自治区科研观察、仅 1 年的时间,即完成了任务,使这个 70 多人濒于倒闭的小厂,一跃而为该省重点药厂,其中有的痹证冲剂已打入国际市场。

当前,世界上的一些疑难疾病,据不完全了解,约有各种痛症、紧张和衰弱、性功能减退、不孕症、过敏疾病、肥胖症、糖尿病、高血压、关节炎(痛风)、乙肝(据 1988 年 7 月 21 日健康报载:全世界乙肝病毒携带人数估计为 2 亿至 3 亿之间,死于慢性乙型肝炎每年约 400 万左右,约 600 人患肝癌)、艾滋病。而东南亚一些国家,据我了解,大致也不外以上疾病。当然,实际上并不止此数,只不过找当地针灸、中医治疗者以上述为多而已。

二、中药饮片在中医临床中的地位[54]

中药饮片是中医药学的一个专用名词,它的定义和内涵,大体有三,其一《辞海》的解释:药材经过加工处理而成片、丝、块、段,以便于煎汤饮服,药物必须先浸泡吸收水分,然后切成片,故名;其二《中药学》教科书的解释:指净选后的中药材,经过软化、切削、干燥等加工工序,制成一定规格的药材(如片、段、丝、块等);其三《药事管理学》的概念:指在中医药理论指导下,根据辨证施治和调剂、制剂的需要,对中药材进行特殊加工炮制后的制成品。很显然前两种定义似欠全面,而《药事管理学》的诠释是较全面的,并且强调了中药饮片是在中医药理论指导下对中药材的再加工。

[54] 注:本文收载于《中药饮片创新发展论坛大会论文集》,中国中药协会中药饮片专业委员会,2008 年。

中药饮片是中医药理论的具体体现,有着源远流长的应用历史。饮片作为中药的重要组成部分,既可直接入汤剂,又是中成药生产的重要原料,对于中医临床有着十分重要的意义。

(一)中医与中药的关系

中医是指导中药饮片使用的思想和灵魂,中药饮片是中医进行医疗实践的工具和载体;因为有中医理论作指导,才有中药药性理论,也才有中药的寒热温凉、四气五味、升降浮沉、归经;有中医的藏象学说、经络学说、气血津液学说,才有药物的功能主治,才有各种治疗方法或手段、各种中药剂型的出现。如果没有中医理论指导中药的应用,中药可能像树木或煤炭一样是自然界的一种原材料,不可能成为治病救人的国宝。

(二)中药饮片的临床意义

1. 降低毒性　在通常情况下,某些剧毒药物往往要使用于临床,这是中医用药的一个特点。《内经》中曾明确指出:"大毒治病,十去其六;常毒治病,十去其七;小毒治病,十去其八;无毒治病,十去其九。勿使过之,伤其正也。"此外,有些药物,疗效高,但毒性也重,甚至其"有效成分"恰恰是其"有毒成分",并且在"中毒量"与"有效量"之间非常接近。为了既使药物发挥疗效而又保证安全,也就必须针对药物的具体性质采取相应的措施,把药物自身所包含的正反两方面的对立作用统一到疗效方面来。如川乌含毒性较重,经水浸泡和煮沸,直至口尝无麻辣味时,其毒性大为减低;巴豆生品有辛热大毒、泻下猛烈,经去油制霜后,则大大降低毒性,有缓和泻下作用。

2. 改变药性　中药的"性"与"味",是不可分割的整体。性,指"四气"——寒、热、温、凉;味,指"五味"——辛、甘、酸、苦、咸。这是中药的基本性能,也就是各种药物作用的基础。它是按照中医的理论体系,根据药物的实际疗效反复验证后归纳出来的。为了适应各种病情的需要,通过炮制可使药物的性能获得一定程度的改变,其应用范围也就得以扩大,借以密切结合临床的要求进行治疗。如制天南星苦辛温,功能燥湿化痰、祛风解痉,善治湿痰咳嗽、风痰眩晕、口眼㖞斜、半身不遂等病。经牛胆汁制后为胆南星,性味转为苦凉,可涤热痰、平熄肝风,尤适用于痰热、惊风抽搐等症。杏仁辛苦甘温,有小毒,经水浸、去皮尖、炒后再用,不仅其小毒消失,而润燥止咳、通大肠气秘等功能作用更强。现代药理研究证实杏仁生药含有氢氰酸,炮制后则此种成分得到清除,充分说明主要炮炙是科学的。

3. 减毒增效,便于发挥药效　如中药蜜炙在临床使用很广,用量较大,通过蜜炙皆能使药物原来的功效加强,如紫菀、款冬花、百合、百部、桔梗、枇杷叶等这些药物均属于止咳药物，经炮制后，都能增强药物本身的作用。特别是款冬花蜜炙后，一方面可以破坏其分解甙类之酶，增强甙类稳定性，有利于药效的保持；另一方面可以增加甙元的溶解度，促进吸收，增强润肺、镇咳、矫味作用。

中药酒炙为传统的炮制方法，其历史悠久，一些药物通过酒炙后，可借酒性引药上行，抑制苦寒，还可收到活血祛瘀之功。如目赤红肿、白睛肿痛等邪热之症，则应使用酒制大黄，大黄酒炒之后，大黄中的泻下成分蒽醌类及其衍生物在高温炒制中分解，泻下力减弱，借酒以制大黄的苦寒之性，又借酒的上行升提之力引药上行，达到清头目风热的目的。再看跌打损伤、气血凝滞之证，则必用酒大黄，以酒制缓寒性、免于凝滞，借酒的通经活络之功，增强大黄的攻积破坚之力。

4. 引药归经　中医对于疾病的部位，通常是以经络、脏腑来进行归纳。归经则是指药物对机体某部分的选择性作用，即主要对某经（脏腑及其经络）或某几经发生明显的作用，而对其他经则仅有较小的作用或不发生作用。通过炮制，我们可以改变药物的作用部位及其升降沉浮的趋向。如黄柏性寒且沉，生用苦燥，以清下焦湿热为主，多用于治疗湿热下注的小便淋浊、足膝痿软等证；如经过黄酒炮制，则可以清上焦湿热，并能入血分，治血分的病症。知母生用苦寒滑利，泻火较强，能清肺、凉胃、泻肾火及润肠通便；经盐制后，可引药力下行，专于入肾，能增强滋阴、降火、退虚热的功效。

（三）目前中药饮片存在的问题

然而，目前中药饮片存在诸多质量问题，这直接关系到中药或制剂的临床疗效与安全。如果中药饮片出了问题，中医大夫斟酌了半天开出的药方，这个几钱，那个几克，也就失去了意义。疗效肯定不好，甚至会吃出毒副作用。

中药饮片的质量涉及一系列环节，如中药材品种、产地生态环境、种植管理、施肥、采收与初加工、炮制、贮藏养护等。每个环节都不是孤立的，涉及产、供、销等多个环节，农林牧副渔等，只抓任何一个环节都是徒劳的。应该规范每一个环节的操作和管理，以保证中药材及饮片质量的优质与稳定。

1. 中药材的品种　品种问题是用药最为重要的问题。它关系到中药的真与假、优与劣。而品种复杂一直是制约中药质量的重要因素之一。

经过几次资源调查，中药品种及分布已经比较清楚。但一药多来源的问题在中药中比较普遍。它们有的源于不同科属，有的源于同一科属。同属植物品种多的药材，形态相似，易混入正品中。如大黄属植物，全世界有60多个品种，药典规定的只有掌叶大黄 Rheum palmatum L.、唐古特大黄 R. tangguticumMaxim. Ex Baifh. 或药用大黄 R. officinale Baill 3 个品种。实际用药中常见藏边大黄、河套大黄、土大黄等同属植物的根混入。

此外，药典收录的不同品种质量差别明显。如 2005 版药典规定紫草为紫草科植物新疆草紫 Amebia euchroma（Royle）Johnst. 或内蒙紫草 A. gutta Bunge 的干燥根。新疆紫草、内蒙紫草中萘醌色素含量分别为 6.3%、2.7%，相差悬殊。实验证明，新疆紫草抑菌种类及强度也明显优于内蒙紫草；两者均优于传统用紫草。

2. 产地的影响　随着中医中药事业的发展，中药的用量越来越大，一些资源再生能力较差的药材，产量远远不能满足需要，中药材引种成了解决问题的唯一出路。近年来"南药北种，北药南种"，一些药材的产地不断扩大，产量也大幅度提高，但药材质量却难以得到应有的保证。

3. 中药的采收与质量　中药是种植出来的，其内含化学成分的含量在不同生长阶段是不同的。植株生长到一定年限达到最高值又下降，在 1 年内，不同药用部位在不同月份化学成分的含量也不相同。如黄连以生长 6、7 年的最好；黄芩以生长 3~4 年为合适，年久则中枯，习称"枯芩"，清热泻火力弱；又如第 4 季采收的丹参，主要药效成分高出其他季节采收的 2~3 倍。以上均说明适时采收对保证药材质量和疗效的重要性。应根据中药内含有效成分的变化规律、结合亩产量，确定适宜的采收期。对于成分不明确的中药品种，可参照传统经验和药材特点，确定适宜的采收期。

4. 炮制加工的影响　炮制加工，是指中药应用或制成各种制剂前必要的加工过程。包括去除杂质、干燥、粉碎、切制等一般加工过程（部分在产地完成，称产地加工）和根据中药特点采取的炒、炙、煅等特殊加工。

有时同一药材有几种不同炮制工艺的饮片，如大黄有生大黄、熟大黄、酒大黄、大黄炭 4 种。药材炮制后，内含成分变化较大，对药材质量有重大影响。目前规范的、统一标准的饮片加工尚难实现。许多药材经营者自行加工，炒、炙、煅、煮等操作火候、时间等全凭经验确定，主观性和随意性强，且各地炮制方法工艺可能不同，难以保证饮片质量的优质、稳定，是急待解决的一个问题。

5. 贮藏保管的影响　不良的贮藏条件会加快中药饮片的变质。但中药材的变质也与存放时间有关。特别是芳香类药材，芳香成分易挥发不易久贮。如细辛镇咳成分之一的酸性氨基酸,存放 6 个月后无镇咳作用;绵马贯众中的绵马酸贮存 2 年后会自然分解。故应根据饮片特点,确定适宜的贮藏期。

(四)建议

市场上的饮片质量下降,不仅影响中医药赖以治病疗效,已经危及到中医国内外的信誉。据江苏省扬州药检所 2002 年的一次抽查,中药饮片不合格率达到 38.7%。药品质量的差异必然导致潜在的超剂量用药,为患者的用药安全带来隐患。像制川乌、制草乌、制附子这些有毒中药,炮制的主要目的就是降低其毒性和副作用,如果炮制不到位,饮片质量不合格,那么就算处方上药物剂量在药典规定范围之内,其中的毒性成分也可能会超出安全范围,造成一种实际上的超剂量用药。

为了提高中药饮片的质量,以便其更好地服务临床,我们建议:

1. 制定鉴定依据和质量标准 首先,对品种混乱者,有必要对同名异物或同物异名加以科学鉴定,澄清品名,最好做到一药一名,互不混淆。中药采收应做到科学合理,有关部门应加强不同季节植物药有效成分监测,禁止市场流通不适时节所采的中药材,以免影响药材质量。

2. 制定不同产地道地药材质量标准 筛选优良品种,不断改进技术,针对品种变异,要扩大道地药材的种植面积,合理调度,尽量减少异地栽培,确保道地药材的真实性。

3. 制定中药饮片的储藏或使用期 建议主管部门结合我国目前饮片生产及储藏保养条件,分别制定各类中药饮片的"储藏条件""储藏期"或"使用期限",或作出饮片"生产厂家负责期"的规定,这样可以落实责任,保证中药饮片的质量。

4. 规范对炮制加工用辅料的管理 应明确辅料的质量控制指标,统一辅料规格与标准,同时对于中药饮片或辅料的包装与容器应有具体而明确的规定,以避免因使用不合格辅料、包装与容器而影响到中药饮片的质量。

5. 提高药学人员素质,充分发挥药师的作用。

做好中药饮片的调剂工作,从人员设施、管理制度及质量验收等几个方面加强管理工作,其中中药从业人员必须是经资格认定的药学技术人员,有关部门应定期对人员进行培训、考核,从而确保调配的中药饮片重量准确、品种无误。

总之,影响中药饮片质量的因素是多方面的,只有抓好影响质量的各个环节,才能保证中医治疗的有效性及用药的安全性。

三、论稀有、有毒中药的合理使用[55]

医和药密不可分,药的历史也就是医的历史。医者不识药,不可为医;药离医理,必失其宗。自古《本草》著作,几乎都是医家所为,这是人所共知的。可以说中药的传统药理学与中医基础理论中藏象、经络等学说及临床立法、处方等都是统一的,一脉相承的。用药如用兵,做为一名医生,如果对药物不了解,即使他的理论水平再高,辨证再准确,不能选择切中病机的药物也是徒劳。历代中医大家不仅中医理论造诣深厚,知识广博,且对中药也下过苦功,既有自己独到的见解,又有娴熟的用药技巧、心得体会。如明代的李时珍继承家学,一生著述颇丰,如《濒湖脉学》《奇经八脉考》等书均是他的著作,而且他尤其重视本草,曾参考历代有关医药及其学术书籍800余种,结合自身经验和调查研究,历时27年编成《本草纲目》一书,是我国明以前药物学的总结性巨著,已有多种文字的译本或节译本,在国内外均有很高的评价。

中医药既有系统的理论体系,又有丰富的医疗经验,是中华优秀文化的重要组成部分。医和药密不可分,医必熟谙药性、组方遣药规律,结合四诊八纲、三因制宜等诊查,始能伏其所主,先其所因,辨证论治。

(一)珍稀、濒危动物药

1. 中医使用动物药的理论和经验是对世界人民防治疾病的重大贡献 在漫长的历史长河中,中医积累了使用动物药的药学理论和丰富经验,这是对我国和世界人民防治疾病的重大贡献。许多治疗急症的方剂中都含有稀有动物药。如中医三宝:安宫牛黄丸、紫雪丹、至宝丹。其中安宫牛黄丸具有清热开窍、豁痰解毒的作用,常用于治疗邪热内陷心包证,内含稀有动物药麝香、犀角、牛黄,有毒中药雄黄、朱砂;紫雪丹具有清热开窍、息风止痉的作用,常用于热邪内陷心包、热盛动风证,内含稀有动物药麝香、犀角、羚羊角,有毒中药朱砂;至宝丹具有清热开窍、化浊解毒的作用,常用于痰热内闭心包证,内含稀有动物药麝香、犀角、牛黄,有毒中药朱砂。犀珀至宝丹专治时邪内陷血分、瘀塞心包、四肢逆冷、内闭、外脱等证,内含犀角、羚羊角、麝香、蟾酥等药;而象皮在中医外科中有广泛应用,如生肌象皮膏由生血余、生地、象皮粉、当归、生石膏、生甘石、蜡、植物油、生龟板组成,具有清热解毒、生肌敛疮、活血化瘀、收敛脱痂之功,临床疗效确切。如诸葛行军散(含麝香、牛黄、雄黄等药物)等用于急救、危重症的治疗卓有成效。

---

[55] 注:本文作者路志正、宋军、路洁,刊载于《北京中医》2007年第26卷第5期259—262页。

中国香港凤凰卫视节目主持人刘海若在英国的一场火车出轨事故中，受伤严重，一度被诊断为"脑死亡"，但归国后，经中、西医紧密结合抢救，早已康复。在中医治疗过程中，汤剂和安宫牛黄丸就起到了开窍醒脑的重要作用。

2. 稀有药物与其代用品之间的区别 近年来，由于野生动物数量的减少，人们对其动物药的替代品进行了广泛的研究，然而这并不能完全替代某些稀有药物的药用价值。例如虎骨能强筋骨、祛风湿、抗炎、镇痛，以虎骨为主要成分的药酒、膏、丸等对风湿病均有显著疗效。化学研究表明，虎骨的化学成分大多是无机物和骨胶原蛋白；药理研究表明：虎骨的强筋骨、祛风湿功效与诸多无机元素有关；虎骨抗炎、镇痛作用的有效成分为骨胶蛋白的部分水解产物经酸水解后的各种氨基酸。近年来，对虎骨替代品的研究很多，如塞隆（鼢鼠）骨、豺狗骨、豹骨等。但是这些替代品与虎骨均有一定差别，例如研究发现组成骨骼的主要成分钙、磷，虎骨高于塞隆骨；对虎、梅花鹿、猪、羊、狗的腿骨胶及椎骨胶的氨基酸组成研究表明：虎椎骨胶中必需氨基酸及含硫氨基酸的含量都高于其他动物骨胶。因此这些药物均不能完全替代虎骨的作用[1]。水牛角与犀角在性味、功效上基本相同，从成分分析上亦基本一致，但犀角性阴寒，清胃热，凉心血，为临床除火热、解血毒之专药。古人认为，用犀角之证，无分上下表里，而总惟血热而有毒者宜之，故凡伤寒、瘟疫、热病，邪入血分，热毒壅盛，如发黄、发斑、发狂、谵语、鼻衄、吐血等症，非犀角之凉血清热解毒，则不为功。而水牛角目前涉及犀角主治的范围很小。有人对水牛角与犀角中各类氨基酸的百分含量水平进行了比较，结果显示：水牛角与犀角差异较小，单就氨基酸而言，水牛全角是犀角的较好药用替代品。但是从常量和微量元素的观察，无机元素方面的相似性与它们在药理试验及临床上所显示的相似作用一致；各元素的含量有一定的差异，犀角中铜、锰含量，常量元素钙、镁的含量都高于水牛角；而通常在药理试验及临床上水牛角所用之剂量约为犀角的6~15倍，且疗效亦欠理想。

3. 中医药并不是造成稀有动物持续减少的原因 随着改革开放，我国生产力水平得到很大提高，但是由于没有注意到可持续发展问题，环境遭到了巨大的破坏，大量废水、废气的排放，森林、草原面积的急剧减少，使野生动物失去了生存、繁衍的条件，故而数量急剧减少，因此不可将野生动物资源的减少归咎于中医药。中医对犀角、虎骨的利用首先是对人类健康的重大贡献，是以动物的角、骨为人类解除病痛和疾苦，与用于工艺品、装饰品、奢侈品的行为是根本不同的，有着天渊之别，不可相提并论。

4. 野生动物资源的可持续利用和开发 野生动物资源的可再生性，为可持续利用和开发提供了可能。而现在的生物技术突飞猛进，把这种可能变为了现实。我国的历史实践证明，坚持走可持续利用的道路，既可保护野生资源，又能满足人类社会的客观需求。而且国家也确定了自然资源"在保护中开发，在开发中保护"的总原则。只有有利用的保护才是积极主动的保护，也才是真正的保护；只有保护，没有利用，是不可能保护好野生物种的。因此要注重利用和保护的关系，在不让随意猎宰的同时，也要狠抓珍贵稀有动物的人工饲养和驯化工作。目前，我国在这方面取得了巨大的成功。如：我国虎的人工繁殖的成功，突破了虎养殖和治病的难关，大大提高了虎的生殖和存活能力。目前，我国人工饲养的虎仅桂林雄虎山庄目前就已达到了 1300 头。若在全国进行统计，其饲养数量是相当可观的。养虎基地原计划用卖虎及其产品的钱来繁殖更多的虎，但是自我国政府 1993 年 5 月 29 日发布"关于禁止犀角和虎骨贸易的通知"以后，这一计划落空，而且还面临着如何处理自然淘汰和正常死亡虎的尸骨问题。又如：牛黄来源稀少，内蒙古现已着手研究人工给黄牛栽培牛黄的工作，已取得了一定的成绩。这样人工饲养和驯化药用动物，保证中医药之需亦是一条可取之途径。

5. 动物的过度保护对人类的危害性　虽然目前野生动物数量有减少的趋势，但是我们亦不能忽视动物的危害性，如果其过度繁衍也会给人类造成危害。如在西双版纳地区的勐满镇南坪村，自 2001 年以来深受野生亚洲象的危害，几年来大部分粮食被野象踩食，村民的生命安全也受到威胁，粮食问题一直是困扰南坪村民生活的大问题。2002 年，全村粮食总产量只有 32kg，农民人均纯收入降至 150 元。印度有些地区，由于森林过度砍伐，人、象争地伤人事故不断发生，给人们的生产、生活造成了巨大的危害。

6. 人命至重，千金难买　几千年来，动物药一直被中医用来治病救人，许多珍稀动物药对于治疗疾病、保证人类的健康起着重要的作用，完全禁止、限制某些中药品种的使用和生产严重影响了临床疗效，特别是影响了中医的急症抢救工作。所以应正确处理珍稀、濒危动物药的保护与使用的关系，在保障动物存活的前提下，具体问题具体分析，如犀牛的角、自然死亡的虎骨等，而不应完全禁止这些动物用于医药领域，将其运用于临床为人类服务。"人命至重，贵于千金"，发展的目的在于人，发展的动力在于人，促进人类健康事业的全面发展，是现代化建设的根本所在。

（二）有毒中药

1. 因毒为能　《内经》中有"大毒治病十去其六，常毒去病十去其七，小毒去病十去其八，无毒去病十去其九。谷肉果菜食养尽之，勿使过之伤其正也"的记载,可见凡是中药都有不同程度的毒性,而治病正是利用其偏性——毒性起到治疗作用。中药的毒性成分可分为两类,一类与治疗作用无关,另一类则正是毒性成分起治疗作用,也就是"因毒为能"。《素问·藏气法时论》曰:"毒药攻邪,五谷为养,五果为助,五畜为益,五菜为充,气味合而服之,以补益精气。"所谓的"有毒中药",的确具有很大的风险性,但它性猛力强,取效甚捷,只要应用得当,疗效往往远远超过"平淡之品",正如《周礼》所说:"聚毒药以供医事",也就是所谓"因毒为能",但更要求医者经过中药炮制加工,方剂优化组合,能够"化害为利,减毒增效",达到安全、有效、无毒副作用,这就是患者不能离开中医自己乱服药的关键所在。例如,东汉名医华佗,尤其精通外科,其著名的"麻沸散"因被运用于外科手术中的麻醉技术而被载入史册。据考证"麻沸散"主要是由曼陀罗花、生草乌等有毒中药组成。医圣张仲景著《伤寒杂病论》,在使用有毒中药方面为后世医家之楷模。常用的有毒中药有:半夏、附子、巴豆、商陆等。有毒中药是其治疗痰、癖、奇、怪等病症的首选中药,"四逆汤""十枣汤"等含有毒性中药的许多方剂,由于配伍精当,煎服得法,不仅功效卓著,而且很少发生不良反应,千百年来在人类与疾病的斗争中屡立奇功。砒石是剧毒药物,国家为了人身健康,已明令禁止使用,一般医家为了安全更不敢使用。然而20世纪70年代初黑龙江和湖北等地对该药的临床应用进行整理,并在中医"以毒攻毒"理论的指导下,经过药学、药理毒理研究,以其主要成分三氧化二砷(As_2O_3)治疗癌症。经对1200多例各类白血病的治疗研究,发现其对白血病疗效独特,揭开了对其系统研发的序幕,并引起了美国医学家的重视。西医药物同样具有毒副作用,抗肿瘤药均是剧毒药物,而且治疗时对病变细胞和正常细胞均有杀伤作用,对人体伤害极大。虽然中药某些药物也有剧毒,但通过合理的炮制、优化配伍,使其毒性大大减低,只要正确使用,相对来说其毒副作用较小,相对安全有效。

2. 知药善用 对药物毒性的认识,先贤积累了丰富的经验。如《神农本草经》将所收载的365种药物,分为上、中、下三品,认为"上药一百二十种为君,主养命以应天。无毒,多服久服不伤人。欲轻身益气、不老延年者,本上经。中药一百二十种为臣,主养性以应人。无毒、有毒,斟酌为宜。欲遏病补虚羸者,本中经。下药一百二十种为佐使,主治病以应地。多毒,不可久服。欲除寒热邪气,破积聚愈疾者,本下经"。说明了各类药品的临床适用范围和使用注意事项。即上品无毒,多服久服不伤人,可用于轻身延年以养命;中品药物有些有毒,有些无毒,要根据祛病、补虚的不同目的斟酌选用,服用时间的长短也要根据情况而定；下品是用于治疗疾病的，但毒性大，正如《诸病源候论·卷二十六》所论"凡药物云有毒及大毒者，皆能变乱，于人为害，亦能杀人"。所以不可久服，应中病即止。这就要求我们临床医生，不但要辨证准确，更要正确用药，以达到祛病不伤正的目的。甘草素有"国老"之称，但临床亦不可随意乱用，对胃病非虚证患者，因"甘能令人中满"，故长期使用反而有害，同时慢性肾病亦不宜久服。正如清代医家徐灵胎指出："虽甘草、人参，误用致害，皆毒药之类也。"所以毒药不可怕，关键是应知药性而善用。

3. 中医治病贵在辨证论治　中医治病贵在辨证论治，可守方之原则，但不可不事加减而长期服用同一方剂，这既体现了中医的原则性，也体现了中医的灵活性，并且可以防止毒副作用的产生。在处方时，药物之间还要优化组合，遵照中医学理论，按照君、臣、佐、使的原则用药，通过配伍不仅可以加强药物的治疗作用，同时可以佐制一些有毒药物的毒性。炮制学亦是中医学的一个重要分科，通过正确的炮制可以强化药物的治疗作用，而减少其毒副作用，起到减毒增效的作用。因此，中医在治病时通过正确的炮制，恰当的配伍，精准的辨证，有毒药物的毒性已减小到最低程度，可以放心使用。如中成药磁朱丸中的朱砂主要成分为硫化汞，用时宜水飞研粉3次使用，其末不堪入药。20世纪40年代，我曾用此成药，3g/次，2次/日，连服3个月，以治幼儿幻视幻觉症，未见毒副作用。

4. 道地药材　所谓道地药材，是指一定的药用生物品种在特定地理环境和气候、阳光、雨露等因素和传统加工炮制方法的综合作用下，所形成的产地适宜、品种优良、产量较高、炮制考究、疗效突出、带有地域性特点的药材。它是一个约定俗成的、古代药物标准化的概念，它以固定产地生产、加工或销售来控制药材质量，是古代对药用植物资源疗效的认知和评价。道地药材的药名前多冠以地名，以示其产区。如产自浙江的"浙八味"，产自四川的"川贝""川黄连""川芎"，产自云南的"云茯苓"，产自河南的"四大怀药"等就是著名的道地药材。近来由于经济利益的驱动，造成药材质量的下降，药品中所含杂质增多，如农药残留和重金属超标，临床用量不断增大，从而产生不良反应。只要我们加强对市场的管理，增强对药品生产质量的监督，这一问题不难解决。

长期以来，珍稀、有毒中药被用于中医临床，为中华民族的繁衍昌盛起到了重要作用，虽然目前这些药物的临床使用存在这样或那样的问题，但我们不应讳疾忌医，因噎废食，应该正确面对现实，寻找解决办法，使这些药物能继续更好地服务于人类的健康事业。

我们有义务、有责任向世界野生动物保护组织提出上述理由,使其对我国使用动物类药物有所了解,应本着人命至重的精神,予以理解和合理解决。另外,我们更应积极地研究既可持续性利用其有效资源,又不造成随意猎杀动物的两全其美的方法。

第十二节 针 灸

针灸辨证论治[56]

针灸之所以能治愈疾病,正如内经《灵枢·九针十二原》中所说"欲以微针通其经脉,调其血气,营其逆顺出入之会",使人体内气机畅达,经脉通调,则"营行脉中,卫行脉外,营周不休,五十而大会,阴阳相贯,如环无端"(《灵枢·营卫生会》),病则不生。

针灸的基础理论是经络学说。虽然近代针灸已成为独立的一门学科,但与中医的基础理论有着密不可分的联系。

《灵枢·海论》有"夫十二经者,内属于脏腑,外络于肢节"的记述。人体是以五脏为中心,通过经络将脏与腑、脏与脏、腑与腑、骨骼、筋脉、肌肉、孔窍、皮肤连成统一的有机整体。心主血脉;肺主周身之气;肝藏血,主疏泄;脾为后天之本,主运化;肾为先天之本,主骨、生髓、通于脑;六腑主传化;三焦为决渎之官。而每一脏每一腑必须在经络中运行气、血、津液而进行功能活动,将水谷精微输布周身,以营养各个组织器官。因此,经络学说是中医基础理论的重要组成部分。所以《灵枢·本脏》有"经脉者,所以行气血而营阴阳,濡筋骨、利关节者也"的理论。

《灵枢·经脉》云:"经脉十二者,伏行分肉之间,深而不见……诸脉之浮而常见者,皆络脉也。"可见十二经脉分布在深处,而络脉在肌表较浅部位。经络中的十二经脉与脏腑相连,构成一脏一腑、一阴一阳的表里关系。《素问·血气形志》明确指出:"足太阳与少阴为表里,少阳与厥阴为表里,阳明与太阴为表里,是为足阴阳也。手太阳与少阴为表里,少阳与心主为表里,阳明与太阴为表里,是为手之阴阳也。"手三阴从胸走手与手三阳相交;手之三阳从手走头交于足之三阳;足三阳从头走足,交于足三阴;足三阴从足走胸腹,

---

[56] 注:本文路喜善整理,1980 年完稿。

交于手三阴。而奇经八脉则出入于十二经脉之间。督脉行背部正中；任脉布行胸腹正中；冲脉行任脉之侧，并足少阴走腹散胸中；带脉环腰、束带纵行之经脉；阳蹻脉统一身左右之阳，阴蹻脉统一身左右之阴；阳维脉维系三阳，阴维脉维系三阴。别络由本经别走联络相表里的经脉，浮络布散于肌表。经络由深到浅，由正经分出别支，似蛛网密布周身，表里内外，无处不有，使气血津液循环运行不已，生命不息。

外邪侵犯人体而发病，《金匮要略》指出："一者，经络受邪，入脏腑。为内所因也；二者四肢九窍，血脉相传，壅塞不通，为外皮肤所中也"。由此可知，外邪初犯，如在人的皮毛腠理未得到及时治疗，即随经脉相传，内及脏腑；反之，脏腑的病变，亦会随经络循行部位反映到肌表。如外感风寒，邪束肌表，使肺之宣发失常，而出现胸部憋闷，咳嗽白痰等症。又如，肝经布两胁，肝脏疾患，疏泄失职，则见胁痛、胁胀、易怒。同时还可反映出脏与脏、脏与腑之间复杂错综的病理关系。若肝气郁滞，疏泄失常，则肝气有余而乘己所胜之脾胃。肝郁乘脾，致脾不健运，而有胸脘满闷、胸胁胀痛、腹胀肠鸣、纳少便溏、情志抑郁或急躁、善太息、脉弦缓、舌质淡苔白等症。肝郁乘胃，胃失和降，则见胸胁胀满疼痛，嗳气、吞酸、嘈杂、恶心呕吐、脉弦有力、舌质淡、苔薄黄之患。肝气郁久化火，循经上逆侮己所不胜之肺金，则有头晕头痛、口干口苦、咳嗽有痰、痰少而粘、不易咯出、烦躁易怒、脉弦细数、舌边红苔白之忧，甚则痰中夹血、咯血、衄血等。《素问·皮部论》对疾病循经络内传做了详细的论述："凡十二经络脉者，脾之部也。是故百病之始生也，必先于皮毛。邪中之则腠理开，开则入客于络脉。留而不去，传入于经，留而不去，传入于腑，廪于肠胃。"说明病邪从表传里，由浅入深，疾病由轻转重的传变过程。因此，《素问·阴阳应象大论》指出："故善治者治皮毛，其次治肌肤，其次治筋脉，其次治六腑，其次治五脏者。治五脏者，半死半生也。"充分说明善治皮毛、早期治疗，防止疾病传变具有重要意义。

针灸学的辨病认证，离不开中医理论体系。人体发病，正如《内经》所说："正气存内，邪不可干"（《素问·刺法论（遗篇）》），"邪之所凑，其气必虚"（《素问·评热病论》）。体质虚弱，则正不御邪、病邪内犯。从病因来看，中医认为是由于自然界中的风、寒、暑、湿、燥、火六种不正常气候等因素造成，更有先天不足、后天失养，饮食不节，起居无常而妄作劳，七情不和等内因所伤。

辨别疾病，要通过四诊望、闻、问、切，取得第一手材料，结合病势的进、退、缓、急，疾病在演变过程中所表现的症状，根据脏腑、经络、卫、气、营、血和八纲辨证进行分析归纳，得出病位所在，证候特点，损及何脏、何腑，病势趋向，邪正消长，从而判断病因属性，病位在表在里，病性寒热虚实，才能决定如何取穴与治疗。如病有咳嗽、发热、汗出、咽喉肿痛、头痛、口干而微渴，脉浮数，舌尖红苔白等症，经分析辨证得知，病因为外感风热之邪，病位在表，病性为热证。治疗则以疏风清热为目的。取穴：手太阴肺经井穴少商点刺出血，以清其热；刺合谷、列缺、风池、外关，除列缺用平补平泻外，其他穴位均用泻法。使热清风散，则病愈矣。

但是，人在自然界中生活，必要受到外界客观因素的影响。因此，脏腑气血的运行，亦随四季气候变化而不同。《素问·四时刺逆从论》云："春者，天气始开也，地气始泄，冻解冰释，水行经通，故人气在脉。夏者，经满气溢，入孙络受血，皮肤充实。长夏者，经络皆盛，内溢肌中。秋者，天气始收，腠理闭塞，皮肤引急。冬者，盖藏，血气在中，内著骨髓，通于五脏。是故邪气者，常随四时之气血而客入也，至其变化，不可为度，然必从其经气。"根据四时气血偏盛变化，针刺的浅深有异。故《素问·调经论》云："五脏者，故得六腑与为表里，经络支节，各生虚实。其病所居，随之调之。病在脉，调之血；病在血，调之络；病在气，调之卫；病在肉，调之分肉；病在筋，调之筋；病在骨，调之骨。"

怎样在治疗的过程中收到满意的效果？关键在于处方与配穴。但两者又来源于正确的认识和准确的判断。即使对疾病有明确的认识，而忽略了针刺的手法和进针的深浅，也会影响疗效。如前文所举外感风热证，进刺当在天部，因"人皮应天"（《灵枢·小针解》）；如针进入地部而泻之，不仅可伤正气，还易引外邪内传。若病为阳邪一味泻之，仍会伤正，所以针刺时要阴阳兼顾，如《灵枢·终始》中所说："刺热厥者，二阴一阳；刺寒厥者，二阳一阴。所谓二阴者，二刺阴也；一阳者，一刺阳也。"对于久病之人，邪气久留，往往影响其他脏腑的功能，若不兼顾，势必会导致发病。而且由于病位深，针刺应在地部，留针时间需要相对延长，以助正气来复而抗病邪。即《灵枢·终始》所说"久病者，邪气入深。刺此病者，深内而久留之，间日而复刺之，必先调其左右，去其血脉"之义。

针灸处方，必须与立法一致，收效则捷。如对于木郁乘土、胃失和降导致的胃脘疼痛胀满，其标在胃，其本在肝，立法当以疏肝和胃、培土运中为治疗原则。取穴：除补天枢、气海、足三里、二间外，当泻行间，以祛肝气之有余。痛甚者，可开气会穴——膻中，以畅气机，缓肝木之急。

针灸的配穴，既要顾及相生和所胜、所不胜之间的乘侮关系，又要注意到经络走向，人体发病、阴阳失衡的特点。临床中对于急性疾病局部取穴往往收效较差,而遵照古人提出的巨刺、远道刺,时常取得满意的疗效。如肾阳虚证牙痛的治疗,齿为骨之余,肾主骨,本病为肾阳虚上窍失养所发,治当补肾;但止痛又为当务之急,若局部取穴,虽当时症状得缓,但针去易发。肾为先天之本,藏元阴元阳,赖后天水谷精微的补充与濡养;脾胃为后天之本,生化之源,所以本病之治,采取通经活络,以后天补先天之法。取穴如下:

颊车:足阳明胃经取穴。胃之经脉由鼻外入齿中,出挟口环唇,下交承浆,循颐后下廉,出大迎,循颊车上耳前。胃经与牙齿部位相通,用平补平泻的手法,通经活络,经通则不痛。

足三里:足阳明胃经穴位。凡肾阳虚,必导致脾胃之阳亦弱,使运化失常,湿邪停积,阻于中州,令清阳不升,浊阴不降。取本穴以下引上,和胃降逆,清阳得升,病势自除。

合谷:手阳明大肠经穴位。经脉络肺,从缺盆上颈、贯颊、入齿中,为大肠经原穴。并与胃皆为六腑之一,上下相通,配足三里共行培土、通经、升清降浊之功。

风池:足少阳胆经穴位。手少阳、足少阳、阳维之会穴。胆与肝互为表里,与肾为母子关系,母病必及其子。胆经与肝经络属。其支者,别出目锐眦,下大迎,挟颊车下颈。经脉与齿相连。

由于肾阳虚损,脾运失常,湿邪阻滞,肝胆之经脉失去濡养,且寒湿盛则收引,故痛。运用补法,补三经之阳,以散阴寒之邪,配足三里、合谷通经和营,共奏止痛之功。

《灵枢·官针》云:"远道刺者,病在上,取之下。""巨刺者,左取右,右取左。"此皆因"身半以上为阳,身半以下为阴",人面南而立,"左为阳,右为阴","背为阳,腹为阴","阴盛则阳病,阳盛则阴病"之故。

邪在少阳的小柴胡汤证,既可依开、阖、枢之原理,取太阳、阳明以补之,取少阳以和之,又可上补天、下补地、中和人。

病有先后,治有缓急。对素有旧疾而又有新染者,要急则治其标,缓则治其本;标本皆急,则标本同治。邪盛正虚者,先补其虚,以增强机体抗邪之力,后祛病邪。切勿虚者泻之、实者补之,造成虚虚实实之患。此即《灵枢·终始》所谓"阴盛而阳虚,先补其阳,后泻其阴而和之;阴虚而阳盛,先补其阴,后泻其阳而和之……必审其实虚,虚而泻之,是谓重虚,重虚病益甚"的意义。

医者,意也。知其意而调阴阳,从而达到"阴平阳秘,精神乃治",病愈体健之目的。

附1 住院病历(推荐稿)[57]

住 院 病 历

姓名:　　　　　　性别:　　　　　　　年龄:

民族:　　　　　　籍贯　　　　　　　职业:

婚否:　　　　　　病史陈述人:　　　　可靠性:

工作单位:

家庭住址:

病史采集时间:

入院日期:

发病节气:

种族:

问诊:

主症:患者自觉最痛苦的一个或几个主要症状,及其部位、性质、时间,就医主要原因。

病史:分以下三段描述。

1. 围绕主症,根据中医理论,从整体上按辨证要求,有目的地描述主症的发生时间、原因、环境,病情演变,治疗经过等。

2. 十问:以围绕主症为重点,并了解一般情况。

3. 既往健康史,疫病接触史,体质情况,曾患何病,是否已愈。

个人史:

婚姻胎产经带史:

家族史:

附"十问"内容:

寒热:壮热,低热,洒淅恶寒,恶寒发热,恶寒重发热轻,发热重恶寒轻,发热恶风,往来寒热,但热不寒,晨起发热,午后发热,日晡潮热,久热不退,自觉发热,体温不高,入夜热甚,五心发热,身热不扬,骨蒸潮热,手足心热,手足冷,手足厥冷(逆冷),背恶寒,背畏寒,背如负冰,手心发热,手背发热)。

汗:恶风汗出,恶寒无汗,战汗,自汗,盗汗,冷汗淋漓,汗出如油,黄汗,濈然汗出,漐漐汗出,蒸蒸汗出,汗后肢冷,汗后身热,汗出热不解,头面汗出齐颈而还,膺胸汗出,半身汗出,手足汗出。

---

[57] 注:本文系1981年组建中医研究院(现中国中医科学院)广安门医院内科研究室时,路志正先生拟订住院病历格式供讨论采用。

头身

头:午前头痛,午后头痛,偏头痛,前额及眉棱骨痛,枕部痛牵项背,巅顶痛,刺痛,胀痛,痛无休止,时痛时止,首如裹,头晕,头转脑鸣,头皮麻木,头痛,隐隐作痛,痛势绵绵,头痛如劈。

面:面部作痒,颜面麻木,两颧发热连及耳根。

目:目痛干涩,羞明目痒,视物模糊,视物如蒙,视物如双(复视),雀盲(夜盲)。

鼻:鼻塞,鼻内作痒,鼻腔作痛,鼻内干燥,鼻臭,鼻头作痒,鼻息热感,鼻流清涕,鼻衄,不闻香臭(鼻嗅失灵)。

耳:耳中轰鸣,重听(左、右),耳不聪,耳内作痛,耳内作痒,耳聋。

唇舌:唇痒,唇麻,唇肿,唇木,颤掉。

身:身痛(沉痛,酸痛,身重倦怠,痛无定处,痛有定处,疼痛部位游走不定)。

四肢:肌肉酸痛、重着、胀痛、刺痛,遇冷痛剧,得热则缓,局部红肿热痛,屈伸不利,活动障碍,不仁不用,畸形,肌肉萎缩,与气候关系等。

胸胁:痛,胀,闷,满,心慌,心跳,心中懊恼,心烦。

胃脘:痞闷胀痛,嘈杂,吞酸嗳腐,灼痛,冷痛,喜按,拒按,喜暖喜冷。

腹:腹满,腹痛(部位,拒按,喜按,喜冷,喜热)

腰:腰痛(刺痛,酸痛,沉重,胀,隐痛),动则痛减,与气候变化关系,(活动度)腰腿转屈伸不便,姿势转换不便,腰冷溶溶如坐水中,腰骶酸痛如有冷风吹,腰痛贯臀、掣股抵腘达踝(腰痛循足太阳走向波及腘踝),腰痛如虎噬。

饮食口味:口渴,口不渴,口渴多饮,渴不思饮,渴喜冷饮,渴喜热饮,烦渴,不思食,饥不欲食,多食易饥,食入胀闷,饮食如常,口苦,嗳腐,口臭,口淡,口甜,口咸,口中和,纳谷不香,纳少化迟。

呃逆:呃逆,恶心,欲吐,泛酸,噫气(嗳气),时作频作。

呕吐:食已即吐,朝食暮吐,呕吐清水。

睡眠:夜难入寐,寐而易醒,眠易惊醒,彻夜不眠,夜寐不安,夜梦纷纭,昼而安静,夜而烦躁,嗜卧欲寐,昏睡。

精神:健忘,怔忡,烦躁,多思善虑,言语颠倒,辞不达意,躁扰不宁,喜悲欲哭,哭笑无常,如醉如痴,骂詈不避亲疏。

二便:大便秘结,便如羊屎,大便初硬后溏,大便溏而不爽,灼肛,大便难,虚坐努责,腹痛即泻,暴下如注,便后脱肛,下利清谷,完谷不化,下痢脓血,里急后重,黎明腹泻,五更泄泻,水泻血便,脓便,大便漆色,先血后便,先便后血。小便清白,小便黄赤,小便混浊,尿如米泔,溺前痛,溺时茎痛,溺后痛,小便涩痛,频数,尿急,淋沥,尿有余沥,尿失禁,遗尿,血尿,无痛,无痛血尿,尿血涩痛。

前后阴：阴肿，阴痒，抽痛，阴吹，阳痿，早泄，梦遗，滑泄，少腹痛牵睾，肛痒，肛痛，脱肛。

经带：月经先期、后期、先后不定期，血量过多，涩少，色淡，色鲜红，色紫黯，血紫成块，经前腹痛，行经腹痛，经后腹痛，经闭，带下清稀，带下色白，色黄，赤白带，带下臭秽。

望诊：

全身

神：神清，目有光彩，神识恍惚，神情呆钝，情态抑郁，闷闷不乐、少言语，烦躁不宁，喜静恶烦，精衰神疲，神识昏瞀，目光晦黯，表情苦闷、淡漠，寡言少语，沉默少言，头倾视深，目睛呆滞。

色：面色㿠白、萎黄、晦黯、黧黑、明润、淡白、苍白，面红娇嫩，两颧发红，面色缘缘正赤，颧红，身面俱黄，黄色鲜明，面容清癯。

形：素体丰腴（体胖），形体清瘦，大肉枯槁，破䐃脱肉，肉消着骨，行则偻俯，行则振掉，背曲肩随，鸡胸龟背，桶状胸，肌肤甲错，毛悴色夭，皮肤润泽。

态：步履自如，步履蹒跚，步履不便，艰难迟缓，卧时身轻自能转侧，转动自如，卧时身重不能转侧，难以转侧，坐而抑首，坐而俯首，卧时蜷缩成团，卧时仰面伸足，咳逆倚息不得卧，四肢抽搐，扬手掷足，项背强直，角弓反张，手足举动不遂，手足拘挛。

局部

头发稀疏、易脱、干枯不荣；头摇不能自主；目赤面红，白睛发黄，目窠水肿如卧蚕状，目眦红，多泪羞明，两目上视、斜视、直视，瞳孔散大、缩小、不等大，角膜反射，对光反射，目瞑；鼻翼煽动，鼻柱塌陷，鼻头红赤，鼻道黑如煤焰；耳轮干枯焦黑，耳生疮疡，耳疖，耳漏；唇色淡白、红赤青紫，唇干皲裂，口唇红润，口角流涎，口眼㖞斜，口腔糜烂，唇肿，茧唇，唇润动，牙齿洁白润泽，齿色枯骨，齿垢，龈肿，龈衄，牙龈萎缩；咽殷红或深红，咽喉红肿，扁桃体肿大；皮肤润泽，肌肤甲错，干瘪枯槁，皮肤发斑，皮肤红疹、稀疏、压之退色，环形红斑，皮下结节，痈疽，疮疖。

舌象：舌体瘦小，胖大边有齿痕，震颤，歪斜，舌有裂纹、裂沟，舌肌萎缩，镜面舌，舌燥无津，舌润滑（舌色、舌苔阙如）。

排泄物

呕吐物：清澈无臭，稠浊，酸腐臭味，未消化食物，频发频止，吐脓血。

痰涎：稠而浊，稀而涎，痰稠成块，粘喉难出，清而稀白，黄而稠浊，色清白，多水泡，白滑易咳，量多，咳吐脓血，如米粥状，咳唾涎沫，口张气短，纯血色脓而赤，血丝，血块，血中带食，血中带痰，血色红、紫、黑。

二便：大便稀干，带白冻、脓血，色黄如糜，泻下如水，完谷不化，下如鸭溏，清澈透明，色黑如漆。尿如膏脂,尿有砂石,小便混浊,尿中带血,尿色白、黄、酱油色。

四肢手足

手足拘挛,屈伸不利,屈不易伸,伸不易屈,伸而不屈,颤动,枯细,关节肿如鹤膝状,杵状指,大骨节,环形红斑,膝积水,掌腕肌肤润泽,肌肤干涩,鱼际丰满、枯瘦,肌萎,肉脱,指间肌萎,指趾畸形如纺锤状,尺偏,指甲润泽,半月大或小,甲床微循环良好、较差、充盈迟缓,甲床红润,指甲少泽,凹陷如匙状,甲癣,指甲刚硬,竖放凸隆,甲干脆。

闻诊:

听:声音沙哑,语声低微,声高有力,前重后轻,前轻后重,郑声,独语,谵语,语塞舌强,声低息短,咳声重浊,顿咳,呛咳,咳声不扬,吐势徐缓,吐势喷射,呃声高亢,呃声低长,呃声不止,嗳气不止,嗳腐吞酸,善太息,引息则舒,善作哈欠。

嗅:汗气腥膻,痰浊腥臭,矢气奇臭,小溲臊臭,带下腥秽。

切诊:

脉象:左右寸关尺部描述。

按诊皮肤胸腹等

肌肤:光润,粗糙,甲错,按之凹陷,按之举手而起,额热甚于手心,手背热,背部热,手背热甚于掌心,手心热,足心热,尺肤热,脉候有热,腹候无热。

颈部:鼠蹊淋巴结有无肿大、压痛,有无瘰瘤。

胸腹:虚里按之应手,动而不紧,缓而不急,动微而不显,动而应衣。

胃脘:按之膨满、濡软、硬满而无压痛。

腹部:腹痛喜按、拒按,腹满叩之如鼓,有无移动性浊音,青筋怒张,痛之部位,有无痞块,痞块性质、大小,按之无形,聚散不定,按之有形,推之不移。

腧穴:有无压痛,按之有无快感、轻松感,疼痛延及经络部位。

四诊摘要:

辨证分析:

归纳:

1. 八纲:表证或里证,寒证或热证,虚证或实证,阴证或阳证。

2. 脏腑:气血津液,六经,卫气营血,三焦,标本。

中医诊断:病名(辨证)。

治则(治法):写明标本先后。

方药:※※6g   ※※6g   ※※6g   ※※6g

　　　 ※※6g   ※※6g   ※※6g   ※※6g

3剂(11~13日)

煎服法、禁忌:水煎取 300ml,早晚各服 150ml,忌生冷油腻。

护理要求:饮食护理,如清淡饮食;气功,锻炼;气象护理,如衣物增减,室内湿度调节。

治疗计划:

西医检查:记载阳性体征,实验室检查,X 线检查,及其他检查结果,可分段描述,包括体温、脉搏、呼吸,血压及有关系统的检查。

西医诊断:

签字:※※

主治医师:※※

附 2 住院病历举例[58]

住 院 病 历

姓名:周某	性别:男
年龄:63 岁	种族:黄种
民族:汉族	籍贯:四川省
职业:医生	婚否:已
病史陈述人:本人	病史可靠性:可靠

工作单位:※※医院

家庭住址:※※※※

入院日期:1981 年 8 月 27 日

病史采集时间:1981 年 8 月 27 日

发病季节:夏末秋初

问诊:

主症:眩晕 20 年,胸闷 9 年、加重 2 个月。

病史:1961 年开始头晕头胀,走路时头重脚轻,测血压 160/100mmHg,当即服降压灵,血压下降至 130/90mmHg,但头晕头胀反复发作,血压不稳,波动在 210~130/90~130mmHg,间断服用降压灵、复压片、芦丁、地巴唑、潘生丁、盐酸肌醇片等药,直至现今。1972 年 1 月突然发作胸闷、出冷汗,就诊我院急诊,以冠状动脉供血不足而收住院,经服硝酸甘油、冠心苏合丸、参芪片等,病情缓解出院。同年又发病,住入西苑医院,经治疗缓解。此后经常胸部憋闷,时有隐痛,每遇劳累、情志不舒、睡眠不佳则易诱发,发作时立刻含服硝

---

[58] 注:本文系 1981 年组建中医研究院(现中国中医科学院)广安门医院内科研究室时,推荐的住院病历举例,由路志正先生诊治。

酸甘油、吸氧可得缓解。近 2 个月来，发作频繁，胸闷每天发作 1~2 次，多在下午发病，常感口干欲热饮，寐少梦多，常需服安眠药方能入睡，已 20 多年。饮食尚可，大便正常、每天 1 次，小便调。现因头晕、胸闷发作频繁，经保健室而收入院。

患者无发热恶寒，无自汗、盗汗，头不痛，但头晕发胀，每遇劳累、情志不舒加重；面部无发热、麻木感；两目视物清晰；无鼻塞流涕及鼻衄；亦无耳鸣重听；常感口干渴欲饮；饮食如常，无腹痛、呕吐、嗳气；无肢体瘫痪、麻木，寐少梦多，每因睡眠不佳而诱发头晕加重，胸闷发作，且胸前隐隐作痛，无肩背放射痛，无心悸；大便每天 1 次，质正常，小便无涩痛或不禁。

患者既往无肝炎、肺结核病史，血压高 20 年。个人生长在四川，35 岁来北京，直到现在。老伴有肝炎病史，子女 5 人均健康。有吸烟史 40 年，已戒 7 年，无饮酒嗜好。

望诊：

全身：形体丰腴，行动自如，肢体转侧灵便，神清合作，肌肤润泽，颜面有老年皱纹及散在老年斑。

局部：发鬓花白，两目有神，无黄染，瞳孔正大等圆，视物敏锐，无流泪羞明。鼻形正中，未见异常分泌物，耳轮润泽，无耳疖，耳道无脓性分泌物。牙齿排列整齐，上、下缺少臼齿 4 颗，无齿衄，咽部不充血，乳蛾不肿大，皮肤无肿块及红斑。

舌象：舌体胖嫩有裂纹，转动自如，舌质紫红，舌苔前半部少苔，根白腻微黄。

排泄物：未见异常排泄物。

四肢关节：四肢关节屈伸自如，未见红肿变形，未见环形红斑，指甲红润，少量半月。

闻诊：

听：声音洪亮，言语清晰，呼吸平稳，未闻及咳嗽、呃逆、呻吟。

嗅：未闻及口臭及异常气味。

切诊：

脉象：左（寸关尺）弦缓

　　　右（寸关尺）弦硬而缓

按诊：肌肤无灼热肿胀；颈、腋、鼠蹊部未触及肿大之硬结，颈部无瘿瘤；腹肌按之柔软，无包块，胃脘部无压痛，无膨胀，虚里部按之应手。俞穴未见压痛点。

四诊摘要：

头晕头胀，走路时头重脚轻已 20 年。胸闷隐痛 9 年，曾因胸憋闷、出冷汗两次住院，治疗缓解；此后每遇劳累、情志不舒或睡眠不佳时，出现胸部憋闷、隐隐作痛，午后出现较多，立刻含化硝酸甘油、吸氧，而能即时缓解，2 个月来发作频繁，每天 1~2 次，常感口干渴欲饮，寐少梦多，饮食尚可，二便调，舌胖嫩有龟纹，舌质紫红，舌苔前半部少苔，根白腻微黄，脉象弦缓。

辨证：

（一）分析

1. 舌胖嫩，舌质紫红，舌苔前半部少苔，脉弦硬：此为肾水素亏，水不涵木，至肝阳偏亢，风阳升动，上扰清空所致。《素问·至真要大论》有"诸风掉眩，皆属于肝"。《景岳全书》云："无虚不作眩，当以治虚为主"。即属此证。

2. 眩晕，体形丰腴，舌苔根白腻微黄：俗云"肥人多痰湿"，痰湿中阻则清阳不升、浊阴不降，亦可产生眩晕。

3. 寐少梦多，口干渴欲饮，舌质紫红，苔根白腻微黄，胸憋闷：此为痰热上扰，神不守舍，则寐少梦多。

4. 舌质红苔腻，胸憋闷，隐隐作痛，患者当情志不舒，劳累时易发：此为肝气郁结、气滞不行、痰湿中阻，均影响胸中阳气不运，气机阻闭；气滞日久，瘀血阻络。

（二）归纳

1. 八纲辨证　属里证、虚实夹杂证。

2. 脏腑辨证　肾水不足，水不涵木，肝阳上亢。

3. 病因辨证　①痰湿中阻，胸阳不运，气机痹阻；②气滞血瘀。

（三）标本

阴虚阳亢为本，痰湿中阻为标。

中医诊断：

1. 眩晕（肝阳上亢夹痰湿）

2. 胸痹（痰湿中阻夹瘀）

治则治法：先以平肝潜阳，佐以化痰宽胸；再以清化痰热，宽胸化瘀。

方药：生石决明先煎30g，桑叶12g，钩藤后下15g，炒黄芩9g，天竺黄9g，菖蒲9g，郁金9g，丹参10g，瓜蒌皮15g。

煎服法与禁忌：水煎服，每剂煎2次，每次煎200ml，日服2次，空腹服。忌食辛辣、生冷。

护理要求：

1. 中医内科学Ⅱ级护理；

2. 忌食肥甘；

3. 应保持心情舒畅；

4. 预防感冒。

治疗计划：

1. 目前眩晕较著，当以治疗眩晕为主，兼治胸痹。

2. 眩晕缓解后，再以治胸闷为主，兼顾眩晕。

西医检查：

T：38.6℃　P：58次/分　R：18次/分　BP：210/100mmHg

神志清楚、合作，发育良好，营养中等，皮肤巩膜未见黄染，颜面皮肤有散在老年斑，浅表淋巴结不肿大，气管居中，胸廓对称，心脏叩诊心浊音界向左扩大，心尖搏动在第五肋间锁骨中线外。听诊心率58次/分，心律整，二尖瓣、主动脉瓣听诊区可闻及1级收缩期杂音，两肺呼吸音清晰，未闻及干湿性啰音，腹软，肝脾未触及，四肢脊柱无畸形，下肢未见可凹陷性水肿。神经系统检查，膝腱反射存在，病理反射未引出。

X线报告：主动脉弓突出，心界向左扩大。

心电图（1979年3月9日）：窦性心律，心电轴重度左偏，不正常心电图：T波改变，心电向量提示左前分支阻滞。

西医诊断：

1. 高血压病（Ⅱ期）
2. 冠状动脉粥样硬化性心脏病

签字：路志正

附3　门诊病历举例[59]

张某，52岁，工人，住址北京市。

1983年5月4日

问诊：

主诉：右侧肢体半身不遂，舌强言蹇半年。

病史：病起于去年11月9日，因工作较疲劳，当晚觉舌强，两天后右侧肢体偏枯不用，不能说话，即到首都医院住院，经治疗20余天后肢体可以活动，他症无大变化，两月后出院。至4月26日夜间3时许，突然发生抽搐，舌头咬破出血，当时血压160/120mmHg，经治疗后症状缓解，以后睡眠时常常右腿抽搐，出院后曾针灸，服中药汤剂及安宫牛黄、麝香之类，并肌注维脑路通，但症状无大改善。

既往史：1964年患高血压，1978年患冠心病。

现症：右侧肢体偏枯不用，舌强言蹇，心烦易怒，目赤面红，胸憋闷时汗出，心悸，痰多、不易咳出，夜寐不安，易惊，大便先干后溏、有黏液，一日一行，小便黄、量可。

望诊：面红目赤，表情淡漠，舌红绛、苔黄。

闻诊：无特殊体气、口气。

切诊：脉弦劲有力。

---

[59] 注：本文系1983年组建中医研究院（现中国中医科学院）广安门医院内科研究室时，推荐举例门诊病历，由路志正先生诊治。

诊断：中风。

辨证：肝阳上亢，火升风动，气血逆乱，夹痰上蔽清窍、阻于经络。

治法：清心化痰，柔肝息风。

处方：钩藤后下 12g，蝉衣 9g，桑叶 6g，白芍 12g，生地 12g，黄芩 6g，胆南星 3g，天竺黄 3g，茯苓 12g，炒枳壳 4g，生龙骨先煎、生牡蛎先煎各 15g，怀牛膝 12g，丹参 12g，竹沥水分冲 30g。

煎服法、禁忌：水煎服，4 剂，日 1 剂，分 2 次服。

路志正

1983 年 5 月 11 日二诊

进清心化痰、柔肝息风之剂，心烦易怒、面红升火、咯痰不爽、舌质红绛、脉弦劲而滑数等症状，均已消失或好转，唯夜卧手足易蠕动，并有消渴之疾，脉来沉弦而数，舌质红，苔白而腻。

既见效机，当守方消息之，佐以益肝肾之品。

处方：钩藤后下 12g，蝉衣 9g，桑叶 6g，黑芝麻 10g，生地 12g，黄芩 9g，胆南星 3g，制首乌 12g，茯苓 12g，炒枳壳 4g，生龙骨先煎、生牡蛎先煎各 15g，白芍 12g。

水煎服，4 剂，用法同前。

路志正

1983 年 5 月 18 日三诊

药后精神好，已无烦躁，面亦不红，汗出少，唯急躁时汗出，溲不黄，大便不甚干，日一行。舌黯红、苔薄白微黄，脉左寸滑、关尺沉弦、结代。

治以平肝息风，清心化痰，佐益肝肾。

处方：钩藤后下 12g，蝉衣 10g，杏仁后下 9g，炒竹茹 12g，半夏 9g，黄芩 9g，胆南星 3g，地龙 15g，旋覆花包 9g，制首乌 12g，怀牛膝 12g，炒枳壳 9g，竹沥水 30g，分冲为引。

水煎服，7 剂，用法同前。

路志正

1983 年 5 月 25 日四诊

近数日症情较平稳，偶有急躁现象，血压 110/80mmHg，近来较稳定，压差较小，下肢抽动减少，时作呃逆，易汗出，心率有时较快 120 次/分，痰较前少，咳出较前易，大便不爽、不成形，便时困难，需用开塞露，自诉左眼发麻不适。左脉沉弦小滑、右沉弦小数，苔薄黄，舌边有齿痕。

治以柔肝息风，滋养肝肾，佐以通络。

处方：

方一：蝉衣 10g，桑叶 6g，杏仁后下 9g，半夏 9g，茯苓 12g，川芎 6g，地龙 15g，制首乌 12g，枸杞子 12g，白芍 12g，炒苏子 9g，牛膝 12g，竹沥水 30g，兑服为引。

水煎服,7剂,用法同前。

方二:天麻粉10g,蝉衣12g,天竺黄9g,地龙15g,三七粉30g,广木香6g,白芍15g

共为细末,装胶囊,2g/次,2~3次/日,温开水送服。

路志正

1983年6月1日五诊

药后病情稳定,诸症减轻,拟宗前方续服。

处方:炒桑枝12g,柴胡9g,黄芩10g,半夏9g,净蝉衣9g,川芎6g,地龙15g,胆南星4.5g,白芍12g,炒苏子9g,牛膝12g,茯苓15g,竹沥汁分冲30g。

7剂,水煎服,日1剂,分2次服。

路志正

1983年6月10日六诊

近日夜眠安静,右手肿胀见消,扶住手掌,右臂可以前后屈伸,右眼胞仍时感不适,血压110/70mmHg,较前稳定,二便正常。唯时有烦躁,言语不利,脉左手滑小数、右手弦滑,舌质红,边有齿痕,苔薄白微黄。

治以镇肝息风,清心祛痰,佐以养血通络,滋补肝肾。

处方:钩藤后下15g,蝉衣9g,川芎6g,生地12g,黄芩12g,莲子肉12g,制首乌12g,山药15g,片姜黄10g,地龙15g,生龙骨先煎、生牡蛎先煎各15g,怀牛膝12g,竹沥汁分冲30g。

6剂,水煎服,用法同前。

路志正

1983年6月16日七诊

进上药,诸症见缓,病情稳定,唯时有烦躁,言语不利,右手持物无力,右脉仍弦滑,左脉沉弦小数,标邪已蠲,正虚当顾,仿黄芪桂枝五物汤意消息之。

处方:生黄芪20g,当归10g,桑枝18g,赤白芍12g,山甲珠先煎9g,地龙12g,片姜黄10g,麦冬12g,天竺黄6g,菖蒲10g,郁金9g,胆南星8g,生龙骨先煎、生牡蛎先煎各15g。

水煎服,6~15剂,用法同前。

建议:配合针灸、推拿;忌恚怒,注意功能锻炼,饮食宜清淡,忌辛辣烟酒。

路志正

追访:停药观察,3月后告以康复。

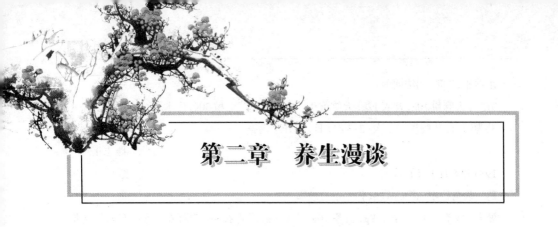

第二章　养生漫谈

一、生命与保健[60]

衰老是自然界一切生命不可抗拒的规律。但正确地运用医学科学的防老保健知识和方法，就可延缓衰老，达到益寿延年的目的。

老龄化问题已具世界性，据联合国估计，1957 年全世界的老年人约为 3.5 亿，预测到 2000 年将达到 5.3 亿。北京市 1990 年开始进入老龄化社会，占总人口的 10.7%，到 2000 年将为 14.8%。据有关方面预测，我国今年 60 岁以上老人已达 1.3 亿。为此，国家已将探索衰老机制、延缓衰老药物及老年常见病列为重点科研课题。特别是近年出版了不少有关老年保健和中医老年病学等专著，这对广大的老龄朋友无疑是一大福音。

（一）衰老的原因

衰老的原因，除人体脏器功能自然衰退外，还与社会因素、自然环境、心理因素、生活习惯、自身体质条件及家族遗传等多方面影响有关。由于以上各因素的作用，可导致多种疾病。据不全统计，中国人中器官无病者仅占 3%，可见抗衰老是个综合性的问题。

（二）明确保健的概念

保健的概念，即保护健康之意。按照联合国世界卫生组织关于"2000 年人人享有卫生保健"的提法，保健包括了所有的医事活动，它是一个广泛的概念。1980 年代以来，随着全社会的防病、健身意识的增强，人们习惯把医院外的医事活动称为保健，所以必须强调"保健"应在医生指导下进行为宜。

（三）防老及保健

1. 调节情志　中医认为，人的各种情志活动与机体的生理病理变化密切相关。七情失和，焦急或妄动，则最易引起脏腑功能失调、气血逆乱，从而导

---

[60] 注：本文刊载于《中华工商时报》1995 年 11 月 9 日医药保健栏目，录入本书时进行了修订。

致疾病或加重病情,如高血压病、心肌梗死、脑出血等老年多发病,多与情志过度有关。因此,老年人应注意调节情志。多参加自己喜爱的文娱活动,既可怡情助兴,又可推迟大脑的衰老;还宜多参加社会活动,建立友爱的亲朋关系等。正所谓"调身先调心,调形先守神"。

2. 生活有节　生活有节,是说要根据四时气候的变化调节衣着、饮食,做到生活起居有规律,即"食饮有节,起居有常,劳逸适度"。自我保健,适当体育锻炼,结合个人身体情况,如早晨到室外散步,打太极拳,练八段锦、气功,按摩导引等,使气血调和,血脉充畅,则精神饱满,身体强健,而达到未病先防的目的。

3. 药物保健　药物保健范围十分广泛,在中成药运用方面,涉及中医学的基础理论和辨证选用保健品问题,一般应因人、因时、因地制宜,在医生指导下进行调补为宜。

现在市场上供应的保健品以滋补为多,老年人应根据个人体质和有无慢性病的情况,选择适合自己的中药保健品。如卫气不固,经常感冒,宜选厦门中药厂生产的芪枣冲剂;如肝肾阴虚,肝阳偏亢而头晕心烦、面红升火、腰膝酸软、头重脚软者,可选用北京同仁堂生产的杞菊地黄口服液;出现肾阳不足,腰膝冷痛、痿软,水肿,腹胀,便溏等症,可选用金匮肾气丸等。总之,不管任何药物,只要用之得当,则有防病保健、治病、抗衰、防老等作用;反之,用之不当,则会引起不良后果。

二、浅谈中医心理养生 [61]

自古以来,中医十分重视以"养心性、顺自然"为准则,强调以"个体养生"为主体的养生学。养生的宗旨是养护正气,增强人体对病邪及衰老因子的抵御能力,以达祛病延年的目的。养生的方法很多,但细究起来,总不出精神修养、体育导引锻炼、饮食起居等几方面,但又以"心理养生"做为养生的基础。

(一)中医心理养生概述

所谓"心理养生"就是根据心理活动规律,发挥人的主观能动性,以积极的态度排出人体内外的一切干扰,启用意志的力量战胜自我,调控自己的情感和行为,使正气得到养护的方法。《灵枢·本脏》云:"志意者,所以御精神,收魂魄,适寒温,和喜怒者也……志意和则精神专直,魂魄不散,悔怒不起,五脏不受邪矣。"不但讲明了心理养生的具体内容,而且指明了它的意义。

---

[61] 注:本文路喜善整理,1989 年完稿。

《素问·上古天真论》中，就有"夫上古圣人之教下也……恬淡虚无，真气从之，精神内守，病安从来"的论述，这就是说，如果一个人无所奢求，精神愉快而平静，甚至达到物我两忘的地步，那么，真气就能得到调养而不耗散；精神平和内守而不外浮，疾病就无从发生。"恬淡虚无"虽是"御精神"所追求的目标，但是，在日常生活中人们的头脑很复杂，也没有必要时时处于物我两忘的境界。只要能"志闲而少欲，心安而不惧"，"外不劳形于事，内无思想之患，以恬愉为务，以自得为功。"再结合其他养身方法，定能收到"形体不敝，精神不散"，"形与神俱，而尽终其天年"之效。

用意志来调控自己的情感和行为，是十分不易的，其意志力的强度和持久性，跟他对主、客观现实的认识深度直接相连。因此，弄清形、神之间的关系是十分必要的。人体主要是由脏腑、经络、气血、精液所组成，所以形与神实际上就是五脏精气和神志精神活动的关系。

中医认为，"神"是人的精神、意识、思维等活动的总称，是五脏精气活动的外在表现，也就是说，五脏精气是神志活动的物质基础。基于情志活动与内脏气血病变之间互为影响的事实，从整体观念出发，将情志活动又分为五个方面与五脏相应，即《素问·宣明五气论》中"心藏神、肺藏魄、肝藏魂、脾藏意、肾藏志"，《素问·阴阳应象大论》中，心"在志为喜"、肝"在志为怒"、脾"在志为忧"、肾"在志为恐"的对应关系。

喜、怒、忧、思、悲、恐、惊等七种情志变化，本是人对客观事物的反应，也是正常情况下人们互相交流感情的一种形式。然而，七情一旦过激或持久反复的刺激，则将成为致病因素，直接伤害相应内脏，使气机紊乱或出现功能性障碍。如《素问·举痛论》中所说："怒则气上，喜则气缓，悲则气消，恐则气下，惊则气乱，思则气结"，就是异常的情志导致有关内脏出现的病理反应。另外，不同的因素可能同时伤害有关内脏，而一脏受伤后，也可通过相生、相胜的关系影响到其他脏与腑。如果经久不愈，脏腑精气过耗，功能减退，气化不及，形体和元气由于得不到滋养因而大伤，抵抗力低下，难御外邪，百病丛生，甚至形神离决，以致死亡。故有"无形则神无以生，无神则形不可活""得神者昌，失神者亡"之论。

不过应该着重指出的是，由于人体各组织器官的功能活动，都有赖于心脏推动血液的运行而获得营养。现代医学证实，人体血液约有五分之一被用来营养脑组织。一旦心搏停跳难复，人死无疑，思维、意识等精神活动也就会终结。因此，心为"君主之官"，也是神志活动的源泉。从"所以任物者谓之心""心者，君主之官也，神明出焉……故主明则下安……主不明则十二官危""情志之伤,虽五脏各有所属,然求其所由,则无不从心而发""故悲哀愁忧则心动,心动则五脏六腑皆摇"等经典医论中可知,心在调节各脏腑经络系统,感知外界事物进行意识、思维活动中,始终起着主导作用。另外,任何情志刺激,首先都影响到心,尔后再影响到其他内脏,例如,大惊卒恐伤心肾,忧思太过致心脾肺伤。现代医学也证实,强烈的精神刺激和持久的紧张状态,首先影响到心血管系统,特别是受自主神经支配的内脏器官,可使交感神经兴奋,儿茶酚胺释放量增多,脂类物质易在血管壁上积聚,血压升高,心跳加快,胃肠功能紊乱,食欲减退,从而使抵抗力下降,最终导致健康状况受到损害。

综上所述,强烈的精神刺激或持久的紧张状态,对人的身心健康损害程度极大,故有"百病生于气"之说。中医重视精神因素对人体健康的影响,强调心理养生的作用,充分反映出中医养生学的特点。在各种养生方法中无不以心理养生为主导。

(二)中医心理养生方法

1. 精神修养　情志活动是人对客观事物的反应,它的产生往往跟某种物质或精神上的需要是否得到满足直接相关。由于人的社会性及需要的多样性并存,这就决定了一个人难以随心所欲,他的任何行为总会受到主客观条件的制约。因此,欲望与现实之间的差距往往很大。一般说来,情志变动的强度,往往跟欲望的强度、维持时间以及与现实之间差距的大小呈正比。例如,渴望久远,突然而得,常令人大喜,"喜则气缓","神惮散而不藏",轻则心悸、失眠、喜笑不休,重则精神失态,狂乱神伤。眼看到手,反属他人,常令人怒,或头痛、晕眩,或气滞不舒,抑郁不乐。望子成龙的家长,在子女偶然失误的情况下,也可能大发雷霆。由此可见,需求的指标越高,渴望成功的心情越烈,持续的时间越长,一旦事与愿违,则对人的打击越大。分析失误原因,一是脱离实际,目标定的过高;二是对可能出现的种种后果估计不足,更缺少应对的办法。因此,目标的制定,一要符合主客观实际,且不可万事只从"我"字出发,更不能把自己的幸福建立在损害他人利益的基础之上;二是尽量把问题考虑周到全面,如果是对他人或物质方面的要求,目标最好定低些;而在事业上,则既不可过高,又不宜过低。过高,因难以达到易令人气馁;过低,举手可得易令人无所作为。

人生在世,孰能无求。细观"恬淡虚无""志闲而少欲""以恬愉为务,以自得为功"等心理养生箴言的实质,不外生活上要朴素,做到"美其食,任其服,乐其俗,高下不相慕";在与人交往中,应"其责己者重以用,其待人者轻以约",于是"适嗜欲于世俗之间,无恚慎之心",心情就能快乐无忧。正所谓:"无贪心无私心心存清白真快乐,不寻事不怕事事留余地自逍遥。"

生活是美好的,但不可能总是鲜花,人的一生中总会遇到一些痛苦和烦恼,甚至令人不能自拔。但是人毕竟是有理智的,面对对方的蛮横,若能在自己的情绪不断高涨或余怒未消、一触即发之时,若能暗自提醒自己"有理不在声高,不要丧失理智""发怒不能解决问题,只能伤害身体"等,则可能使自己的情绪稳定下来。当人沉浸于悲愁之中,甚至不知所措觉得无法逾越之时,若能提醒自己"理智是解除烦恼的良药""昆仑虽高尚可攀,事再大也能过",这样也可使自己从烦恼的抑郁状态中解脱出来,仔细分析前因后果,找到解决问题的最好办法。

《素问·移精变气论》曾指出:"闭户塞牖,系之病者,数问其情,以从其意"。这就是说,让精神疾患的患者把内心的苦闷宣泄出来,并且顺从他的意志,病就会好转。根据这一方法,在日常生活中,如果遇到不幸,受到委屈,当哭就哭,当说的可向亲朋好友尽情的诉说,如有难言之隐或不愿让人了解,亦可与别人谈天、下棋,或到商场、公园散步,以转移自己的注意力,使自己摆脱消极情绪的困扰。

2. 顺应自然 人禀天地之气而生,人和自然界是一个不可分割的统一整体。自然界一方面为人类的生存提供了必不可少的条件,另一方面,它的周期性时序,日夜的交替,四季的变迁,都通过气候和环境的变化,对人直接或间接地施予影响。由于长期适应的结果,人体的生理和整个生长发育的进程也呈现出随着年、季、月、日、时的更迁而规律性变化的生理节律。这一节律,不但从人体的汗尿、脉象、妇女的月事,疾病昼夜变化等现象中可以看出,而且也被现代"生物钟"理论,从体温、血压、血糖的含量,激素的分泌和基础代谢率等多方面的变化得到证实。由此可见,中医主张"天人相应",强调养生要顺乎自然的实质,就是要使人体的代谢节律,尽量与四时气候变化的节律相吻合,防止因脏腑间功能的失调,而使内环境的稳定性降低,抵抗能力下降,以致内外环境间的相对平衡受到破坏而引发疾病。故《素问·四气调神大论》曰:"夫四时阴阳者,万物之根本也,所以圣人春夏养阳,秋冬养阴,以从其根,故与万物浮沉于生长之门,逆其根,则伐其本,坏其真矣","逆之则灾害生,从之则苛疾不起"。

由于种种原因,四时中的"春花零落、骄阳暑热、西风落叶、水冰地坼"等景象,也可能使人产生一些不良情绪。当此时,我们应当以积极的态度,心平气和地去欣赏、品味大自然瑰丽多姿的景象变化,来怡情悦志、宽阔胸怀,以调控自己的不良情绪，终止一些违背客观规律的行为。例如，暑热常令人烦闷，只图贪凉，过食生冷，以致胃肠气滞，脘腹满闷、食欲顿减，或过用空调冷风，或冷水激头、浸足，以致"毫毛毕直，皮肤闭而为热"，或为痹病。又如，冬月图暖，室温过高，以致阳气外泄而生内热，易受风寒，感冒频作，或只为潇洒利落，冬装过单，或早春即脱棉衣，以致风寒滞络，关节疼痛而成痹病。应当指出，违反四时规律，只图一时之快，虽也有年轻体壮，一时不能发病，但随着年龄的增长，体质的减弱，许多疾病都会逐渐显现出来。所以，"养心性"不但包括养正气，还包括练就良好的生活习惯。人的情志变化影响生理功能，而生理节律的变化也同样能影响人的情志活动。例如，在经期前后，一些妇女常伴有不同程度的心绪不宁、烦躁易怒；而处于更年期的人，由于肾气虚衰，不但使"天癸"逐渐干涸、性功能随之减退或消失，而且，也使人体的代谢节律出现了暂时性的紊乱，情志活动也出现了一些异常，其主要表现为焦虑紧张、多愁善感、夜寐多梦、心烦易怒、烘热汗出等症，在妇女身上尤为明显。

上述情志变动虽说均与内在生理变化有关。但是应该看到，如果不加控制任其发展，则势必会成为内在致病因素，引起生理活动的进一步紊乱。而紊乱又会使体质日耗，气化不及，被耗物质得不到补充，于是抵抗力低下，易感外邪，引发疾病或加速衰老的进程。因此，无论在月经期间还是在更年期，都应以积极的态度调控自己的情感和行为，尽力保持精神上的愉快和内心的平和与稳定。采用"以静制动"的方法，尽量减少生理变化给人体带来的不适，顺利的度过月经期或更年期。

更年期的结束，标志着人已步入老年期。随着年龄的增长，脏腑功能的全面衰退，因气衰血少，形体失养，故常有"心有余，而力不足"之感。正如《素问·阴阳应象大论》所说："年五十，体重，耳目不聪明矣。年六十，阳痿气大衰，九窍不利，下虚上实，涕泣俱出矣。"又加之退休在家，儿女各立门户，故更觉孤独寂寞，抑郁寡欢，过于敏感，心烦易怒，记忆力减退等。

面对生长、发育、衰老和死亡的这一自然法则，任何人都难以抗拒，但是诚如《素问·阴阳应象大论》所言："知之则强，不知则老……愚者不足，智者有余，有余则耳目聪明，身体强，老者复壮，壮者益治。"只要能正确对待衰老这一自然现象，又有"自知之明"，能正确对待因退居二线、三线后，在家庭或单位中的地位变化，又善于调控自己的情绪和行为，以"恬淡为务，以自得为功"，乐观豁达，以诗书悦心，以山林逸兴，常以太极拳、散步活动身躯，又以练气功守丹田以精养神，如是则定能"老者复壮，壮者益治""形与神俱，而尽终其天年,度百岁乃去"。

综上所述,中医十分重视用意志来"御精神,收魂魄,适寒温,和喜怒"的心理养生法。这种方法能使人的"精神专直",处于"恬淡虚无","志闲而少欲,心安而不惧"的平和而安定的状态。从而能起到"五脏不受邪""真气从之,精神内守,病安从来"的作用。"养心性,顺自然"是养生学的两大原则,是中医"天人相应"整体观和"内因是决定因素"病理观的具体体现。围绕这两个原则的具体养生方法虽多,但它们无不以"心理养生法"作为养生的基础。虽说篇幅有限,本文有许多方面未能涉及,但"管中窥豹,可见一斑",已不难看出其重要性了。中医心理养生的内容极其丰富,值得我们认真挖掘、继承、发扬,并有所创新和提高。随着我国四化建设的迅速发展,人民生活水平的日益提高,老年医学已得到空前的重视,中医养生学之心理养生,势将对老年人的防衰抗老,延年益寿等方面,做出应有的卓越贡献。

三、老年养生浅谈[62]

古往今来,人们对长寿延年都寄予很大的希望,并执着地追求着。在神话中就有"蓬莱仙境""蟠桃盛会"的传说,人们对长寿的老人无比敬重,用"老寿星""鹤发童颜"等字眼赞誉他们,同时对生命的短暂也发出各种感叹,曹操的"对酒当歌,人生几何?"就是一句叹生嗟老的名句。长生是人们共同的向往,短寿则大家都感遗憾,林肯说过"生活从40岁开始",一个人不断学习探索至40岁,在社会和人生的问题上,也许才悟出点道理,才开始自己主动的生活,此所谓:"人生四十而不惑",但是如果"刚看到一线光明——可是接着夜幕便降临了",那将是何等的遗憾。如果人类都能"尽终其天年",那世事的发展该是何等的壮丽辉煌。所以,祛病延年,健康长寿,不仅是个人问题,也是社会问题,是人类生活的一大课题,是医学必须研究的内容。

中医学对养生、长寿十分重视,历代的医学著作中,都有详细的论述,在现存最早的医学典籍《黄帝内经》中,把有关养生的内容就列在《素问》第一、二篇首先讨论,可以反映出中医对养生学说的重视、以及养生学说在中医学中的地位。《素问》上古天真论、四气调神大论篇中,从人体生长壮老的理论,到养生的原则方法、及违背养生造成的后果,都做了论述,形成了较完整的中医养生学说。试就这两篇所论的养生的原则、方法和个人修炼的体会,做一简介。

---

[62] 注:本文李连成整理,1992年完稿。

（一）法自然，和阴阳，顺应四时

中医学认为"人以天地之气生，四时之法成""人生于地，悬命于天"，就是把人体与自然界看作一个整体，人体必须顺应自然界阴阳的变化，才能保持机体与外界环境的动态平衡。天地四时阴阳的变化，人体势必受其影响，因此必须随着四时气候的变化，而采取顺应的方法，始能更好地生活和工作。否则人体的阴阳就会发生紊乱而产生疾病。"逆春气则少阳不生，肝气内变；逆夏气则太阳不长，心气内洞；逆秋气则太阴不收，肺气焦满；逆冬气则少阴不藏，肾气独沉"。（《素问·四气调神大论》）所以该篇指出："夫四时阴阳者，万物之根本也。所以圣人春夏养阳，秋冬养阴，以从其根，故与万物沉浮于生长之门，逆其根则伐其本，坏其真矣。故阴阳四时者，万物之终始也，死生之本也，逆之则灾害生，从之则苛疾不起，是谓得道。"因此，法自然，和阴阳，顺应四时，是养生的第一大法则。

（二）舒畅情志，调摄精神

人的情志变化，是人对周围事物做出的反应，是人体生理功能活动的本能，不会导致疾病，但是如果情志变化过激或长期的不良刺激，则对脏腑有直接的损伤作用。《素问·阴阳应象大论》中说："怒伤肝，喜伤心，思伤脾，忧伤肺，恐伤肾"，后世医家更明确地指出："喜乐无度则伤心，大怒气逆则伤肝，悲喜不止则伤肺，常忧久思则伤脾，大惊卒恐则伤肾"（《养生集锦》）。所以应使情志的变化控制在一个生理的范围之内，喜怒不使过度，悲哀不能过激，要做到这一点，就要面对现实，实事求是，胸怀宽阔，严于律己，宽厚待人。

（三）节性欲，保肾精

《中藏经》曰："肾者精神之舍，性命之根本也，……肾气绝则不尽其天年而死。"肾气在人的生命活动中起着至关重要的作用，《素问·上古天真论》中指出"肾气盛""肾气实"则"齿更发长""筋骨盛，肌肉满壮"；"肾气衰"则"发堕齿槁""筋骨解堕""形体皆极"。所以，欲强筋长寿，必须保养肾气，而肾气又是由肾精所化生，故必须保养肾精，要保养肾精，则必须节制情欲。所谓"节制"就是不使之过度，有一定的节制。有节度的性生活，对人体的身心健康，是有益的，如纵欲无度，就会耗竭肾精，消乏肾气。张景岳在论述肾精与生命的关系时说得十分中肯，指出："欲不可纵，纵则精竭，精不可竭，竭则真散。盖精能生气，气能生神，营卫一身，莫大乎此。故善养生者，必宝其精，精盈则气盛，气盛则神全，神全则身健，身健则病少，神气坚强，老而益壮……无摇汝精，乃可以长生。"（《类经·摄生类》）所以，节情欲，保肾精，是养生的一个重要方面。

（四）饮食有节,保养后天

脾胃是人后天之本,五脏六腑之大源,"五味入口藏于胃,以养五脏气……是以五脏六腑之气味,皆出于胃"(《素问·五脏别论》)。脾胃所化生的精微,使人体生命得以维持的物质保证,只有脾胃健运,人的生命活动才能旺盛。如果饮食不节,脾胃受损,水谷不运,精微不化,则人体后天失养,五脏皆虚,疾病丛生。调节饮食包括以下几个方面。

1. 饮食应当有节度。不过饥过饱,不暴饮暴食,不吃过冷过热的食物,注意饮食卫生,不吃腐烂变质的食品。

2. 饮食不偏嗜。由于五味入五脏不同,偏嗜则易导致脏气的偏盛偏衰。《素问·五脏生成》说:"多食咸,则脉凝泣而色变;多食苦,则皮槁而毛拔;多食辛,则筋急而爪枯;多食酸,则肉胝皱而唇揭;多食甘,则骨痛而发落,此五脏味之所伤也。"

3. 饮食有规律。要养成定时就餐的习惯,这对脾胃功能的健运是非常重要的。

（五）治未病,防传变

治未病,有以下几个含义。第一是未病先防。平时要遵从养生之道,使"真气从之,精神内守",则疾病不起,亦即防患于未然。第二是早期治疗。疾病初起,病情轻浅,人体损伤不甚,人的正气亦较旺盛,治之易于康复。如果病深日久,正气衰败,则难以挽救,即使治愈,对人体来说,也是一次沉重的打击。所以《素问·八正神明论》说:"上工救其萌芽……下工救其已成,救其已败。"第三层涵义是即病防变。人的脏腑经络相互联系,生理上不可分割,病理上相互影响,治疗时要考虑到这种关系,要争取尽早控制病势,防止传变,使疾病对人体的损伤减少到最小的范围、最轻的程度。正如《难经·七十七难》所说:"所谓治未病者,见肝之病,则知肝当传之于脾,故先实其脾气,无令得受肝之邪,故曰治未病焉。"

（六）起居有常,谨避外邪

《素问·太阴阳明论》说:"故犯贼风虚邪者阳受之,饮食不节起居不时者阴受之,阳受之则入六腑,阴受之则入五脏。"《灵枢·刺节真邪论》也说:"虚风之贼伤人也,其中人也深。"因此,不避外邪、起居无常,能直接损伤人的脏腑而导致疾病。所以生活必须有一定的规律,建立合理的作息制度,同时要结合自然界四时的变化而调整之。如《素问·四气调神大论》中指出的那样,"春三月""夏三月","要夜卧早起";"秋三月",要"早卧早起,与鸡俱兴";"冬三月",要"早卧晚起,必待日光"。同时做到"虚邪贼风避之有时",这样就能

"真气从之,精神内守,病安从来。"

(七)和于术数,形神兼备

在《内经》中,特别强调在养神的同时,也要养形,只有"形与神俱"才能"尽终其天年,度百岁乃去",养神与养形两者不可偏废。生命在于运动,要想形体健康,必须坚持不懈地运动。生物学上有一条规律,叫做"用则进,不用则退",华佗也说过:"人体欲得劳动,但不当使极耳,动摇则谷气得消,血脉流动,病不得生,譬犹户枢,终不朽耳。"历代医家和广大劳动人民,在长期的体质锻炼中,创造了多种多样的保健方法,如"五禽戏"、八段锦、太极拳、导引、气功、体操等,这些都是行之有效的方法,如能选择一二种坚持锻炼,对身体的健康,体质的增强大有裨益。

总之,随着时代的发展、社会的进步,温饱问题基本解决以后,人们对健康、长寿的要求越来越强烈,从事这方面研究的人员也随之增多,并成立了许多科研机构,取得了众多的研究成果,但这毕竟是近十几年的事,而我们的祖国医学,对此在两千多年前就有了丰富的理论和方法,形成了自己独特的学说,这对于人类的繁衍昌盛、健康长寿无疑是十分宝贵的。这些理论、法则、方法,值得我们认真地总结和研究,并使之发扬光大。

四、中医药给中老年养生保健带来新的生机[63]

中医学的养生是根据人的生命发展规律,采取颐养身心、导引按矫、动静结合,以提高机体的防御能力,进而达到增进健康,减少疾病,延年益寿的目的,所进行的保健活动。它的形成和发展是与我国数千年光辉灿烂的优良文化密切相关,具有独特的东方色彩和民族风格。它从"人与自然"、"形神合一"的整体观念出发,去认识人体生命活动及其与自然心理社会的关系,强调人与自然、气候、地理、社会环境紧密相连、息息相关,使内外环境相协调,特别是心理与生理的协调一致,主张顺应自然、遵循自然变化规律,使生命在运动过程中的节奏随时间、空间的推移和四时气候的更迭而进行调整,以适应自然界的变化,增强体魄。即《内经》"正气存内,邪不可干",防微杜渐,未病先防的预防思想,把握生命和健康的整体恒动观。生命在于运动,随着天体的运行而自强不息。重视心理因素,把人类社会和环境联系起来,去理解和对待人体的健康和疾病。中医的养生保健学是一门古老而又新兴的学科,在为人类的防病保健事业中占有重要的地位,特别是在飞速发展的高科技时代的

---

[63] 注:本文刊载于《中国保健营养》,2001 年第 8 期。

今天,它对指导中老年健康长寿显得尤为重要。

中年指从 36 岁到 60 岁这段时期。中年的养生是关键,此间又是"多事之秋",中年人承担来自社会、家庭等多方面的压力和重任,心理负担沉重。因此,首先要注意身心调摄,清心少虑、合理用脑,陶冶情操、发展智力,培育良好的性格,寻找事业的精神支柱,切勿过劳,保证必要的睡眠时间,切忌通宵达旦地工作。同时,又要注重节制房事,确保精气勿使受损。好习惯、好心情、戒烟、少酒、远烦恼。

60 岁以后即老年,根据其生理和心理特点,老年养生保健很有必要,也很有学问。人到老年,脏腑气血津液等生理机能自然减退,易诱发多种疾病。因此,老年养生保健,首先要注意心理调节,知足常乐,老而不怠,明理智,热爱生活,保持自信,勤于用脑,处世宜豁达,宽宏、谦让、和善,保持家庭和睦,社会关系的协调,树立乐观主义精神。再者,老年人的饮食调摄亦尤为重要,根据老年生理特点,食宜多样化,要粗细搭配,荤素适宜,多食蔬菜、水果,营养丰富而全面。食宜清淡,不宜过食肥甘厚味或过咸之物;食宜温热熟软,勿食或少食生冷,忌食黏硬不易消化之物;食宜少缓,饮食有节,不宜过饱,进食不可过急、过快,要细嚼慢咽。老年人要谨慎调摄生活起居,保持良好的卫生习惯,面常洗,发常梳,早晚漱口,睡前宜热水洗泡双足。大便定时,保持二便畅通。老年人还要进行积极的运动锻练,促进气血运行,强身健体。运动锻练(散步、慢跑、太极拳、五禽戏、八段锦、气功、游泳、羽毛球、老年体操等),要遵循因人制宜,适时适量,把握有度,循序渐进,持之以恒的原则。老年人往往体弱多病,因此无论是治疗用药还是保健用药,都不同于中青年,其保健用药宜多进补,少用泻,药宜平和,量宜小,注意脾肾,兼顾五脏,合理用药,掌握时令季节变化规律,用药定期观察或检查,防患未然,亦可药食并举,因势利导,以确保老年健康长寿。

中老年养生保健涉及面很广,就常用的养生方法来说,就有诸如饮食养生、运动养生、心理养生、睡眠养生、药物养生及琴棋书画、音乐、写作、登山、游泳、浴身保健、森林浴等,其中心理养生关系至巨。

随着国民经济的迅猛增长,人民生活水平的提高及联合国卫生组织关于"2000 年人人享有卫生保健"的提出,人们对养生保健的重要性认识已大大增强,同时对养生保健的需求也更为迫切。

祖国医学在养生保健方面有丰富的理论渊源和实践经验。有关养生保健的医药医籍多达万余种,是取之不尽,用之不竭的宝贵财富。

我国中药资源丰富,号称"天然植物王国",药材达 1 万多种。近年来对中药抗衰老的研究，从上世纪 70 年代至今，收集研究的单味中草药就达 400 余种，取得了丰硕成果，经研究表明，中药在抗衰老领域里应用广泛。

能调节机体免疫功能的药物，如黄芪、人参、刺五加、女贞子、白术等。能激活淋巴细胞的药物，如冬虫夏草、生地、茶叶、黑木耳等，具有抗放射作用。能提高细胞代传能力的药物，如人参、黄芪、何首乌、党参、银耳、玉竹、菟丝子、肉苁蓉、补骨脂、珍珠、牛奶、蜂蜜等，具有不同程度的延缓衰老效能。改善机体代谢的药物，如黄芪、当归、鹿茸、五味子、薏苡仁、茶叶等，有消除疲劳的效能；何首乌、女贞子、金樱桃、胡桃、泽泻等有降脂作用；玉竹、麦冬、石斛、天花粉等具有调节糖代谢作用。提高内脏器官生理功能的药物，如丹参、赤芍、川芎、瓜蒌、人参、山楂等，具有扩冠、增加心血博出量、抑制血小板凝聚作用；人参、车前子、杜仲、猪苓等能改善调节肾脏功能；冬虫夏草、杏仁、蜂蜜、茶叶、补骨脂等可防治老年慢性气管炎和肺气肿等病。抗感染的药物如银花、连翘、大青叶、板兰根、黄连、黄芩、黄柏、鱼腥草、马齿苋、白头翁、虎杖、玄参、穿心莲等，有显著抗细菌、抗病毒、抗真菌等作用。含有丰富的微量元素的药物，如人参、白术、黄连、牡蛎、羚羊角、山药等含锌，黄芪、人乳含硒，泽泻、白术、肉桂含锰，人参根、当归含锶，蜂蜜中约含 47 种微量元素，可谓是延年益寿之佳品等等。

遵照中医理论研究开发的安全有效、无毒副作用的养生保健防衰老的保健品，将倍受人们的青睐。

总之，展望未来，在医学科技者和热爱此项事业者的共同努力下，中医药和祖国医学在中老年养生保健中将发挥重要的、不可替代的作用，必将在世界范围内产生广泛而深远的影响，必将为全人类的养生保健做出巨大贡献。

五、中医养生漫谈

健康、长寿是人类自古以来的追求和理想，我们祖先很早就试图寻找长生不老药，有不死成仙之说，有对仙境美好的描述，有许多故事留传下来，都说明人类对生命永恒的向往。德国诗人歌德有句名言："一切产生的东西，都一定要死亡"，中医学中关于万物的生、长、壮、老、已，反映了一切事物必须发生、发展和灭亡的规律。人为万物之灵，同样有生长壮老死，但是能够依照人体生命发展的自然规律而尽终天年者，却为数不多。我们常说"人活七十古来稀"，这对于现在来说已不算稀奇了。据 1973 年世界卫生组织宣布，世界上已有 7 个国家人口平均寿命，男性超过了 70 岁，女性超过了 75 岁。中医认为天年即人的自然寿数,应该在百岁以上,即所谓"尽终其天年,度百岁乃去"（《素问·上古天真论》)。有一种理论认为:哺乳动物的自然寿命是其性成熟期的 8~10 倍,人的性成熟为 14 岁~15 岁左右,那么人的自然寿命应该是 110 岁~150 岁,可见人类寿命的延伸的确很有余地,应该加强保健和调养,增强体质,防止疾病,减缓衰老,延年益寿。中医养生学就是以此为目的的防病健身的学说,其丰富多彩的内容,在有限的时间里,不可能涉及全部理论,我想仅就某些方面以漫谈的形式做一介绍。

（一）天人相应——顺应自然的养生观

人生活在大自然中,人是一个小环境,自然界是一大环境。时有春夏秋冬,日有白昼黑夜,月有阴晴圆缺,就像一个大的生物钟有其自身的变化规律。人来源于自然界,与自然界息息相关,相互交融,人和天地有着统一的本源和属性。人的生长壮老死的生命规律,也必然受自然界客观规律的制约和影响。所以中医认为,人类必须依靠自然之气而生,又依四时之规律而活动,人就像春天生机勃发、夏日繁荣锦绣、秋季果实累累、严冬万物凋零一样,采取不同的方法适应,得出人与自然密切相关的天人相应法则。由此,中医养生强调顺应自然,顺应四时。亦即"顺乎自然养生"的规律。

春季三月,冰雪消融,万物复苏,生机勃勃,春意盎然,此为万物生发的季节。此时人体阳气也顺应自然,向上向外疏发,从中医藏象理论来讲,肝活动旺盛,肝藏血,主疏泄,在志为怒。在美好的春天里,精神调摄要求顺乎万物蓬勃的生机,做到心胸开阔,情绪乐观。在风和日丽的春天,迎着春光,踏青问柳,游山戏水,有利于良好的情绪,气血调畅。俗话说一年之际在于春,这种环境最有利于人体吐故纳新,采纳真气,以化精血,充养脏腑。由于寒冷季节里人们多在室内活动,春天里让身体在春光中最大限度地吸取大自然的活力;而推陈出新,万物萌生,温暖多风,也有利于细菌病毒等微生物的生存和传播,此时感冒和流感最多。除加强锻炼提高机体的抵抗力外,可以每天坚持按摩,穴位如迎香、风池、足三里等。

夏季是万物繁荣秀丽的季节,气候炎热,人体阳气外发,新陈代谢旺盛。夏通于心,心主血,藏神、主神明。夏暑之时,烈日炎炎,腠理开泄,汗液外越,汗为心之液,心气最易耗伤,应做到不劳苦于形,神情气和,切忌发怒。人应顺应自然,保养阳气,晚睡早起,晚睡顺应自然阴气的不足,早起顺应阳气的充盛。夏天中午气温高,加上夜睡时间较短,宜适当午休,以恢复疲劳,保持精力。夏月天热下逼,暑湿上蒸,切不可贪图一时之快而贪杯饮冷,乘凉太过。特别是如今现代文明给人带来的空调冷气,外面暑热炎炎,屋内凉风袭袭，人入其中，顿然毛窍闭塞，容易引起关节疼痛、手足麻木不遂等病；恣食生冷，寒湿困脾，湿浊内停，肠胃失调，则洞泄寒中。谚语说得好"天时虽热，不可贪凉；瓜果虽美，不可多食。"夏季常服的中药保健饮料，如芦根饮、绿豆汤、赤小豆汤等有助于暑期健康。芦根即芦苇的根，以鲜者为佳，具有清热利暑之功。绿豆、赤小豆味甘，清热解毒，夏季服用，受益良多。此外，西瓜可谓大自然赐予人类的珍品，内含丰富的氨基酸、糖、蛋白质和维生素，在中医界享有天然白虎汤之誉，可清解暑热，清心利尿，可作为盛暑食疗之必备。

秋季碧空如洗，金风送爽，万物成熟，果实累累。阳气渐收，阴气渐长。其气候基本特点之一是干燥，内应于肺，肺主气、司呼吸，在志为忧。一般来说，秋季人的情绪不太稳定，易悲伤感怀，常引起肃杀、凄凉、垂暮之感，勾起忧郁的情绪。宋代养生家陈直说过："秋时凄风渗雨，老人多动伤感，若颜色不乐，便须多方诱说，使役其心神，则忘其秋思。"因此，秋季老年人尤注意精神调摄，保持乐观稳定的情绪。金秋佳节，硕果累累，丰收的喜悦，可使一切忧郁惆怅消失。合理安排起居，宜早卧早起，早卧以顺应阴精的收藏，早起顺应阳气的舒长，使肺气得以舒展。这时人的精气内敛尤要防过劳大汗，津气耗散。饮食调护，宜遵防燥护阴之法，多食芝麻、核桃、蜂蜜、乳品，滋阴润肺养血。老年人可采用晨起食粥法，益肺胃生津液，如百合莲肉粥、红枣糯米粥、黑芝麻粥等。

冬三月，是阴气盛极，万物收藏之季，草木凋零，万物生机闭藏，自然界的生物大都处在冬眠状态，养精蓄锐，人体新陈代谢相对平衡，冬内应于肾，肾主藏精，冬月闭藏之时，起居方面宜顺乎自然，早卧晚起，古人主张晚起必待日光。早睡以养人体阳气，保持温热的身体，迟起以养阳气。冬季饮食的基本原则是保阴潜阳，根据冬主闭藏、冬藏精的自然规律，冬月进补是防病强身的传统方法。春秋两季人体生理活动发挥效率最高，夏季气候炎热伤气耗津，冬令进补才能使营养物质转化为能量，最大限度地贮存体内滋养五脏。进补之法，一类是食补，一类是药补，俗话说"药补不如食补"。偏于阳虚的人，食补以羊肉、鸡肉等温热食物为宜，鸡肉、羊肉性温热具有温中益气、补精填髓之功能。偏气阴不足之人以食鸭肉、鹅肉为好，鹅肉性甘寒有益阴养胃，补肾止咳作用，鹅肉性味甘平，补虚益气，暖胃生津。

（二）形神合一的养生观

中医学特别强调精神因素对健康的影响，提出了"形神合一"的理论，强调调摄精神能够防病治病。形即形体，神指精神、意识、思维。形神合一是形体与精神的统一。形体健壮必然精神饱满，精神旺盛，又能促进形体健康。

所以保持乐观情绪,开阔的胸襟,恬淡的精神状态,无疑有益于健康;相反精神活动失调,不良的情绪有损于机体,发生各种心理疾病乃至心身疾病。而人体脏腑功能发生病变,也会引起明显的情绪变化。因此,积精全神是中医养生大法之一,是健康长寿的根本。中医养生,不仅强调练形,更要调神。

人是感情动物,七情六欲,正常的情志是人对外界刺激和体内刺激的保护性反应,有益于身心健康;过激的情志活动,可使内脏发生疾病,中医认为"怒伤肝"、"喜伤心"、"思伤脾"、"忧伤肺"、"恐伤肾",过激或持久的不良情绪,会导致体内阴阳失调,气血逆乱,脏腑功能异常。喜、怒、忧、思、悲、惊七种情绪变化,中医称之为七情,其中喜较少致病,若狂喜、暴喜,强度大的刺激可致病,惊恐愤怒致病最速且重,如暴怒、骤惊、大恐皆以致病,忧思致病较缓慢,反复的、持久的刺激同样可以致病,如久悲、久忧、思虑过度等持续不良的心境可积久成疾。《红楼梦》中林黛玉,自幼丧母,又失父爱,整日悲悲泣泣、抑郁寡欢,日久肝郁化火,抑脾侮肺,伤津耗气,动血破血,终成痨嗽夭亡,即是很有说服力的实例。此外,性别、年龄及人的体质不同,对情志刺激的承受能力亦不尽相同。男子感情粗犷,刚强豪放,多为狂喜暴怒而伤;女子感情细腻柔弱,多为忧伤、悲哀所伤;老年人常有孤独感,多易为忧郁、悲伤、思虑致病;小儿为稚阴稚阳之体,脏腑娇弱,气血未充,易为惊恐致病。开朗外向,情绪波动较大,易于激动,常因怒而致病;性格沉默内向者对忧思、悲哀有好发性。反过来情志是内脏功能的表现,故内脏病变也可导致情志异常变化。

如何保养精神?早在古代道家的养生学说中就有深入的研究。道家的代表人物有老子和庄子,庄子承老子之学。老子在《道德经》中说"淡然无为,神气自满,以此将为不死之药",淡然无为让人们思想要安静、清闲,无为不是无所作为而是不要有过多的欲望,这样就能使神志健全,精神内守,益寿延年。庄子举了最易明白的神之当静的道理,《庄子·天道》云:"水静犹明,而况精神",水只有安静才能明净、清洁。后世养生学继承了道家的静神思想,提倡思想专一,排除杂念,不要见异思迁,想入非非。《内经》里讲:"志闲而少欲,心安而不惧",也是这个道理。消极的情绪降低人的生理功能,可以导致心身疾病。《三国演义》中描写的周瑜,将才出众,但他心胸狭窄,又想技压群雄,对才能胜过自己的诸葛亮,总是耿耿于怀,"既生瑜,何生亮",不能相容,屡次设计谋害,而最后害人不成,反而害己,金疮迸裂,含恨而亡。

如何消除不健康的情绪,古人主张修身养性,首先要加强修养,培养广博的兴趣,琴棋书画,花鸟鱼虫,诗词歌赋,音乐欣赏,皆是陶情冶性的爱好,做到心胸开阔,对于不良的情绪,宜学会控制和排遣。控制是自我节制感情的方法,做到在情绪上对外界事物既要有所感受,又要思想安定,情绪平和,不急不躁;排遣是及时把积聚的不良情绪宣达、疏泄出去,尽快恢复正常。亦可采用转移的方法,使自己得以解脱。

在"人类已进入情绪负重的非常时代"的今天,中医学的形神合一理论,显得更生动和具有现实意义。静养心神虽源于佛家禅宗,道家的静功,实践证明,这种自我调节,可保持神经系统不受外界精神因素干扰,可使人生理功能处于极佳状态。

(三)食疗话药粥

俗话说"药补不如食补",作为日常保健,我尤推崇粥。粥在人们生活漫长的历史,可以追溯到《周书》就记载"黄帝始烹谷为粥",粥不仅群众常食,而且以前在宫廷王室也颇受欢迎,元朝宫廷饮膳太医忽思慧,根据多年的经验创制了不少滋补强壮、延年益寿的药粥,如羊肉同粱米同煮而成的稀粥,名乞马粥,用于补脾胃益气,在他的《饮膳正要》中有专门记载。

粥号称"世间第一补人之物",是由米煮烂而成,其重要的功用是补益后天。以米配合其它食物或药物还具有治病作用,可以根据个人情况的不同,处以不同的粥谱,如常食玉米粥可以预防心血管疾病,大米、小米粥健脾养胃补中,又如胡桃肉粥养肾补精,山药粥补肺养胃,枣粥养脾,萝卜粥、杏仁粥化痰肃肺,枣仁粥养心安神。近年还有人用薏仁粥预防恶性肿瘤。粥既有药物预防的效果,又有扶助正气之功,易于服食,四季均可,易于消化,老幼皆宜,富于营养,既可养生,又能防病祛疾。难怪南宋著名诗人陆游为粥大唱赞歌,还留有佳句"世人个个学长年,不悟长年在目前,我得宛邱平易法,只将食粥致神仙。"

六、遵经养生 修德增寿[64]

第 一 部 分

(一)天人相应形与神俱

《内经》认为,人是一个整体,人与自然界也是一个整体,人只有和自然界

---

[64] 注:本文李俊德整理,第一部分刊载于《健康报》2008 年 1 月 28 日第 5 版。文后概括路志正先生养生经验是:遵循《内经》,重视正气涵养,顺应四时阴阳变化,辨证施养,药食同用,劳逸结合,"形与神俱","大德必得其寿"。第二部分刊载于《中华养生保健》2010 年 6 期 22—23 页。

和谐统一,才能达到天人相应。正如《素问·宝命全形论》所说:"人以天地相参也,与日月相应也。"中医养生重视内因,同时也不忽视外因。

唯有正气强盛,脏腑气血功能正常,才能使人体保持旺盛的生命活力,减少和避免内伤疾病的发生。正如《素问·上古天真论》言:"恬淡虚无,真气从之,精神内守,病安从来。"说明人体内正气充足旺盛,邪气就不会使人发病。对于邪气,要积极采取预防措施,做到"虚邪贼风,避之有时"。

在养生和治病的过程中,必须重视气候、地理、患者三者之间的关系。我在泰国讲学期间,求诊者甚众。曼谷气候炎热,雨量充沛,室外温度高达32℃左右,闷热异常。外出汗流浃背,衣衫尽湿,而汽车、室内有空调设备,居则冷气习习。这种忽冷忽热,室内外温度之悬殊变化,易使人的卫外功能难以骤然适应,久之则卫外不固,表阳虚衰,以致患感冒、肢体关节酸楚、纳谷呆滞者众多。因此,我提出当地居民应注意外应天气、内调起居,对防治疾病起到了积极的作用,受到当地业内人士的推崇。

(二)调节阴阳 起居有常

《素问·上古天真论》强调"起居有常"。人的生活起居规律,须符合"四时五脏阴阳",才能避免疾病的发生。顺应春生、夏长、秋收、冬藏的自然规律,才能保持身体健康。在一天之中,人体阳气的盛衰与自然界阴阳的消长变化也相通应,人的起居活动应符合这一规律,做到起居有常,活动有度。唯此,才会增强机体对自然环境的适应能力,预防疾病的发生。

(三)辨证施养 药食同用

中医有"饮食自倍,肠胃乃伤""膏粱之变,足生大疔"的说法,说明饮食不当可以导致疾病的发生。养生之道,贵在后天;而后天之道,又当以脾胃为本。脾胃要注意辨证施养,才能保持人体的精力旺盛。而食物、药物均有四性五味,如偏阳虚体质的人,可以多吃辛味的食品以助阳气的生发;偏阴虚体质的人,则可以多吃酸甘之品以养阴。药食同源,一般食养为先,体质偏颇明显者才用药调。

《素问·藏气法时论》说:"五谷为养,五果为助,五畜为益,五菜为充,气味合而服之,以补精益气。"说明谷肉果菜合理搭配,辛甘酸苦咸五味调和,才能补益精气津血。此外,进食要有规律,要适量适时,如孙思邈提倡的那样,做到"饱中饥,饥中饱",反对饥饱失常,暴饮暴食。

(四)劳逸结合 修身养性

养生要遵从"和于术数"及"不妄作劳"两个原则。要根据自己的体质选择锻炼身体的方法,如导引、按摩、吐纳、气功、太极拳、八段锦等。我非常注重八段锦的作用,每天坚持锻炼。另外,合理的梳头可以起到按摩头部的作用,每天梳头 15-20 分钟,可以使气血流通,调养精神。"不妄作劳",即提醒人的劳作不要违背常规,应考虑季节、时间、年龄、体力及有无疾病影响等诸方面的因素,不可长时间从事某一种形式的劳作,以防止"久视伤血,久卧伤气,久坐伤肉,久立伤骨,久行伤筋"。人们的日常生活要节制各种不正常的欲望,如果欲望太过或不及,都会使人致病。要做到劳逸结合,使活动有益于身心。正如唐·孙思邈所说:"养生之道常欲小劳,但莫大疲、强所不能堪耳。"

我今八十有七,其趣不减,晨间如不读书,夜间如不看报章杂志,则怅然若有所失。孔子《中庸》云"大德必得其寿",即"仁者寿"。养生必先修德,所谓修德,即指超越物质情欲,追求高尚的思想境界,以保持人体内在的和谐、人与自然的和谐及人与社会的和谐,达到益寿的目的。

第 二 部 分

(一)顺时养生,顾护阳气

顺应自然养生,是中医遵循人与自然和谐统一的防病保健准则。《灵枢·本神》中说:"智者之养生也,必顺四时而适寒暑,和喜怒而安居处,节阴阳而调刚柔。如是则僻邪不至,长生久视。"为顺应春生、夏长、秋收、冬藏的自然规律,我多年来睡眠,坚持春夏晚睡早起,秋冬早睡晚起,使体内的阴阳之气与自然阴阳的消长相适应。冬季气候寒冷,万物潜藏,是一年中阴气最盛的时期,此时应注意保暖顾护阳气。背部是督脉循行之处,能总督一身之阳经。背部受寒则最易伤体内阳气。多年来我一直坚持"背宜常暖"的原则,尤其在冬季,注意背部保暖,如晒太阳时多晒背部,寒冬时穿一件以补阳温肾药物制作的棉背心,夜间睡觉时,将热水袋放在背部取暖,坐椅要有靠垫,长期坚持捶背,以疏通气血,振奋阳气。俗言道"寒从脚下起",因此冬天的鞋袜要保持温暖干燥,经常洗晒,平时经常活动脚趾,以促进足部血液循环,临睡前用 45℃温热水泡脚 30 分钟,疏通经络,以消除疲劳,保持五脏气血冲和,补肾健脑,利于睡眠。

对于邪气,要积极采取预防措施,做到"虚邪贼风,避之有时"。注意根据天气的冷暖增减衣服,"春捂秋冻",避免冒雨涉水,同时注意预防潮湿,前贤说"湿从下受",以防风湿关节痹痛。夏季气候炎热,易多汗伤津,须适当饮水。空调不宜常开,度数若低,老人更非所宜。

(二)调养脾胃,注重三杯茶

脾胃为后天之本,对于老年人来说,保持脾胃的正常运化,有重要的意义。老年人脾胃功能有自然衰退的趋势,对饮食的摄取,要十分注意。我平素饮食,常依据四时五味的相宜选择食物,如春季宜省酸增甘,多食山药、百合等甘味之品,以养脾气。夏季虽酷暑难耐,也不饮冷,喝水要一口一口的喝,不能狂饮,逆之则伤脾胃,导致水湿内停。还要注意不吃油腻、炙烤、难以消化的食物,饮食保持八成饱,如孙思邈那样,做到"饱中饥,饥中饱","热无灼灼,寒无沧沧",反对暴饮暴食,饥饱不调。要注重谷肉果菜、粗细合理搭配,以补益精气津血,保持脾胃健运,营卫和调,气血充沛。

多年来,我养成了饮茶的习惯,每天三杯茶,上午喝绿茶,下午喝乌龙茶,晚上喝普洱茶。绿茶又称不发酵茶,较多的保留了鲜叶内的天然物质,属于茶中之阳,上午喝绿茶在于使阳气上升,心神俱旺,并助脾胃运化水谷精微,使心脑得以滋养。午后阴气渐升,脾胃功能较上午有所减弱,中国向有"早吃饱,午吃好,晚吃少"的说法,中午的美食中会有很多油腻食物,势必妨碍脾胃的运化,进而使脾胃功能减弱。乌龙茶属于半发酵茶,其成分——单宁酸与脂肪的代谢密切相关,饮之可"去人脂,久食令人瘦"。乌龙茶还能刺激胰脏脂肪分解酵素(脂肪酶)的活性,减少糖类和脂肪类食物被吸收,促进脂肪燃烧,可以降低血中的胆固醇含量。下午喝乌龙茶有健脾消食、促进消化的作用,对于健运脾胃、防病养生很有好处。夜间阳气趋于里,气机下降,人体在一天的劳作之后,需要调养心神、脾胃,为明天的工作养精蓄锐。中医认为"胃不和则卧不安",经过发酵后再加工的普洱茶进入人体肠胃,会形成一层膜附着在胃的表层,对胃产生保护作用,长期饮用普洱茶可护胃、养胃。由于熟普洱中的咖啡因经多年陈放发酵,作用已减弱,所以喝后不会兴奋,能使人安静入睡,更有补气固精作用,温饮还可治疗尿频,因此是晚上饮用的佳品。喝茶使用的茶具各有不同,饮绿茶宜用瓷杯、玻璃杯、小茶壶浸泡;乌龙茶宜用紫砂壶、品茗杯浸泡;普洱茶使用宜兴紫砂壶、盖碗杯、土陶瓷提梁壶浸泡。不同的茶叶使用不同的沸水,然后再将茶汤倒入茶杯中,每次少量品茶慢饮,不宜过量,饮之使人心旷神怡,气机调畅,这种心境,对身体是十分健康的,我多年饮用,受益无穷。

(三)胸怀宽广,博爱是箴

在日常生活中,由于种种原因,容易产生失落、自卑、孤独、疑虑、忧郁、恐惧感等,这些消极情绪是影响身心健康的重要因素。所以要控制自己的情绪,达到"修性以保神,安心以全身"。具体应做到:一要加强思想修养,调整需要和欲望。《黄帝内经》中告诫我们"恬淡虚无,真气从之,精神内守,病安从来",贪求无厌,非分之想,是养生之大忌。二要以豁达的心境接近自然,热爱生活，做到君子襟怀坦荡，少欲寡思心开朗。三要锻炼心理承受能力。生活中不可能时时顺心、事事如意，对挫折和不幸要有思想准备，遇到烦恼时要沉着冷静对待，不要耿耿于怀，或反唇相讥，怒气伤人。我遇事会拿出喜欢的书读一读，每使心旷神怡，抑郁烦恼也就烟消云散了。四要科学安排生活。根据自身的具体情况、实际需要和可能，安排好各类生活。特别是老年人应有"老骥伏枥，志在千里"的思想，人老心不老，在力所能及的情况下发挥自己所长，做点实事，这样就能从中找到精神寄托，促进身心健康。孙思邈把情志的调养比作"啬神、爱气"，即珍惜和保养精神，爱惜和养护元气。认为人的精神，就像一个国家的君主或元首那样重要，所以要重视思想情志的修养，喜怒哀乐均须适度，尤其要戒大怒、大忧、大悲、大恐、大惊，任何情况下都要注意保持良好的心态。无论做什么事，都要以不伤元气为原则，做到全身气血流畅，人体脏腑及各器官的功能健全，阳气充沛，人体则自然无病。陶弘景在《养生延寿录》中指出："养性之道，莫大忧愁大哀思，此所谓能中和，能中和者必久寿也。"

晨练太极晚调息，养生要遵从"和于术数"及"不妄作劳"的原则。根据自己的体质选择锻炼身体的方法。如导引、按跷、吐纳、气功、太极拳、八段锦等。我非常重视八段锦的作用，每天早晨起床后，先是吐纳以吸收新鲜空气，然后练八段锦半小时，以外动四极，内养脏气，使阳气含蓄体内，以保持充沛的精力投入工作。下午5~6点钟，日渐黄昏，迎着残阳散步1小时，以在阴气渐升之时，生发阳气以外护肌表，内和脾胃，多年来坚持锻炼，颇多受益。另外合理的梳头可起到头部按摩的作用，每天坚持梳头15~20分钟，可使气血流通，提神健脑，精神得到调养和放松。"不妄作劳"，提醒人们劳作不要违背常规，要注重养形养性，节制各种不正常的欲望，做到劳逸结合，使活动有益于身心。如孙思邈所说："养生之道常欲小劳，但莫大疲、强所不能堪耳。"

（四）心平气和，提笔习字

我今已88岁高龄，但仍然不觉老，年轻时养成了练书法的习惯，常常以习字为乐，每天早晨锻炼后，都要写上几笔，偶挥毫而蹴成小作。常年养成的书法爱好，对于陶冶情操，修身养性也很有帮助。一管在握，心平气和，集右手指、腕、肘、臂力，下笔有神，犹横扫千军之势。这就是书法的魅力。写字之前，要凝神静思，持笔之中，要聚精会神，得心应手的作品完成后，有一种爽心悦目、心旷神怡的感觉，犹如一顿美餐，好似置身精神享受的意境，也会起到畅行气血、消除疲劳、延缓衰老的作用，是很好的气功养生。

中医是我一生的事业，从医70余年，临诊看病成了生活中一部分，在身体力行的情况下，我仍坚持每周 3 次出诊，沿袭白天出诊，晚上读书的习惯，如每天不读书不看报，则惆怅若失。孔子《中庸》云："大德必得其寿。"养生必先修德，所谓修德，即超越物质情欲，追求高尚的思想境界，人的一生要乐于奉献，少于索取，凡名利之事得让且让，不要过多强求，人与人之间要互敬互爱，融洽相处，以保持人体内在的和谐、人与自然的和谐及人与社会的和谐，达到益寿的目的。

七、书法与长寿

书法是我国所独创，是中华民族之文化瑰宝，而普及书法应该从孩童时期抓起，前人称为"国魂教育"；随着历代书法的繁荣和昌盛，逐渐上升为一门艺术称为"书艺"，韩国至今称为"书艺"。由于书写时章法严谨，当今又称为"书法"。目前现存最早的笔帖为书法真迹"平复帖"，尽管只有九行八十四个字，但具有很高的历史、文物及书法价值。

书法自古作为一种业余爱好，如晋·王羲之在晋曾当右将军，故名；近代书法家张大千曾担任民国时期四川省秘书长；欧阳询、颜真卿、柳公权、赵孟頫合称"颜柳欧赵"四大家，也都非专门从事书法者。古代专业从事书法者只有出家人智永、米芾等。他们在中国的书法史上均留下浓重的一笔，至今研究书法者仍尊为经典范本。

予自幼承家父授以书法，初学唐·柳公权《玄秘塔》，是从宋·文学家苏轼"柳书本于颜，而能出自新意，一字万金非虚语也"和明·书法家王世贞"玄秘塔铭，柳书中之最露筋骨者，道媚劲健，固自不乏……"的启发而学柳体。在医校期间，幸得孟师指导，转习六朝张裕钊南宫县碑和札记，随着诊务日繁，张之里圆外方写字费时，进涉右军（王羲之）之兰亭、孟頫之行书，在书写脉案、立法处方等方面，到也随手拈来，挥洒自如，成为业余书法爱好，终身受益。现仅就书法与长寿，简谈如下：

（一）怡养性情　修身正心

书者，心之迹也。刘熙载《艺概》云："书者，如也。如其学，如其志，如其人。"真书以平和为上。我们常说"字如其人"，人品与书品互相体现。心正之人，书体端庄，高雅秀灵，字里行间体现出高尚品德。现古今书法大家，皆儒雅大度，言辞温润，不事张扬，而孚众望，其学如其身，其字如其人，正所谓"不激不励而风规自远"。可见书法有很好的调节情志，锻炼身心，防病保健之功效。黄匡《瓯北医话》记载："学书用于养心愈疾，君子乐也。"何乔《心术篇》说："书者，抒也，散也，抒胸中之气，散心中之郁也，故书家每得以无疾而寿。"

(二)提笔挥毫　锻炼体质

当风清云淡,窗明几净,每于医务闲暇,提笔泼墨,或临帖数页,或遣兴数行,顿时杂虑尽置之度外,神情复归墨林。此刻,身无外物,物外无人,唯墨唯楮,唯帖唯书,虽无丝竹管弦,如品韶乐妙境,虽无流觞曲水,犹有古贤作陪。每致兴起,笔落疾如风雨至,云雾犹如从腕下来,虽居一室之内,而视通八荒之外,虽执片筏抒怀,而气荡层云之巅。斯时,所有案牍劳累一扫而去,所有闲杂琐事尽抛九霄,真可谓:"心头万庄事,书罢一身轻。"通过这种写字的艺术陶冶,达到"积极休息"之效果,使在工作之余得以彻底放松,从而能够收放自如,更加轻松自由地驾驭诊务,可谓:"修身重在养气,练字亦是练心"。

(三)调息修身　形与神俱

有人说:书法是一种艰苦的艺术劳动。正如孙菊老先生说:"写字作画是全身运动,气体的贯通可以收到气功和太极拳的功效"。练习书法,不仅要铺纸挥毫泼墨,还要用心用神用气。每日临池握笔,开卷书写,必然端坐凝神,专心致志;写字时头正、肩松、身直、臂开、足安;执笔时则指实、掌虚、掌坚、腕平、肘起;一身之力由腰部而渐次过渡到肩—肘—腕—掌,最后贯注五指,运行于毫端。古人云"及发乎腰","务使通身之力奔赴腕下",就是指此而言。练字看上去只是手在动,其实全身的气血都在运行。书写者绝虑凝神,心正气和,身安意闲,血脉通畅;而且习书为融体力和脑力为一体的高尚的艺术劳动,集全身气力和思维于笔端,融动、静、乐为一炉;习书时不断运动着指、腕、肘、臂、肩、胸、腰、腚、腿、脚等部位,各部位使用的力气有先有后,有大有小,各不相同;一点一画,有刚有柔,有快有慢,神经系统的舒张,呼吸系统的配合,紧密地联为一体。写书法要心到、眼到、手到,心神明慧,八宫四方,毫厘不差,力透纸背。这对于气血调和、平衡阴阳、通达经络,促进新陈代谢,提高免疫力,对防治老年疾病和增进健康、延年益寿大有裨益。如周星莲《临池管见》说:"作书能养气,亦能助气。静坐作楷法数十字或百字,便觉矜躁俱平。若行草,任意挥洒,至痛快淋漓之后,又觉灵心焕发。"

老子《道德经》的核心思想是"道法自然",《内经》中的核心理念是"天人合一""形神统一"。书法家们为了达到书艺的永恒,所追求的也是"形神合一""天人合一"和"人书合一"的境界,即要求作者"外师造化中得心源",把宇宙、自然、人生、文化融于一体,从大自然的无穷变化中,感悟书法真谛。张旭观担夫争道,悟避让之理;怀素赏夏日卷云,使其书波澜壮阔;山谷草书似得舟子逆水荡桨江山之助,成为千古美谈。"屋漏痕""锥刺沙"已成为启迪书法家思路的名言。正如明人解缙《春雨杂述》所言:"忘情笔墨之间,和调心手之用,不知物我之有间。""天人相应"的理念,是书家对生命升华的一种感悟。真正做到既练静功,又练动功,动中有静,既可养心神,又练形体,形与神俱,于天地浮沉于生长之门的境界。《素问·上古天真论》:"上古之人,其知道者,法于阴阳,和于术数,饮食有节,起居有常,不妄作劳,故能形与神俱,而尽终其天年,度百岁乃去。"而书法艺术正是通过调气以修身,养心以保神,使形与神俱,真气和顺,从而达到养生长寿的目的。

(四)书法家多长寿

汉代的钟繇,晋代的王羲之,南北朝的陶弘景,都是年逾古稀之人;在唐代,虞世南 81 岁,欧阳询 83 岁,柳公权 88 岁;元代的杨维桢 75 岁,黄瑨 81 岁,王恽 87 岁,王馨享年 92 岁;而明清两代书法家长寿者更多,明代的董其昌、文嘉、沈周都享年 83 岁,文征明 90 岁;清代的朱耷 82 岁,刘墉 86 岁,梁书同 93 岁,而阮元 103 岁。有人曾对明清两朝的皇帝、高僧和著名书画家的寿命做了统计,其结果是皇帝平均寿命不到 40 岁,高僧平均寿命不到 66 岁,书画家平均寿命 80 岁。近现代书家中,八九十岁者难以计数,黄宾虹享九三高寿,更有"北佛南仙"的逾百岁者,北京孙墨佛 107 岁,上海苏局限 110 岁。到了现代,书法家中的高寿者仍是不胜枚举,赵朴初、董寿平、萧娴、于安澜都享年 90 岁以上。在 90 年代末,北京曾组织了《当代书法十一家遗作展》,这 11 位书法家,百岁以上 2 位,90 岁以上 5 位,80 岁以上 2 位,78 岁和 71 岁各一位,11 人平均年龄 89 岁多。这一现象不禁令我们探源书法与长寿间微妙联系,习书法多长寿者比比皆是。

书法可以正心、练气、凝神,是长寿之原因所在。真可谓"寿自笔端来"。最后引前人诗一首作为结束语:"作字原凭体与心,挥毫焕气见精神,自强不息天行健,福寿同归百岁人。"

本文承当时国务院相关领导的关怀与支持,得以完成。惜忙于其他事务,未能公开发表,在此致以诚挚的歉意与感谢!

八、医易相通话养生

第一部分　演讲录音稿[65]

尊敬的许(嘉璐)先生,尊敬的各位嘉宾、专家学者们,今天我来这儿演讲,感觉有些力不从心。尽管我学的是中国医学,现在还能背六十四卦,但是

---

[65] 注:本文系路志正先生在 2013 年 9 月 13 日北京"中医养生论坛"演讲录音整理。

我研究不够。许委员长要组织这个会，我也来报名，我的演讲题目是"医易相通话养生"。

你们看易经的易字，一个从日，一个从月，一个太阳，一个月亮，昼、夜一个阳、一个阴。在中医学里面，天地和阴阳是相通的。今天参加这个会很高兴，儒释道特别是道家在中国文化方面起很大作用；释家是从印度传来，已经被中国化了，也要走中国的文化道路。

读《易经》最难，得一个字一个字地去读。

"颐贞吉，养正则吉也"。这句话是讲阴阳方面的，我理解这包括养正气。

"自求口实，观其自养也"。自己要养活自己，饮食结构、身体健康不健康，靠你自己来解决这个问题。象曰：天下有雷，颐；君子以慎言语，节饮食。

"君子进德修业"，医生有医德，教师有师德。"九三所以终日乾乾者"。

《易经》里讲的"天行健"，这是第一卦，"君子以自强不息"，"地势坤，君子以厚德载物"，这是大家都知道的。《内经》曰："上古之人……所以能年皆度百岁而动作不衰者，以其德全不危也。"

什么叫德？凡言德者，德行是修养人心、成就事业的保证，也是与人、与家、与社会、与人处事和谐的法宝。《易经》说：厚德载物，果行育德，自昭明德，反身修德。孔子说：观世人"气质温和者寿，质之慈良者寿，量之宽宏者寿，貌之重厚者寿，言之简点者寿"。《内经》里面提到："恬淡虚无，真气从之，精神内守，病安从来"。儒学和《易经》《内经》倡导的都是一样的。

术可以是技术、方法。《内经》里就说："阴阳者，天地之道也。""上古之人，其知道者，法于阴阳，和于数术，食饮有节，起居有常，不妄作劳，故能形与神俱。"

《内经》里还记载与饮食相关的内容。要会吃，不能暴饮暴食。过去的酒都是低度的，现在到延安有用小米做的酒，度数很低。因此，我们说要会吃饭，要有益。"五谷为养，五果为助，五畜为益，五菜为充，气味合而服之，以补精益气"。饮食要以五谷、果蔬为主，不能多吃肉，"膏粱厚味，足生大疔"。我到瑞士待过3个月，那边都是吃两顿饭，他们那里得皮肤病的特别多，60%的人都做过手术，不管大小手术。现在我们国家生活水平提高了，天天都是大鱼大肉，中国小孩的肥胖症是第一位的。我提出"减食增寿"，你吃太多，胃不和则卧不安，睡不好觉。

起居有常，生活要有规律，不妄作劳。我们要劳动，但不能超过你的体力。久视伤血，久卧伤气，久坐伤肉，久立伤骨，久行伤筋。欲得小劳，不可使极，不要太过了。要劳逸结合，动静结合。像佛教、道教坐功，虽然是坐着，实际上是在动的。

另外还要辨体质,善养生。我们古人观察的很细,五行八卦,阴阳二十五人,太复杂、不好学。因此,我说五行比较简单,易于操作。古人这些方法都是科学的分析和归纳,为今天的体质学说奠定了基础。形体是一个方面,素质是一个方面,两个概念不一样。

木行体质的人,这样人比较直爽,有什么说什么,但容易急躁,脸上带着怒气。

火行体质,面形上尖中宽,头小脚长,印堂窄而眉浓,行动急速,说话声音尖多破,舌音重,毛发稀疏,气度岸然,面红耳赤。

土行的人,行动稳重,语言宽宏,唇音重,气度沉稳。

金行的人,齿薄齿利,身段苗条,眉清目秀,生气时面色苍白。

水行的人,面形多肥,漫团,气度和蔼。

五行与疾病有什么关系?在这暂不细说。

今天我们重点讲讲《易经》六十四卦,还有卦气之说。养生,重视气机左升右降,上面是乾,下面是坤,乾坤两卦二气代表阴阳消长,将二十四节气的中气收到其中,实际上冬至一阳生,夏至一阴生,到夏天热的时候,阴气已经涨开了。

坤卦归十一月,十二月的节气是大寒,阳气太弱。(有一个故事给大家讲一下,过去 1950 年代,有一个访华团,不知道八卦怎么画,专门到北京来学习。)

雷天大壮,谷雨节气,到春天了。雨水更多了,雨生百谷。这个时候的温度上升了,雨量增多了,万物生长蒸蒸日上,空气清新了,可以去踏青。3月份都要去踏青,到郊外接近自然。

小满节气是泽天夬卦,兑卦在上。这时候五阳升,气温开始升高了,民间说"小满小满江满河满"。小满天雨到来,意味着夏天闷热的气候开始增多了,这时候要做好防湿防潮。要多喝温水,不要喝冷饮。现在我们国家的年轻人受西方影响,很多人都喝冷饮,得肠胃病的特别多。

乾卦,到了正南,都是阳,最盛的,进入盛夏。阴气渐涨,物极必反,慢慢的开始涨开。这个时候的养生保健要注意昼长夜短,一定要注意夏天受热的特点。另外还要保护阳气,为什么春夏养阳?夏天吃凉东西也要吃常温的。夏天阳长阴消,这以后就转为阳消阴长,可以吃一点夏枯草。这个时候的养生更应该调息静心。古人说心静身自凉,特别是中午要休息好,要午睡,休养精气。我们千万不能用冷水洗头,出汗的时候不能对着空调吹。

大风姤,节气是大暑,阳消阴长,暑气逼人,是一年中最热的时候,睡不好觉。养生重点应该是合理安排工作,避免在烈日下暴晒。同时还要注意防湿,夏天最容易消耗水分,要会喝水。中国的茶道非常好,传到日本以后他们保留下来了,但我们现在不讲了,我们的南方人饮的慢,称为品茶;北方人喝水快,被笑称为"牛饮",胃吸收不了。所以说喝茶是个学问,要品茗。

以十二卦代表十二个月,体现出阴阳二体的交替过程,日往则月来,月往则日来,日月相推。暑往则寒来,这是自然规律。节气又跟中医学密切相关,如今养生保健,要对古代的养生和预防知识进行研究和梳理,达到未病先防,强身健体,富国强民的目的。

第二部分 演讲文本稿[66]

《易经》的基本思想是阴阳转化与天人相应。阴阳的对立统一是宇宙的一般规律,同时也是生命运动的规律,作为万物灵长的人类同样不例外。现代科学研究表明,太阳、地球活动及其形成的气象变化,都能在生物体内引起反应。受自然界周期节律的影响,人类发现了生物钟、发现了药物在不同季节的药性,形成了独特的中医理论:医易同源。医与易的汇通和交融促进了中医学的形成与完善。论及养生,《易经》和中医学都有很丰富的论述,《象》曰:颐,贞吉,养正则吉也。道家丹书《周易参同契》问世以来,使《周易》系统纳入调气养生中来,直到现在仍为广大人民所喜爱。《黄帝内经》提到:"上古之人,其知道者,法于阴阳,和于术数;食饮有节,起居有常;不妄作劳,故能形于神俱而尽终其天年,度百岁乃去。"而所针对的摄生之弊即"今时之人不然也,以酒为浆,以妄为常,醉以入房,以欲竭其精,以耗散其真,不知持满,不时御神,务快其心,逆于生乐,起居无常,故半百而衰也。"(《素问·上古天真论》),这些也正是我们当今社会相当部分人生活状况的写照,故而养生成为长久而热门的话题。

(一)德全不危仁寿增——修至德,增仁寿

《周易·乾》:"子曰:君子进德修业。"孔颖达疏:"德谓德行,业谓功业。"进德修业,谓增进道德与建立功业。养生必先修德,所谓修德,即指超越物质情欲,追求高尚的思想境界,以保持人体内在的和谐、人与自然的和谐和人与家庭、社会的和谐,达到益寿的目的。

---

66 注:本文系路志正先生 2013 年 9 月 13 日在北京"中医养生论坛"演讲文本稿,张维骏整理。

《蹇卦》曰:"山上有水,蹇。君子以反身修德。"此卦把贤人比作山岳,以水比作贤人的美德,以山上之水,比作贤人身上具备的才德,必须克服重重困难,方能成就其德行。君子设卦观象,从而反求诸己,以身修德。这便明确了成为君子需有的两个条件,即反躬自问与修养品德。《易经》注重人的道德修养,重视自身品质的完善,强调自强、自立、自省、自谦。《易经》中关于君子道德修养的警句可谓比比皆是,如"君子以厚德载物""君子以果行育德""君子以自昭明德""君子以反身修德"等,不一而足。何为德?《正韵》归纳得好:"凡言德者,善美、正大、光明纯懿之称也。"德性的修养是人们事业成功的保证,也是为人处世与人、与家、与社会和谐的法宝,"积善之家,必有余庆"。"反身修德"则是《易经》哲学思想的精华之一。

《易经》云:"天行健,君子以自强不息;地势坤,君子以厚德载物。"孔子曰:"大德必得其寿。"孙思邈认为:"德性不克,纵服玉液金丹,未能延寿。"中医养生承袭了《易经》重德的哲学思想,提出了"德全不危"的养生观。《内经》曰:"上古之人……所以能年皆度百岁而动作不衰者,以其德全不危也。"故"大德者必得其寿",所以"淳德全道"是"任我逍遥过百春"的先决条件。俗话说得好:"心底无私天地宽"。道德高尚的人虚怀若谷,宽宏大量,心地善良,为人正派。故能心安不惧,心广体舒。鲁哀公曾向孔子请教:智者寿乎? 仁者寿乎? 孔子回答道:"智者仁者皆可以致寿。观世人凡气质温和者寿,质之慈良者寿,量之宽宏者寿,貌之重厚者寿,言之简点者寿。盖温和也,慈良也,宽宏也,重厚也,简点也,皆仁之一端。其寿之长,决非猛厉、残忍、偏狭、轻薄、浮躁者之所能及。"孔子的精湛回答,揭示了一条颠扑不破的真理——"养德养性无二术"。从孔子的一生我们看到,他不但提倡"仁者寿",而且以崇高的德行履行自己的诺言,晚年"读《易》,韦编三绝"。七十高龄后仍坚持著书立说,诲人不倦,造福于子孙后代。唐代名医孙思邈寿高德劭,被后人传为佳话。他不但医术精湛、医德高尚,而且注重德性的修养,"心诚意正""顺理修身"是他的至理名言。百岁后仍登山采药,出诊行医,攻读《易经》,撰写医籍。孔孙两氏的辉煌人生向人们展示了"大德必得其寿"的必然结果,当为后人养生的楷模。

在中国传统文化中,养生从来就不局限于研究机体本身的运动变化和发展规律,而总是与道德品质修养,以及治国安邦之道有机地结合在一起。《吕氏春秋·先己》篇中提到:"昔者先圣王,成其身而天下成,治其身而天下治。"这种观点实际上是糅合了儒家"修身、齐家、治国、平天下"的思想和道家修身养性的理论在内,因而具有极为丰厚的文化内涵。在儒家的养生理论中,孔子首先提出了"仁者寿"(《论语·雍也》)的观点,后来又十分肯定地提出:"大德必得其寿"(《礼记·中庸》),认为只有道德高尚的人才可能长寿。

《内经》认为那些能"尽终其天年,度百岁乃去"的长寿者,大多因为他们能够"嗜欲不能劳其目,淫邪不能惑其心",即所谓"德全而不危"。其后中国的养生家基本上依循这一思路,强调养生必须与道德修养相协调。汉代华佗的弟子吴普就说过:"善摄生者,要当先除六害,然后可得保性命延驻百年。一者薄名利,二者禁声色,三者廉货物,四者损滋味,五者除佞妄,六者去妒嫉。"

修身立德,言之甚简,行之不易,故全其德必超阴阳术数之上。欲达其至境,当如《内经》云:"恬淡虚无,真气从之,精神内守,病安从来。是以嗜欲不能劳其目,淫邪不能惑其心,愚智贤不肖,不惧于物,故合于道。……所以能年皆度百岁而动作不衰者,以其德全不危也。"亦如庄子妙语:"无视无听,抱神以静,形将自正;必静必清,无劳汝形,无摇汝精,乃可长生;目无所见,耳无所闻,心无所知,汝神将守形,形乃长生。"

(二)阴阳术数取法成——法阴阳,和术数

"易者,日月也。"(郑玄《易论》)"日月为易,刚柔相当。"(魏伯阳《周易参同契》)《周易·系辞》说:"一阴一阳谓之道";《素问·阴阳应象大论》曰:"阴阳者,天地之道,万物之纲纪,变化之父母,生杀之本始,神明之府也。""易之为字,从日从月,阴阳具矣"(《周易浅述》)。阴阳,是中国古代重要哲学思想,表示阳光的向背,其中向日为阳,背日为阴,后来被引申为气候的冷暖、方向的上下、方位的南北、季节的冬夏、时日的昼夜、劳作的动静、人体的内外等诸多方面的相对性质。

中医养生延年治病的目的及原则,就是调和阴阳。张景岳说:"医道虽繁,一言以蔽之,曰阴阳而已"。唐代孙思邈说:"不知易,不足以言太医","医易相通,理无二致。"中医理论的经典巨著《黄帝内经》,把阴阳创造性地引入并运用于医学,强调人与天地时空相应的"天人合一"养生法则,使之发扬光大,历久不衰。

《易传》曰:"一阴一阳之谓道。"《素问·上古天真论》指出:"上古之人,其知道者,法于阴阳,和于术数,食饮有节,起居有常,不妄作劳,故能形与神俱,而尽终其天年,度百岁乃去。"养生的真谛就是"法于阴阳,和于术数"。有关术数,《汉书》与《后汉书》中有《方术列传》可备查。张仲景在其《伤寒论·序》中就曾以"余宿尚方术,请事斯语"作为结尾。《四库全书总目·术数类》记载:"术数之兴,多在秦汉以后,要其旨,不出乎阴阳五行生克制化,实皆易之支派，传以论述。"近代冯友兰先生在其《中国哲学简史》中，将中国古代的"术数"分为天文、历谱、五行、杂占、形法等六种。由此可知，术数指以阴阳五行生克制化之理、推测人事之吉凶、世间万物变化的一门学问，属易学支派。《内经》开篇就明确了《易经》和医学的不解之缘。尤其在养生方面，源流互见，必先法于阴阳之理，和于术数之妙。《内经》提到："知其要者，一言而终，不知其要，流散无穷。"现就《内经》上述养生术数简述如下：

"食饮有节"。即强调合理的饮食结构及饮食方式，以养身健体。《需卦》九五"需于酒食，贞吉。"人是需要服食酒食的（古人的酒，是用粮食果类发酵而成的，度数较低），但不能"困于酒食"，故要达到"酒食贞吉"，必须"节饮食"。如若饮食不节、暴饮暴食，超过机体的代谢能力，即严重损害脾胃，影响健康。《素问·藏气法时论》说："五谷为养，五果为助，五畜为益，五菜为充，气味和而服之，以补精益气。"说明谷肉果菜合理搭配，才能补益精气津血，以利于人体健康。宜辛甘酸苦咸五味调和，忌偏食偏嗜，反对饥饱失常、暴饮暴食。中医历来就有"饮食自倍，脾胃乃伤……膏粱之变，足生大疔"之训，说明饮食不当可以导致疾病的发生。养生之道，贵在后天；而后天之道，又当以脾胃为本；脾胃要注意辨证施养，才能保持人体的精力旺盛。孙思邈强调食养："安身之道，必贵于食，不知食宜者，不足以全生。"药食同源，一般食养为先，体质偏颇明显者，才用药调。我通过长期自身验证，提出"减食增寿"的论点。

"起居有常"，即人的生活起居要有规律，须符合"四时五脏阴阳"，才能避免疾病的发生，保持身体健康。就一年四季而言，春谓发陈，夏谓蕃秀，秋谓容平，冬谓闭藏，是讲人的生活起居在四时季节中，必须顺应春生、夏长、秋收、冬藏的自然规律，人体的生理活动才能保持正常。不仅在一年四季中要顺应自然，在一天之中亦应如此。《素问·生气通天论》曰："生之本，本于阴阳。"说明人的生命活动本原于自然界的阴阳变化规律，人的各种生理活动都与自然界阴阳四时的变化密切相关。"春夏养阳，秋冬养阴"，就是顺应季节变化，春夏之时保养阳气，秋冬之时保养阴气，以增强人体对外在环境变化的适应能力，减少疾病的发生。

"不妄作劳"，指根据自己的体质选择锻炼身体的方法，如导引、吐纳、气功、太极拳、八段锦等。我非常注重八段锦的作用，每天坚持锻炼。另外，每早梳头15~20分钟可起到按摩头皮的作用，从而使气血流通，精神振作。"不妄作劳"，即提醒人的劳作不要违背常规，应考虑季节、时间、年龄、体力等诸多方面因素，劳逸结合，适度而止，使活动有益于身心，防止"久视伤血，久卧伤气,久坐伤肉,久立伤骨,久行伤筋"。如华佗所说:"人体欲得小劳,不可使极耳。"

(三)五行八卦知禀赋——辨体质,善养生

人生禀赋不同,体质各异。人们在实践中认识到,对于不良体质,可以通过有计划地改变周围环境,改善生活条件和饮食营养,以及加强体质锻炼等积极的措施,提高其对疾病的抵抗力,纠正其体质上的偏颇,从而达到强健之目的。

《易经》对中医体质学的影响,莫过于以阴阳理论为纲,对人先天禀赋的阴阳属性进行了划分;同时以五行八卦理论,对人进行最早的气质分类,为《内经》的五态人、五行阴阳二十五人分类奠定了基础,也是现代《中医体质学》中九种体质分类法的思想指南。现代中医体质学将人分为九种体质,包括平和体质、阳虚体质、阴虚体质、湿热体质、痰湿体质、气虚体质、气郁体质、瘀血体质、特禀体质。通过对人们体质分类的探索,逐步认清人的本质特征,从而掌握某些疾病的病因,了解个体的疾病易患倾向,据此制定相应的养生方案。现将五行体质分类作一简介。

木形体质特征,面长瘦而露骨,上宽下窄,面色偏青,身材细高,肩背耸直,脚步有声,语音直短,齿音重,器宇轩昂,易面带怒气。木形人多"风"病,风气通于肝,"诸风掉眩,皆属于肝"(《素问·至真要大论》),往往会出现肝阳易升,肝火偏盛,阴虚阳亢,致眩晕、耳鸣、耳聋、肢体震颤等病证。肝为将军之官,工作积极向上,劳作过度,易产生疲劳,故又称"肝者,罢极之本"(《素问·六节藏象论》)。肝藏血、藏魂,具有调节心神的作用,血虚血瘀易致失眠;又易伤于情志,导致精神神经疾病的发生。木形人如能忌恚怒、慎劳逸,可以身心康泰。

火形体质特征,面上尖中宽,头小脚长,印堂窄而眉浓,鼻准露而耳小。多丰满,色偏红。走路摇摆,行动急速,说话声音尖多破,舌音重,毛发稀疏,气度岸然。生气时,面红耳赤。火形人,如果阳气太盛造成阴亏燥热,就会得热证。火气通于心,心为火脏,心藏神、主血脉,心对人体生理病理影响极大,失神者亡,得神者生,所以,火形体质人要注意心神内守,内敛心火,忌暴喜过度,否则就会由于阳气耗散过大,火灼阴津,造成暴喜伤阳,甚至猝死的不良后果。就像《周易》离卦中所描述:"突如其来如,焚如,死如,弃如。"《素问·至真要大论》载:"诸痛痒疮,皆属于心。"火形体质,易生疮疡痤痱。

土形体质特征,面容丰厚多方,色偏黄,背隆腰厚,唇厚,手背厚,行动稳重,语言宽宏,唇音重,气度沉稳,生气时面色发黄。土形人的脾土功能非常

旺盛,食欲好,消化吸收功能好,体型壮实,如果能节制食欲,保护好脾胃,将会健康长寿,精力过人。《素问·至真要大论》载:"诸湿肿满皆属于脾"。如果食用过多肥甘厚腻、酸、甜食物,反而会使脾虚生湿,而积湿生痰,"顽痰生百病、怪病","百病皆由痰作祟"。

金形体质特征,面形长方,色偏白,颧稍高,唇薄齿利,身段苗条,眉清目秀,举止轻灵,气度活泼,说话声音响亮,生气时面色苍白。金形人秉天地燥金之气,阳气偏盛,阴气较弱,"金"为燥,阳气主热,燥气通于肺,所以金形人容易患与肺相关的疾病,尤其以燥热性疾病为主。《素问·至真要大论》载:"诸气膹郁,皆属于肺。"所以秋季易患咽干鼻燥、咳嗽少痰、咽痒声嘶等秋燥证。肺又对应兑卦,为西方肃降之相,《周易》曰"兑以说之",指万物成熟之意。兑卦象泽,滋润大地,肺津四布,滋润五脏。《内经》说:"肺朝百脉","水精四布,五经并行"。肺为水之上源,脾为水之中源,肾为水之下源,如果燥气袭肺,致肺灼津伤阴,进而形成脾阴、肾阴不足的虚劳之疾。

水形体质特征,面形多肥,漫团,下稍宽,色偏黑,眉粗目大,行动迟缓,语言慢而低,喉音重,气度和蔼,生气时,色发暗。水为至阴,为生命之源,万物之祖。肾水为坎卦,一阳爻含于两阴爻之间,两真水间藏一真火,因阴水较多,阳气耗损较少,所以,寿命比较长。如果坎阳发动,肾阳温升,脾土得以温煦就会中气充足;水生木,肝木得温,生发之气蒸腾;坎水上升,与心火相交,离火下济,与肾水相合,水形人就会表现出勃勃生机。《素问·至真要大论》载:"诸寒收引,皆属于肾。"如果由于自身的修为不当,缺少锻炼,长期偏食寒食冷饮、寒凉果蔬,则损伤肾阳,形成阳虚体质。

另有八卦体质分类法,即根据人体相貌、动态等特征,参照卦象,按八卦分类,得出相应体质特征。

(四)顺时调身可长生——顺四时,明至理

养生首先要顺四时,就是要顺应春夏秋冬四季的变化,早在《素问·四气调神大论》已有相关记载。《易经》中的十二消息卦对应节气变化体现出的养生法则,亦有异曲同工之妙。

易学象数除了"太极图""河图""洛书""先天八卦""后天八卦"学说外,还有一个卦气说,卦气诸说中,以"十二消息卦"较为著名。易学中"十二消息卦"之说源远流长,据悉在干宝注《周礼》所引《归藏》文字中,即有十二辟卦之说。而真正形成一套理论,是西汉孟喜以此十二卦代表一年,一年有二十四节气,取其中十二中气,作十二卦,亦称为"十二消息卦",共72爻,代表72候(每一节气分为初、中、末三候)。

　　二十四节气中的"中气"与十二消息卦有一一对应的关系,而"节气"则介于相邻两卦之间。搞清楚了这种相互对应的关系,就可以根据阴阳消长及所对应的卦形,推断各个节气中天地间阴阳二气的变化规律,并用之指导养生。

　　二十四节气中的"中气"与十二消息卦有一一对应的关系。从复至乾,阳爻逐渐增加,从下往上增长,阴爻逐渐减少,表示阳气逐渐增强,阴气逐渐减弱。为阳息阴消过程;从姤至坤,阴爻逐渐增加,从下往上增长,阳爻逐渐减少,表示阴气逐渐增强,阳气逐渐减弱,为阴息阳消过程。所谓"夏至一阳生,冬至一阴升"是也。

　　1. 地雷复　大寒对应复卦,一阳生,坤卦在上,震卦在下。在经历了六爻皆阴的冬至之后阳气开始逐渐恢复,但此时,其强度还是远远小于阴,属于"黎明前最黑暗的时期",故称"大寒"。卦形反映出雷(阳)动于地下之势,但由于此时阳之力较弱,天气仍然寒冷,且阳不足以蒸阴以达地表,故空气比较干燥。所以这个节气的天气特点就是晴冷而干燥。这种干燥的空气条件会加重呼吸道疾病的症状,特别是老年人;不仅如此,持续的低温也会使人体的血管收缩,血压升高,心脏工作量增大,易诱发高血压和心脏病。因此,在此节气期间应特别注意保暖保湿,早晚多开窗透气,必要时可用功能性空调或加湿器等,以增加空气湿度。大寒期间的饮食,除坚持饮食的一般原则外,还应强调热量供应充足,饮食以温热性的食物为主。常用的补气食品有莲子、大枣、糯米、鸡肉等,补血食物有猪肝、龙眼肉等,补阴食物有木耳、芝麻、兔肉、鸭肉、龟肉等,补阳的食物有羊肉、猪肉、鹿肉等。

　　2. 地泽临　雨水对应临卦,二阳生,坤在上,兑在下。阳气自地下蒸腾上达地表,东风解冻,冰雪消融,湿气上升为云,下降为雨。天气回暖,湿度增大,降水增多,故名"雨水"。雨水时节空气湿润,又不燥热,是养生的好时机,而此时养生最重要的一个方面是调养脾胃,应根据自身状况选择饮食、果蔬、药物,起居有节,劳逸适度。多吃新鲜蔬菜、多汁水果,以补充人体水分。由于初春为万物生发之始,阳气发越之际,故雨水期间应少食酸味,多吃甘淡之味,以养脾脏之气,并宜心情舒畅、少生忿怒,以免肝木升发太过,克伤脾土,影响消化功能。

　　3. 地天泰　春分对应泰卦,坤卦在上,乾卦在下,呈阳降阴升之态,阴阳交感而天地万物化生。泰卦六爻之中三阴三阳,阴阳相半,故"昼夜均而寒暑平"(《春秋繁露·阴阳出入上下篇》)。春分时节,万物化生,花草繁茂的同时细菌也开始快速繁殖,流行性传染病增多,呼吸道传染病易流行。此时正值天地之气始交之际，天气变化较以往剧烈，气候的骤变会导致人体的阴阳失调，体弱者易生病，有旧病者易复发。所以春分前后"夜卧早起……以使志生，生而勿杀，予而勿夺，赏而勿罚"（《素问·四气调神大论》）。避免情绪波动，调畅情志，多做户外运动，以应春季生发之气。此时节总的饮食原则是忌大寒大热，力求中和。故吃寒性食物应佐以温热之品，服益阳之品应少佐滋阴之味，以保持阴阳平衡。

4. 雷天大壮　谷雨对应大壮卦，震卦在上，乾卦在下。雷动于天，震而百虫惊起，万物生机盎然。大壮卦六爻之中四阳二阴，较之泰卦多出一阳爻，少一阴爻，呈阴消阳长之势。阳气增，温化作用变强，气候渐暖，地下湿润之气随雷而出，雨量开始增多，故谷雨有"雨生百谷"之意。由于此时气温的升高和雨量的增多，风疹、湿疹成为多发之症。因此，饮食方面应适当进饮一些清热解毒、养血润燥的汤水，如绿豆、赤小豆。另谷雨时节万物生长，蒸蒸日上，空气特别清新，正是采纳自然之气养阳的好机会，适合外出游玩，故前人有郊外踏青之习俗，但要小心花粉、柳絮等过敏，过敏症在这一时期也很常见，特别是在北方地区。

5. 泽天夬　小满对应夬卦，兑卦在上，乾卦在下，呈阳蒸阴成雨落地面而为泽之意。此时五阳生，气温开始升高，雨水开始增多，故民谚云"小满小满，江满河满"。因此，小满节气的到来，往往预示着夏季的闷热潮湿天气即将来临。所以小满节气的养生中要做好"防热防湿"的准备，防热要多饮水，且以温开水为好，多吃新鲜水果蔬菜，生活规律，健身运动以每天早、晚凉爽时为好，且避免剧烈运动；防湿则注意不要被雨淋，尽量避开潮湿的环境，选择穿着透气性好的衣物，日常饮食应以清淡的素食为主，忌海鱼、羊肉、狗肉以及冷饮等。

6. 乾为天　夏至对应乾卦，六爻皆阳，天地间的阳气达到极致，进入盛夏，在此以后，阳将渐消而阴逐渐增长。夏至当日白昼最长，黑夜最短。这一时节的养生保健，一方面要顺应夏季阳盛于外的特点，注意保护阳气；另一方面，夏季也是所谓"阴阳争死生分"的时节，因为此前是阳长阴消，此后则转为阳消阴长，此时盛阳覆于阴上，阴始生于其下，喜阴的生物开始滋生，而喜阳的生物开始死去（如夏枯草），阴阳交错，人易生病。嵇康《养生论》中说："更宜调息静心，常如冰雪在心，炎热亦于吾心少减，不可以热为热，更生热矣。"意为我们应当使心神安静，不可让外界的燥热扰乱心神。此时节应晚睡早起，利用午休来蓄养精气，及时补充水分，忌冷水冲头、淋浴，饮食以清淡为宜，多食杂粮以荣养其体，冷食瓜果当适可而止。

7. 天风姤 大暑对应姤卦，乾卦在上，巽卦在下，巽为风，风中携阳热之气。自夏至六爻皆阳后，"重阳必阴"转为阳渐消阴渐长之势，姤卦一阴生，从太极图上看，——阴于外，包阳于内，阳疏散不畅故闷热难耐，为一年中最热的时候。由于暑气逼人，人的心气易于亏耗，故预防中暑是本时节的养生重点，应合理安排工作时间，避免在烈日下暴晒，注意室内降温，保持充足睡眠。也可适时服用一些芳香化浊、清热利湿的方剂，如鲜藿香叶、佩兰叶各 10g，炒谷芽、炒麦芽各 30g，六一散 15g，水煎代茶饮；或以绿豆、扁豆、赤小豆、西瓜翠衣少许，与小米、大米适量熬粥。另外，暑在五行中对应火，而火生木，肝应木，故暑热易动"肝火"，肝火过旺则乘脾土，则致心烦急躁、精神萎靡、食欲不振等异常表现，应在饮食调理的同时，积极采取调节心身的方法使心情愉快。

8. 天山遁 处暑对应遁卦，乾在上，艮在下，二阴生。乾为阳，艮为山，土属性，意示阳渐潜于地下。历书云："斗指戊处为处暑，暑将退，伏而潜处，故名也。"预示着炎热夏天的结束。阳蒸地表，故而干燥，处暑节气的显著气候特征是干燥少雨、空气湿度小。在此节气易发"秋燥"，多表现为咳嗽少痰、口鼻干燥等。此外，某些疾病如支气管扩张、肺结核等，在秋燥的作用下易复发或加重。故处暑养生贵在防燥，保障睡眠、适度晨练，饮食方面应多吃些富含维生素的碱性食物，如西红柿、茄子、葡萄、梨等，少吃油腻肉食。

9. 天地否 秋分对应否卦，乾在上，坤在下，三阴生，阴阳相半。卦中三阳爻三阴爻，继春分后再次阴阳平衡，"昼夜均而寒暑平"，故古时称之为"日夜分"或"宵中"。秋分时节，自然界阳气由疏泄趋向收敛、闭藏，故作息要相应调整。《素问·四气调神大论》说："秋三月……早卧早起，与鸡俱兴。"顺应"秋收"之气。在饮食上，因秋属肺金，酸味收敛补肺，辛味发散泻肺，所以秋分节气间宜收不宜散，应尽量少食葱、姜等辛散之品，适当多食酸味甘润的果蔬，如有条件可饮些润肺养阴的汤水。

10. 风地观 霜降对应观卦，巽在上，坤在下，四阴生。"气肃而凝，露结为霜"，故名霜降。此时气候已渐寒冷，夜晚下霜，晨起阴冷，昼夜温差变化大，体质弱或原有慢性疾病的人易于感冒、发热或旧病加重。此外，由于人体血管受到寒冷刺激收缩，使血压升高，故此时节心脑血管病发病增加。另外也是慢性胃炎和胃、十二指肠溃疡病复发的高峰期。因此，要注意保暖，切忌暴饮暴食和醉酒。

11. 山地剥 小雪对应剥卦，艮在上，坤在下，五阴生，仅一阳爻。此时空中阳气上升，地中的阴气下降，导致天地不通、阴阳不交，所以万物失去生机,天地闭塞而转入严寒的冬天。在此时节,保暖变得很重要,尤其是要适时增加衣物,其原则是以穿衣不出汗为度,逐渐锻炼机体的抗寒能力,这对于体弱者预防感冒极为有益。小雪节气中五阴一阳,故天气时常是阴冷晦黯,人的情志受天气影响,易引发抑郁症或是加重已患病情。有关研究表明:冬季日照时间减少,使得人脑内与抑郁症相关的神经递质 5-羟色胺的功能也随之减弱,进而会使人出现失眠、烦躁、悲观厌世等症状。此时应多晒太阳,并进食含有能帮助人脑产生 5-羟色胺的食物,如香蕉等。

12. 坤为地　冬至对应坤卦,六爻皆阴此时,由于失去了阳气的温煦作用,花草树木枯萎凋零,万物生机皆闭,昼短而夜长。阳气深藏于地下,使树木的根向下生长,为来年孕育生机。此时人的养生也应顺应此理。"早卧晚起,必待日光""祛寒就温,无泄皮肤,此冬气之应,养藏之道也"(《素问·四气调神大论》)。根据冬主闭藏的规律,冬令进补易使营养物质转化的能量储存于体内,滋养五脏。进补并非一味使用温燥之品,应根据个人体质的不同补阴、补阳或阴阳双补。运动则以微微汗出为度,切勿汗多泄气,有悖冬季阳气伏藏之道。另外,冬至至大寒一段是一年中最冷的时段,应慎防冻伤。

西汉孟喜以十二消息卦,代表十二个月,是因为十二卦中刚柔二爻的变化可体现出阴阳二气的消长过程。正如《系辞传下》:"日往则月来,月往则日来,日月相推而明生焉。寒往则暑来,暑往则寒来,寒暑相推而岁成焉。"说明阴阳消长盈虚,"日盈则昃、月满则亏"的自然规律,而节气又与中医学中的六气(六淫)密切相关。我们要养生保健,就要对古代一些养生和预防知识进行研究和梳理,以达未病先防、强身健体、国富民康的目的。

卦形											
卦名	地雷复	地泽临	地天泰	雷天大壮	泽天夬	乾为天	天风姤	天山遁	天地否	风地观	山地剥	坤为地
节气	大寒	雨水	春分	谷雨	小满	夏至	大暑	处暑	秋分	霜降	小雪	冬至

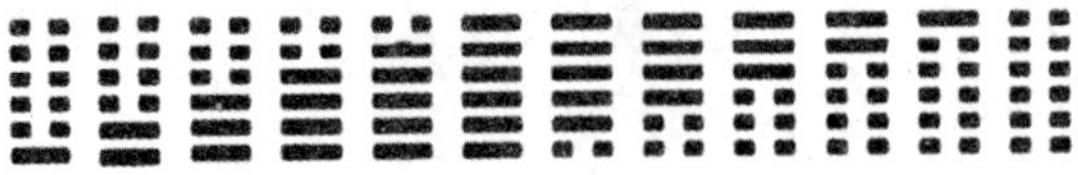

图13　十二消息卦图

九、谈儒释道养生[67]

中国古代的儒家、道家、释家的思想是构成中国传统文化思想的基础。中国传统养生思想又是中国传统文化思想的重要组成部分。因此，研究中国传统养生思想，就必须首先弄清中国古代三家的养生理念。

道养寿，是以道法自然之理，以使修持达到天人合一境界，并不专指修炼强身、或炼内外丹，而是以道的思想与真谛指导我们的行为，使之能顺应自然发展。

儒修身，用儒家的思想、文学、文化来充实自己，使之以最大的限度发挥自己的所长及能力，使自己能以入世的思想为社会及人类做出更大的贡献。

佛治心，是以佛教思想修炼，达到心灵的净化，使人心向善，而得无量之福报；通过提高自身的修养，以无穷的佛法普度众生，达到心灵的升华。

（一）三教位不同

儒教是中国古代文化的中坚。重视人的伦理，主张修身养性，齐家治国平天下。在宣传从事种种入世事业的同时，也提倡一些医学和养生之道。即所谓"不为良相，则为良医"。危亡之时，可以"杀身以成仁"；太平年代，揖让于朝廷庙堂之上，却也小心翼翼地贯彻养生之道。

道教是在中国土生土长，源出多头，杂陈百家，老子被公推为创始人，与老子思想一脉相承、又有发展的是庄子。道教崇尚自然，主张通过种种修炼，达到长生久视、羽化登仙的目的。其养生思想博大精深，远远超过佛、儒二家，在中国传统养生思想中的地位最为重要。

中国古代佛教倾心般若，主张在自觉（开悟）的基础上觉他，在自度的基础上度他，普渡众生，因臻西方极乐世界，而鄙弃现实利益，否定现实幸福，追求未来永恒的幸福。虽说佛教也有所谓的养生之道，也有所谓的"医方明"，然而，这仅仅是作为一种自度度他，普渡众生的权宜之计。所以说佛教主观思想上的养生意识远远落后于儒家和道家。

佛教经典《金刚经》讲："若菩萨有我相、人相、众生相、寿者相，即非菩萨。有四相皆是众生，无四相即是佛。"佛家追求成佛，我、人、众生、寿者，均被视为业障而加以否定。佛家勤业，然而其勤业的手段，如礼佛、诵经、禅定、持戒，在客观上多吻合养生的原理。故而佛家虽不以长生不老为修行宗旨，但自古以来享有天年的高僧却为数不少。

---

[67]注：本文张维骏整理，2013年完稿。

（二）寿康静中来

虽然儒家、道家、释家各自修炼的目的不同，但其修炼手段的基础或出发点都是入静，即保持身心的高度宁静祥和。他们认识到人的情绪波动和思虑无穷，会在很大程度上扰乱人体的正常生理功能，而入静的好处就是廓清一切纷扰的杂念，使情绪安定，这样客观上就减低了人体消耗，把新陈代谢降到生命活动需要的最低点。

关于静对养生的作用，《素问·上古天真论》中有着极为精辟的论述："恬淡虚无，真气从之，精神内守，病安从来。"恬淡虚无的关键是息心宁神。《素问·灵兰秘典论》："心者，君主之官，神明出焉。""主不明则十二官危，使道闭塞而不通，形乃大伤，以此养生则殃。"所谓"主明"就是心地明澈，没有思虑困扰；所谓"主不明"就是心地被无尽的情绪搅得纷纷扰扰。因此，有着"性静情逸，心动神疲"的说法。

佛教禅定的要点是"安静而止息杂虑"，在形式上采用静坐（跏趺坐）的形式。修行者认为，只要静坐敛心，专注一境，驱散头脑中的一切杂念和妄想，明净心地，久之就会产生一种连自己躯体的存在都忘记的境界——坐忘。若达到这种身心愉悦、观照明净的状态，就进入了禅定的乐境。一个人心理的杂念是很难驱除殆尽的，这就要求在"降伏其心"上用功夫，体现在神定功夫上就是虚静。禅定的目的不是为了养生，但坐禅使六根清净，身躯纹丝不动，把人体的新陈代谢降到了最低水平，从而在客观上为减少耗散、延长生命打下了基础。与禅定同等功效的是佛门的念佛。佛教徒包括在家修习的居士多有长寿者，这与念佛不无关系。念佛到一定程度就可"入定"，"入定"后所得到的念佛三昧境界，是虚空粉碎、大地平沉，这时便离开了一切生死取舍、分别执着，而与禅门之真如三昧无别了。

精神修炼是道家修炼的最高境界，老子哲学观的核心是清净无为，《道德经》第十六章讲："致虚极，守静笃。"这就是指精神修炼的境界要达到思想上绝对寂静，绝对的空无一切。其修炼方法主要是"绝学无忧"，"绝学"就是抛弃世界上的一切学问。修炼者为了免于忧患和精神煎熬，就得下决心让自己不要懂得太多。"离境坐忘"，就是达到形神俱静似寂的程度，无视无听，必静必清，木然不动，身心相应，相得益彰。但从根上讲，心虚决定形寂，心虚为本，形寂为标。

（三）德全人自健

儒家心性的修养，就是有关思想、精神、情绪的修养。孔子思想体系的核心是"仁"，"仁人"可谓他心目中高尚的人。他说："知者乐，仁者寿"，认为安于义理而厚道不迁的人是长寿的,从人的道德修养方面来认识人的长寿问题。《孟子·尽心上》讲:"存其心,养其性,所以事天地。"就是说保持人的本心、培养人的本性,才是对待天命的办法。他又说:"我善养浩然之气。""浩然之气"至大至刚,由平时正义行为的积累而产生,并且是以义、道配合在一起的。毫无疑问这种"浩然之气"即包涵了儒家积极倡导的正义之气,同时也包含了人身的真元之气。

清代丁国钧在《荷香馆琐言》中说:"名利不去,喜怒不除,声色不去,滋味不去,神虑精散,此养生五难也。"其中名利、喜怒、神虑都属思想、情绪方面内容。由此可以看出,儒家十分重视精神对身体所起的作用,思想、情绪方面问题得不到彻底解决,养生自然成为一句空话。

佛门有一句古语:"一日不作,一日不食。"许多僧侣农禅结合,亦农亦禅,那些与农无缘的僧侣,都要参加日常生活劳动。相传我国佛教禅宗的惠能大师,就曾在雄房里干过砍柴、挑水等活计。佛家劳动的出发点,本不在于养生,而在于节俭自足,同时也是一种思想品性的修养。然而,正是由于这种劳动,为佛家的离苦得乐、长寿延年奠定了基础。

(四)调息三教通

儒道释三家的呼吸修法是相通的,都是由数息、调息而至于粗心止息,细心现前,再转入心性的修正。

1. 佛家调息法 佛家强调的调息法是数息法,由数息进而随息、修止观等持。例如,天台的六妙门"数随止观还净"。在实修上,依于次第止观和圆顿止观的教理,六妙门又分为"次第相生六妙门"和"相摄六妙门、旋转六妙门"。现在从次第止观的观点来说,数随是初修方法,止观是初修之后的空灵明觉的心灵特征,还净是止观等持之后所证之果。次第六妙门所说的数息随息是"如数有二者:一者修数,二者证数。修数者:修者调和气息,不涩不滑,安详徐数,从一至十,摄心在数,不令驰散,是明修数。证数者:觉心任运,从一至十,不加功力,心住息缘,觉息虚微,心相渐细,患数为粗,意不欲数,尔时行者,应当放数修随。随亦有二:一者修随,二者证随。修随者:舍前数法,一心依随息之出入,摄心缘息,知息入出,心住息缘;无分散意,是名修随。证随者:心既微细,安静不乱,觉息长短,遍身入出,心息任运相依,意虑恬然凝静,觉随为粗,心厌欲舍,如人疲极欲眠,尔时行者应当舍随修止"。

又如,《楞严经》"观鼻端白":"孙陀罗难陀即从座起,顶礼佛足,而白佛言。我初出家,从佛入道,虽俱律仪,于三摩地,心常散乱,未获无漏。世尊教我及拘希罗,观鼻端白。我初谛观,经三七日,见鼻中气,出入如烟。身心内明,圆洞世界。遍成虚净,犹如琉璃。烟相渐息,鼻息成白。心开漏净,诸出入息,化为光明,照十方界,得阿罗汉。"

另外,苏东坡"数息随息法":"观鼻端白,数出入息,绵绵若存,用之不勤。数至数百,此心寂然,此身默然与虚空等,不烦禁制,自然不动;数至数千,或不能数,则有一法,其名曰随,与息俱入;或觉此息,从毛窍中,八万四千,云蒸窍散。无始以来,诸病自除,诸障渐减,自然归悟。"

2. 道家调息法 道家调息以至于抽坎填离、回光守中。如丹道的心斋听息法:"一般所谓的听,是用耳朵去听各种声音……而此处所说的听,不是去听声音,而是听自己的呼吸,所以说听之以心。听自己呼吸是自我约束的第一步,是向内的,是静中之动,是心与意牵的,再进入感觉上的,甚至其本身是缺乏听力知觉的人,这方面的听,也含有它的作用。……听息的功夫作得长久而熟悉了,心和气很自然地打成一体。气不能当作心的对象,不能说是这个心听那个气,所以说当你静下来以后,'无听之以心',此时在身中之气神虽然结合在一起,但尚未达到所谓的混沌境界,因为其本体尚有知觉,继续再往下去做,就完全无知觉了,从那有知觉到一个无知觉的过程中,也就是以心听息的时间中,经过了一个空空阶段,这个心和气是相互相依,两者之间都没有了裂痕,渺渺冥冥,甚至使时光中断,使自己在那个静止状态中。所以听之以气,不是说以气听气,而是用心听气,所谓听其自然等,但绝非睡眠状态中,而是似听非听,接近修丹的初步现象。"

3. 儒家调息法 如朱熹《调息箴》的儒家静坐法主要取于佛教:"鼻端有白,我其观之,随时随处,容与猗移。静极而嘘,如春沼鱼;动极而翕,如百虫蛰。氤氲阖辟,其妙无穷。孰其尸之,不宰之功。云卧天行,非余敢议。守一处和,千二百岁。"

(五)食饮起居道之基

养生与实际生活密切相关。《论语·乡党》中说:"粮米不嫌精制,鱼肉不嫌细嫩;粮米霉烂变质,鱼肉腐嫩发臭不能吃;食物颜色不正不吃;气味难闻不吃;烹调拙劣不吃;不到时间不吃;不合礼仪规定的宰割不吃;没有调味的酱不吃。有关饮食养生方面的语录有"食不语,寝不言""君子食无求饱,居无求安""饭蔬食,饮水,曲肱而枕之,乐在其中矣"等,都反映孔子脱凡的养生之道,能精则精,不能精则安贫乐道,取心境之乐为上。

素食是我国汉传大乘佛教的产物。从营养学方面讲,蔬菜、豆制品等素食含有丰富的维生素、无机盐、蛋白质、纤维素、水以及少量的脂肪和糖类,清淡而易于消化,其中大量的纤维素,还可及时清除肠中垢腻,有利于身体健康。

(六)按跷导引为助道

在以静为主的养生思想基础上,道家还采用一些如按摩、导引等养生方法,以弥补静养气功的不足,从而使中国传统养生思想更加丰富完善和实用。按摩、导引的作用,《玄鉴导引法》指出:"一则以调营卫;二则以消水谷;三则以排却风邪;四则以长进血气。"导引之法,《庄子》载有"熊颈鸟伸";汉代刘安《淮南子》有有鬼浴、猿足矍、鸥视、虎顾;汉代华佗创立虎、鹿、熊、猿、鸟五禽戏;隋唐之后又出现了八段锦、易筋经、太极拳等,这都是导引术的延伸或演变。

叩齿鼓漱,是我国道教徒每日必做之功。晋代葛洪《抱朴子》、宋代王暐《道山清话》、明代高濂《遵生八笺·延年却病笺》中对"叩漱"均有论述。叩齿鼓漱的结果是咽下津液,这种津液,古人又称之为玉池清水或玉泉。《千金方》认为,叩齿玉泉作用在于去三虫、坚齿发、除百病。现代医学认为:叩齿能促进改善牙齿的营养供应,而唾液可帮助消化和杀菌。

(七)房中摄生各有长

在对待男女两性问题上,儒家认为"食色性也"。男女之间的两性情欲是生而俱来的,承认性生活在人类生活中的合理性,不必视为淫邪。然而要适当地节制,不要纵欲过度,否则伐性伤生。

佛家则认为,人类的性活动几乎是种罪过,非但主张出家之人要绝对退避三舍,脱离情欲,就是在家的居士,对性生活也要做到很大程度的节制。

道家则一方面主张节欲保精,以求长生,另一方面又在房事养生方面大加发挥。

儒家重视中庸之道,故而从养生角度来看,对于男女两性问题,恰到好处则是十分科学的。性生活太纵太滥,或过于克制乃至"绝欲"均于健康不利。

(八)结束语

中医养生思想,除渊源于《内经》《难经》等经典外,尚取法三教,是基于中国传统文化关于生命价值的深刻理解和认识而产生的。在养生理论上,它积极遵循阴阳和合、体用为一、直觉体悟的古典哲学学说,形成了"法于阴阳,和于术数,尽终其天年"的观点,"人人皆可为尧舜"的体道观点和自修顿悟的方法论。

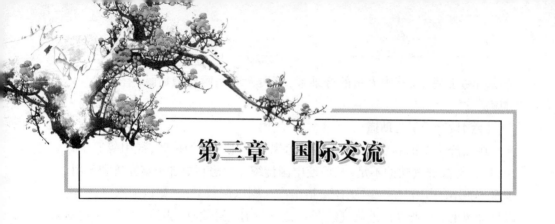

第三章 国际交流

一、泰国曼谷地土方宜与发病关系刍议[68]

《灵枢·师传》提出："入国问俗,入家问讳,上堂问礼,临病人问所便。"确是至理名言,不仅适用于我国,同样适用于国外。1983年11月,我奉派赴泰国,交流中医药学术,开展医疗工作。由于华侨后裔和泰国朋友有喜用中医药治病的习惯,故前来求诊者甚众,包括各个阶层。通过与大量患者接触,询其生活起居,观其形态色泽,问其病苦,而对其发病原因有所了解,为辨证论治,提供了可靠的根据,使疗效有所提高。

泰国地处东南亚,气候炎热,雨量充沛,时虽阳历11月,仍着夏装,早晚降雨,中午晴朗,烈日下逼,地气上腾,故暑气逼人,湿度较大。室外温度高达32℃左右,外出则汗流浃背,腠理开泄,衣衫尽湿,烦热难当;而室内因有空调设备,居则冷气习习,凉爽宜人,暑热顿消。然寒凉暴至,毫毛闭塞,这种忽冷忽热,室内外温度之悬殊变化,使人之机体卫外功能,难以骤然适应,久而久之,则卫气不固,表阳虚衰,免疫功能低下,致患者经常感冒、鼻塞衄䘌、咳嗽咽痛、肢体关节酸楚、纳谷呆滞、精神倦怠等症交至。正如《内经》所说"邪之所凑,其气必虚",诚非虚语。由此,使我联想到:现代化设备固有其有利之一面,但亦有其不足之一面,人多喜其利而忽其弊,图一时之快而忽终身之利,如何利其益而防其弊,要在善于掌握和调剂,可不慎哉!

在衣着、饮食和生活习惯方面,为解除炎热,而喜贪凉饮冷,汽水加冰,久之阴寒内盛,损伤脾胃之阳,致寒邪凝滞,气机痞塞,纳化失常,升降悖逆,而脾胃病作矣。加之过食肥甘厚味,耽于酒色,而肾精亏虚,消渴病等亦随之而至。男子短衫短裤,女子赤足短裙,肌体暴露而少防护,猝遭酷热之侵,复受冷气之袭,脾虚湿盛而中阳式微,土壅木郁而肝失调达,则痹证、带下、月经病

---

[68] 注:本文收载于《路志正医林集腋》,路志正编著,北京:人民卫生出版社,1990年,132—134页。

纷至沓来。同时,由于雨水较多,地理潮湿,经常涉水淋雨,从事水中作业,而湿疹、皮肤病等迭见。可见地土方宜,对人体发病有着密切的联系,医者岂可忽视,而不进行深入研究哉!

附记:本文写于1983年底,因未经泰国中医朋友和名家审阅,故迟迟未予发表。1987年5月,余又赴曼谷,进行学术交流,特将此稿带去,请泰国天华医院中医部主任麦竹轩先生等审核,颇为赞同,并承洪林女士在当地《新中原报》发表。并蒙泰国工商总会主席、方氏宗亲总会理事长、联泰兴有限公司董事长、联兴发有限公司董事长方德傅博士,从报上看到本文,写了篇评论寄来,既表赞赏,又寄予希望,特附于后,以表对方博士之谢意,并作为今后继续钻研之动力。

附录:方德傅博士来信,赞赏中国中医研究院(现中国中医科学院)教授路志正一篇地土方宜与发病研究的正确理论及附和一点浅薄的个人意见:

缘余读"新中原报"于8月18日刊及中国中医研究院(现中国中医科学院)教授路志正先生对"泰国曼谷地土、方宜与发病关系刍议"一篇论文,顿明医理之细微,非草草者可处医病,路教授之精明探究处,实为悬壶者所应细心学习之要则,藉掌握病者之启发原因,始可调剂以治,得到病除之功。以余实是一门外汉,但对路教授这篇理论,觉得津津有味。以理推之,凡事物之成功,终在研究上得到结论,如科学上、技术上的一切造诣与成功,均由此而始。路教授当年尝到泰国交流中医药学术,且展开医疗工作,凭据深入研究而奏效,证其理确,再以当今世界科学昌明,人类生活启大变化,人人奢望,虚荣心高,追求欲壮,一切都要舒适与享受,对空间、时间所含有元素与因素,弃而不顾,结果便成附带作用之患,以日常生活必需品,如蔬菜、果类、肉类及家家户户必用之自来水(即水龙水),因时代的进步,哪样不含有药物,于是一进入体内,日积月累,久积成多,其强有力的毒素,在人体内便启发附带作用的影响,现在人们所患之疾病,名词新异,结果医者无能为力,徒对病者叹以奈何?以吾中华医药有数千年历史,而先贤先圣有其医学哲理。采用调元治本之效法,清污养气养血之疗方,自可深入加以研究而求效也。路教授负有科学院之重责,经有过人之深究理论,仍须倍加努力,先明病原而调剂,从治本而固元,发挥技术为人类造福,对国家发扬吾中华医药的精神,达到举世对中医的敬仰。以吾浅薄意见附和,莫以班门弄斧之嫌以责乃幸!

泰国工商总会主席　方德傅博士
1987年8月28日　于曼谷

二、肝心痛证治[69]

人体是一个有机的整体,脏腑生理、病理相关,心病病位虽在心,其他脏腑功能失调均可干犯心脏而发病。所以,燮理脏腑气血,平调阴阳,使恒动的内环境达到协调平衡,对防治心系疾患有着重要的临床意义。本文重点论述因肝(胆)功能失常导致心痛的临床治疗思路与方法。

(一)肝心痛定义与范围

"肝心痛"是中医病名,首见于《灵枢·厥病》:"厥心痛,色苍苍如死状,终日不得太息,肝心痛也"。肝主疏泄、谋虑、藏血、藏魂、主筋,为罢极之本;若情志过激或抑郁,劳伤虚损,六淫邪客等致气血逆乱,肝(胆)功能失调,筋脉失于濡养,心脉挛急而引起心痛者,则称之为"肝心痛"。肝心痛的临床表现与心、肝经脉走行及生理功能有关。如《灵枢·经脉》云:"肝足厥阴之脉……挟胃属肝、络胆,上贯隔,布胁肋……。是肝生病者,胸满呃逆……"《素问·脏气法时论》说:"心痛者,胸中痛,胁支满,胁下痛,膺背肩胛间痛,两臂内痛。"指出肝心痛临床常表现为发作性胸闷胁胀或隐痛,常伴有心悸、气短、烦躁易怒,善太息,脉沉弦或弦滑,舌质黯或有瘀斑;甚则胸闷如窒,疼痛如绞,但膻中及左胸部有压榨样绞痛,并向胁下、后背或上肢内侧放射疼痛,或见面色苍白,汗出如珠,烦躁惊恐等危重症状。冠心病心绞痛有上述临床表现者,属"肝心痛"。

(二)肝心痛发病机制

《素问·举痛论》曰:"百病生于气也"。肝主疏泄,性喜条达。若七情过激造成气血悖逆,肝气郁结,畅达失职,心脉失调,筋脉拘急,血流受阻,则胸痹而痛。食气入胃,赖肝木之气以疏泄之,木不疏土,则水谷不化,故餐后心痛发作。气机郁久,易于化热生火,《证治汇补》说:"气郁痰火,忧恚则发,心隔大痛,次走胸背。"木气冲和条达,无所遏郁,则血脉得畅;气滞血瘀,心脉不通,则心痛如刺如绞,痛处不移。血不利则水不行,凝结为痰。《杂病源流犀烛》曰:"痰饮积于心包,其自病心。"痰瘀互结,闭塞心脉,故心胸疼痛持久,不易缓解。如肝气横逆,疏泄太过,阳气升腾,心痛向两胁放射走窜,或遇怒突然心胸剧痛。气有余便是火,肝胆火热。《素问·痿论》曰:"肝气热,则胆泄口苦,筋膜干,筋膜干则筋急而挛。"致心脉痉挛,引发心痛。如肝肾阴

---

[69] 注:本文系路志正先生1992年在北京"国际中医心病学术会议"演讲论文,杨凤珍、李锡涛、路喜素整理,刊载于《北京中医杂志》1994年第1期17—19页。

虚,阳气升动亢逆,肝风内动,脉络失养而挛急,则心痛常伴有头晕头痛,面红升火,烦躁易怒等症状。肝藏血,心行之,血虚不能荣络,筋脉拘挛至心痛胆怯。《诸病源候论》说:"肝藏血而候筋,虚劳损血,不能营养于筋,致使筋气极虚,又为寒邪所侵,故筋挛也。"肝阳不足,木不生火,寒邪直中心脉,寒主收引,心脉拘挛,血流受阻,不通则痛。《圣济总录》曰:"盖肝在色为苍,足厥阴之脉,贯隔布胁肋,今肝虚受邪,传为心痛,故色苍苍而不泽,拘挛不得太息也。""经脉流行不止,环周不休,寒气入经而稽迟,泣而不行,客于脉外则血少,客于脉中则气不通,故卒然而痛"(《素问·举痛篇》)。心藏神,肝藏魂,胆主决断,如突受惊吓,中正失司,骤然心痛。

现代医学认为:情绪因素所致冠心病具有急躁、紧张、易冲动,个性强,喜怒无常体质者,是冠心病的一个独立的易患因子。精神紧张、恐惧、愤怒、恶梦及突然响声,可使肾上腺交感反应明显增加,儿茶酚胺分泌量明显增高,血浆去甲肾上腺素增多,引起 Q-T 间期延长以及冠状动脉痉挛,甚至引起心肌坏死。

(三)肝心痛辨证论治临床思路与方法

肝心痛乃肝病及心,心肝二脏同病。肝胆失调为起病之因,心脉不畅,胸痹心痛乃为其果。故辨肝心痛,当首辨病位,脏腑与气血。一般而言,以气机郁滞为主,胸憋心痛较著,病位多偏于心;痛而走窜者,病在气分,病偏于肝;痛有定处者,病在血分。次辨病性,虚实寒热、夹瘀夹痰等兼证。久病者多虚,新病者多实;隐痛为虚,刺痛或憋胀疼痛为实;舌黯而有瘀斑,脉结涩者,多夹瘀血;舌淡黯苔厚腻,口中黏腻者,多兼痰阻。

1. 肝气郁结致心痛　有明显的情志不畅、心情抑郁或卒受过度精神刺激,而发胸膺憋闷不适,胁肋胀痛苦满,脉弦或沉结。此为肝气郁结,疏泄失职,气机郁滞,致气血运行受阻而发病。若骤然而痛属肝气暴张,心脉挛急,闭塞不通。治以疏肝解郁法。方用柴胡疏肝散(《景岳全书》)加味:柴胡、炒枳壳、白芍、香附、川芎、甘草、郁金、元胡、鸡血藤、茯神、石菖蒲。

2. 肝气横逆致心痛　表现为性情急躁,心烦易怒,心痛向胁部放射,或走窜疼痛,或遇怒突然胸膺剧痛,脉弦滑或弦紧。为肝气横逆,疏泄太过,克脾犯胃,浊气上逆,心脉拘急所致。治以抑木降逆法。方用化肝煎(《景岳全书》)加味:青皮、陈皮、白芍、丹皮、栀子、泽泻、贝母、蒲黄、五灵脂、木瓜、降香、甘草。

3. 肝火上炎致心痛　发作时胸闷疼痛、伴有烧灼感,面红目赤,眩晕耳鸣,便秘溲赤,舌红苔黄燥,脉弦数。气有余便是火,火性炎上,气血悖逆,心神被扰。治以泻肝降逆法。用泻青丸(《小儿药证直诀》)合小陷胸汤(《伤寒论》):当归、川芎、冰片、栀子、大黄、羌活、防风、黄连、半夏、瓜蒌。如肝经实热者,伴有血压升高,大便秘结等证,宜当归龙荟丸(《宣明论方》):当归、龙胆草、芦荟、黄连、黄柏、大黄、黄芩、栀子、青黛、木香、麝香。

4. 肝火夹痰致心痛 肥胖体质,嗜食肥甘,喜饮酒浆,情怀抑郁,性格内向,聚湿酿痰,阻滞气机,肝失调达。而见胸胁隐痛或胀痛,可伴有长期血压高,且波动较大,面红气粗,头重如裹,舌质黯红,苔黄厚腻,脉弦滑或沉滑等。因肝气有余,化火灼津,凝结为痰,脉道瘀阻,血不利则水不行,形成痰瘀交阻之势。治以清肝化痰法。用小陷胸汤(《伤寒论》)加味:全瓜蒌、清半夏、黄连、青黛、石菖蒲、郁金、白僵蚕、天竺黄、胆南星、苏子等。

5. 肝风内动致心痛 心痛频繁发作,伴见眩晕头痛,心烦气急,夜寐不安,面红目赤,血压升高,有将发中风或已发中风之表现。为肝阳暴张,血随气升,冲动亢逆,筋脉挛急之故。治以平肝潜阳息风法。用天麻钩藤饮(《杂病诊治新义》)加减:天麻、钩藤、生石决明、川牛膝、桑寄生、杜仲、栀子、黄芩、益母草、朱茯神、夜交藤。酌情选加生地、珍珠母、生龟板、全蝎、蜈蚣、白僵蚕、石菖蒲、天竺黄、丹参等。

6. 肝肾阴虚致心痛 胸中疼痛,时感灼热,眩晕耳鸣,腰膝酸软,五心烦热,盗汗,舌红苔少,脉弦细数。血压升高。肝肾同源,水不涵木,脉络失养而挛急。血脉持续痉挛引起心肌缺血缺氧而发心绞痛。治以补肝益肾法。方用一贯煎(《景岳全书》)加味:生地、北沙参、枸杞子、麦冬、山茱萸、丹皮、当归、白芍、白蒺藜、丹参、白僵蚕、炙龟板等。

7. 肝血不足致心痛 证见心痛心悸,遇劳累则加重,夜来不寐,胁肋胀闷或隐隐作痛,筋脉眴动,面色苍白,爪甲不荣,头晕目眩,脉细弱或结代,舌淡苔白等。过劳则气血暗耗,肝藏血,心脉赖肝血濡养,肝血虚则脉络失荣,筋脉拘挛急迫而发心痛。治以滋补肝血、缓急止痛。方用补肝汤(《医宗金鉴·杂病心法》)合芍甘汤加减:当归、川芎、熟地、白芍、炒枣仁、丹参、西洋参、山茱萸、鸡血藤、炙甘草等。

8. 气滞血瘀致心痛 表现为心胸胀满憋闷,心前区阵发性绞痛或刺痛,遇情志不舒加重。血液粘质度增高,血流缓慢。舌质黯紫有瘀斑,脉沉涩或有结代。因情志不遂,郁怒忧思,致肝郁气结,疏泄不及,气滞血瘀,心脉瘀阻而发心痛。治以疏肝解郁、活血化瘀法。方用复元活血汤(《医学发明》)加味:柴胡、天花粉、当归、红花、甘草、山甲珠、大黄、桃仁、制乳香、制没药、三七粉、沉香末等。

9. 肝寒血凝致心痛　心痛发作与长期贪凉感寒有关，或阳气不足，或寒邪直中厥阴而发病。肝主筋，其经脉布胁肋、贯隔，寒性收引，筋脉拘挛，血管闭塞，不通则痛。治以暖肝散寒、温通止痛法。方如暖肝煎（《景岳全书》）加味：肉桂、小茴香、茯苓、乌梅、枸杞子、当归、沉香、生姜、白蒺藜、紫丹参等。寒邪直中者，宜当归四逆汤（《伤寒论》）加味：当归、桂枝、白芍、细辛、炙甘草、通草、大枣、吴茱萸、川椒、薤白、檀香等。寒闭心痛甚者加用苏合香丸。阳虚欲脱者，参附汤合生脉散加味：人参、附片、麦冬、五味子、黄精、鹿茸、炙甘草、生龙骨、生牡蛎等，以回阳固脱。

10. 肝脾（胃）不和致心痛　心痛常在饭后发作或加剧，或餐后出现发作性心律紊乱，纳谷呆滞，胸脘满闷，胁肋胀痛，噫气呃逆，舌胖苔白或腻，脉弦缓。证属肝气犯胃，胃失和降，或肝气抑郁、不能疏土所致。治以调肝理脾（胃）法。肝气犯胃者，用抑木和中汤（《医醇賸义》）：当归、青皮、白蒺藜、郁金、陈皮、苍术、白术、厚朴、木香、砂仁、茯苓、佛手、檀香。若肝郁脾虚者，宜逍遥散（《太平惠民和剂局方》）加味：柴胡、白术、白芍、当归、炙甘草、茯苓、薄荷、煨姜、砂仁、广木香、党参等。

11. 胆火扰心致心痛　证见胸满心痛，头晕目眩，耳鸣耳聋，烦躁易怒，夜寐不宁，舌质红、苔黄，脉弦滑或兼数。胆附于肝，经脉络肝；痰火郁遏，相火炽则君火亦炎，心神不宁，导致心痛。正如《医学入门》说"心与胆相通，心病怔仲，宜温胆汤"以清胆宁心。少阳火旺者，投以黄连温胆汤（《千金方》）：半夏、陈皮、茯苓、甘草、炒枳实、竹茹、黄连、大枣。若兼气滞者，酌加醋元胡、丹参等。肝胆湿热者，治用龙胆泻肝汤（《兰室秘藏》）加减：龙胆草、栀子、黄芩、生地、泽泻、车前子、柴胡、当归、木通。

12. 胆气虚怯致心痛　心痛，并见虚烦不宁，失眠，恶梦易惊，善恐，恶闻水声，如人将捕之状，短气乏力，脉弦细，舌质淡嫩或边红苔白等。《素问·六节藏象论》曰："凡十一脏取决于胆也。"胆性刚直，中正而主决断，胆气通于心；若惊恐损伤肝胆，则精气内夺，致筋脉失养，心脉挛急而发心痛。治以宁胆安神，方用宁胆汤（自拟方）：朱茯神、胆南星、枳实、竹茹、熟地、白芍、灵磁石、龙齿、炒酸枣仁，酌加丹参、川芎、石菖蒲、夜交藤。

（四）病案举例

例1：孙某，男，50岁，干部，1982年11月8日入院，住院病历号：825038。

患者于1979年9月因骤发"胸痛"到某医院就医，经检查确诊为"急性心肌梗死"而急诊入院抢救，治疗月余病情缓解出院。但此后每逢气候变化或情志不畅即出现发作性胸痛。近因气候骤然转寒，于昨日则见胸闷憋气，胸痛掣背，四肢不温，右下肢拘挛疼痛，舌质黯，脉沉细，舌苔白。心电图提示：陈旧性心肌梗死（前壁），不全性房室传导阻滞。诊断为冠心病（陈旧性心肌梗死并心绞痛）。四诊合参辨证为肝心痛，因寒邪直中厥阴所致。治以暖肝散寒、温经止痛，方用当归四逆汤加减：当归15g，薤白10g，桂枝9g，白芍9g，炙甘草9g，细辛3g，通草3g，吴茱萸6g，麝香冲服0.3g。水煎服。另以苏合香丸，1粒，吞服，以温经通脉、宣闭开窍。

上方服2剂，发作次数明显减少，疼痛减轻。后随症依法达变，选用丹参、瓜蒌、檀香、降香、蜈蚣、全蝎、僵蚕、石菖蒲、郁金、琥珀等药，先后服药40余剂，临床症状消失。心电图示：陈旧性心肌梗死，T波恢复。随访6年未见复发。

例2：简某，男，56岁，干部，1990年3月12日初诊。

主诉：发作性胸闷胸痛已5年，经某医院诊为"冠心病心绞痛"。今晨因事未从心愿而急躁恚怒，突觉胸膺憋闷疼痛，心慌，头晕头痛，左半身麻木，大便干燥，舌质红、苔稍黄，脉弦数。查心电图提示：心率94次/分，S-T段下移，T_{V3}倒置，T_{V5}低平。血β-脂蛋白670mg/dl，胆固醇386mg/dl，血压22.7/14.7kPa（170/110mmHg）。确诊为：①冠心病心绞痛，②高血压病。中医辨证为：肝心痛，证属肝阳暴张，虚风内动所致。治以平肝潜阳、凉肝息风，以天麻钩藤饮加减：天麻10g，钩藤后下15g，僵蚕10g，生石决明先煎30g，珍珠母先煎30g，山栀6g，天竺黄10g，益母草9g，生大黄后下6g，牛膝10g，茯神10g。

服药3剂，发作次数减少，左半身恢复正常，血压20/13.3kPa（150/100mmHg）。上方去大黄、珍珠母，加降香后下6g，石菖蒲9g。连服6剂，心痛发作得到控制，血压18.7/12kPa（140/90mmHg）。改用疏肝理气、活血通脉法。药用：柴胡10g，当归10g，桃仁10g，制乳香、制没药各3g，丹参15g，全瓜蒌15g，降香后下6g，白僵蚕9g，石菖蒲6g，郁金10g。

后以上方随症加减，选用天麻、土鳖虫、地龙、枳实、沉香等续服30余剂。自觉已无异常，心电图大致正常。

三、糖尿病的辨证论治[70]

糖尿病，属于中医学中之消渴范畴。近年本病发病率呈上升趋势，有的国家高达10%，我国亦接近1%左右，严重的危害着人民健康。

---

[70] 注：本文系路志正先生1993年在美国"国际针灸与东方医学学术交流会"演讲论文，路喜素整理。

在世界医学史上,我国对本病认识最早。远在公元前 4 世纪成书之《黄帝内经》中,即有"苦渴数饮""热中善饥""善食而瘦""饮一溲二"等症状之描述,并有"消渴""消中""消瘅"等病名记载。汉·张仲景宗《内经》理论,在《金匮要略》中以"消渴"名篇,提出了"男子消渴,小便反多,以饮一斗,小便一斗""坚数相搏,即为消渴"之病因病机,并开创了对本病辨证论治的先河。

唐代医学家王焘在《外台秘要》中,明确指出"消渴者,每发即小便至甜",《古今录验方》及《卫生宝鉴》指出:"饮水多,有脂似麸片甘者,皆消渴也"之尿糖特点,较英国医生 Thmas winis(泽姆斯维力斯)1675 年发现尿甜,定为糖尿病要早 2000 多年。此时并有了《疗消渴病方》专著问世。金代刘完素创《三消论》学说(分上、中、下三消),使本病辨治,向着规范化前进。明清以后,对本病研究更加充实和完备,准确的指出了本病"三多一少"之临床特征。

新中国成立后,尤其是 1970 年代以来,不仅在理论上更加成熟,且在治疗方法上,更是丰富多彩。从理法方药,到针灸推拿以及养生、饮食调摄等方面,形成了独特、全面而完整的体系,为今后深入研究本病奠定了良好基础。

(一)病因病机

中医学认为,本病是脏腑功能的衰退,使机体阴阳、气血、津液失去相对平衡与稳定,影响胰岛素的绝对和相对缺乏,而引起糖代谢紊乱所致。归纳之,约以下数端:

1. 先天不足,阴精匮乏　肾为先天之本,寿命之根,为水火之宅,内藏元阴元阳,主骨生髓。若先天不足,精气失充,房劳过度,津液暗耗,伤于阴则水液不布,伤于阳则气化无力,肾失固涩,精微下注,小变浑浊而甜,发为消渴。故《灵枢·邪气脏腑病形》篇云:"肾脉……微小为消瘅。"《严氏济生方》亦说:"消渴之疾,皆起于肾。"

2. 脏腑柔弱,功能失调　肺为水之上源,有宣发、敷布精微与肃降通调水道之功;脾主运化水谷精微,以化生气血;肝主疏泄、藏血,性喜调达;心主血脉,营运全身,互相承制,共同进行正常生理功能活动。若某一脏腑功能衰退或失调,皆可使机体内环境气、血、津、液失去相对平衡与稳定。如脾气虚则生化无源,水精不布,则心失所养、肝失所藏、肾精失充、肺气失肃等整个机体失调,而发本病。故体质肥胖和"五脏皆柔弱者,善病消瘅"(《灵枢·五变》)。

3. 情志失常,劳逸失度　长期精神刺激、或情绪过分紧张,致肝郁气滞,郁久化热,心火燔炽,消灼阴津,肺胃燥热,肺燥则治节失职,上不能布津,下不能滋肾。过于劳神或房事不节,则心火偏旺,肾精暗耗,阴不敛阳,肝阳易亢。好逸恶劳,懒于动作,又嗜食肥甘厚味,则形体肥胖,均可引致本病。《严氏济生方》说:"心火燔炽,三焦猛烈,五脏干燥。"《河间六书》指出:"耗乱精神,过违其度",均可诱发本病。

4. 饮食不节,偏食烟酒 过食肥甘厚味,或偏食烟酒,甘能助湿满中,厚味(指高脂肪、高蛋白食物)易壅滞生热,香烟火毒内灼,酒则湿热内攻;或贪凉饮冷,脾阳受伐,土不制水,津不上承,皆可发为消渴。正如《素问·奇病论》所说:"此人必数食甘美而多肥,肥则令人内热,甘则令人中满,故其气上溢,转为消渴。"《千金方》更明确指出:"凡积久饮酒,未有不成消渴。"

5. 滋补太过,药物中毒 长期服用某些药物或过服滋补药,亦可诱发本病,或使本病病情加重。《素问·腹中论》说:"热中、消中,不可服高粱、芳草、石药。"某些西药,如激素、噻嗪类利尿剂亦可引起本病。

6. 气滞血瘀 本病后期,阴虚内热,精津亏涸,气血运行受阻,则经脉、脏腑失养而发消渴。《灵枢·五变》说:"血气逆留,膹皮充肌,血脉不行,转而为热,热则消肌肤,故为消瘅。"

上述病因病机,侧重阴虚燥热,但两者互为因果。清·叶天士《临证指南》指出:"三消一证,虽有上、中、下之分,其实不越阴虚阳亢,津涸热淫而已。"可是随着当前生活水平的提高,饮食结构之改变,贪凉饮食,损伤脾阳。因之,脾肾两虚、肾阳虚者亦不少见,值得重视。

(二)辨证论治

首先当辨虚实和病程久暂,一般初起多实,后期多虚;新病多实,久病多实。然隐性骤发者,多虚实夹杂,临床亦虚实兼夹为多。次辨上消、中消、下消所属。上消属肺,以口渴多饮为主,治以润肺清胃;中消属胃,以消骨善饥为主,治以清热泻火、滋阴养胃;下消属肾,以多尿为主,治以养阴益肾。从临床实际看,单纯的上消、中消、下消较少见,经常两个证候交叉出现。经分析归纳为五证,并在此基础上,我们针对本病之辨治规律,研制出多种中成药,订立统一诊断和疗效评定标准,便于服用和以疗效观察。同时还用了中医针灸推拿、气功导引、心理养生、饮食调节、太极拳锻炼等方法,以提高临床效果。

1. 肺胃燥热证 主要表现为烦渴引饮,饮不解渴,心烦急躁,消谷善饥,形体可见消瘦,大便燥结,小便频数,舌质红、苔黄而干,脉弦数或滑数。治以养阴润肺、清胃泻火,药用清化消渴片(自拟方),5~7片/次,3次/日,饭前或饭后温开水送服。

2. 气阴两虚证 证见胸闷气短,口干舌燥,喜饮而量不多,心烦易急,夜寐不实,或自汗、盗汗,倦怠乏力,舌质淡红、苔少或花剥,脉来细数或沉细数。治以益气养阴。药用平调消渴片(自拟方),5~7片/次,3次/日,饭前温开水送服。

3. 肝肾阴虚证 证见咽干舌燥,口渴喜饮,心烦失眠,五心烦热,两颧潮红,夜来盗汗,腰酸膝软,筋脉拘急,便干尿频,舌红苔少,脉来细数或沉弦小数。治以滋肝益肾、养阴退热,药用天一消渴片(自拟方),5~7片/次,3次/日,温开水送服。

4. 脾肾两虚证 证见头晕目眩,胸闷气短,纳呆腹胀,肢疲神倦,夜寐不实,虚烦不安;腰酸膝软,下肢沉重,行动乏力,大便时干时溏,小便细长,脉沉细或细弱,舌淡苔白。治以健脾益气、温阳补肾。药用双天消渴片(自拟方),服法同前。

5. 肾阳虚证 本病迁延日久,过服清热滋腻之品,致阴损及阳,证见头昏而重,视物欠清,纳谷呆滞,脘闷腹胀,腰痛畏寒,四肢逆冷,下肢沉重或水肿,大便溏或五更泄泻,口干不思饮,舌质淡或黯滞有瘀斑、苔白润,脉沉迟或细弱。治以培补下元,温阳益肾,佐以活血。药用混元消渴片(自拟方),服法同前。

上述证候,临床以气阴两虚、脾肾两虚证为多,而单纯实证减少。肾阳虚证是消渴病肾阴亏涸,阴损及阳,脏腑功能日渐衰退的必然结果,其治较为棘手。其次,由于糖尿病患者病程较久,极易出现很多并发症,这在我国医籍中早有认识和记载,并有相应的治法和方药。甚至糖尿病严重时酮中毒,所出现之神志之昏迷、烦躁不安等,均有较详之记述,限于篇数不再枚举。总之,要根据中医理论辨证论治,必要时要采取中西医结合方法,始能化险为夷。

(三)心理养生,节制七情

中医学认为:人之情志变化——喜、怒、忧、思、悲、恐、惊(谓之七情),是人们对外界事物所作之正常生理反映,与内脏密切相关。如大喜伤心,大悲伤肝,过思伤脾,遇悲伤肺,过恐伤肾。若精神过度兴奋或抑制,则使人之机体失常,血压升高,糖尿病病情加重,成为致病因素。因此,遇有不良精神刺激,应安神定志,心胸开阔,保持克制,乐观愉快,这是防治本病之有效方法之一。唐·孙思邈在《千金方》中说:"卫生切要知三戒,大怒、大欲并大醉,三者若有一焉,须防损失真元气。"所以除药物治疗外,科学的安排生活,做到起居有常,劳逸适度,适当配合太极拳、气功导引、散步、听音乐、养花等,以陶冶情操,使心身愉快,增强体质,定能得到控制,直至缓解向愈。

(四)调摄饮食,忌食烟酒

饮食有节,严格控制,忌食烟酒等辛辣刺激食物,对本病防治有着极为重要的意义。我国早在唐代《千金备急方·消渴》篇中即明确指出："治之愈否？属在病者。若能节慎，旬月而瘳；不自爱惜，祸不旋踵……其所慎有三：一饮酒、二房事、三咸食及面。"《儒门事亲·三消之说当从火断》亦说："不减滋味，不戒嗜欲，不节喜怒，病已而复作。能从此三者，消渴亦不足忧矣。"清楚表明，烟、酒气味香窜辛烈，有伤津耗液之弊；性生活过度，损精伤肾，戕伐真元；过食米、面等碳水化合物对糖尿病患者极为不利，因此，应当严格加以控制。特别是高脂肪、高蛋白食物，中医认为属于肥甘厚味，易产生内热，加重病情，诱发本病，应当节制。中国医学把控制饮食治疗方法，称为"谷药"，并指出有良好治疗作用，谓之为"真良药"。我们根据"药食同源"理论，将扁鹊三豆饮灵活化裁，黑大豆40g、绿豆20g、赤小豆15g，水煎代茶饮。通过临床观察，确有营养和治疗价值。对直立性蛋白尿以及肾炎尿蛋白，均有一定辅助作用。

（五）病案举例

赵某，男，65岁，汉族，已婚。1992年5月3日初诊。

据述患糖尿病已2年余。既往有支气管炎、哮喘史。现头晕，咳嗽，气短，胸闷心悸，口干渴而不欲饮，身倦乏力，神困嗜卧，腹胀便溏，小便清长，下肢沉重，行走不稳，常有东倒西歪征象。素喜贪凉饮冷，恣食冷饭凉菜，更嗜烟酒。4月29日检查：空腹血糖289mg/dl，饭后2小时364mg/dl；尿液分析：白细胞（－）、亚硝酸盐（－）、酸碱度（－）、葡萄糖200mg/dl，酮体（－）；（血脂）甘油三酯126mg/dl，胆固醇242mg/dl。望其面色黧黑，形体消瘦，舌体胖质黯、苔白厚腻，闻其声呼吸急促，时咳嗽喘息，诊其脉沉滑尺弱。四诊合参，为脾肾两虚、寒湿内盛所致。治宜健脾益气，温阳化气。处方：生黄芪15g，炒白术12g，防风、防己各10g，山茱萸10g，沙苑子10g，菟丝子10g，制首乌10g，泽泻12g，炒枳实12g，生龙骨先煎、生牡蛎先煎各15g，水煎2次，饭前分2次服，7剂。以此方进退，先后四诊，曾去制首乌、防风、防己、泽泻等味，加草豆蔻、补骨脂、葫芦巴、乌药等温补脾肾。于6月15日五诊，胸闷气短、咳喘减，脘闷腹胀症见缓，精神渐振，唯腰酸膝软，脉仍沉滑尺弱。6月8日检查：空腹血糖116mg/dl，午饭后2小时血糖178mg/dl，既见效机，再以前法巩固之。药用生黄芪15g，炒白术12g，陈皮10g，葛根12g，当归10g，续断12g，桑寄生15g，锁阳10g，狗脊10g，菟丝子10g，沙苑子10g，10剂，水煎服，2日1剂。

（六）小结

1. 中医学认为，本病是脏腑功能失调与衰退，特别是脾肾两虚是发病之源。初期从肺胃燥热或脾虚湿聚，郁而化热开始；随着热炽伤阴耗气而逐渐向气阴两虚转化；若再失治、误治、不治，更使精神长期紧张，思想负担过重，病情则会向着肝肾阴虚、甚至出现真阴欲竭之危重证候。

2. 由于饮食谱的改变，贪凉饮冷，或过投苦寒、阴柔滋腻之品，由脾肾气虚向着脾肾阳虚发展。致人之机体、脏腑功能薄弱，免疫能力低下，甚至导致元阳欲绝之候。因此，立法组方遣药，应时时从整体出发，顾护正气，做到"用寒远寒"，滋而不腻，补而勿壅；夹湿者，稍佐芳化之品；知常达变，见微知著，必伏其所主，而先其所因，治病求本。

3. 中医药治疗本病，不仅在于控制血糖、尿糖，而关键在于调整和恢复脏腑正常生理功能，使气、血、津液恢复正常，达到阴平阳秘，以平为期之目的。

四、谈糖尿病的中医防治[71]

今天与大家欢聚一堂，座谈危害人体健康的常见病、多发病——糖尿病，感到非常高兴！

目前，心、脑、肾血管病变，已成为糖尿病的主要并发症，占糖尿病人死亡病因中的 70% 左右，且半数以上的病人在 40~60 岁之间，危害甚大。重者可致骤发性心衰、肢端坏死、失明等多种功能障碍，甚至终生致残。因此，采取积极有效的防治措施，就有着重要意义。

糖尿病固然是难治病之一，但我们应该看到，我们海峡两岸具有得天独厚的财富，为世界各国所无法相比的优势。这就是我们两岸均有中医药人才，数千年文化瑰宝——传统医学，更有大批的现代医药学家，两种医学，各有所长，亦各有不足。因此，相互学习，取长补短，团结合作，共同研究，自能取得突破性进展。

在世界医学史上，我国对本病的认识最早。远在公元前四世纪成书的《黄帝内经》中，即有"消渴"、"消瘅"等名称，并有"苦渴数饮"、"饮一溲二"、"善食而瘦"等三多一少的描述。汉·张仲景在《金匮要略》中，列有消渴专篇，开创了辨病与辨证论治之先河。隋·甄立言和元·罗天益明确指出："饮水多，小便数，有脂似麦片甘者，皆是消渴病也"；"夫消渴者……小便频数……味甘甜如蜜"的科学论断，较英国医生托马斯·威廉于 1675 年发现尿甜，早一千三百多年。

对并发症的论述，历代医籍多有记载。许多论述与现代糖尿病的认识

---

[71] 注：本文系路志正先生 1995 年 9 月 8 日在"两岸慢性病中西医结合防治座谈会"发言稿整理。

完全一致。如隋·巢元方曾说:"其病多发痈疽";金·张子和指出:"夫消渴者,多变聋、盲、疮癣、痤、痱之疾";"或蒸热虚汗,肺痿痨嗽";明·戴思恭提出:"……或手足偏废";《圣济总录》载:"消渴病,病多转变……能为水肿痈疽之病";宋·诸瑞章指出:"足膝发恶疮,至死不救"等,充分说明我们的先人对本病观察的细致和深入,且有相应的治疗方法,经我们现在验证,确有较好的疗效,也是其防治优势之所在。

节制饮食、锻炼体质、心理养生、怡情悦志是防治本病的重要措施,前人早有认识。如唐·孙思邈就强调:"治之愈否?属在病者……不自爱惜,祸不旋踵……其所慎有三,一饮酒、二房事、三咸食及面,能慎此者,虽不服药而自无他;不知此者,纵有金丹也不可救"。而锻炼体质,古人认为导引和散步是治疗本病的良药。根据患者的不同体质,提出消渴病人应"先行一百二十步,多者千步,然后食",或"食毕即行步,稍畅而坐"的方法。随着历代医家的不断充实和完善治疗本病方法—饮食、运动、药物疗法三大支柱,基本上与现代医学相一致。

近年来,随着人民生活水平的提高,饮食结构发生巨变,使消渴病症候与以往有所不同,特别是老年患者,大多无三多一少的症状,而形体臃肿肥胖、大腹便便,少气懒言等一派脾虚失运、湿浊困脾证临证中所见不少。检测中,血糖高而尿糖不高,或血糖、尿糖不成正比者亦属常见。因此,在病机上已不限于阴虚燥热;辨证上,亦不囿于三消学说,而是向着脾气虚弱、肝郁气滞、痰瘀互结以及从脏腑、阴阳、气血、津液辨证论治发展,更加符合临床实际。

纵观近年中医、中西医结合对本病的研究,做了大量工作,取得了不少科研成果。一些传统名方和单方验方,有的正在挖掘整理,有的已按照国家《新药审批办法》批准生产,如降糖甲片、消渴丸等,大多用于2型非胰岛素依赖型的病人治疗。对轻、中型糖尿病人效果较好。特别是中医从整体调节入手,因人、因时、因地制宜的辨证论治,具有疗效稳定,无明显毒副作用等特点。而对于Ⅰ型糖尿病胰岛素依赖型的病人,疗效则较差,但在改善症状和防治并发症,提高患者机体防御能力等方面,有着很好的优势。因此,对于Ⅰ型糖尿病人和一些危重患者,则须中西医结合治疗。

总之,由于本病发病率高,并发症多,死亡率和致残率亦高于其他疾病。要想有效地防治本病,就要采取中西医团结合作的方法,发挥各自的优势,提高防治水平,以期达到控制和治愈本病之目的。

以上仅是个人管见,供大家参考,不当处,祈指教。谢谢!

五、路志正教授治疗糖尿病的学术思想与医疗经验[72]

糖尿病，属中医学"消渴病"的范畴，近年来，其发病呈上升之势，据《健康报》报道，在发展中国家，成人发病率为1%，在我国城区的发病率则接近5%（1995年4月23日《健康报》：糖尿病发病率呈升高趋势），其死亡率仅次于心脑血管病和癌症，是危害人类健康的重大疾患之一。本病常伴有心脑血管病、肾病、高血压病、雀盲、疮疡等多种并发症，这在历代医书中早有记载。因此，本病是五脏六腑功能衰退后的具体表现——既是全身性、进行性疾病，也是疑难性疾患之一。

（一）病因病机

近代医学认为：糖尿病是一种自身免疫性疾病。其病理机制为胰脏内的某些细胞，缺少一种蛋白，使胰腺的β细胞产生胰岛素绝对或相对不足，引起糖代谢紊乱，使血糖持续增高。遗传、病毒感染、精神刺激、肥胖等，皆是本病的诱发因素。

中医学认为：本病的产生，系由先天禀赋不足、后天失调、情志内伤、思虑用脑、操劳过度、久病暗耗、外感六淫之邪等因素，导致脏腑功能失调与衰退，使机体阴阳、气血、津液亏乏，内环境失去相对平衡与稳定而引起。虽然中西两种医学体系不同，用以表达的术语不一，但基本内容是一致的。

1. 先天禀赋不足，脏腑柔弱　肾为先天之本，内藏元阴元阳，为水火之宅。主骨生髓充脑，并主水液，其所藏元阴，内舍脏腑及冲任；元阳充脏腑、温煦机体，赖三焦通达周身，以推动、激发脏腑、组织、器官进行正常的功能活动。故张介宾云："五脏之阴气非此不能滋，五脏之阳气非此不能发。"在肾的气化作用下，调节机体水液代谢，从而保障人体正常的发育与生长、健壮。

若先天不足，阴精不布，用脑、房劳、强劳过度而伤肾。伤于阴则水津不布；伤于阳则气化无力，肾失固涩，精微下注而尿甜，发为消渴，正如《灵枢·邪气脏腑病形》篇中所云："肾脉……微小为消瘅。"《严氏济生方》中亦云："消渴之疾，皆起于肾。"

脾胃为土、居中央，胃主受纳，以降为顺；脾主运化，输布水谷精微，以化生气血，以升为常，两者分工合作，一纳一化，一升一降，虚实更作，生化不息。充先天、养脏腑、荣经脉、泽肌肤，使机体硕健，故称脾胃为后天之本。肺

[72] 注：本文路喜素整理，收载于1996年《第二届糖尿病（消渴病）国际学术会议论文集》，收录本书时部分重复内容删减。

为水上之源,有宣发、敷布精微和肃降、通调水道之功;肝主疏泄与藏血,性喜条达;心主血脉,营运周身。五脏及六腑各为表里,相互承制,共同进行正常的功能活动。若一脏腑功能失调或衰退,皆可使机体内环境,气、血、津液、上下、内外失去相对的平衡与稳定。如贪凉饮冷或久病伤脾,脾虚则生化无源,脾气不升,水精不布,谷气反而下流,致心君失养,肝失所藏,肾精失充,土不生金,肺气失肃,整个机体失调而发病。因之,《灵枢·五变》有"五脏皆柔弱者,善病消瘅"之论。

2. 情志内伤,劳逸失度 七情本为五脏所主,过极又伤及本脏,使其功能紊乱而失其所主。因此,长期精神刺激或情志过度紧张,皆为重要致病之因。悲忧伤肺而其气暗耗,过喜伤心而其气涣散不藏;思则气结,燥而耗灼阴液,肺气失治,上不布津,下不滋肾;劳逸失宜,或房事不节,肾精亏虚,甚则肝肾阴虚,真阴枯竭。正如《严氏济生方》中所说"恣情纵欲""使肾水枯竭,心火燔炽,五脏干燥",皆发"消渴之疾"。

3. 饮食有节,偏食偏嗜 五味偏嗜,过食肥甘厚味,或贪凉饮冷,脾阳受伐,久而及肾,运化、气化失职,湿邪内盛,成痰成饮。痰湿阻滞,脾阳不升,津不上承;脾气下陷,水谷精微下流;湿郁化热,或过嗜辛辣、烟酒,过服丹药、补品而生湿热。火毒、湿热内攻,善食消谷;火热内蕴,伤津耗液,皆可发为本病。因此,《素问·奇病论》有"其人必数食甘美而多肥,肥则令人内热,甘则令人中满,故其气上溢,转为消渴",这里特别提出过食肥甘和体质丰腴之人(肥人多痰湿,并易化热)易发消渴病。《千金方》中更明确指出:"凡积久饮酒,未有不成消渴者。"

4. 痰湿交阻,气滞血瘀 久居潮湿、低洼之地,水中作业,或冒雨、涉水远行,湿邪内侵;过于贪凉饮冷,久病暗耗而伤脾肾,致水湿内停,久而成痰,痰湿阻滞,气机失调而气滞血瘀,痰浊与瘀血互结,阻于经络;或阴虚内热,伤津耗液,皆可导致经脉瘀滞,气血运行失畅,脏腑、筋脉失养而发本病。故《灵枢·五变》有:"气血逆留,髋皮充肌,血脉不行,转而为热,热则消肌肤,故为消瘅。"

(二)辨证论治

对糖尿病的治疗,前人以三消辨证论治,这虽然能体现出脏腑辨证病位的特点,较准确地反映出消渴病的病理机转及其发展过程,以及其各个不同阶段的特殊性。但三消症状往往同时出现,不易截然分开。因此,我在70年代,即根据喻嘉言氏"消渴之疾……始于胃而极于肺肾"的论点,结合三消辨证,将本病分为初、中、末、晚期4期5证。即初期——脾胃燥热证(中消);中期——肺胃燥热证(上消);末期——阴虚火旺证(下消);晚期——肝肾阴虚证、脾肾阳虚证(下消)。

对于消渴病的治疗,程钟龄云:"治上消者,宜润其肺,兼清其胃……治中消者,宜清其胃,兼滋其肾……,治下消者,宜滋其肾,兼补其肺。"(《医学心悟·三消》)其治法对今天临床仍具指导意义。实践证明:上消可选生脉饮、白虎汤为基础,意在润肺清胃,使胃火不能灼肺;中消以白虎汤合增液汤为基础,意在清胃滋肾,使胃火不致伐肾,相火潜藏而不至于上逆攻胃;阳明热盛腑实者,可用调胃承气汤釜底抽薪,急下存阴以治标,再用清胃养阴之剂以治本;下消以六味地黄汤(或大补阴丸)、生脉散为基础,意在清胃滋肾,俾金水相生而泉源不竭。晚期阴损及阳、肾阳虚衰者,则用金匮肾气丸、右归饮等化裁,温阳补肾,振奋气化。脾肾阳虚,肢体倦怠、汗出无力、神疲嗜卧者,则配四君子汤、补中益气汤等,健脾益气以资化源。

对于兼证的处理,亦要得当。渴甚者可加葛根、天花粉;气虚发热加黄芪;潮热、出血加地骨皮、丹皮;腰膝酸软加制首乌、枸杞子;脾虚运迟加苍术、鸡内金、山药;血瘀加当归、川芎、赤芍、益母草等,随证加减,定要适宜。

消渴病就正气而言,始于胸中大气衰少;从邪气而论,发于胃中燥热炽盛,或湿邪中阻,郁久化热,不仅伤阴耗液,且可伐元气,即所谓"壮火食气"。故扶正之法,应贯穿于本病治疗之始终。其次,阳明为燥金之腑,易于邪从燥化,伤阴劫营;太阴为相傅之官,性喜清润,热伤肺气,治节无权,则溲多而渴;少阴为水火之脏、阴阳之宅,邪从热化,烁阴损液,阴亏则火动,肾关开阖失司则多溲。故阴虚燥热,是消渴病的又一共性。而益气养阴、增液润燥、健脾益肾,则为治疗本病的重要治则。值得注意的是,治疗本病不可过用寒凉、滋腻之品;特别是在末期,尤应忌用苦寒,以免水盛火湮,渐成肿满难救,不可不知。

总之,治疗本病,要运用四诊八纲、辨证求因,从而获得病邪的性质,病位所在,病势之消长进退等具体情况,参考现代各种检测数据,综合分析、归纳,制定出治疗大法。通过调治达到"水精四布,五经并行""阳气固于外,阴津安于内"、从而"阴平阳秘,精神乃治"的目的。

近年来,随着高科技的发展,医学的进步,人民物质生活水平的提高,电气化进入每个家庭,传统的饮食结构产生巨变.人体亦发生相应变化,使消渴病的证候与以往有所不同,脾虚失健、中气不足、湿浊困脾等,在临证中所见不少。检测中,血糖高而尿糖不高,或血糖、尿糖不呈正比者亦

复不少。因此,在 80 年代中期,对本病的辨治,在原来基础上又做了新的归纳:

1. 湿浊困脾证

临床表现:头晕头重,胃脘痞满,纳呆腹胀,恶心欲吐,体胖身重,周身困乏,倦怠无力,口干不欲饮,或喜热饮而饮水不多,便溏溲清,妇女带下,舌质淡,苔白或厚腻,脉濡缓。

治法:芳香化浊、醒脾祛湿。

处方:藿朴夏苓汤(《医原》藿香、半夏、赤苓、杏仁、薏苡仁、草豆蔻、猪苓、泽泻、厚朴)加减,方中去赤苓,加茯苓、大腹皮、槟榔治之。

若湿邪蕴久化热,湿重于热者,可用加减正气散(《温病条辨》藿香、厚朴、杏仁、茯苓皮、广陈皮、神曲、麦芽、茵陈、大腹皮)合五苓散(《伤寒论》桂枝、炒白术、茯苓、猪苓、泽泻)加减;热重于湿者,则用黄芩滑石汤(《温病条辨》黄芩、滑石、茯苓皮、大腹皮、白豆蔻、通草、猪苓)加茵陈、炒枳实、厚朴等治之。

2. 肺胃燥热证

临床表现:烦渴引饮,消谷善饥,口咽干燥,心烦胸闷,形体消瘦,大便如常或燥结,小便频数,舌质红、苔薄黄,脉弦滑数、按之有力。

治法:清胃泻火、养阴润肺。

处方:白虎汤(《伤寒论》生石膏、知母、甘草、粳米)合增液汤(《温病条辨》元参、麦冬、生地)加减。

若干咳少痰者,方中加沙参、枇杷叶、瓜蒌;口干舌燥、烦渴甚者,加天花粉、麦门冬;汗出、气短者,加生晒参;大便干燥难下者,加元明粉冲服。

3. 气阴两虚证

临床表现:胸闷气微短,头晕目眩,口舌干燥,心烦易急,渴欲饮水、饮而不多,夜寐不实,自汗或盗汗,神倦乏力,尿少,舌质淡黯或微红、苔薄白,脉细数或沉细数。

治法:益气养阴。

处方:益气养阴煎(路志正经验方:人参、生黄芪、麦冬、天花粉、生地、制首乌、五味子)。

如失眠者,方中加炒柏子仁、夜交藤;自汗或盗汗甚者,加知母、山茱萸、生龙骨、生牡蛎;急躁易怒者,加川楝子、赤白芍;心中烦热者,加炒栀子。

4. 脾虚失运,中气不足证

临床表现:短气懒言,体倦乏力,纳少脘胀,头晕嗜卧,或腹胀久泻、内脏下垂、甚者脱肛，小便混浊，舌质淡苔白，脉沉细或沉弱等。

治法：益气升阳，健脾和胃。

处方：补中益气汤(《脾胃论》黄芪、人参、当归、陈皮、升麻、柴胡、白术)或七味白术散(《小儿药证直诀》人参、白术、茯苓、甘草、藿香、木香、葛根)加减治之。

若胃脘痞满者，加炒枳实；心胸憋闷者，加桂枝、醋元胡；便溏或腹泻者，加补骨脂、炮姜炭；腹胀者，加炒枳实、大腹皮。

5. 肝肾阴虚证

临床表现：头晕目眩，腰膝酸软，耳鸣胁痛，口燥咽干，心烦失眠，五心烦热，夜寐盗汗，筋脉拘急，皮肤干燥，全身瘙痒，男子遗精，女子经水不调，便干，尿频、量多混浊如脂膏、尿甜，舌红少津，脉细数或沉细数。

治法：滋补肝肾、养阴清热。

处方：麦味地黄丸加减(《医贯》山茱萸、熟地、山药、泽泻、丹皮、麦冬、五味子)。

口干有痰者，方中加天竺黄、川贝；心烦失眠甚者，加生龙齿、琥珀粉冲服；头痛头胀者，加川芎、菊花、僵蚕；眼睛干涩、视物不清者，加草决明、密蒙花；胁痛甚者，加醋元胡、白芍。

6. 脾肾阳虚证

临床表现：面色㿠白，头晕目眩，畏寒肢冷，腹中隐痛，腰膝酸软，纳呆腹胀，身倦神疲，下肢沉重乏力，大便或干或溏，小便细长，舌质淡、苔白滑或白润，脉沉细或沉伏。

治法：益气健脾、温阳补肾。

处方：附子汤(《伤寒论》人参、附子、茯苓、白术、芍药)与右归丸(《景岳全书》：熟地、炒山药、山茱萸、枸杞子、杜仲、肉桂、制附子、菟丝子、鹿角胶、当归)加减。

肩背痛重者，加生黄芪；胃脘痞满者，加桂枝、炒枳实；心胸憋闷疼痛者，加郁金、醋元胡、桂枝；腹胀满甚者，加大腹皮、炒枳实；水肿尿少者，加生姜皮、细辛、乌药；周身沉重疼痛者，加天仙藤、鸡血藤。

7. 痰瘀互结证

临床表现：面色晦黯，气短胸闷、太息，有痰不易咯出，脘痞纳少，肢体沉重，麻木酸胀，甚则肌肤干燥、瘙痒甲错，局部刺痛，舌质黯晦或紫黯，边有瘀斑或瘀点、苔水滑，脉沉涩。

治法：涤痰通络、活血化瘀。

处方：涤痰化瘀汤（路志正经验方：生黄芪、白术、胆南星、炒白芥子、炒枳实、炒山药、丹参、红花、葛根、山甲珠、地龙）。

若痰黄者，去生黄芪、胆南星，加黄芩、天竺黄、瓜蒌；痰黏不易咯出者，去生黄芪，加黛蛤散、旋覆花；两胁隐隐疼痛者，加醋元胡、醋莪术；局部刺痛加皂刺。

（三）自我调护

1. 适当锻炼，增强体质　人体有一定的调控能力，以适应内外环境的变化，尽力保持内环境的相对平衡与稳定。因此，积极进行锻炼，增强体质，提高机体防御能力，有着重要的意义。对于体质丰腴、肥胖的患者，多为气虚或痰湿偏盛之质，更应结合自己的情况加强锻炼，如散步、太极拳、八段锦、气功导引等。隋·巢元方在《诸病源候论》中指出，糖尿病人应"先行一百二十步，多者千步，然后食之"，唐·王焘在《外台秘要》中更有："食毕即行走，稍畅而坐。""不欲饱食便卧，终日久坐……人欲小劳，但莫久劳疲极，亦不能强所不能堪耳。"这充分说明我们的先人，早在 1300 多年前，即已认识到加强自我锻炼，是防治糖尿病的有效措施之一。

2. 提高修养，节制情志　中医学非常重视人的情志活动与身体健康的关系，提出七情不节是致病或病情加重的重要原因之一。喜、怒、忧、悲、恐、惊本为人体脏腑功能活动对外界事物的正常反映，七情变化分由五脏所主而又加以相互协调，某一情志活动过极，都能伤及本脏。在日常生活中，常可见到因精神过度紧张或抑郁寡欢以致人体功能失常，而血压升高、心动过速、病情加重者。因此，提高修养，注意心理养生，使情志活动尽量保持安定状态，是战胜疾病的首要条件。唐·孙思邈在《千金方》中指出："卫生要知三戒，大怒、大欲及大醉。三者若有一焉，须防损伤真元气。"由此可见，除用药物积极治疗外，注意心理养生，科学地安排业余生活，如练习绘画、书法。"四时阴阳者，万物之根本也，所以圣人春夏养阳，秋冬养阴，以从其根，故与万物浮沉于生长之门。……逆之则灾害丛生，从之则疴疾不起。"（《素问·四气调神大论》）然而，在当今社会中，人们一方面为了自身的健康长寿，不断创造着新的物质和精神文明，而另一方面不少人也确实在做着"逆其根，则伐其本，坏其真矣"自毁健康的事。例如，酷暑炎夏，本是阳气外泄之时，而有些人只图一时痛快，或过食生冷，以致脾阳受损，脘闷气滞，纳呆食减，便溏不爽，一派寒湿中阻之象；或过用冷风空调，玄府闭塞，阳气被遏，复骤然外出，又因暑气逼人，腠理洞开，汗流夹背以致"毫毛毕直，皮肤闭而为热"（《素问·玉机真脏论》）；或冷水激头或沐浴浸足，以致关节疼痛，发为痹证。又如冬月之时，本为闭藏养阴之令,而某些人只图温暖,室温过高,以致阳气外泄而又有内热,复感风寒,感冒频作;或图潇洒利落,冬衣过单或早春即脱冬装,以致风寒外侵,发为痹证。

应当指出,事物的发生发展乃至消亡,都有一个量变和质变的过程。以上种种,虽也有正气未衰,体健而未病者,但超乎寻常,逆四时规律,日久天长,或随年龄的增长、体质的减弱或他病的诱发,许多病证都会慢慢显现,形成不病而病、病而加重的情况。俗话说"十分病,三分治,七分养",只要病家能与医生密切配合,在积极治疗的同时,又能改正不良生活习惯,以顺乎四时变化,调护正气,定能战胜病魔,得以康复。

3. 合理调摄饮食,禁忌生冷烟酒 新陈代谢作用是生命的基本特征,同时又是生命的必要条件,人类正是通过新陈代谢不断从外界摄取各种营养物质以补充各组织、细胞对物质的消耗,同时,在使蛋白质的化学成分不断自我更新的过程中得以生存。人类不仅需要水、空气、碳水化合物,而且还需要维生素和许多微量元素以促进生长发育和体内代谢的各种平衡。若饮食偏嗜,必导致体内某元素的过量与缺乏,进而影响体液代谢或脏腑功能失调而发病,因而合理的饮食结构本身就是治病的良药佳方。例如:过食高脂肪物质,易引起动脉粥样硬化,而燕麦、洋葱、山楂、食醋等素食中,含有能促进脂肪分解、抑制脂肪堆积的物质,相对地能软化血管,过食糖或高糖食品,常令人中满,血糖含量升高,然萝卜、山药、苦荞麦、苦瓜、胡桃等食物中含有胰岛素样的成分,它们具有降低血糖的功能。近些年来,有关药膳食疗的研究和应用得到了广泛普及,人们认识到食不在多而在精,在于因时、因地和体质的不同而进行科学合理的饮食调配,唐代《千金备急要方·消渴》篇中曾明确指出:"若能节慎,旬月而瘳;不自爱惜,祸不旋踵……其所慎有三:一饮酒,二房室,三咸食及面。"充分说明烟、酒虽有提神通络活血之功,但其气味辛烈香窜,而有伤津耗液之弊。房劳过度,损精伤肾伐真元;过食米、面等碳水化合物及高脂肪、高蛋白食品,则代谢异常,化热伤阴,加重病情。因此,合理调剂饮食并适当控制食量,对本病的防治有着重要的意义。

4. 顺乎自然以养生 人秉天地之气而生,自然界寒暑冷暖、日夜交替的变化,对人体的生理和整个生长发育有着直接或间接的影响。这一点不但能从人体的汗、尿量、脉象、妇女的月事、疾病的昼安夜重等现象看出,而且也被现代"生物钟"理论从体温、血压、血糖的含量、激素的分泌和基础代谢等方面的变化得到证明。正是基于上述认识,中医主张"天人相应",强调顺乎自然以养护正气,增强抗击病邪的能力。也就是说要使人体的生理节律,尽量与四时气候的变化相适应,防止因脏腑间功能的失调而使自身的抗病能力下降,以致疾病丛生。《素问·四气调神大论》曾强调指出:"顺四时阴阳"。养花、读书、听音乐等,以恬淡虚无,怡情悦志,胸襟开阔,悠然自得的心态,对待生活、对待疾病,是使疾病得以缓解、控制乃至痊愈的重要前提条件,每一病家对此都应有充分的认识。

（四）结语

1. 阴虚是导致胰岛素缺乏的重要条件　阴虚的范围极广,既包括机体津液亏乏,又包括血虚,心主血脉,肝藏血,肾主水,因而,又以心、肝、肾三脏为主。由于津液不足,使血液不足;血液黏度增高而影响血液运行,血液运行速度缓慢,导致各种营养物质对胰脏输布不足,细胞产生胰岛素缺乏而引起糖代谢紊乱。

2. 阳虚是糖尿病产生的重要因素　人体的阳气,是推动、激发机体进行功能活动的动力。体阳由精气所化,正如《素问·阴阳应象大论》中所说:"阳为气,阴为味。味归形,形归气,气归精,精归化。精食气,形食味,化生精,气生形。"《张氏医通》亦云:"气不耗,归精于肾而为精,精不泄,归精于肝而化血。"充分说明精气血互相转化的密切关系。然精血化气和血液运行及脏腑进行各种功能活动,都是在阳气推动激发下来完成的。若阳气不足,推动无力,不仅各种营养物质难以输布,而且胰脏不能运转,胰岛素就不可能产生。因之,阳虚是糖尿病致发的重要因素。

3. 脾肾两虚是导致糖尿病发生的根本　无论是外感六淫之邪,还是情志内伤、饮食不节、贪凉饮冷、用脑、强劳、房室不节等伤及脾肾,致阴虚或阳虚。阴虚则郁热,耗灼营阴,致血瘀气滞;阳虚则运化、气化失职,湿邪内盛,聚久成痰,痰瘀互结,闭塞经络.故而血瘀气滞与阳虚痰瘀互阻,皆可导致经络不通、气血运行受限而水谷精微不布,引发糖尿病。前者是病发的条件,后者是其必然的结果,而脾肾两虚,气血生化无源,水精失于敷布,是病发的根本。

其次,糖尿病之治,还应重视健脾和胃,以脾与胃同居中州,一阴一阳,一脏一腑,互为表里,饮入于胃,经消化吸收,化生气血,上输心肺,下注肝肾。正如《素问·脏气法时论》中所言:"食气入胃,散精于肝,淫精于脉,脉气流经,经气归于肺,肺朝百脉。"因此,脾胃健运,则气血生化有源,然后即可充先天、养脏腑。通过清泻胃热、养脾胃之阴、健运中气、温中利水、芳香化浊之治,可达到水精四布的目的。所以,对糖尿病的治疗,重在调脾胃。

上述各节,是治疗本病所应重视的治本环节,而清热、润燥、化浊、利水等则为治标之举,标本结合运用,并注意到轻重缓急之分,才能丝丝入扣、切中病机。

六、燥痹的辨证论治[73]

中医对风湿病的认识,源远流长。既有系统理论,又有丰富的防治经验,这在历代浩瀚的医籍中,俯拾皆是,不胜枚举。因一般常见的风湿病,如行痹、著痹、痛痹、热痹等,已为大家所熟悉,故本文不再涉及。现将我多年来辨治燥痹的学术思想和医疗体会,做一举隅性介绍。

(一)概述

燥痹,是指燥邪(外燥、内燥)损伤气、血、津、液而致阴津耗损,气血亏虚,使肢体筋脉失养,瘀血痹阻,脉络不通,导致肢体隐痛,甚至肌肤枯涩,脏器损害的全身性疾病。燥是致病之因,亦是病理之果,痹是病变之机。证见口鼻少津、眼干泪少,口干口渴,渴不多饮,肌肤干涩。肢体关节微肿或不红肿,屈伸不利,隐隐作痛。舌红少苔或无苔,脉细数或细涩等证,则称为燥痹。本病以五脏六腑、四肢百骸特有的阴津匮乏为主要临床表现,一年四季皆可发病。但以秋、冬为多见。其发病年龄多在 40 岁~50 岁,且女性多于男性。

(二)源流考略

历代医籍中,并无燥痹这一病名,但与本病相关的论述,则散见于历代医籍之中,《素问·阴阳应象大论》篇有:"燥胜则干"的记载,金·刘完素《素问玄机原病式》中有"诸涩枯涸,干劲皴揭,皆属于燥"的论述。因此,本病当属于燥病范围。至于与现代医学,亦难以对号入座。然类风湿关节炎、干燥综合征,某些传染病中后期、贫血病、冠心病等,都可能出现燥热伤津的燥痹证候。

作为中医诊断学名称,首见于《路志正医林集腋》一书中"痹病杂谈一组"篇。这是我根据本病的病因病机等特征,结合自己多年的临床经验而提出的。次见于《痹病论治学》,后又被《中国痹病大全》收入。

(三)病因病机

燥痹之患,起因多端,机制复杂,涉及多脏器、多系统的病理变化过程,是一个全身性的疾病。其病因主要为:

---

[73] 注:本文据路志正先生在 1996 年首届国际中医风湿病学术研讨会报告论文修订,路喜素整理,收载于《砭石集·第 4 集》,杨世兴等主编,西安:陕西科学技术出版社,2003年,42—50 页。

1. 先天禀赋不足　先天不足,素体为木形、火形之人,或素为阴虚体质,形体瘦削,内有郁热,血中伏火,口干、咽干,目涩视昏,烦热易急,大便干燥。此类体质,多易从热化、燥化。

2. 天行燥烈之气　阳明燥金司天,或久晴无雨,骄阳以曝,干旱燥盛,大地皱裂,沟河水涸,禾稼枯萎。人居其间,身受燥毒,津液失充而发为燥病。

3. 温热邪毒销铄　外感温热邪毒,陷入营血。热毒炽盛,燔灼气血,伤津耗液,导致机体失养,血脉瘀阻,燥瘀互结。

4. 过食辛燥之品　过食辛辣香燥之品,或过服补益之味(参、芪、鹿茸等)之类,损伤脾胃之津,致津不敷布,热毒内生,蕴久令阴津耗伤。

5. 化学药品毒害　久服某些化学药品;或因职业影响,长时间高温作业,或接触有害物质,如工业废气毒害、空气污染、或误食农药污染的蔬菜、瓜果等食物……日久积热酿毒,致津液代谢失调。

6. 居处自然环境失宜　久居烈风砂石之域,或饮用水中缺少某些微量元素,致机体阴津不足,而成地域性燥病。

(四)主要病机

津液是人体赖以维持生命活动必不可少的重要物质。正如《内经》指出:"三焦出气,以温肌肉、充皮肤,为其津;其流而不行者,为其液。"(《灵枢·五癃津液别》)"腠理发泄,汗出溱溱,是谓津。……谷入气满,淖泽注于骨,骨属屈伸,泄泽补益脑髓,皮肤润泽,是谓液。"(《灵枢·决气》)因此,津液有补充、营养、滋润机体组织器官之功能,内而脏腑、脑髓,外至四肢百骸、筋骨、肌肉、皮毛。

若阴虚津枯,或气虚气滞,不能运载输布,则机体失于荣养而燥邪内生。"燥胜则干",炼液成痰,阻滞经络,气血瘀滞,进而痰瘀互结,蕴久成毒,闭阻经脉而成燥痹。

1. 燥伤肺阴　肺气痹阻　天行燥邪伤人,肺卫首当其冲。以肺开窍于鼻,咽喉为声音之门户,肺津被灼,则咽干鼻燥,上逆而咳,或痰中带血;肺主皮毛,津失濡润,则皮毛干枯,肌肤局部麻木不仁或疼痛;肺与大肠互为表里,大肠主津,液亏则无以行舟,而大便燥结。

2. 燥伤心阴,心脉痹阻　温热燥邪,或情志内伤,五志化火等,均可灼伤心阴,久则阴血亏虚,而见胸闷胸痛,心烦不宁,夜寐不安,舌干津少、质紫黯或有瘀斑,脉细数或细涩等证。

3. 燥伤胃阴,脾虚肌痹　劳倦内伤,思虑过度,或温病及慢性消耗性疾病后期,外感燥邪等,损伤脾胃之阴血津液,致阴虚火旺,而见饥不欲食,食入不化,胃脘灼热,心烦嘈杂,肌肉瘦削,四肢痹痛等证。

4. 燥伤肝阴,筋脉痹阻　肝主筋、藏血,喜柔而恶燥。肝阴虚则不能涵木,肝阳上亢,可见头晕目眩;筋脉失养则四肢麻木、痹痛、关节屈伸不利等症。

5. 燥伤肾阴,肾精亏虚　温热燥病后期,日久必耗伐肾阴。肾主骨,藏精,阴精匮乏,致腰膝酸软,骨质疏松,甚至骨节烦痛、变形、失用。

6. 燥瘀搏结,络脉痹阻　燥热内陷,阴虚血少,煎熬成瘀,燥瘀相搏,血行涩滞,痹阻络脉,肢体关节隐痛、活动不便等症。

7. 燥痰凝结,痹成瘰核　燥邪炼津成痰,随气血运行流注,凝结于项,则生梅核或瘿瘤;痹阻经络,则肌肤筋膜可扪及大小不等的结节。正如《诸病源候论》中所云:"恶核者,向里忽有核,累累如梅李,小如豆粒,皮肉燥痛……久不瘥。"

(五)诊断

本病所发,是燥伤阴津,机体失于濡润所致。诊断时应掌握以下要点:

1. 有禀赋不足,阴液失充,或外燥侵袭,或津伤化燥,或燥烈药物毒害等病史。

2. 有津伤干燥的表现,如口、咽、鼻腔干燥无津或少津,眼干无泪,皮肤或大便干燥等症状。

3. 有五脏及与之互为表里的六腑津干液燥各自不同的生理、病理的特殊表现。

4. 有关节、筋膜、肌肉失于津液濡润的临床表现。

5. 有津亏血燥,如肌肤枯涩、瘙痒,五心烦热,盗汗,肌肉消瘦,或麻木不仁等症状。

6. 有津亏血瘀,如瘀斑、红斑结节,或肢端阵发性青紫等症。

7. 有燥核痹结,如皮下筋膜结节,皮脂腺囊肿,或瘿瘤等症。

8. 舌质红或绛、或有裂痕,无苔或少苔、或花剥、或镜面舌;脉细数、或弦而细数、或细涩等表现。

上述具备3条或以上者,可确诊为燥痹。

(六)辨证论治

本病涉及多脏腑、整个机体失调所致,但临床表现不同,多相兼为患。

1. 燥伤肺阴、肺卫痹阻证

临床表现:胸闷短气,口鼻咽燥,喉痒干咳,痰少而黏,不易咯出,或痰中带血,量少色黯;或声音嘶哑,午后颧红,潮热盗汗,手足心热,日渐消瘦;皮肤干燥、毛发不泽,或肢体麻木不仁,舌质红或光剥,苔少津乏,脉细数或沉涩。

治法:生津润燥,轻清宣肺。

方药:清燥救肺汤(《医门法律》霜桑叶、生石膏、人参、胡麻仁、麦冬、阿胶、杏仁、枇杷叶、甘草)。

加减:

(1)咳而夜甚者,去人参、甘草、生石膏,加黛蛤散、旋覆花;

(2)咳而痰中带血,去人参、甘草,加沙参、紫草、知母;

(3)咳而口干渴甚者,去人参、甘草、桑叶,加玉竹、石斛、天花粉、旋覆花;

(4)口咽干燥疼痛者,去人参、甘草,加牛蒡子、锦灯笼;

(5)胸脘闷满,去人参、甘草,加瓜蒌、炒枳实;

(6)盗汗者,加生牡蛎、糯稻根、浮小麦;

(7)咳而喘促不得卧者,加桑白皮、葶苈子、碧桃干;

(8)周身疼痛,加忍冬藤、地龙、伸筋草;肩臂疼痛,加炒桑枝、丹参、威灵仙、片姜黄。

2. 燥伤心阴、心脉痹阻证

临床表现:心悸怔忡,心烦不宁,惊惕不安,多梦易醒;胸闷疼痛,或痛而灼热,或痛引肩背及手臂内侧,时作时止;口干舌燥,渴不多饮;手足心热,盗汗,便干尿少,舌红少津或边有瘀点、瘀斑,无苔或有苔,脉细数、或细涩兼结、代。

治法:益气养阴,生津润燥。

方药:生脉散(《内外伤辨惑论》人参、麦冬、五味子)合加减一贯煎(《古今图书集成医部全录》生地、芍药、麦冬、熟地、知母、地骨皮、炙甘草)。

加减:

(1)心烦、失眠者,加炒柏子仁、夜交藤;

(2)惊悸不安,加生龙齿、琥珀粉;

(3)胸憋闷痛,加丹参、瓜蒌;舌有瘀斑,加桃仁、红花、醋元胡等。

(4)烦躁、大便干结者,加炒枳实、火麻仁;

(5)小便涩赤,加赤小豆、生地、竹叶、莲子芯、车前子;

(6)周身疼疼,加地龙、络石藤;上肢关节疼痛者,加赤芍、白芍、桑枝、秦艽。

3. 燥伤脾(胃)阴、脾虚肌痹证

临床表现:饥不饮食,吞咽干涩,或食入痞胀,胃脘嘈杂,隐隐作痛,或呃逆干呕,咽燥口干,大便秘结;形体消瘦,四肢无力,甚或肌肉僵硬、萎缩;舌质红黯或龟裂,苔薄而黄,或唾少乏津、光而无苔,脉细数或细涩。

治法:养脾益胃,生津润燥。

方药:养脾润胃汤(自拟方:沙参、麦冬、炒扁豆、生山药、炒杏仁、玫瑰花、火麻仁、白芍、生谷芽、生麦芽、甘草)。

加减:

(1)口渴欲饮,胃热燥盛者,加生石膏;烦渴甚者,加乌梅、石斛、玉竹;

(2)中脘痞满者,加丹参、预知子;

(3)恶心欲吐,加竹茹、枇杷叶、旋覆花;

(4)大便干燥者,加炒枳实、火麻仁、生首乌;

(5)心烦、失眠,加百合、夜交藤;

(6)急躁易怒,两胁疼痛者,加川楝子、醋元胡、赤芍、白芍、醋香附;

(7)心悸、气短,加太子参、莲子肉;

(8)肌肉酸痛者,加地龙、丹参、鸡血藤。

4. 燥伤肝阴、筋脉痹阻证

临床表现:眩晕头痛,两目干涩,少泪或无,口干咽燥;唇赤颧红,筋惕肉眴,关节疼痛,拘急麻木,屈伸不利;烦躁易怒,两胁隐痛;五心烦热,潮热盗汗,失眠多梦,胆怯易惊;女子月事提前,量少或闭经;爪甲薄脆失荣;舌质黯红,少苔或无,脉弦细数、或细涩。

治法:滋肝润燥,荣筋通络。

方药:滋燥养荣汤(《证治准绳》当归、生地、熟地、白芍、秦艽、防风、甘草)。

加减:

(1)口干苦者,去防风、秦艽,加黄芩、知母、天花粉;

(2)口干渴不欲饮,去防风、甘草,加沙参、枸杞子、枇杷叶;口干渴饮水不解者,去防风、秦艽、甘草,加玉竹、天花粉、元参;

(3)潮热盗汗,加银柴胡、地骨皮、盐知母、盐黄柏、青蒿;

(4)两胁疼痛者,加赤芍、醋元胡;

(5)心悸、胸闷、胸痛者,加麦冬、丹参、郁金、醋元胡;

(6)失眠者,去防风、秦艽,加炒枣仁、生龙齿、合欢皮;伴关节疼痛者,加赤芍、炙龟板、夜交藤。

5. 燥伤肾精、髓海亏虚证

临床表现:头晕目眩,口干咽燥,五心烦热,潮热盗汗,失眠多梦;腰膝发软,便秘尿黄,形体消瘦;男子早泄或遗精,女子经少或经闭;甚者脊柱弯曲,关节变形,肌肉萎缩;面色晦黯,或黧黑干枯,舌质红或花剥,或无苔干燥乏津,或舌质黯红,或见紫斑,脉细数、或沉涩。

治法:滋阴补肾,填精润燥。

方药:滋阴补髓汤(《医醇賸义》党参、生地黄、龟板、知母、盐黄柏、白术、虎骨、猪脊髓、当归、茯苓、枸杞子、川断、狗脊、牛膝)。虎骨,可改用豺狗骨,下同。

加减:

(1)骨蒸潮热者,去狗脊、续断,加青蒿、地骨皮、乌梅、炙鳖甲;

(2)腰膝酸软、眼干、乏力者,去狗脊、续断、党参,加山茱萸、制首乌、枸杞子;

(3)遗精早泄,去虎骨、狗脊、续断,加芡实、莲须、生龙骨、生牡蛎;

(4)心烦、失眠者,去党参、虎骨、狗脊,加麦冬、炒柏子仁、桑椹、夜交藤、紫石英。

(七)结语

燥痹之证,其病理机制复杂多变,由燥邪伤阴、津伤化燥,致多系统、多脏器受损,诸窍失聪、关节痹痛等。燥使脏腑气机失调,络脉失其濡润,气血运行不畅。临床上常现津亏失濡、阴虚发热、燥瘀相搏、燥痰互结等特点。病属本虚标实,虽可见虚实夹杂之候,然仍以虚为重,此应明察。

在辨治时,应重视本病的复杂性。如施以生津增液、滋阴润燥大法的同时,佐以疏风通络、活血化瘀、健脾和胃、祛风化痰等药物。要时时顾护胃气,因滋阴之品多重浊黏腻,久用或多用不无滋腻碍脾之虑,如中土一败,则百药难施。

应用风药,宜选甘辛平、甘辛或辛苦平之品,此乃风药中之润剂,既符合"辛以润之"之旨,又无伤阴之弊。诸如忍冬藤、豨莶草、丝瓜络、青风藤、天仙藤、伸筋草之类,皆有疏风通络,宣痹止痛之功,可临证选用。

应用活血化瘀之品,当选甘寒、苦微寒或辛苦温之丹参、丹皮、赤芍、醋莪术、丝瓜络等药物,然用量宜小,以免阴液未复而再度耗伤。若非实热之证,当慎用大苦大寒之味,因苦能化燥伤阴。

本病后期,多见阴损及阳或气阴两虚、阴阳两虚的正气明显不足之候。此时治以益气养阴、大补气血、阴阳并调、扶正祛邪为要。盖补气可以生津,养阴可以化气。若筋脉失荣,精亏髓乏,骨节变形者,则养血荣筋、填精补髓、温阳壮督。顽痹病甚者,可用虫蚁搜剔之品。

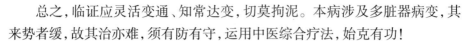

总之,临证应灵活变通、知常达变,切莫拘泥。本病涉及多脏器病变,其来势者缓,故其治亦难,须有防有守,运用中医综合疗法,始克有功!

(八)验案举例

刘某,女,50岁,教师。1981年7月17日入院,住院号013347。

患者1960年患慢性肝炎,1971年当地医院确诊为早期肝硬化,此后逐渐出现全身皮肤干燥,双目干涩,视物不清,口咽鼻腔干燥,在当地多方医治疗效不著,近2年症情加重,而到北京求治。经某医院确诊为干燥综合征。因无有效疗法,遂转入我院。

现症:全身皮肤干燥不泽,两目干涩无泪,视物模糊,口、咽、鼻腔烘热干燥,饮食不用水助则难以下咽,唾液少,全身乏力,关节挛痛,恶冷畏风,心烦易急,两胁隐痛,大便干结,3~4日1行,溲清略频,舌黯红龟裂,无苔少津,脉弦细稍数。

本病病程较长,症情复杂,既有肝脾阴血亏耗、虚火内蕴之征,又有阴损及阳、阴虚气弱之象。治应甘平濡润,气阴两补。一贯煎加减:沙参20g,麦冬12g,生地15g,白芍12g,白扁豆12g,山药12g,绿萼梅9g,香橼皮10g,莲子肉15g,甘草6g,水煎服,日2次。

1981年7月25日复诊。上方进药7剂,口眼鼻黏膜干燥略减,纳食、精神见振,大便日1行、略干,仍心烦易急,五心烦热,畏风关节挛痛。上方加玄参10g,太子参10g,川楝子8g,水煎服,7剂。

1981年8月2日第三诊。药后自觉眼内润泽,但夜间仍干涩,口中微有津液,心烦易急,五心烦热已减,舌脉同前。既见小效,守方不更,再进14剂。

药后患者自觉两目干涩,口咽干燥,皮肤枯涩,全身乏力,畏冷恶风比入院时大有好转,饮食不用水助能够下咽,精神振作,二便正常,唯四肢关节时而隐痛,两胁胀满不适,舌黯红少津有裂纹,脉细略数。上方去玄参,加预知子9g,首乌藤18g。

患者共住院217天,除2次外感、1次急性阑尾炎期间暂时对症治疗外,基本以上方加减进退,共服药170余剂,至1982年2月出院时,口、舌、眼、鼻、皮肤干燥基本消失,带药方出院,2日服1剂,连服3个月;另嘱注意饮食有节,勿食辛辣,慎避风寒,以防复发。

七、类风湿关节炎辨治经验[74]

类风湿关节炎，是一种以关节和关节周围组织非感染性炎症为主的全身性疾病，如累及其他脏器，可引起心包炎、心肌炎、胸膜炎、间质性肺炎、肾淀粉样变，以及眼部疾患、血管炎、末梢神经损害等。多侵犯手足腕等小关节，常为对称性，呈慢性过程，发作与缓解交替，对人体消耗大，致残率高。

西医的病因病理至今尚未完全明确。目前认为与自身免疫反应有关。也有人认为与遗传因素和疾病免疫过程有关联。其次是感染因素，如受 EB 病毒感染，也受到不少学者的重视。

本病属中医"痹证"，近年来统属于"中医风湿病"的范畴。中医学对痹证的认识可谓源远流长，在 2000 年前成书的《黄帝内经》，其中《素问·痹论》等篇，对此有较详的记载，后经历代医家的不断补充和发展，使其既有系统理论，又有丰富治疗经验，治法更是多种多样、丰富多彩。本人认为类风湿关节炎更近于中医风湿病之历节、顽痹、尪痹。

（一）病因病机

外因，感受风寒湿热之邪、居处潮湿、冒雨涉水、气候骤变、冷热失宜等原因，以致邪侵机体，注于经络，留于关节，痹阻气血；内因，禀赋素亏，荣血虚耗，气血不足，肝肾亏损，或病后、产后机体防御能力低下，劳作后汗出当风，或汗后冷水淋浴等，外邪乘虚而入。

1. 禀赋不足　本病多有先天禀赋不足，致营卫气血亏虚，脏腑经络功能失调。在临床上常见本虚而标实现象，如素体阳气偏虚，卫阳不固，风寒湿邪入侵，阻滞经络，凝滞关节，则形成风寒湿痹；若阴血不足，内郁有热，与外邪搏结，耗伤肝肾之阴，使筋骨失于濡养；或风寒湿邪郁久化热，熏蒸津液为痰浊，壅滞经络关节，形成风湿热痹。

2. 劳逸失度　劳力过度，则伤及营卫气血，阳气不足，腠理空虚，卫外不固，邪气留着；房劳过度，则肾气内消，精气日衰，邪易妄入；过逸则脾虚湿困，尊荣之人筋骨脆弱，肝肾虚损，气血不足，则邪乘虚而入，与血相搏，则阳气痹阻，经络不畅，痰瘀内生，流注关节。

本病病位主要在骨、关节、筋脉、肌肉。初起外邪侵袭，多以邪实为主；

---

[74] 注：本文系路志正先生 1999 年 11 月 27 日在摩那哥"第二届国际替代医学大会"演讲论文。路志正先生与国家中医药管理局李振吉副局长，是中国派往摩那哥医学会议进行学术报告的第一批人员。

病久邪留伤正,出现气血不足、肝肾亏虚之候,并可因之造成气血津液运行无力,或痰阻、血瘀;风寒湿等邪气留于经络关节,直接影响气血津液运行,故邪气羁留,亦致痰瘀互结,而出现关节肿大、强直、变形。若久痹不已,内舍脏腑,而致肝、脾、肾受损,进而五脏气血阴阳失调。

(二)辨证论治

中医治病,一是强调人与自然界是一个有机体,注重整体调节;二是同样一种病,由于人之禀赋不一、体质强弱不同,居处环境、地域气候变化而异,加上心理、社会、生活习惯等差别,而临床证候表现不同,所以中医治病主张因时、因地、因人制宜,辨证论治。以下仍按中医传统风湿病的痹证分类。

1. 初期或慢性病急性发作期

(1)风寒湿痹证治,参阅《辨治风湿病经验》一文。

(2)热痹证治,参阅《辨治风湿病经验》一文。

2. 中期、慢性期——虚痹证治

虚痹,乃正气不足,筋脉失养所致的痹病,以及实痹久治不愈,过服温燥、苦寒、攻逐之品,损伤正气而形成的虚实夹痹。其特点是:病程长,反复发作,肢体关节疼痛麻木,僵硬变形,同时又有一派气血阴阳亏虚的表现。治疗虚痹不能与治实痹同日而语。虚痹正气损伤是其主要方面,决定病变转归,只要正气强盛,人体才能在药物的协同下驱逐病邪。如果一味逐邪不但邪不能祛,反而更伤正气,邪踞更深。必须从整体着手,缓缓为之,以扶助正气为本,佐以祛邪通络之药物。

如表现阳虚为主,除虚痹共同特点外,证兼面色苍白、畏寒肢冷、腰膝酸软、尿多便溏、脉沉细迟弱者,主以济生肾气丸加鸡血藤、伸筋草、威灵仙;如以阴虚内热为主,证兼午后低热、五心烦热、夜热盗汗者,方用秦艽鳖甲汤去乌梅、柴胡,加银柴胡、桑枝、海风藤、首乌藤;如以气虚湿盛为主,证兼面色萎黄、气短懒言、纳呆食少、肢体沉重者,以升阳益胃汤加秦艽、鸡血藤、豨莶草;如气血双亏,症兼面色少华、周身乏力、头晕气短、心悸失眠者,用仲景之黄芪桂枝五物汤加太子参、茯苓、桑枝、威灵仙、夜交藤;如肝肾亏虚,症兼腰膝酸软、耳鸣、头晕、视物不清者,以独活寄生汤加木瓜、松节、枸杞子等主之。

3. 后期——顽痹(尪痹)证治 顽痹,是虚痹的进一步发展,脏腑功能日下,正气损伤日剧,邪气盘踞日深,经脉闭阻日甚。血滞为瘀,湿凝为痰,痰瘀胶结,由经入络,由筋入骨。其特点:面色黧黯,神疲乏力,肌肉瘦削,关节肿大、僵硬,甚则骨质破坏,关节畸形,痛如针刺,固定不移,局部可见痰核、瘀斑,肌肤干燥无泽,舌质紫黯、有瘀点瘀斑,脉细涩。临床治疗,多从补气血、滋肝肾、健脾胃、利关节入手,方如当归补血汤、独活寄生汤、黄芪桂枝五物汤、桂枝芍药知母汤,均可化裁运用,酌加白花蛇舌草、乌梢蛇、露蜂房、山甲珠、地龙、蜣螂等虫类药,以及活血止痛之乳香、没药、鸡血藤等,亦恒多收效。特别是产后"鸡爪风"更宜大补气血,峻补真阴,濡润筋骨,通利关节,不宜过用刚药。但须一定时日,不宜急于求功,否则事与愿违。脾胃虚弱者,用虫药需慎重,或佐以健脾和胃之品为宜。

(三)治疗应注意的问题

1. 不可单用风药,参阅《辨治风湿病经验》一文。

2. 注重痰、瘀、燥、毒 中医认为,痰与湿同出一源,但表现不同,湿未成痰时,关节多见漫肿,按之柔软。湿凝成痰者,按之较硬,关节局部可有痰核。瘀血内阻者,关节亦可肿硬,但皮肤黧黑晦黯,并见瘀斑,舌质紫黯。燥邪偏胜时,除见关节隐痛、屈伸不利等症状外,并有口干咽燥、涎液减少,两目干涩等一派"燥胜则干"的症状。本病之兼毒热者,关节多焮红灼热、漫肿憋胀、疼痛剧烈,并有发热口渴、喜冷心烦等症。临床上当运用一般疗法效果不佳,或反复发作,应考虑到痰、瘀、燥、毒的存在,必须祛痰、活血、润燥、解毒之品,方能提高疗效,缩短病程。

3. 处方遣药、用药经验

(1)手臂疼痛者,加桑枝、秦艽、威灵仙、山甲珠、桂枝、片姜黄、海桐皮、羌活、防风。

(2)下肢疼痛,加松节、木瓜、牛膝(风寒者用川牛膝,肾虚者用怀牛膝);属湿热加防己、木通、黄柏、晚蚕砂;腨部肌肉(腓肠肌)痉挛可加白芍、甘草。

(3)颈背部疼痛,加羌活、独活、葛根、蔓荆子、防己、苍耳子。

(4)腰臀部疼痛,加独活、麻黄、枸杞子、杜仲、桑寄生、狗脊、防己、木瓜、晚蚕砂、川断、牛膝。

(5)小关节红肿,加丝瓜络、忍冬藤、鸡血藤、天仙藤、伸筋草、地龙、防己、萆薢、酒大黄。

(6)关节肿痛、僵硬,局部痰核,宜消痰散结、除湿化痰,加白芥子、僵蚕、制南星、胆南星、半夏、炒苏子、海蛤粉、竹沥、海藻、黄药子。

(7)久痛入络,瘀血阻滞,加桃仁、红花、乳香、没药、川芎、姜黄、山甲珠、泽兰、土鳖虫、益母草、当归、地龙、全蝎、水蛭、鬼箭羽。

(8)骨质破坏,关节变形,加骨碎补、自然铜、生牡蛎、补骨脂等。

(9)寒痹,一般制剂若无效,改用生川乌、生草乌,初用1.5g,若无不良反应，可逐渐加至 3~5g，煎药时间应为 1~1.5 小时为宜，可加甘草同煎以缓解毒性。

（10）番木鳖（马钱子），味苦性寒，有大毒，功效是祛风活络、止痛散瘀、强筋起痿，对急、慢痹症有一定效果，从小量始，逐渐加量，一般从 0.3~0.6g，最好用复方。过用见牙关僵硬，手足拘急等中毒反应，可用肉桂、甘草各 6g 解之。孕妇、体虚者忌服。

（11）经络痹阻，加鸡血藤、海风藤、伸筋草等。藤类引经，祛风通络，青风藤、海风藤、络石藤、丝瓜络；清热通络，忍冬藤、桑枝；补虚通络，石楠藤、鸡血藤、天仙藤。

（12）关节周围出现结节，初起可选当归尾、赤芍、泽兰、桃仁、青皮；日久不消，选皂角刺、穿山甲，再则水蛭、山慈菇。

（13）痛甚，加乳香、没药、醋元胡、赤芍、鸡血藤。

（14）痛及全身关节筋脉，松节、千年健、伸筋草、威灵仙、路路通、透骨草。

（15）寒重，加附子、细辛、重用白芥子、肉桂、鹿角胶。寒邪闭络，胆南星配白芥子、麻黄、细辛、川乌、草乌。

（16）热盛，气分有热，加生石膏、知母；血分有热，加生地、白芍、玄参、丹皮、广牛角。

（17）热毒甚，加蒲公英、紫花地丁、草河车、败酱草、野菊花、七叶一枝花、金银花、连翘。

（18）热重于湿，在气分用白虎汤；在血分用犀角地黄汤；清热药如石膏、知母、黄柏、忍冬藤；热盛而骨节烦痛，白虎汤加桂枝；热重兼湿，白虎汤加苍术；热重伤气，白虎汤加太子参；热重伤阴，白虎汤加滋阴养血之品；热重口渴，白虎汤加天花粉、沙参；热重痛甚，用秦艽。

（19）湿重于热，选二妙散、防己、晚蚕砂、萆薢、土茯苓、松节、天仙藤、独活；湿热蕴毒，宜漏芦、土茯苓。

（20）关节漫肿而有积水，小量控涎丹（大戟、甘遂、白芥子），每服 1.5g，日分 2 次，空腹送服，连服 7 天 ~10 天为 1 疗程，以祛痰消肿逐水。

（21）痰盛则肢体肿胀、僵硬、重滞、麻木。宜化痰通络，加半夏、胆南星、白附子、重用白芥子。风痰，僵蚕；寒痰，白芥子；热痰，胆南星；露蜂房，祛风毒；蚂蚁，温补强壮。

（22）瘀盛则骨节刺痛、强直畸形。虫类搜剔、活血行瘀，山甲珠、土鳖虫、露蜂房、守宫、皂角刺；祛风胜湿，乌梢蛇、白花蛇；僵挛肿痛，全蝎、蜈蚣。

（23）气虚，太子参、黄芪、白术、陈皮。

（24）血虚，阿胶、紫河车、何首乌、牛膝。

（25）阴虚，白芍、女贞子、旱莲草、熟地、枸杞子；阴虚热痛，炙鳖甲、秦艽、地骨皮、生地、白薇、地龙。

（26）阳虚，桑寄生、杜仲、狗脊、巴戟天、肉苁蓉；阳虚寒盛，川乌、草乌、淡附片。

（27）麻黄加熟地，通络而不发表；熟地得麻黄，补阴血而不腻膈；麻黄、桂枝得熟地则不散；熟地得麻黄、桂枝而不腻。

（28）生川乌、生草乌中毒反应，见唇舌发麻、头晕、心悸、脉迟有间歇，应停药，并用甘草、生姜各15g，煎服解救。

（29）雷公藤，为治尪痹专药，有大毒，用量从5g递增至15g，去皮先煎1小时减毒后入复方。持续服用过久对肝肾功能和造血系统有损伤，妇女可致闭经，故以间歇使用为宜。过量可见腹痛、吐泻等反应，可饮生萝卜汁或莱菔子100g，煎服解救。

4. 重视脾胃，参阅《辨治风湿病经验》一文。

5. 注重综合疗法　中医综合疗法很多，如热敷法、薰洗法、外贴法、擦痹法、淋浴法、针灸疗法、拔罐疗法、推拿疗法、湿泥疗法、食物疗法、功能锻炼等。

我们风湿病学会在继承前人理论和治疗经验基础上，充分吸收现代药理学等科研方法，按照国家卫生部（现国家卫生和计划生育委员会）《药政法》要求，研制了五种治疗风湿病中医药新药。国家中医药管理局今年7月初，在湖北建立了类风湿关节炎协作网络中心，发挥中西药专家群体智慧，团结协作，突出中医药治疗本病的优势，把类风湿关节炎作为我们共同研究的课题，我们相信通过几年的努力会取得一些新的进展，研制出安全有效、毒副作用小的中成药新药而造福于人类。

八、痛风病刍议[75]

痛风之名，起源于我国，早在元代朱丹溪在《格致余论》中即有"痛风"论专篇，正式提出痛风病名。明清以降，对其病因病机、症状表现等不断充实和完善。惜前人对此认识尚不一致，给我们现在研究带来困难。如明代医学大家张景岳谓："风痹一证，即今人所谓痛风也。"明·张三锡先生亦说"痛风即

---

[75] 注：本文系路志正先生1999年在中国香港"第二届国际中医风湿病学术研讨会"演讲论文，路喜素整理。

《内经》病痹"；清·喻昌称："痛风，一名白虎历节，实即痛痹也。"清·林佩琴在其《类证治裁》中虽列有痛风病专题，但在阐释时却说"痛风，痛痹之一病也"，存在着名实不符情况。

新中国成立以来，随着党之中医政策认真贯彻，医、教、研工作飞跃发展，人民生活水平之日益提高，痛风病患者近年有上升之势，中医药杂志发表有关本病之临床观察、科研文章亦渐增多，这对加强学术交流，传达科研信息，促进本病之防治，起到了很好推动作用。但对中医所说之痛风，是否与西医痛风相同？仁者见仁，智者见智，各有高见。为了循名责实，有必要对其进行认真研究，使其病名返本归源、还其真面，进一步得到规范化、标准化，是一项迫切需要解决之问题。我们在多年从事风湿病工作中，通过博览医籍，系统求索，俾温故而知新，有所前进，现仅就个人学习所得，初步整理，提出不成熟意见，拟陆续介绍。

（一）痛风之病因病机

中医对风湿病之病因病机，大多强调"风寒湿三气杂至合而为痹"，以外因为主要致病因素。但因人之体质强弱不同，禀赋各异，地土方宜、生活习惯不一，而受邪各有偏盛，始派生出行痹、着痹、痛痹、热痹之殊。至于五体痹、五脏痹，则是六淫之邪侵犯机体后，蕴久化热酿痰，致痰浊、瘀毒、毒热等阻于肌肤、筋脉、骨骼，"久痹不已，复感于邪"的基础上，进一步发展、演变而来。可是，从朱氏（丹溪）对痛风之病因病机论述看，主要强调了内因，而风、寒、暑、湿、热、毒等外邪，仅是在内因病变前提下之诱发因素。西医认为本病主要是饮食过度，嘌呤代谢失常所致。而明代中医书籍中，即有此记载。

1. 血中有热，污浊凝涩　朱丹溪明确提出："彼痛风者，大率因血受热，已自沸腾……或卧当风，寒凉外搏，热血得寒，污浊凝涩，不得运行，所以作痛，痛则夜甚，发于阴也。"明·李梴在《医学入门》有关痛风进一步指出："风寒虽外因，涉冷坐湿，当风取凉，然亦必血热而后凝滞污浊。"朱氏（丹溪）在13世纪中叶，能认识到本病与血中污浊不洁有关，确有卓见。

2. 饮食不洁，酒色过度　明·龚廷贤在《万病回春》中指出："一切痛风，肢节痛者，痛属火，肿属湿……所以膏粱之人，多食煎炒、炙煿、酒肉，热物蒸脏腑，所以患痛风，恶疮痛者最多。""多因酒色损伤，筋脉空虚。"亦为致病主要因素。

盖脾胃位居中州，为后天之本，气血生化之源；肾居下焦，为先天之本，司二便，主五液，内寓元阴元阳。若过嗜肥甘，恣啖酒肉，则损伤脾胃，纳化失健，聚湿化热酿痰，痰浊中阻，升降悖逆，诸病由生。多饮则伤神耗血，损胃耗津,动火生痰,发怒动欲,可引起吐血、消渴、痈疽、失明,为害无穷。若房室过度,或醉以入房,以欲竭其精,则戕伐肾阴,气化不利,不能分清泌浊,水液代谢失职,致浊毒稽留,蕴结膀胱,而引起腰痛、石淋、尿血,甚至"关格"等尿闭、呕吐危重证候。

3. 正气不足,外感风、寒、暑、湿之毒,唐·王焘在《外台秘要》中认为:"白虎病者,大都是风寒暑湿之毒,因虚所致。将摄失理,受此风邪,经脉结滞,血气不行,蓄于骨节之间,肉色不变,其疾昼静夜发,发则彻髓,痛如虎之啮,故名白虎之病也。"《内经》谓"邪之所凑,其气必虚",正气不足,则毒邪易侵,其中所说的"暑"当含有热在内,而暑必兼湿,湿热交蒸,易生毒热,所以这里所说之"毒"邪,较六淫之邪偶有较重之意。因之,痛风在急性发作期,多见红、肿、热、痛,痛如虎啮等症状。

4. 情志不畅,伤脑动神 明·李梴在《医学入门》中提出"七情六欲,或产后亡津",焦虑过度,疲劳过极,或过于安逸,缺乏适当锻炼,亦是诱发痛风的因素之一。因七情变化,是人体对外界事物的反映,一般属于生理范畴;若情志过极,思虑太过,则可导致内脏功能失调,气血偏盛,阴阳失衡,而诱发本病。

(二)临床症状表现

在临床主要症状表现方面,与一般风湿性疾病既有共同之处,又有其独特之点。

1. 游走性疼痛,以四肢痛为多。朱氏指出"痛风者,四肢百节走痛……";《医学入门》亦谓"走痛于四肢关节"。

2. 红肿热痛,痛有定处。朱丹溪谓:"又有痛风,而痛有常处,其痛多赤肿灼热,或浑身壮热,此欲成风毒。"清·汪昂提出:"证见四肢上或身上一处肿痛,或移动他处,色红不圆块,参差肿起,按之滚热,便是痛风。"

3. 手掌足跗肿甚。清·谢映庐《得心集医案·四肢肿痛》描述:"四肢肿痛,手掌足跗尤甚,稍一触动,其痛非常,适俯仰转侧,不敢稍移,日夜翌坐者,身无寒热,二便略通……此必热伤营血,血液涸而不流……名为痛风也。"

4. 身多块瘰、痰核(结节):明·李梴在《医学入门》痛风中指出:"久则手足踡挛,甚则身体块瘰;清·林佩琴在《类证治裁》中对痛风症状指出:"其手弯曲,身多块瘰,其肿如脱,渐至摧落,其痛如掣,不可屈伸。"

5. 本病初期可见恶寒发热,而痛痹以寒湿侵犯关节,其疼痛部位多固定不移为主,且畏寒多而发热症状较少。

6. 临床特点为周身重滞不舒,如周身缚扎不适,肉色不变。

(三)饮食宜忌

中医对本病饮食宜忌提出较早,朱氏(丹溪)在当时(元代)虽未明确提出忌食某些实物,但却提出"更节厚味自愈矣"的见解,确从临床实践中来。明·虞抟(公元1515年)在《医学正传》中说:"若能食厚味,下有遗溺,上有痞闷,须将鱼腥、面酱、酒炸皆渐去之。"孙一奎更明确提出"鱼、面、酱、醋、酒皆断之"的意见,这与现代医学要求避免高嘌呤食物不谋而合。当然,其中有些食物的禁忌,不见得合理,但主张饮食以清淡,忌饮酒和食醋,还是可取的。

我们认为对祖国医学的研究,必须以历史唯物主义和辩证唯物主义的观点进行分析,实事求是对待前人学说和经验,绝不宜完全按照现代科技水平去衡量取舍,更不宜苛求古人。以当时多系个人执业,学术见解,编著医籍,不仅印刷不易,传播更难;互切互磋,交流经验尤难,与我们现在的条件有天壤之别。同时,任何一项成果,要靠几代人的努力逐渐完善,中医学对某一疾病的认识,同样亦不例外,是历代医学家不断深入发展,逐渐积累而来,所以研究中医学的某一疾病,需要从不同历史时期中发现合理内涵,予以系统整理,使其成为一个较完整规范之病名,是我们所担负的一项重要任务。

九、调理脾胃法在内科临床的运用[76]

调理脾胃法是临床中最常用、最基本的法则之一,不仅可以用于脾胃疾病的治疗,如腹胀、腹痛、反胃、泄泻、呃逆、痞满等,还可运用于其他系统疾病当中。这是脾胃所处的特殊地位及特殊功能所决定的。

脾胃是后天之本,气血生化之源,气机升降的枢纽。脾胃属土,位居中焦,主受纳运化水谷精微,化生气血,以营养四脏。《素问·经脉别论》说:"食气入胃,散精于肝,淫气于筋。食气入胃,浊气归心,淫精于脉。脉气流经,经气归于肺,肺朝百脉,输精于皮毛。毛脉合精,行气于府,府精神明,留于四脏。"气血的化生,来源于脾胃所化生的水谷精气。《灵枢·营卫生会》说:"人受气于谷,谷入于胃,以传于肺,五脏六腑,皆以受气,其清者为营,浊者为卫,营在脉中,卫在脉外,营周不休。"反映了营卫来源于脾胃中焦的认识。《灵枢·决气》说:"中焦受气取汁,变化而赤是谓血。"脾胃为气机升降的枢纽,脾脏清阳之气主升,脾气一升,则肝气随之而升发,肾水随之气化,脾气升而水谷精微输于肺脏而敷布周身;胃的浊阴之气主降,胃气降则糟粕得以下

---

[76] 注:本文系路志正先生1996年在中国澳门"国际中医药学术会议"演讲论文,高荣林整理,收载于《碥石集·第3集》,余静主编,上海中医药大学出版社,2002年,165—183页。

行,胃气降则肺气可以随之肃降,心火随之下潜,心肾得以相交。脾胃居于中央以运四旁。因此有人提出:脏腑功能的健运与否与脾胃功能状态有密不可分的联系。脾胃健旺、气血旺盛、气化正常,则五脏六腑四肢百骸皆得所养,脾胃虚损、气血匮乏、气化不利,则血脉经络枯涸,脏腑组织俱受其害。脾胃失常,贻害四旁。

饮食失调,是损伤脾胃的关键因素,这一点在当今社会尤为突出,随着生活水平的提高,人们的膳食结构发生了很大变化,膏粱厚味在食品中的比重不断增加,过嗜茶酒、肥甘无度之人随处可见。但是膏粱之品,消化不易;肥甘之物,助湿生痰;过嗜茶酒,则水湿停蓄。随着冰箱冰柜的普及,各种冷饮凉食,已成为人们日常生活中不可或缺之品,然生冷寒凉之物刺激肠胃,困遏脾阳,过嗜之极易导致中土失健,脾阳不运。随着社会的变革,人们的生活节律加快,饮食失节、饥饱无常之人增多。

有节制、节律地进食,能使脾胃保持"更虚更实"的生理状态。饮食自倍、或过度饥饿及餐次餐时无规律,都能损伤脾胃,使运化失司,生化乏源,脏腑经络四肢百骸失养,出现气血津液不足的病理状态。气虚日久可致阳虚,阳虚则寒邪易生;血少则经脉空虚,脉虚血少则瘀血内停。

脾运失职,内湿易停,湿聚则成饮,饮聚可生痰,痰饮水湿蓄于体内,可变生诸多病证,影响各个系统。脾又主统血,脾胃损伤不能统血,亦可造成各种血证,如吐血、呕血、尿血、便血、崩漏等。由此可见,脾胃一损,气虚、血虚、阴虚、阳虚随之而致,水停、饮蓄、痰浊、湿阻、湿瘀互结等证由此而生。现举调理脾胃法治疗脾胃以外其他系统的疾病数种引以为证。

（一）胸痹心痛

胸痹是指因胸中阳气不足,浊阴上逆,痰浊、瘀血、寒邪凝结阻滞,胸阳失宣,气机闭郁,甚则脉络阻塞不通,以胸中窒闷而痛或胸痛彻背为主要表现的病证。《诸病源候论》将其症状描述为:"胸痹之候,胸中愊愊如满,噎塞不利,习习如痛,喉里涩,唾燥,甚者心里强否急痛,肌肉苦痹,绞急如刺,不得俯仰,胸前皮皆痛,手不能犯,胸满短气,咳唾引痛,烦闷自汗出,或彻背膂,其脉浮而微者是也。不治,数日杀人"。胸痹相当于西医的"冠心病心绞痛"等病症。据世界卫生组织(WHO)的统计,其发病率、死亡率均居各种疾病之前列,是世界上四大疾病之一。

胸痹、心痛与脾胃的关系,除气血生化关系之外,尚有以下四点:其一,经脉关系:《灵枢·经脉》说:"脾足太阴之脉……其支者,复从胃,别上膈,注心中。"《素问·平人气象论》说:"胃之大络,名曰虚里,贯膈络肺,出于左乳下,其动应衣,脉宗气也。"《灵枢·经别》认为:"足阳明之正……属胃,散之脾,上通于心。"《灵枢·经筋》记载:"足太阳之筋……结于肋,散于胸中。"脾胃居于中焦,心脏居于上焦,从形体上看,以膈为界,互不相连,但两者之间以脾胃之支脉、大络、经筋紧密联系,经气互通,相互影响。其二,五行关系:脾胃属土,心属火,心之于脾胃乃母子关系,联系密切,若子病及母或子盗母气,均可因脾胃之失调而波及心脏。其三,心虽位居上焦,但心火下交于肾,使肾水不寒;肾虽位居下焦,但肾精上济于心,才能使心火不亢,而呈心肾交泰之常。其四,气化关系:《素问·经脉别论》说:"食气入胃,浊气归心,淫精于脉。"《灵枢·营卫生会》说:"人受气于谷,谷入于胃,以传于肺,五脏六腑,皆以受气,其清者为营,浊者为卫,营在脉中,卫在脉外。"《灵枢·营气》亦说营气"从脾注心中"。心主血脉,"脉者,血之府也"。脾胃主受纳、运化水谷,乃多气多血之脏腑,为气血生化之源。心脏血脉中气血之盈亏,实由脾之盛衰来决定。综上所述,脾胃与心的联系是全方位的,而且十分紧密。脾胃失调可影响心脏,导致心脏的病变。

辨治疾病不能仅限于生病之脏,还应着眼于与疾病的发生、发展相关联的脏腑。不能只注重疾病的结果,还应追溯产生疾病的根源,分析疾病发展之机制。只有清除病起之因,截断病传之势,纠正失衡之态,使已生者得除,未生者不起,使气血阴阳归于平衡,才能谓之"治本之道"。治疗胸痹亦是如此,不能仅着眼于心本身,仅仅着眼于"痛则不通,通则不痛"而简单地以攻逐、破散、疏通为法,还应治其导致不通之因。治疗脾胃失调所致的胸痹心痛,调理脾胃是其根本法则。气虚不运者,健脾胃、补中气,中气盛则宗气自旺;血亏不荣者,调脾胃助运化,脾运健则营血自丰;湿蕴者,芳香化浊,湿祛则胸阳自展;痰阻者,健脾化痰,痰消则血脉自通;阳虚有寒者,温中散寒,寒散则阳气自运,营血畅行。兼有瘀血者,在各治法之中,佐以活血通络之品,视瘀血之程度调整活血药物的多寡及轻重。

例1 姜某,女性,62岁,退休工人,1992年3月26日来诊,病历号129558。

主诉左胸阵发性疼痛1年2个月。患者去年春节前突然发病,在我院诊为冠心病心绞痛,曾用冠心苏合丸、复方丹参片、消心痛、中药汤剂治疗未见显效。现患者自述心前区隐痛,胸闷,每于劳累后加重,每日发作3~4次,每次约2分钟左右,含服硝酸甘油可缓解,兼见心悸,胸闷,气短,倦怠乏力,失眠多梦,脘痞腹胀,纳呆食少,大便溏薄,面色萎黄,舌淡胖有齿痕、苔薄白,脉沉细小弦、重取无力。心电图检查示ST-T改变,24小时动态心电图见T波改变。西医诊断冠心病劳累性心绞痛,中医诊断胸痹心痛,证属中气不足、心脉痹阻。治以健运中气法。药用：党参 10g，炒白术 10g，云茯苓 12g，陈皮 9g，砂仁后下 6g，木香后下 3g，枳实 10g，桂枝 6g，白芍 10g，丹参 12g，炙甘草 6g，炒枣仁 12g。7 剂，水煎服。

服药 7 剂，胸痛次数减少，疼痛程度减轻，自觉体力有增，饮食增加，便溏消失。舌淡红苔薄白，脉沉细、重取无力。上方再进。服药至 17 剂，胸痛明显减轻，劳累时偶有发作，休息后迅速缓解，已停服硝酸甘油片。心悸、胸闷，气短、失眠皆除，上方去炒枣仁。服药至 21 剂，胸痛未作，劳作后亦未发作。又服至 28 剂，诸症消失，复查心电图大致正常。为巩固疗效，上方配成丸药，每次服 9g，每日 2 次，以调理善后。

例2 李某，男性，56 岁，干部，1991 年 6 月 20 日初诊。

主诉胸中憋闷疼痛 5 年，加重 1 个月。患者在阜外医院诊断为"冠心病心绞痛"。曾服消心痛、心痛定治疗，效果尚可。但近月来，疼痛加重，服上药不能控制。胸部憋闷窒痛，阴雨天气闷热尤甚，每日发作 3~4 次，休息后不能立即缓解，需服硝酸甘油后方可缓解。伴脘痞满胀，口中黏腻不渴，头昏蒙沉重，肢体沉困倦怠，舌黯淡、体胖有齿痕、苔白厚腻，脉濡细。心电图检查示ST-T 改变。诊为冠心病（不稳定型心绞痛），中医诊断胸痹心痛，证属湿浊痹阻、胸阳不展。治以芳香化浊，醒脾祛湿法。处方：杏仁、桃仁各 10g，炒薏仁30g，白豆蔻后下 6g，藿梗后下、荷梗后下各 10g，川厚朴 10g，石菖蒲 12g、半夏10g、茯苓 15g、枳壳 10g、六一散包 15g、苍术 10g。7 剂，水煎服。

服上方 7 剂，脘痞满胀，口中黏腻，头昏蒙沉重减轻，他症同前，舌黯淡体胖有齿痕，苔白厚腻略减，脉濡细，上方加干姜 4g、草果 6g，10 剂。服药 10 剂后，自觉周身舒适，胸部憋闷疼痛减轻，脘痞满胀，头昏沉重，肢体沉困倦怠又减。舌淡黯、苔薄腻，脉濡细。既见效机，守方不变，再服 10 剂。药后胸部憋闷疼痛明显减轻，1~2 天偶有发作，脘痞满胀、头昏沉重除，但出现口干略苦，舌淡红隐见瘀斑，苔薄腻略黄，脉细略数。此乃阴霾已开，阳热有过之象，上方去干姜、草果、减苍术为 6g，加丹参 15g、檀香后下 3g。上方又服 14 剂，胸痛消失，近 10 日未作，脘畅口爽，肢体轻捷，舌淡红苔薄白，脉沉细，复查心电图尚无明显变化。上方去六一散、厚朴，改苍术为白术 9g，加党参 12g，陈皮10g，又服 20 余剂，诸症皆无。

例3 王某，女性，55 岁，退休工人，1990 年 8 月 16 日初诊。

主诉胸部窒闷疼痛 3 个月。曾在宣武医院诊为"冠心病心绞痛"。服硝酸甘油及消心痛后，颜面潮红，心悸不宁，又服心痛定治疗，但服后头胀痛而来请中医诊治。现症：胸部窒闷疼痛，阴雨天及饱食后易发，伴脘闷纳差，恶心欲吐，肢体沉重，头昏如蒙，口黏苦不欲饮，形体丰腴，舌淡红、体胖有齿痕、苔黄腻、脉沉滑。西医诊断：冠心病心绞痛，中医诊断：胸痹心痛，证属痰热内蕴、胸阳痹阻。治以健脾涤痰、佐以清热。药用：黄连6g，瓜蒌15g，枳实12g，半夏10g，陈皮10g，石菖蒲12g，茯苓12g，郁金10g，竹茹10g，旋覆花包6g。服药7剂，胸部窒闷疼痛减轻，恶心欲吐、脘闷纳差除，仍头昏蒙，肢体沉重，口黏而苦，舌脉同前。上方加黄芩10g、薤白12g。又服14剂后，胸部疼痛明显减轻，呈阵发性隐痛，头昏蒙、肢体沉重亦减，口不苦仍感黏腻，舌淡红体胖、苔薄白略腻、脉沉滑。痰痹已开，胸阳复展，但脾虚未复。上方去黄芩、黄连、竹茹，加苍术、白术各10g，苏梗、荷梗各10g，太子参15g。服药至35剂，胸痛未作，诸症消失。嘱其以冠心苏合丸配香砂六君子丸服用，以巩固疗效。

（二）眩晕

眩晕是目眩与头晕的总称。目眩即眼花或眼前发黑，视物模糊；头晕是感觉自身或外界景物旋转，站立不稳。两者常同时出现，不易截然分开。前人将此病分为风、火、痰、虚四端，但证之临床，不论外感六淫、内伤七情均可引起，而非此四者所能概括。即从虚而言，范围广泛，亦非仅仅气虚、血虚、肾虚眩晕而已。因十二经脉清阳之气皆上注于头，故又称之为"诸阳之会"，如一经气血衰少，皆可影响脑之温煦、滋养，尤其是足太阴脾经和足阳明胃经是产生清阳之气的源泉，气机升降之枢纽。若脾胃健运，纳化正常，则水谷精微得以输布，清阳之气得以上升，浊阴之气得以下降，从而使脑聪目明，筋骨坚强。倘劳倦过度，脾胃损伤，则纳运失职，升降悖逆，不但清气不能上升，元神之府失养，且湿阻中州，浊气上蒙清空，则可出现胸闷腹胀、头晕目眩、耳鸣耳聋等症。此即《素问·玉机真藏论》中论述脾运太过、不及为病时所说的"其不及，则令人九窍不通"之义。治疗此等眩晕，唯有调理脾胃，整体考虑。

例4 贾某，男，55岁，1983年2月11日初诊。

眩晕已10余年，经多方诊治，未能根除而来求诊。症见眩晕时作，时轻时重，重则视物旋转，如坐舟车之中，行走则头重脚轻，低头有欲倒之势，伴见心悸、寐差，两目干涩，眼睑肿胀沉重，耳鸣如蝉，脘闷纳呆，恶心嘈杂，咽干口渴欲饮，倦怠乏力，血压较低，经常感冒，二便正常，面形瘦削、色白，舌质黯、苔薄白而腻、脉弦滑小数。曾服滋阴潜阳、平肝息风方及温胆汤数十剂，初时见效，旋即如故。四诊合参，显系脾虚气陷，清阳不升，湿浊中阻所致。方用益气聪明汤合玉屏风散意化裁。药用：生黄芪12g，炒白术9g，防风9g，柴胡5g，升麻3g，苏叶后下6g，僵蚕6g，厚朴、陈皮、茯苓、白芍各9g，当归10g。水煎服。

方中黄芪、白术甘温益脾胃而健运中气，防风胜湿，且能发越阳气，合升麻、柴胡、僵蚕之轻扬，以升发鼓舞胃气，上行头目；并用苏叶、厚朴、陈皮和胃宽中，散满除湿；当归、白芍等以和血敛阴，少佐黄芩以清中焦湿热。合之共奏益气升清，化浊祛湿之功。

服上方 5 剂，头晕心悸、耳鸣口干均见减轻，脘部觉舒，纳谷见增。唯仍感头目欠清，看书不能过久。舌质黯红、苔白略腻，脉弦细。既初见效机，仍宗前法，前方去厚朴、僵蚕，加谷麦芽以运脾祛湿，生牡蛎以益肾安神。迭经五诊，眩晕止，湿邪除，唯感肢倦乏力，头脑昏重，舌质淡苔薄白，脉细弱无力。此乃湿浊已去，中气虚陷，清阳不升之象。遂用补中益气汤加蔓荆子、川芎，又进 24 剂而愈。

例5　何某，女，41 岁。1974 年 3 月 28 日初诊。

头晕脑胀、眼花目暗 6 年，前来就诊。患者平素面青肢凉，神倦乏力，心悸胸闷，耳鸣不绝，眠差梦多，纳谷不馨，口干不欲饮，眩晕频作，发则头晕脑胀，眼花目暗，恶心呕吐，视物旋转，身体晃动，站立不稳。每次发作需数日才能缓解，久治无效。舌淡苔白，脉细缓。证属心脾阳虚，寒饮中阻。治应温阳蠲饮，健脾化湿。处方：茯苓 15g，桂枝 10g，白术 15g，甘草 4.5g，党参 12g，厚朴 10g，炒枣仁 10g，远志 10g，泽泻 6g，红枣 4 枚。3 剂。

上方尽剂，诸症好转，精神渐复。原方又进 2 剂，诸症大减，仅食欲欠佳，身倦乏力，大便时溏。舌淡苔白，脉沉缓。寒湿虽化，脾运未健。拟益气健脾，以杜复萌。处方：党参 15g，白术 12g，茯苓 15g，甘草 5g，陈皮 10g，砂仁后下 6g，法半夏 10g，焦三仙各 12g，莲子肉 15g，山药 15g 克，生姜 3 片，红枣 4 枚。又进 3 剂而愈。

《伤寒论》第 67 条载："若吐、若下后，心下逆满，气上冲胸，起则头眩，脉沉紧，发汗则动经，身为振振摇者，茯苓桂枝白术甘草汤主之。"指出中焦阳虚，寒饮内停眩晕的证治。患者素体阳虚，寒饮内停，重伤脾阳，健运失司，清阳不升，浊阴上逆，蒙蔽清窍，发为眩晕。故以苓桂术甘温阳化饮，加党参助桂枝、甘草复其阳气；泽泻助茯苓、白术利湿健脾，使阴消阳自得复；厚朴、大枣一刚一柔，宽中燥湿悦脾，使阳复阴消。长达 6 年之久的眩晕已杳然。再以香砂六君子汤增损，补脾化湿，理气祛痰，健运中土，以杜痰再生之患。

（三）多寐与不寐

1. 多寐　多寐又称嗜睡，是指无论昼夜，时时欲睡，呼之即醒，移时又寐的症状。相当于西医的发作性睡病。

本病《内经》中称作"好卧""嗜卧""多卧"。在《伤寒论》中有"欲寐""多眠睡"等不同名称。其病因,《内经》认为主要与营卫运行失调有关,若痰湿偏盛之体,气机不畅,卫气久留于阴分,则为多寐。《灵枢·大惑论》云:"故肠胃大,则卫气行留久;皮肤湿,分肉不解,则行迟。留于阴也久,其气不清,则欲瞑,故多卧矣。"另外,由于"营出于中焦,卫生于下焦",肾阳不足,则卫气化源不足,卫阳式微,不能充于三阳经,亦可引起多寐或欲寐,《伤寒论》第281条"少阴之为病,脉微细,但欲寐也"即为此类。历代亦有不少进一步的论述。李东垣责之脾胃虚;朱丹溪究之为脾胃之湿;李梴《医学入门》谓阴盛所致;沈金鳌在《杂病源流犀烛》中则以心脾立论,认为一由心脾昏浊不能自主所致,一由心火虚衰不能生土健运而引起。真可谓各抒己见,互有发挥,使后学者对此证有一较全面的认识。

归纳起来本病辨证可分为:

(1)湿困脾阳:症见困倦欲寐,头重如裹,肢体困重,脘闷纳少,苔腻,脉濡缓;

(2)心脾两虚:可见倦怠多寐,多梦,面色无华,心悸气短,纳呆泄泻,舌淡嫩,脉微细;

(3)肾阳虚衰:疲惫欲卧,精神萎靡,尿少水肿,腰痛膝凉,畏寒蜷缩,舌淡胖、苔白润,脉沉细;

(4)肾精不足:怠惰善眠,耳鸣耳聋,健忘,思维迟钝,神情呆滞,脱发,舌淡,脉细弱。

温阳、健脾、祛湿、化痰,是临床证治大法;然心为五脏六腑之主,精神之所舍,肝为罢极之本,若兼以调心肝,则会起到一定的促进作用。

例6 王某,男,15岁,1985年4月29日初诊。

据述2年来倦怠乏力,头目不清,日间多寐,甚则在课堂上亦不能自制而入睡,纳谷不馨,健忘,头晕,常在情绪激动时感下肢无力,甚至站立不稳,跌仆在地。当地诊为"发作性睡病伴猝倒症",经服苯丙胺、读书丸等药罔效,故前来诊治。症见面色少泽,伴有咽干疼痛,喉中痰黏咯出不爽,舌胖有齿痕,舌边尖红、苔黄稍腻,脉弦滑小数。为脾气不足,痰湿内阻,蕴而化热,上蒙清窍而成。治宜健脾益气,清心化痰,开窍醒神。处方:太子参12g,炒白术10g,半夏曲9g,石菖蒲10g,胆南星6g,莲子肉12g,生酸枣仁12g,茯苓15g,川郁金10g,薏苡仁15g,炒枳实9g,天竺黄6g,竹沥水30ml为引,分2次冲服。并嘱忌食油腻、辛辣之品。

6剂即见小效,嗜睡稍能控制,纳食有增,咯痰见爽。效不更方,续进7剂。三诊时,痰热标实之象渐退,咽中清爽,精神好转,唯觉头部有压抑感,头昏,自感有热流从头下窜至胸部,仍夜来梦多。乃心肾不交,神不守舍,魂魄不藏,虚热内扰为患。上方去石菖蒲、半夏、白术、胆南星、郁金、薏苡仁,加枸杞、黄精、何首乌、沙苑子以补肾柔肝,生地、百合、炒黄柏以养阴清热,生龙牡、灵磁石以潜镇浮阳、安神定志,7剂。后宗此治则,酌加枳壳、白豆蔻行气化湿,醒脾助运,以防柔润太过有碍脾胃。共治疗2个半月,患者诸症均见改善,头脑清晰,记忆转佳,精神充沛,二便正常,未再发生跌仆。考虑到心脾之疾,久必及肝肾,虽已见效机,但仍需巩固,遂予丸药缓缓调治。处方:太子参30g,沙参20g,黄精30g,黄芪15g,莲子肉20g,生酸枣仁20g,枸杞子20g,沙苑子20g,首乌30g,枳实15g,紫河车15g,山药20g,旱莲草15g,楮实子20g,谷芽、麦芽各20g,玫瑰花15g,合欢花15g,炙甘草15g。共研细末,炼蜜为丸,每丸重9克,日服2次,每服1丸,白开水送下。半年后随访,得知神充体健,并在高一就读,学习成绩优良。

本例是本虚标实之证,始以健脾益气、清心化痰为治,痰热得蠲,标象已除,考虑病久及肾,加之其年未过二八,肾气未充,髓海不足,故加补肝肾之品,冀脾胃健运,气血充盈,诸脏腑、四肢百骸、五官九窍皆得所养,而体健向安矣。

2. 不寐 不寐,又称失眠,属心系病,乃多种原因导致心神不安而成本病,脾胃失调也是常见病因之一。

脾胃位居中州,为气机升降之枢纽。一有饮食不节,损伤肠胃,则聚湿成饮,酿热生痰,或过饮暴食,过食厚味,宿食不化,壅滞于中,浊气不降,上扰胸膈,而心神不安致失眠。此即《素问·逆调论》所谓:"阳明者胃脉也,胃者六腑之海,其气亦下行;阳明逆,不得从其道,故不能卧也。"《张氏医通·不得卧》指出:"脉滑数有力不得眠者,中有宿食痰火。此为'胃不和则卧不安也'"。

例7 患者巴某,女,55岁,斯里兰卡籍,1984年6月17日初诊。

据述失眠已6年,素有咳嗽史,但不经常发作。来中国后,曾服西药、练气功,失眠稍得缓解,近日又加重。夜来入睡困难,寐后欠酣,少闻声响则易惊醒而不能再睡,头晕心悸,脘痞腹胀,纳谷呆滞,呃逆嗳气,右胸膺及右胁时痛,善太息,以长出气为快,自觉口、鼻、阴道干燥少津。二便尚调,患者形体消瘦,日眶发黑,两目乏神,肌肤干燥不泽。舌体瘦、质黯红,苔薄白、左侧微黄腻,脉左沉弦、右沉细小弦。证属肝胃不和、胆失宁谧所致,属"胃不和则卧不安"之不寐。治宜健脾和胃以治本,温胆宁心以治标。方以温胆汤加减。处方:姜竹茹12g,法半夏9g,怀山药15g,茯苓12g,炒白术6g,谷芽、麦芽各12g,广陈皮9g,炒枣仁12g,丹参12g,炒枳壳9g,炙甘草6g,5剂。

药后胃脘痞满减轻，睡眠好转，两目干涩亦见缓解，既见效机，守法续进，在肝胃得和、睡眠转佳之后，曾加入太子参、黄精、麦冬，以益气养血之力，连进16剂。至四诊，夜寐得酣，胃纳见馨，肌肤见丰，面转红润，口、鼻、阴道干燥及胁痛、嗳气等症均见轻减，而腰脊酸痛又作，转以益气养心、健脾补肾为治。药用：红参3g，麦冬9g，五味子1.5g，莲子肉12g，黄精10g，炒枣仁12g，茯苓12g，山药20g，谷芽、麦芽各15g，炒杜仲12g，枸杞子10g，醋香附9g，6剂。药后见效显著，诸证基本消失，再以上方增损，调理半月而告痊愈。

（四）胆石症

"胆石症"为现代医学急腹症之一，向来以手术治疗为主。自中西医结合治疗以来，扩大了非手术疗法的适应证，提高了疗效。对于结石之形成，中医一般认为与肝郁气滞、湿热蕴结有关，故临证多按"气滞"和"湿热"论治，分别采用"疏肝理气""清热化湿""利胆排石"等法。亦有辨为"实火""脓毒"证候者，则主张以"清热泻火""解毒排脓"之法。这些治法，虽在临床常用，且确有良效，但多着眼于"结石"二字，重在排石，而多用攻逐之品，甚至用"总攻疗法"，总的来说属于"祛邪"之法。但任何病变皆与邪正双方斗争有关，"胆石症"亦不例外，气血之郁滞，湿热之蕴结，这些邪气为患，必然是脏腑功能失调的结果，反过来又进一步影响了脏腑的功能，反复发作，必然耗伤正气。祛邪排石固然有助于正气之恢复，所谓"邪去则正安"。但祛邪又不能代替扶正，相反，如果正气不支则邪亦难去。只有正气强盛，方能鼓邪外出，故古人又有"正复则邪自去"之论。我在临证中，常遇屡用攻利之剂无功，或不任攻伐，或攻下之后，转以扶正疏调之法获效。尤其是健脾化湿，疏肝利胆之法，更为常用。因肝脾不郁则湿热不生，湿热不蕴则胆气不阻，胆汁通畅则结石不生。排石固应利胆，但肝脾之气不调，湿浊之邪不除，胆气亦不能通畅，徒用攻逐，只能耗伤正气。

例8 王某，男，61岁，1974年3月28日初诊。

半月前因发热胁痛，考虑"胆石症"和"肝脏占位性病变"而住入某医院，因发热持续不退邀余会诊。见其年高体弱，面色浮红，两目乏神，肢体酸楚，口渴不欲饮，胃脘胀痛，纳呆，口苦而黏，小溲短黄，大便尚调。查其右胁下有一包块如鸡蛋大，舌红苔黄厚而腻，脉沉弦而数。询其祖籍江南，素嗜甜黏食品。甘能助湿，致湿阻中州，又兼肝胆郁热，则湿热交蒸，故发热不解。治以芳香化浊、清热利湿法。处方：藿梗后下、荷梗后下各9g，杏仁泥9g，黄芩12g，柴胡6g，金钱草30g，香橼皮12g，苍术9g，土茯苓30g，醋元胡9g，佛手片12g，郁金12g，六一散包30g。

上方进 9 剂,发热已退,腹胀亦减。又进 5 剂,诸证减轻,胃纳亦开。病者经静脉胆囊造影示未见胆囊显影,但在该区域可见类圆形边缘不规则之密影,其中心密度低,印象为胆囊管结石(混合型)。该院建议手术治疗,病者年高体弱不愿手术,又因中医已治愈半月之高烧,故要求继续中药治疗,遂转我院门诊。为慎重起见,曾请我院中西医结合治疗胆石症的有关同志会诊,他们亦认为因胆汁不能外流,胆囊膨胀已失去收缩能力,故服药难以将结石排出,仍需手术治疗。但患者执意保守治疗。

1974 年 4 月 15 日三诊,采用疏肝利胆、清热利湿之法。处方:柴胡 12g,茵陈 15g,郁金 9g,金钱草 18g,炒枳壳 9g,元胡 9g,藿梗后下 9g,广木香后下 6g,赤芍 9g,5 剂。并加服金钱草膏 15g,日 3 次。

第四、五诊加入活血消积之丹参 15g,莪术 3g,鸡内金 6g。虽见证情好转,体征改善,大便中可见芝麻样小白点,但胁下之包块未见缩小。

1974 年 5 月 6 日六诊时,考虑患者年逾花甲,元气素虚,且久服行气消积、清热渗湿之剂,不无虚虚之虞。察其舌质已由红变淡,苔由黄厚腻变为白腻薄黄,脉来左沉弱、右沉细。脉症合参,是湿热已得渐化之机,结石有排出之势,但中气不足,排石无力,故宜攻补兼施。处方:太子参 12g,柴胡 12g,青皮、陈皮各 9g,郁金 9g,绵茵陈 15g,炒莪术 6g,炒三棱 6g,丹参 15g,谷芽、麦芽各 12g,鸡内金 9g,生牡蛎先煎 24g,广木香后下 4.5g,5 剂。

第七诊继宗前法,药后每日从大便中排出小黄颗粒状物和黑色片状物、质硬,经检查为树皮状结石,右胁下之包块亦见缩小。

1974 年 5 月 20 日八诊,一般症状已缓解,惟时感疲乏无力,手心发热,舌淡苔薄白,脉沉细。虑其病延 2 个月,气血日衰,当以补中益气,柔肝健脾,扶正达邪为治,仿补中益气汤意。太子参 15g,炙黄芪 15g,当归 9g,赤芍 9g,玉竹 12g,怀山药 12g,谷芽、麦芽各 12g,柴胡 6g,土茯苓 12g,6 剂。

九诊继宗前法,药后大便继续排出片状结石,胁下之包块明显缩小如枣大,除感倦怠外,余无不适。

1974 年 6 月 10 日十诊,仍以补中益气,兼清泻余热湿邪,以巩固疗效。党参 12g,黄芪 12g,炒白术 9g,茯苓 12g,陈皮 9g,升麻 1.5g,柴胡 3g,当归 9g,金钱草 24g,郁金 9g,枳壳 9g,水煎服。并合粉剂 1 料:鸡内金 15g,醋柴胡 6g,郁金 9g,白矾 6g,共为极细末,装胶囊中,每服 0.03g,日 3 次。

本例随访至今已经 7 年,体质好转,坚持工作,胁痛未再复发,胁下亦未能触及包块。

例9 李某,女,36岁,1975年9月6日初诊。

患"胆石症"已3年,常反复发作,今年因发作频繁,于8月10日住某医院。采取中西医结合总攻排石,但药后腹泻剧烈,腹痛坠胀,体力不支而停攻,转请中医会诊。症见右胁隐痛,绵绵不休,呃逆频作,纳谷呆滞,脘闷腹胀,大便溏薄,精神萎靡,体倦乏力;察其面色萎黄,两目乏神,舌质淡红、苔薄白,脉沉细尺弱。肝功能异常(GPT460~520U/L之间)。辨其证属峻攻误下,中气大伤,脾胃失其升降之常,气血生化乏源,致营阴被劫,血不养肝,所谓"下伤肝脾"者是也。治当益气健脾,兼以养血柔肝,以归芍异功散化裁:党参12g,白芍9g,黄精12g,玉竹12g,焦三仙各9g,白术10g,当归9g,山药12g,陈皮9g,炙甘草6g。

上药加减进18剂,于1975年10月4日四诊时,胃纳转佳,腹胀减轻,便已成形,肝功能检查正常,但右胁仍有隐痛,嗳气时作,舌嫩红苔薄白,脉沉细弱。是脾阳来复而肝络失和,仍拟益气健脾兼以养血通络排石。处方:党参12g,当归9g,谷芽、麦芽各15g,玉竹12g,路路通9g,白术10g,白芍9g,旋覆花包9g,青皮6g,金钱草15g。

上方服12剂,1975年10月30日七诊时,右胁疼痛已止,精神亦佳,但小腹胀满,大便时溏,矢气频转,手足欠温,舌黯滞有齿痕、苔薄白,脉沉细。是脾阳式微,不耐寒凉。改温中健脾、佐以利胆之法,以茵陈术附合理中汤加减。处方:淡附片先煎6g,党参9g,炒白术12g,炮姜6g,茯苓10g,砂仁后下3g,谷芽、麦芽各12g,梭罗子9g,金钱草12g,虎杖12g,炙甘草6g。

本方服10剂后,诸症瘥,后经3年随访,体健无恙,胆石症未再复发。

上述2例,例8为胆总管结石,初用疏肝利胆、清利湿热之法,症状虽有改善,但结石排出不显。六诊时根据病者体质及其症情表现,改用攻补兼施之法,佐用益气健脾之品后,即有树皮状结石排出。八诊后更转为补中益气汤为主,竟以此收全功,可见益气健脾之法,对于年高体弱,正气不足之人,不仅有扶正以恢复脏腑功能之用,而且对于结石之排出亦有卓效。

例9为胆石症,采用总攻疗法后未能收效,且损伤正气,引起肝脾两虚之证。"总攻"当属攻泻之法,对体质壮实,湿热壅盛之胆石症患者,确有其效,但可耗伤正气,本案即是一例子。耗伤正气者,又常可影响肝脾,所谓"下伤肝脾"之误。迭进益气健脾、养血柔肝之剂,不仅正气得复,肝功能好转,而且胆石疼痛亦随之而瘥,惜乎未再进行胆囊造影复查,难以确知其结石情况。但临床好转,3年未再复发,似亦可说明其疗效。

从上述病例可以看出,调理脾胃之法在胆石症的治疗中,无论是促其排石,或是缓解症状,或是善后调理,均是不可忽视的一个重要治法。这是《内经》"治未病"及《金匮要略》"治肝实脾"的学术思想在胆石症治疗中的具体运用。"治肝实脾"虽早已为人们所习用,但在胆石症的治疗中,却从"结石"二字出发,只注意其邪盛的一面,而忽略其正虚的一面,殊不知结石之形成,与肝胆失于疏利条达及脾运不及有关,若肝脾相和,脾之中枢运化正常,肝胆疏利,则何来气机之郁结,湿热之停蓄,结石又何由而生? 相反,设若脾气素虚,湿浊内停,则必然影响肝胆之疏利,所谓"土壅木郁",则结石有变生之基;而肝气抑郁,则必然克伐脾土,湿热蕴结则脾运为之困遏,其影响脾土明矣。且"胆石症"之治疗,多是苦寒清利之剂,寒虽然清热,但能耗伤脾阳;攻虽能祛邪,又可损伤正气,故前人有"下伤肝脾"之说,例9即是明证。即或伤正不重,亦多影响脾运,致使气血化生不及,反复发作,正气亦虚。临证凡见年高体虚者,反复发作经年不愈者,屡用攻利清下之法而疗效不显者,或结石虽下,而正气未复者,均应据证考虑其中气之虚、脾土之衰,适当采用益气健脾之法。其邪盛而正虚尚不明显者,仍以祛邪排石为主,兼顾其脾;若脾虚已著者,则当用攻补兼施之法,祛邪和补脾同用;若脾土虚衰为主或攻泻之后,则当以益气健脾为主,兼佐祛邪排石之品,令其脾运恢复,则可祛邪外出,并可杜其湿浊停滞、结石再生,以善其后。而益气健脾法之具体应用,又当根据病情,或健脾以运湿,或补中而益气,或苦温燥湿以复脾阳,因证而宜,选择使用。

十、论中医病证研究的思路和方法[77]

内容提要:本文就中医病证规范问题进行了探讨。中医病名规范应首先确立病的内涵和外延,在此基础上按照统一的概念对当今的病名进行分析,有的给以分化,有的重新命名。证候规范应在其特定的概念基础上予以标准化。对其证候名称和组成结构予以确定性的规定。病证的纵横研究是当今中医学术发展的一大重要课题,要通过广泛临床,深入观察,去粗取精,去伪存真,逐渐达到基本认识一致。组织上需要全国中医界通力合作,集中攻关,并指出此项工作应由国家中医药管理局直接领导,使财力、人力、物力均有保证。中医病证研究课题是中医发展史上的一个重大事件,必将促进整个中医学术的发展。

---

[77] 注:本文系路志正先生 1997 年在第四届东南亚(中国泉州)中医药学术研讨会上演讲论文。

(一)引言

辨病与辨证相结合的中医诊断学,是中医学的一大特色,也是中医学的精髓。历代名医大家无一不是在此问题上有所创见和发挥。中医学源远流长,名医辈出,医籍浩如烟海,均为发展祖国医学理论、丰富临床经验做出了贡献。但由于时代、社会、地域、文化背景等方面的原因,也使中医病名、证名以及症状名称存在着较大差异。这对中医教学、临床、科研以及国内外学术交流造成了一定的困难。特别是当今时代,中医要走向世界、走向未来,进行中医病证规范化、标准化的研究,已经是亟待解决的问题。本文就中医病证研究的思路和方法问题谈一谈个人的见解。

(二)病名规范研究

1. 历史的简单回顾 中医有几千年的发展历史,是一个从不完善到逐步完善、从不成熟到逐步成熟的漫长过程。辨病和辨证从历史上考察,辨病早于辨证,病证结合起来才奠定了中医学的理论体系。成书早于《内经》的《五十二病方》提出了103种病名,但未见证候名称的记载。在《内经》中记载了300多个病名的同时,也有不少关于证候的论述,并涉及证候的起因、机制及临床表现,为证候理论奠定了基础。《伤寒杂病论》发展了《内经》的理论,创立了六经辨证体系,成为第一部辨病与辨证相结合的临床医学典范。《伤寒杂病论》中每篇均冠以"辨某某病脉证并治",在辨病的同时进行辨证,指出了"观其脉证,知犯何逆,随证治之"的辨证论治原则。《千金方》《外台秘要》则以证候占首位。唐宋以后,从症状着眼进行辨证超过辨病。如《类证治裁》中说"司命之难也在司证",《临证指南医案》说:"医道在乎识证、立法、用方,此为三大关键……然三者之中,识证尤为紧要。"这就给后世一些医家重辨证轻辨病带来一些影响,从而造成了当今病、证、症三者概念含混不清的局面。

2. 关于病、证、症的概念 概念必须具有严格的内涵和外延。病、证、症三者有严格的区别。病,是一个疾病全过程。每种疾病都有特定的病因、病位、病机和预后转归。这就构成了一病区别于另一病的显著特征。如肺痨与肺痈,同样以咳嗽、吐痰为主要临床表现,但因其病因病机、临床症状、痰色、痰质、痰味及预后转归不同,所以有根本的区别,是完全不同的两种疾病。从医学发展史来看,疾病的命名都反映了根本特征,并揭示了病的发生、发展、预后转归的整个过程。

证候,则是疾病整个过程中的一个阶段,它反映了这个阶段疾病的病因、病机、病位及邪正盛衰的状况。标志着这一阶段人体在致病因素的作用下,机体产生的病理反应,反映了这一阶段的疾病本质,成为中医确立治法、遣方、用药的依据。

症状，是人体对致病因素的侵害所做出的主客观反应。其中包括了心理异常和生理异常两种。它是指患者自身觉察到的各种异常感觉，或由医生四诊获得的各种外部表现(包括舌象、脉象)。症状是医生赖以识病辨证的可靠依据。

病、证、症三者的关系，正如徐灵胎所云"病之总者谓之病，而一病有数证"，"盖合之则为病，分之则为证"。所以，病是总纲，代表整个病理过程；证候是机体在致病因素作用下所致疾病某一阶段的本质表现，是病的一个组成部分或分支，它是以某些特有的症状，按一定的形式和结构组成。诸种证候的有机联系及其演变过程，便构成了一种特有的疾病；症状则是最基本的临床资料。通过对症状的认识、分析，综合来判断证候，以确诊疾病。

证候是连接病与症的纽带。证候的改变，直接影响着疾病的预后转归，故证候是诊治疾病的焦点，是立法处方的依据。治疗只针对病用药则失之笼统，只针对症状用药则抓不住疾病的本质。只有针对具体证候，才能制定恰当治则，如"寒者热之，热者寒之，虚则补之，实则泻之"等，以补偏救弊，达到"疏其气血，令其条达，而致和平"之目的。这是中医学的特点和优势。当然，专病专方则属例外，但从整个中医学角度看，并不占主导地位。

3. 病名规范化的方法和途经　病名规范化，在明确病、证、症三者概念和关系之后，再确定某一疾病的内涵和外延，进而统一中医病名。从当今情况来看，约有以下几点情况：

(1)成熟的病名：它符合病的概念，有特定的内涵和外延，并在历史上得以公认，延续至今仍在使用，如麻疹、白喉、疟疾等。这些病的特点是病程较短，证候演变不甚复杂，容易掌握其规律。这些病较多见于外感和部分内、儿、喉科等疾病，不是病名规范的难点。

(2)症状病名：如眩晕、头痛、腹痛等，以症状命名的病名，内涵和外延则含混不清，虚实、外感、内伤均可出现。一名之下包括了许多本质不同、特征各异的疾病。对于这类疾病须给以分化，单独的可拟定新病名，特别要严格规定其外延，以便于鉴别。

(3)类病分化：中医古籍中有许多类病，如黄疸有急黄、阳黄、三十六黄。痹证有喉痹、三痹、五体痹、五脏痹、痛风、鹤膝风、肠痹等，内容非常丰富，相当复杂。就疾病的本质来看，有的相差甚远，理应予以重新分化，明确其新的内涵和外延。这在中医内科中占有较大比重，成为病名规范的重点。

(4)不成熟的病名：如"穀气"(即谷气)病名，出自《金匮要略》，是指食气伤中,脾胃气机失调,而引起功能障碍之胁痛。其发病机制似与土壅木郁近似。按病名概念来要求,还不能构成一种疾病,有待进行归纳或合并。为了审慎起见,不妨暂时挂起,留作今后通过临床实践,系统研究之后,再做取舍。

(5)冷僻病名:有些病名,由于年淹代远,文字变迁,从表面看较为艰涩,不够通俗,但从学术和临床实践方面,迄今仍有很高的指导和应用价值。如狐惑病,名字虽较古僻,经过现代大量临床观察和研究,与"白塞氏综合征"极为近似,疗效显著。因此,不少同道提出:外国人新发现之病种多冠以某某氏,我们为什么不把此改为"张仲景氏综合征"呢?余如走哺、解㑊等,均应认真研究,而不应以其文字艰涩而贸然否定或摒弃。

(6)新发现的疾病:随着我国四化建设和经济的发展,特别是改革开放以来,国际间文化、贸易往来日繁,出现了一些新的病种,如性病又有死灰复燃之势,余如艾滋病等,中医过去对此类疾病缺乏认识,现在则可根据当前的实践经验,结合中医理论,给以适当的名称。

(7)借用西医病名:有些疾病中西医是互通的,特别是西学东渐以来,所译之病名,不少是根据中医病名翻译而来。随着中西医学不断交流,互相学习而逐渐有了共同语言,特别是随着新的检测手段日新月异地发展,出现了新的情况。有些病无证可辨,如直立性蛋白尿、嗜铬细胞瘤、椭圆形细胞增多症等。尽管根据中医理论可以获得较好疗效,但给以确切病名则较困难。为了使中医药走向世界,便于相互了解,不妨借用西医病名,当然西医也常借用中医病名。问题不在于病名,而在于以中医理论为指导进行辨证论治,赋予新的证候内容,以突出中医特色而提高疗效。

(三)证候统一研究

统一病名是中医学术发展史上的一个重大课题。而证候规范是当今中医界赖以进步、提高业务水平的主攻方向。继中医证候规范会议之后,在国家中医药管理局(原卫生部中医司)的领导下,已将证候研究列入"七五"攻关课题。各地做了大量工作,取得了可喜的成果,如云南中医研究所整理之"中医疾病的整理研究"、中国中医研究院(现中国中医科学院)主编的《中医证候鉴别诊断学》、湖南中医药研究院欧阳琦教授主编之《中医病名诊断规范》初稿,后者所附证候规范,较我院主编之《证候鉴别诊断学》条目,增加了119个,为今后深入开展这项工作,打下了良好的基础。但应看到,证候规范是个艰苦细致的自身学术建设工作,需要长期地努力,不断修改和补充,才能逐步完善,得到大家的认同,绝非短期或一次突击所能完成。对此,我们应有清醒的认识。关于证候规范,我认为应从以下几方面着手。

1. 证候名称的规范化 证候名称的规范，首先应明确其概念、内涵和外延，始能按照统一要求去研究制订。1984年在北京召开的"中医病证规范"研讨会上，经与会专家认真讨论，明确地提出："证候，是疾病的反映，在疾病发生、发展过程中，它以一组相关的脉症表现出来，能够不同程度地揭示病位、病性、病因、病机，为临床治疗提供依据，并指明方向。"1989年新版之《辞海》在"证候"条目下，其概念的阐释，与1984年证候规范会议上所确定的内容，基本一致。这种认识，代表了大多数医学家的学术观点，似可得到公认。

目前，临床使用的证名，有的缺乏规范化语言，同一证候，定名各异。实际上证名的规范是证候标准确定之前提。无论内、妇、儿等科，只要涉及一般常见证候，就尽量予以统一，如风热感冒、血瘀头痛等，以免造成不必要的重复。当然还应照顾到本科之特点（如妇科之经、带、胎、产，余仿此）。

证候名称内涵，应包括病性和病位两个方面，如风热犯肺，病性是风热，病位在肺。一个证候所涉及的脏腑以不超过两个为宜，如肝肾阴虚；不宜出现心肝肺肾四脏俱虚的证候名称，以免模糊不清。至于证候名称的字数，固以4字为好，但应从实际出发，而不宜过于限定字数。

2. 症状的规范 症状在确定证候中起着决定性作用。医生临证时切忌有丝毫的主观因素，否则就影响了真实病情的搜集，使证候判断失去其准确性。如有些患者说不清症状，医生又不按四诊要求诊察，结果所辨的证候就会有很大差别。因此，要实现证的规范化，就应做到症状的准确性和客观化。其一，应分清主次，即分清主症和次症。主症是反映证候本质的主要表现；次症是随主症而来，不能反映其本质。多见症状并不见得是主症，如纳呆出现的频率最高，但它无特异性，除脾胃病中有特殊价值外，在其他证候中就不能作为主症。反之，有些症状极少出现，而一旦出现即可作为证候的主要依据，如骨蒸劳热是确定肾阴不足的主要症状。其二，症状的标准化。症状的描述，因方言不同，名称不一，如"心悸"有"心慌""心松"之别；"头晕"又有"头昏""头迷"之称，都影响到症状标准化的程度，应逐渐统一。对于舌、脉、面色除直观外，可利用现代光、电技术予以客观化研究。

3. 证候标准的研究途径 某一学科是否形成体系，主要看它是否具备了一定的标准。证候规范也是如此，具体看它是否达到典型化和规范化的要求。中华全国中医内科学会，自成立之日起，即把防治常见病、多发病为首要日程，建立了痹病在内的12个学组（现大多升格为专业委员会），集中全国力量进行专题研究。随着工作的日渐深入和成熟，制订了"中风""胃脘痛"等病的诊断和疗效评定标准，拟定了统一科研方案。对突出中医特色，促进中医科研发展,加强自身学术建设,无疑起到了很好的推动作用。1985 年痹病学组,鉴于从事痹病研究队伍已初步形成,遂与全国中医理论研究会一起,组织全国力量进行《痹病论治学》的编写工作。在讨论证候分类及诊断标准时,要求证候命名应具有病位、病因、病性的特点;依证候诊断条件,确定证候的主症、次症、兼症、舌象、脉象等,作为统一编写内容。除对前人有关痹病资料进行较系统的继承整理外,特归纳为"风寒痹阻证、湿热痹阻证等 23 个证候,试图把痹病辨治向着证候规范化迈进。本书已于去年 11 月出版,能否完全符合要求,有待在今后实践中检验,并予以不断修改和补充,冀其成熟和完善。我认为一个病一个病地搞下去,理论密切结合实践,逐步摸索经验。通过长期不懈的努力,自能水到渠成,完成这一艰巨任务。

(四)病证纵横结合研究的思路

当前,我国中医药工作形势喜人,医、教、研机构、技术力量、学术组织逐渐发展自成体系,国内外学术交流日益广泛,群体研究中医、全国大协作的局面已形成。因此,对病证进行纵横研究的条件已经成熟。

1. 病的纵向研究　病名统一、证候统一后,需要对病进行深入的纵向研究。这就要弄清楚某种病自始至终应包含几个证候,而每一证候又见于几种疾病之中。这一工作过去已取得了一些经验,如中华全国内科学会制订的几个病的诊断标准和疗效评定标准,足资借鉴。我认为从临床一个病一个病做起,首先要制定严密的科研设计,统一观察要求,积累大量病例,严格进行统计学处理,去掉那些误治、合病、并病产生的几种兼证,进而得出"名实相符"的证候,使得结论较能客观地反映疾病本质和规律。当然,得出的结论还需要反复验证,特别要根据不同地域特点进行再实践,俾进一步完善,绝不应忽视我国地土方宜与发病关系的致病因素,而过早地强求一致。任何脱离临床,单从书本到书本,纸上谈兵的做法,肯定是经不起临床实践检验的。

2. 证的横向研究　从中医学术发展史看,证的横向研究早已开始,因而产生了同病异治与异病同治。一个证候见于不同疾病,有共同点,亦有不同点。如湖南医学院一附院中医基础研究室"肝阳上亢"课题组,关于这一证的研究,涉及甲亢、高血压、更年期综合征等几种疾病。其共同点包括了"五症一脉",即是证候横向研究之硕果。

证的横向研究,应在病的纵向研究基础上进行。这是一个大的系统工程,必须由国家中医药管理局领导,在组织上、财力上予以保证。继续将病证规范列为"八五"重点攻关课题,责成全国中医药学会组织各科学会有计划地进行。鉴于内科是各科之基础,建议在内科学会成立病证规范研究会,设一精干办事机构,以利工作开展。至于证候实验研究,可由中国中医研究院(现中国中医科学院)、北京中医学院(现北京中医药大学)牵头,组织协调全国科研单位和大专院校分工合作,共同攻关。这一工作应有老专家挂帅,以中年中医专家为骨干,组成老、中、青为一体的班子,特别是长期从事临床第一线、有丰富医疗经验的中医人员,应被吸收参加。本着"百家争鸣"的方针,同心同德,团结奋发,为共同完成这一任务而贡献其聪明才智,坚决防止争名夺利、内耗的发生,更应防止好高骛远,脱离临床实际的研究倾向。

当前,病证的纵横研究,多是少数单位自发性质。从技术力量、物力、财力上均无保证,长期处于低水平的重复,有的研究成果不能为临床所用,难以全面推广,在思路和方法上也不够全面。因此,这一课题必须引起全国中医界志士仁人的广泛关注。中医事业的前途,关键在于学术上的进步,临床疗效的提高。病证的深入研究,定能促进中医学的繁荣昌盛,跻身于世界医学之林。

(五)结语

以上从病名、证候、症状和病证纵横研究几个方面进行了探讨。我认为病证研究,关键在于忠实于中医固有的学术体系。统一疾病、证候、症状的概念,按照特定的内涵和外延,规范病名和证候,并照顾到我国地域辽阔、气候、生活习惯等诸多因素,真正做到"名实相符",通过实践检验,予以不断补充和完善,不宜过早强求一致或硬性实施。

1984年,国家科委主任宋健在《2000年中医药学继承与发展》规划专家论证会上说:"中医语言也很丰富,中医命名学不要完全向西方学,不一定西方盛行的词句就最好。应该有这样的精神,要保持中华民族的传统,保持中医的特色,并不断提高。"我认为这一讲话极为重要,给整理规范的研究指明了方向,值得我们认真学习和执行。

在我国科技发展史上,我们的先人,素以善于吸取外来文化和科技著称。中医药学也不例外,特别是善于消化吸收而为我国的经验,值得继承和发扬。如本草学中之番木鳖、番泻叶、阿魏、乳香、没药等,即是从当时少数民族地区或东南亚国家学来,但其性味、功能、主治等方面,丝毫看不出有外来字样,而是通过自己应用消化吸收之后,按照中药学理论,给以新的内容,从而加入了中国"国籍",成为我国中药学中的重要组成部分。

我坚信在党中央和国务院的领导下,在全国中医专家通力协作下,病证规范化课题的研究一定能够顺利完成。

十一、中医药学对人类卫生保健事业的贡献[78]

中华民族上下五千年的文明史,创造了灿烂的民族文化,中医学则是这一民族文化的重要组成部分。据现有文字的史料记载,我国医学的形成,已足有 2200 年左右。两千余年来,随着社会的不断发展和人类文明的进步,随着丝绸之路的开通和东亚、东南亚海陆的交通,我国的国门在魏晋南北朝时开始向外打开,中外医学的交流日趋频繁,有力地促进了中医学的对外传播和影响。

(一)中医在朝鲜的传播和影响

公元 514 年,针灸传到了朝鲜,宋真宗还曾赠给《太平圣惠方》,该书成为高丽国最重要的医方书,也为李氏王朝初期《乡御集成方》编纂奠定了基础。此外百余种中药材亦被带去该国,应用于临床。

公元 12 世纪中叶,中国很多医籍传到朝鲜,并且得以刊行。公元 1091 年,宋哲宗令人抄录一批医药书目交与当时回国的高丽使者李资义。公元 1118 年,宋徽宗应高丽太子关于援助医生及医学的请求,派遣阁门祇侯曹谊为使、翰林医官杨崇立、翰林医谕杜舜学、翰林医侯成湘、迪功郎试医学录陈宗江、兰茁赴高从事医学教育。在医事制度方面,高丽也仿宋制建立了"惠民局""典药监"等机构。

公元 1415 年,《铜人图》传入朝鲜,当年即被刊出,1488 年朝鲜成建从中国购回《东垣十书》等书,李(东垣)、朱(丹溪)学说遂盛行于朝鲜。朝鲜在 1445 年编成的大型中医丛书《医方类聚》及 1613 年刊行的医学名著《东医宝鉴》,均参考上百种中医书籍编撰而成。

公元 1799 年,朝鲜康命吉,参考《东医宝鉴》《本草纲目》《医学入门》《医学正传》等医籍,著《济众新编》8 卷。公元 18 世纪以后,《本草纲目》受到朝鲜医药界的重视,引用渐多。

(二)中医在日本的传播和影响

公元 550 年,中国灸治术传入日本。公元 552 年,我国赠给日本《针经》一套。公元 562 年,点人知聪携带医书《明堂图》等医书及其他书籍 164 卷到日本。公元 743 年至 753 年,鉴真大师先后六次东渡日本,带去大批药书、方书,传授中国医学,被日本人奉为医药始祖,为传播中医学,促进中日医药交流做出了卓越的贡献。公元 805 年,日本医生菅原清在我国学医后回国。他

---

[78] 注:本文系路志正先生 1997 年 7 月在法国巴黎召开的"欧洲中医药学术会议"演讲报告。

精通唐代医方,努力提倡中国医学。公元 1041 年,宋惠清到日本镇西行医,同年藤原清贤奉命赴宋求治眼方。公元 1370 年,日本竹田昌庆到中国,向道士金翁学习针灸术。他在 1378 年回日本,带去了一批中医书籍及铜人图等。1487 年田代三喜来明学医,攻李朱学说,1498 年回国后在日本首先倡导李、朱学说。

公元 1603~1867 年前后,我国明清医籍大量传入日本,1653 年前后,名医龚廷贤的晚年弟子戴曼公避难赴日本,把中医理论、经验及人痘接种术传授给日本医界。公元 1718 年,苏杭等地医家先后在日本传授中医学,以医闻名于世。

(三)中医在印度的传播和影响

公元 671—695 年间,唐僧义净去印度,居住 20 余年,以中国医学之方药为印度人民诊治疾病,介绍本草学、针灸学、脉学、延年益寿术等内容。当时中国向印度输出的药物品种较多,如人参、茯苓、当归、远志、乌头、附子、麻黄、细辛等,被称为"神州上药"。

(四)中医在越南的传播和影响

在汉武帝时,中国文化传入越南,其中医学药物占大部分,越南医学从此分成两派:一为越南派,一为中国派。

隋唐和明代,中国医籍传入越南,越南元名氏《新方八阵国语》即取材于《景岳全书》。公元 1432 年,越南潘孚先所著《本草植物纂要》,书中大部分是中国出产的药材,表明中国药材大量出口,且为越南医生所采用。

(五)中医在阿拉伯诸国的传播

公元 8 世纪前,中国炼丹术传入阿拉伯各地,并经阿拉伯传入西方。中国炼丹术在阿拉伯得到很大发展,化学制药器材、化学实验方法及化学制药均在此基础上做出极大的贡献,对现代化学的形成和发展起过巨大的作用。

我国脉学在公元 10 世纪前传入阿拉伯。阿维森纳(Avicenna,公元 980—1037 年)的《医典》有这方面的详细记载。其中许多脉象是采自《脉经》的资料,这对阿拉伯诊断学的发展有一定影响。此外,《医典》中还记述了一些中国医学知识,例如,知道糖尿病的患者尿甜,还提及麻疹的预后以及用水蛭吸毒等治疗方法。同时我国也向阿拉伯国输出药物。

(六)中医在欧洲国家的传播和影响

明代,中医基础理论、脉学、药物学、针灸学有关著述传到欧洲,部分内容相继译成各国文字。到了清代,我国与欧洲的医药交流更加频繁,中医药更广泛地传播到欧洲,并产生一定的影响,主要有以下方面:

1. 在药物学方面 公元 1643 年，波兰传教士卜弥格(Michel Boym)到中国，他在华期间，选择了一部分有关中医理论、脉学与药物学的资料，后来在欧洲出版。他的第一本译著《中国植物志》(拉丁文)于公元 1656 年在维也纳出版，书中选择了部分中药，这是目前所知介绍中国本草学知识到欧洲的最早专书。公元 1735 年，由耶稣会士杜赫德(Duherdr)在巴黎刊印的《中华帝国志》第 3 卷为中医专辑。此辑译出了《本草纲目》《神农本草经》《名医别录》《医药汇录》等部分内容，还列举了许多中医方剂或中药，如阿胶、五倍子等。康熙年间，在清廷服务的巴多明就向法国科学院寄过中国用来治疗结核病的阿胶技术资料和样品。公元 1812 年，法国学者勒杜萨(Ledusa)发表了以《本草纲目》为主要内容论述中国医药的论文，获得医学博士学位，以后不少西方国家的学者先后介绍并研究了《本草纲目》。

2. 在脉学方面 公元 1680 年，卜弥格用拉丁文译述的《医钥和中国脉理》在德国法兰克福出版。在此以前，公元 1671 年，法国人哈维(R.P. Harvien)在法国格勒诺布尔出版了法文《中医秘典》，其中有他译述的卜弥格的中国医学文稿。公元 1682 年，A. Cleyer 在法兰克福出版了拉丁文的《中国医法举例》，书中也包括卜弥格译述的中国脉学，同时还介绍了中医舌苔与 289 种中药的内容，并附有经络与脏腑的插图 68 幅。公元 17 世纪末，英国医生弗洛伊尔(Sir John Floyer)将卜弥格关于中医脉学的译述转译成英文，连同他自己的著述合为《医生诊脉表》一书，公元 1707 年在伦敦出版。全书共三篇，其中第三篇是有关中医脉学的论述。上述《中华帝国志》第三卷中医专辑中，译出了《脉经》《脉诀》等部分内容。

3. 针灸术方面 公元 16 世纪，我国的针灸术被介绍到了欧洲。公元 1676 年，在德国和英国出版了两本有关针灸术的书籍。前者的作者为 B. W. Geilfusius，后者为 H. Busschof。公元 1683 年，荷兰医生赖尼(Williamten Rhyne)在伦敦出版了一本《论关节炎》，书内有一节为应用针刺治疗关节炎的内容，这是介绍中国针刺术到欧洲最早文献之一。同年，J. A. Gehema 在汉堡也出版了《应用中国灸术治疗痛风》一书，其中谈到中国的灸术是当时治疗痛风的最优良、迅速、安全和合适的方法。公元 1684 年，S. Blankaurt 在荷兰阿姆斯特丹出版《痛风专论》一书，也介绍了中国的针灸术治疗风湿病的效果。

其后，我国的针灸术传到德国、法国、意大利、西班牙、瑞典、比利时等国家。

综上所述，中国医学在历史上不仅对中华民族的保健和繁衍昌盛做出了巨大贡献，而且对世界的医学及人民的保健事业也做出过较大贡献。

（七）新中国成立以来中医药现状

新中国成立以来，我国政府十分重视中医学的研究和发展，先后制定了一系列有利于继承和发展中医药学的方针政策，大力扶植和促进中医药学的发展。在机构设置方面，从中央到各省市都成立了中医药研究院、所，全国县以上单位都设有中医医院，全国各省都有中医药高等院校，使中医药学在医疗、科研、教学都有了长足的发展，在科研上硕果累累，培养了新一代中医药人才，有了我国自己的中医硕士、博士。

中国医药学是一个伟大的宝库，有着极其浓厚的中华民族特色，她之所以数千年经久不衰而屹立于世界医学之林，越来越广泛地与世界五大洲的医学界进行学术交流，惠泽于五大洲人民，主要取决于她的特色所在。

1. 中医学具有独特的诊疗思想、系统而独特的理论，数以万计的中医药书籍是最宝贵的财富。她把人与自然、社会作为一个有机的整体来进行研究，注重人与自然的联系、人体各脏器之间的联系、心理因素等，强调系统的辨证方法，如八纲辨证等，形成了中医学诊疗思想的基本框架和精髓，运用了综合、归纳、分析、演绎、推理、判断等高层次的哲学思维逻辑方法，因人、因时、因地制宜进行辨证论治。

2. 我国地大物博，具有取之不尽，用之不竭的天然中药资源。目前已在临床上使用的就有 8000 多种。药源性疾病的不断增加是有目共睹的，中药经过君、臣、佐、使的有机配合与炮制加工等措施，长期服用，毒副作用极为少见。随着疾病谱的改变，药源性疾病的日益增多，返朴归真、回归自然的中草药在解决这一系列问题上已占据了一席之地，并将独领风骚。

3. 中国医学的针灸疗法神奇无比。我国的针灸专家频频出访，给世界各国的人民治愈了许多疑难病症。针灸之所以受到各国的重视，主要是其简、便、廉、验，体现了针灸的独特优势。从 1956 年至今，已有 130 多个国家和地区 1500 多名医生在我国学习和掌握了针灸疗法。举世闻名的针刺麻醉，自1957 年问世就震动了国际医学界，美、法、德、日、奥地利、罗马尼亚、波兰、埃及、秘鲁、智利、缅甸、阿根廷、菲律宾、斯里兰卡等国，先后研究和应用针麻进行开颅、剖宫产、甲状腺、心脏等几十种手术，针麻目前已成为世界性的医疗技术。1987 年在北京成立了世界针灸联合会，针灸这一疗法已成为世界医学的重要组成部分。

4. 中国医学历来强调未病先防的"治未病"思想，其保健方法丰富多彩。如传统的导引、太极拳、八卦掌、易筋经、五禽戏、静养气功、按摩、拔火罐、食疗、药膳等非药物疗法，只要按法习练，坚持不懈，持之以恒，就可以强身防病,益寿延年。目前,已有不少国家的留学生到我国学习以上保健方法,我国不少学者也到国外进行了广泛传播。

5. 中医药的科研成果层出不穷。仅中国中医研究院(现中国中医科学院)建院以来取得的各级成果就有近 500 项,其中治疗疟疾的青蒿素,治痔疮的消痔灵,针拨白内障术,治疗肿瘤放化疗副反应的研究等,均处于国际领先水平。我国已有 10 个中成药品种正式通过美国的 FDA,堂堂正正地进入了美国医药市场。

总之,随着我国改革开放的不断深入,中医药学的继承、发展、提高和国际交流都得到更进一步的加强,中医药学已逐渐成为世界医学的重要组成部分,必将对世界人民的保健事业做出更大的贡献。

十二、中医学对世界医学的贡献[79]

世界各国几乎都曾有过自己的传统医学,但至今仍在使用的却寥寥无几,在其他传统医学逐步消亡的时候,中医学的理论和临证经验却在几千年的发展中不断进步和完善,至今在中国乃至世界的医学领域中都占有不可替代的地位。中医学是几千年来我国人民与疾病作斗争的总结,是中华文化的结晶和重要组成部分,有系统的理论和治疗经验。中医学与西医学均是研究如何抵御疾病、恢复人体健康的科学,但是由于中西医源于两大不同的理论体系,故两种疗法的指导思想、临床思路、方法手段等又各有特点,下面做一简要阐述。

(一)理论基础体系的差异

中西医学分别源于不同的文化背景,在哲学上的差异导致其对人体以及人与自然之间关系的认识上有很大区别。

1. 中医学强调整体综合 中医学特别强调整体恒动观念。中医认为,人与自然处于统一的整体中,人生活在自然界中处处受其影响,自然界的变化可以影响人体并产生与之相应的变化,人体脏腑的生理功能与天地四时的阴阳变化相一致,即天人相应、天人合一;人的心理、思维、情绪变化皆对人的生理和病理产生影响,即形神合一、心身合一;人体的形体组织及五官九窍都分属以五脏为中心的藏象系统,通过经络的联系,把人体所有的脏腑、器官、孔窍及皮肉筋骨等组织连接成一个统一的整体,气血津液得以运行畅通,并与天地四时阴阳变化相统一,而不断地运动变化着。

---

[79] 注:本文系路志正先生 1997 年 10 月在法国巴黎召开的"世界中医学会第二届学术年会"演讲报告。

中医学注重人体脏腑的功能和整体功能状态变化,诊断则通过各种征象推寻整体功能的改变,尤其侧重于人的主观感受,亦即体内某一脏腑失调所出现的症状可通过经络反映到体表上来;治疗则选择相应药物,既针对局部又针对整体功能进行调整。

2. 西医学重视局部分析 西医学建立在解剖学的基础上,重视局部的分析,尤其是在20世纪70年代之前,更是把人看作为一个由各种零部件组合起来的机器,并注重由器官、组织到细胞、分子,深入解析人体,重视局部的分析,侧重于各个组成部分的结构和功能;病因的探寻方向是具有特异致病作用的生物和非生物的致病因子。病理学则研究局部病变的结构变化及理化异常;诊断则通过检查寻找定位性病变;治疗亦对病因病理进行针对性治疗。其解析的方法虽有其先进性,但对于越微小的研究对象来说,考察其对整体的影响则越困难。有时会出现顾此失彼,只见树木不见森林的情况。

(二)临床思维方法不同

中医临床治病,是以人为本、以病为标,针对"得病的人",通过"治人"而达到"治病"的目的。临床注重患者的主观感受和症状,治疗过程中患者会觉得舒适,因此生存质量得以改善,这一点与当前的生物 - 心理 - 社会新医学模式相一致。中医学治病重视"证",证是对疾病所处一定阶段的病因、病机、病位、临床表现的概括,为疾病当前的主要矛盾,是机体内部失调的多方面、多因素综合作用下的反映。中医学临证处方思路,是通过望闻问切四诊收集资料,综合分析后确定"证",据证立法,再按照急则治标、缓则治本或标本兼治的原则选方遣药,因此中医治疗是以辨证论治为主。中医的辨证论治要三因制宜,即治病因人、因地、因时而异,既有原则性,又极具灵活性,个体差异性很强,因此不易掌握。中医对疾病的治疗从两个方面出发,即扶正与祛邪。扶正,即扶助、补益亏虚的正气,以增强和提高机体的防御抗病能力,达到驱邪的目的;祛邪,包括对抗病邪和给邪以出路,顺应人体的生理特点和抗病趋势因势利导,但在驱邪时强调不宜损伤人体的正气,以保持其旺盛的抗病能力。中医针对疾病的主要矛盾或矛盾的主要方面,同时兼顾次要矛盾和矛盾的次要方面,即治病求本、标本兼治。这一点与唯物辩证法的方法论相一致。

西医学重视"人患的病",是以病为中心的规范化治疗用药。强调通过症状、体征及必要的理化检查和特殊器械检查,寻找疾病的病因病理,确定疾病的类型,做出合乎逻辑和客观的综合判断即确定诊断,然后再制定治疗方案,利用药物直接消灭致病因子或阻断某一特定的病理环节,类似"以箭射靶",具有很强的针对性,且用药较规范。辨病论治,表现为针对病因和病理环节进行治疗，对因治疗、对症治疗、支持疗法是西医辨病治疗的思维形式。伴随着20世纪世界科学技术的突飞猛进，对病因学、病理学的阐述更为明确清晰，诊断方法更为简便易行，因此，西医有条件也有能力选择针对性极强的治疗方法和用药。

(三)药物特点各异，用药方法有别

中医学采用的药物均为天然药物，以植物药为主。着重研究药性，通过四气五味、升降浮沉、归经等理论论述药物功效。即以药物的偏性纠正人体的病理偏性，使人体的阴阳这一矛盾综合体恢复正常，亦即用"以偏纠偏"来达到"以平为期"的目的。中药系天然之品，毒副反应小，中草药的炮制以及药物配伍时的反佐，更使其减少毒副作用。

中药治病多以复方配伍形式为主，依据君臣佐使的原则将各种药物组成复方，并随症加减，兼顾全面，所获疗效是药物整体作用的结果。中药科学的组方、巧妙合理的配伍，是中医辨证论治的具体体现，所以自《内经》创始方剂以来，历代不断发展，累积成方不下8万余首，许多方剂经久使用，流传不衰；随着中医药学的不断发展，现代新方发展很快，不少新方日臻成熟，这都成为中医药宝库的珍贵财富。中药复方配伍是从中医理论的整体性、动态性原则出发，既有严格的原则性，又有极大的灵活性。原则性，是指中药"方从法出"以及君臣佐使的配伍组成，是遣药组方必须遵循的原则。灵活性，是指具体药物的选择、配伍关系的安排、药量大小的确定，以及剂型、服法的要求等，都与病证的变化、体质的强弱、年龄的大小、四时气候的不同、地土方宜的各异密切相关。中药复方配伍远比西药联合用药更复杂、更灵活，且中药复方针对主症、兼顾兼症，避免产生毒副作用，甚至延伸扩大或产生新的药理作用。

应当指出的是，天然药物与用现代方法提取的有效成分并不完全相同，比如现代医学从麻黄中提取出麻黄碱用于平喘，而中药组方中的麻黄有时起发汗作用，有时起平喘作用，有时起利水作用，这与不同的配伍有关。现在传统医学用药上千种，掌握好各种中药的性能是中医的基本功，深入研究中药药理、方剂药理，优化组方配伍，改革剂型，更好的发挥药效是中医的历史使命。

西药为化学合成，化学结构清楚，药品剂量精确、质量可靠，药物纯度高，用受体学说、构效关系阐述药物的作用机制，西药有很多优点，诸如用药规范、服用方便、起效迅速等，但化学合成药物的毒副作用也日渐被人们认识。随着人口的老龄化，老年患者常常患有多种疾患，需要服用多种药物联合使用。西药联合，一般合用目的明确，由于每个药的作用都是特异性的，所以西药联合是针对不同的致病因子或不同的病理环节联合治疗，每个药仍发挥各

自的特异治疗作用。不容忽视的是,药物联合之后的毒副作用亦可能增强。人们日益发现针对疾病的直接对抗治疗,如肿瘤患者的用药和放疗、化疗,往往敌我不分,把好的细胞也消灭掉,经常造成人体和疾病两败俱伤。由于病原的变异和耐药,药物加速淘汰,而许多现有药物的毒副作用又产生了药源性疾病。同时,一些损伤性的或有害的诊疗手段又会造成医源性疾病。因此,西方越来越多的患者认为较之西医动用"化学大棒"和外科手术,中医不失为一种"温和的选择",是一种"回归自然"的疗法。

(四)中医的预防观念与治疗方法的多样性

中医注重预防为主的思想,强调"上工治未病",即未病先防、已病防变,还包括养生保健、益寿延年等内容。中医养生的方法丰富多样,包括饮食有节(规律、卫生、平衡),起居有常(养成良好的生活习惯),调畅情志(精神心理上的自我调整),还有"虚邪贼风,避之有时"(避免接触致病原)以及进行气功、导引等体育锻炼,有一系列的原则和方法,使人体的正气得以长盛不衰,从而做到"正气存内,邪不可干",这些养生思想至今仍有十分重要的意义。

中医的治疗方法多种多样,除了药物疗法外,还有饮食疗法,即利用食物的一些性味特点,来代替或辅助药物治疗,其副作用更小,患者的依从性更好。此外还有非药物疗法,包括针灸、拔罐、刮痧、推拿等方法,具有简、便、验、廉等特点,更适用于药物治疗效果不理想或经济条件差等情况。

总之,因为中医学是从整体出发,所以其对各种致病因素与人体的健康之间关系的把握上,较西医更为全面和正确。如中医一直认为心理情志与人的健康息息相关,西医学直到 20 世纪 70 年代才建立了生物 - 心理 - 社会医学体系;中医治病强调三因治宜,用药因人而异,而西医一直采用统一的治疗方案,万人一律,忽视人的体质差异,至今才开始注重个体化的治疗。中医强调各脏腑之间的有机联系,西医近年也开始发现各器官系统不能截然分开,认识到"你中有我,我中有你"。如最初在前列腺找到的前列腺素,现已在很多器官找到,心血管也具有内分泌功能,肠道也可看作免疫器官等。因此,在宏观理论方面,中医对西医会有一定的帮助和指导意义。

患病个体产生的现象是多维的。中医四诊所得的用言语表述的定性分析资料、与西医用仪器测得的定量分析资料各有优缺点,但都反映患病个体的某些侧面,两者互补可为揭示疾病本质提供更多线索。特别是关于生存质量的评价和"亚健康状态"(西医仪器测不出,但中医可通过辨证治疗干预这种介乎疾病与"正常"间的异常状态)的诊断,中医的定性资料将更有价值。对欧洲以及世界人民的防病保健,延年益寿将产生重要的作用。

58检